성공하는 직장인의 건강 365

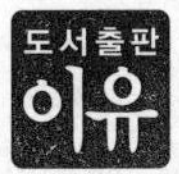

도서출판 이유

성공하는 직장인의
건강 365

© 이광연, 2005

지은이 / 이광연
펴낸이 / 김래수

초판 인쇄 / 2005년 10월 5일
초판 발행 / 2005년 10월 10일

기획 / 정숙미
편집 / 김성수, 송윤희
마케팅 / 이만석
북디자인 / N.com
분해 · 제판 / 성광사(02-2272-6810)
인쇄 / 청송문화인쇄사(02-2676-4573)
제본 / 유림문화사(02-3458-4546)

펴낸 곳 / 도서출판 이유
주소 / 서울시 동작구 상도1동 780-2 종현빌딩 3층
전화 / 02-812-7217 팩스 / 02-812-7218
E-mail / eupub@hanafos.com
출판등록 / 2000. 1. 4 제20-358호

ISBN 89-89703-69-7 03510

성공하는 직장인의 건강365

현대인의 건강한 삶을 역설한, 용첨(聳瞻)의 거작!

“인류의 모든 문화는 전승·섭취·창조의 과정으로 이루어진다.”는 말이 있다. 그런데 우리는 알고 있다. 급변하는 시대 조류 속에서 방치되고 잊혀지고 잃어가고 있는 전승이 있다는 것을……. 우리는 분노하고 있다. 인류의 생명을 존엄하게 지켜가야 할 의학의 본질이 호도되면서 갖가지 미명 아래 혼돈스럽게 뒤섞이며 섭취되는 정보화 시대의 무분별함을……. 그리고 우리는 부끄럽다. 창조의 의욕을 우리 스스로가 상실해 가고 있다는 것을…….

그래서 우리는 갈망한다. 순수 한의학을 지키면서 시대적 조류를 포용하고 미래 지향적 새 의학으로서의 한의학적 창조 및 학문적·임상적으로 인류의 건강한 행복에 이바지하는 향도적(嚮導的) 소명인으로 긍지를 가진 뜻있는 영웅의 출현을!
그런데 우리가 갈망하던 그 영웅을 오늘 만났다. 우리 민족의 위대한 문화업적 중 하나인 한의학을 계승·발전·개발할 사명의 무거운 짐을 지고 오늘부터 새 날, 도래할 찬란한 그 날까지 이끌어 갈 영웅을 오늘 만났다.
바로 이광연 한의학 박사님이다!
한의학에 대한 열정에 끓고 있는 이 박사님이 출간할 《성공하는 직장인의 건강 365》 원고를 들고 일별(一瞥) 후 가르침을 달라며 찾아왔을 때, 나는 ‘우리가 기대하던 영웅이 바로 이 분이구나!’ 하고 단정했다. 《성공하는 직장인의 건강 365》라는 이 책을 훑어만 본 독자 제현께서도 나와 동감일 것이라고 믿는다.

본서는 남녀를 막론하고 직장인에게 잘 나타나는 각종 성인병을 비롯해서 과로와 스트레스에 의한 질병, 그리고 면역력 저하 또는 잘못된 생활 습관에 따른 갖가지 질병이 총망라되어 있으며, 특히 '작지만 큰 병이 되는, 여성병'이라는 지면을 따로 두어 여성을 더 배려하고 있는 것도 이 책의 특징이다. 또한, 메니엘씨 병·베체트 병·항강증과 일자목·손목 터널 증후군·테니스 엘보와 골프 엘보…… 등 시대의 변화와 문명의 발달에 따라 현대인이 겪어야 할 숙명적인 다양한 새로운 질병에 대해서도 X-RAY 사진이나 관련 사진·그림을 동원하여 이해를 돕게 하면서도 「알아두세요」 또는 「플러스 팁」이라는 알찬 정보를 설정하여 더 심도 있게 다루고 있는 것도 이 책의 특징이다.

　이렇듯 이 책은 진수를 간추리고, 이를 심도 있게 정리하여 명료하면서도 이해하기 쉽도록 간결하게 설명하고 있으며, 구체적으로는 한의학 본연의 순수성을 지키면서도 과학적이며 현대적인 동·서 의학의 최신 정보까지 망라하여 실생활에 부합되도록 철저하게 기획·편집되었으니, 이 어찌 뭇 군서(群書)들과 견줄 수 있으랴! 실로 용첨(聳瞻)의 거작이 아닐 수 없으며, 무릇 모든 직장인들이 필독하고 필용해야 할 〈건강보감(健康寶鑑)〉이 아닐 수 없다!
　의료봉사·노인복지의 《(사)동의난달》에서 의료위원장으로서 의료봉사에도 항상 앞장서시고 지역의 소외계층을 사랑으로 감싸안는 후덕과 인애를 겸비하신, 이광연 박사님! 이번 출판을 진심으로 경하하면서 더욱 정진하시기를 바랍니다.

2005년 10월 5일
사단법인 동의난달 이사장

많이 웃고, 긍정적으로 생각하세요!

"열심히 일한 당신, 떠나라!"

주5일 근무제 도입과 삶의 질을 얘기하면서 유명해진 광고입니다. 허나, 어디 그 렇게 쉽고 즐겁게 살 수만 있던가요? 얼마 전 뉴스만 해도, 직장인의 95% 정도가 스트레스의 위험수위에 도달했다는 내용을 보도하면서 정신적·육체적으로 지치 고 힘든 이 시대 직장인들의 건강을 걱정했습니다.

요즘 직장인들의 생활은 그 자체가 스트레스인 것 같습니다. 옛날에 비해 경쟁은 더 치열해지고 업무량도 많아지면서 언제 퇴직을 당할지 모르는 불안 등등……. 명예퇴직이나 구조조정의 대상이 되지 않으려고 쌓이는 업무에 과로를 불사하게 되고, 동료들과 가볍게 한 잔 하자던 자리는 허무함의 넋두리로 얼룩져 가면서 과 음으로 이어져 건강에 위협을 받게 되는 것입니다.

건강에 문제를 느끼고, 없는 시간을 쪼개 진료실을 찾아온 직장인들을 만나면서 짧은 진료시간에 다 하지 못한 얘기가 많았습니다. 환자가 돌아가고 나면 더 많은 것을 알려주지 못했음에 가슴 아팠습니다. 몸에는 한 가지 증세로 나타나지만 한 환자에게 더 많이 잠재된 병증들을 자세히 얘기하고, 건강이 좋아지도록 해주고 싶었습니다.

그래서 직장인들이 보편적으로 많이 가지는 질환들에 대해 완벽하진 않지만 차 분하게 정리하게 되었고, 최근 컴퓨터 사용과 잘못된 생활 습관 등으로 부쩍 늘어 난 질병들까지 다루어 보았습니다.

일상생활에서 바른 생활 습관만으로도, 우리 몸의 면역력이나 신체 기능이 강화되어 성인병이나 만성 질병을 예방할 수 있습니다. 보다 더 높은 삶의 질을 영위하려면 자신이 건강할 때 스스로의 건강을 지키는 것입니다.

다소 부실하지만, 이 책이 세상을 발전시키는 모든 직장인들의 건강에 일조할 수 있기를 간절히 소망해 봅니다.

이 기회를 밑거름삼아 더 좋은 책들을 출간하는 단초를 만들라는 말씀을 주신 신재용 스승님, 몇 달째 출간작업을 말없이 지켜보며 힘이 되어준 아내, 자료와 원고 정리에 많은 수고를 아끼지 않으신 최명숙 부원장님과 오세중 군, 좋은 책으로 만드시느라 고생하신 이유출판사 가족 여러분 모두께 심심한 감사를 드립니다.

2005년 10월 5일

건강한 삶으로 행복한 사회를 꿈꾸게 하는……
신민규 · 경희대학교 한의과대학장

저는 풍요로운 가을 들녘을 감싸는 상쾌한 바람 한 줄기 같은, 며칠 전의 소식에 마음까지 유쾌하고 뿌듯합니다. 의료 일선에서 진료를 하느라 눈코 뜰 새 없이 바쁠 텐데도, 어느 새 세 번째 책을 출간하는 이광연 원장의 소식을 들은 때문입니다.

건강한 어린이로 키울 수 있는 《똘똘맘의 자신만만 아이키우기》, 수험생을 위해 자신의 연구와 경험을 바탕한 《집중력 2배로 높이는 수험생 총명 클리닉》에 이어 건강한 사회, 행복한 삶을 위한 《성공하는 직장인의 건강 365》를 출간하는 열정과 노력에 아낌없는 찬사를 보냅니다.

'구슬이 서 말이라도 꿰어야 보배' 입니다.

누구나 마음으로는 할 일도 많고, 하고 싶은 일도 많을 것입니다.

그러나 행동으로 실천하여 결과물을 이루기까지는 마음처럼 되지 않는 것이 다반사겠지요. 이광연 원장은 적은 시간을 쪼개 진료와 학문 연구, 그리고 몸이 아픈 이들을 마음으로 어루만지는 사랑의 봉사까지……. 한 몸으로 정말 많은 일들을 말 없이 해내는 이 시대의 본보기입니다.

이번에 출간하는 《성공하는 직장인의 건강 365》의 원고들을 읽어보면서 놀라움을 금치 못했습니다. 한의학에 기초한 내용들을, 독자들이 알기 쉽고 실생활에 적용할 수 있도록 배려한 세심함, 모든 내용들을 환자들의 입장에서 꼼꼼하고 정확하게 설명하고 있음에서 다년간의 경험과 지혜를 엿볼 수 있었습니다.

다시 한 번 출간을 진심으로 축하하며, 더불어 이 책을 읽는 많은 독자들께서도 건강하고 행복한 삶을 엮어가시길 기원합니다.

지속적인 연구와 진료로, 진정한 의인(醫人)이기를……
윤용갑 · 원광대학교 한의대 방제학교실 주임교수

몇 년 전부터, 이광연 원장이 많은 사람들에게 실제생활 속에서 건강에 도움이 될 수 있는 책을 준비하고 있다는 것을 알고 있었습니다. 진료 틈틈이 환자의 차트를 놓고 혼자서 분석하고, 바쁜 시간 중에서도 박사학위를 취득해 내는 면면들을 대해오면서 '과연 어떤 책을 완성할 수 있을까?' 하는 궁금증이 자못 컸었습니다.

책의 출간이 가까워졌음을 알리는 가편집본 한 페이지, 한 페이지를 찬찬히 살펴보면서 많은 시간 동안 저자가 진료실에서 직접 경험한 내용들을 잘 정리하느라고 생한 것이 한눈에 들어왔습니다. 저 역시 같은 길을 걷고 있는 한 사람으로서, 이광연 원장의 원고를 보고 한편으로는 뿌듯하고 대견하기도 합니다.

저자는 한의과대학 시절부터 제가 무척 아끼는 제자였으며, 진로나 인생문제를 흉금없이 함께 털어놓고 지낼 정도여서 제자라기보다는 동생 같은 생각이 들 때가 많았습니다. 노인복지 · 의료봉사 단체인 《(사)동의난달》의 무료봉사를 매년 함께 하면서 넓은 마음으로 많은 사람들을 포용하는 아량과 소탈하고 정겨운 모습이 언제나 그를 대하는 이의 마음을 편하게 합니다. 그러면서도 자신이 해야 할 일, 마음먹은 일은 꿋꿋하게 해내는 저력을 갖고 있습니다.

이번의 출간이 이광연 원장의 학술과 진료의 끝이 아니라 시작이 되기를 바라마지 않으며, 앞으로도 지속적인 연구와 진료로 사랑의 손길을 기다리는 이들을 찾는 진정한 의인(醫人)이기를 기원합니다.

다시 한번 진심으로 출간을 축하합니다.

성공_{하는} 직장인의 건강365

CONTENTS

성공하는 직장인의 건강365

스트레스
그날그날, 날려 버리세요!

　살다 보면 굽이굽이 넘어야 할 마음의 고통이 많습니다. 맘 편히만 살면 누가 세상살이를 어렵다 하겠어요? 요즘은 '사오정(45세에는 정년해야 한다)', '오륙도(56세가 되었음에도 직장에 붙어 있으면 도둑이다)'에 이어 '삼오정(35세에 정년을 결정하는 센스)'까지 생겨났습니다. 경제적 불황으로 인해 중·장년 직장인의 스트레스가 날이 갈수록 심해지고 있으며, 스트레스로 인해 병원을 찾는 직장인도 늘고 있습니다.

그 누구도 피해갈 수 없는, 스트레스!

　사람은 적당한 스트레스를 받으면 인체에 엔돌핀이 분비됩니다. 엔돌핀은 몰핀보다 훨씬 더 진통력이 좋은 내인성 마약으로, 스트레스를 효과적으로 극복할 수 있도록 도와주는 역할을 합니다. 따라서 적절한 스트레스로 인해 업무 능력이 상승하는 것은, 바로 엔돌핀이 적당하게 나와서 스트레스를 삶의 활력소로 승화시켰기 때문입니다. 그러나 지나치게 심한 스트레스가 가해지면, 사람의 몸에서는 그것을 방어하기 위해 노르아드레날린이라는 호르몬이 분비됩니다. 노르아드레날린이 분비되면 맥박과 호흡의 증가, 혈압 상승, 심박동 증가, 골격근 수축, 정신활동 증가 등의 신체 변화가 일어나서 스트레스에 대해 분노와 공격성 등의 반응을 일으키게 됩니다. 이러한 반응은 인체가 자신을 지키려는 정상적인 반응이지만, 만약 잦은 스트레스로 이것이 누적되면 뇌혈관 질환 및 심장 질환이 유발될 수 있습니다.

스트레스로 인해 나타날 수 있는 질환들

① **호흡기 질환** 지속적인 스트레스로 인해 인체 면역력이 떨어져서 감기, 폐결핵, 천식 등이 발생할 수 있습니다.

② **순환기 질환** 충격적인 스트레스는 고혈압 · 동맥경화 · 비만증 · 고지혈증 등을 일으키며, 결국 뇌졸중과 심장병을 유발할 수 있습니다.

③ **소화기 질환** 만성적인 스트레스는 위장관의 운동, 감각 중추신경의 조절 작용에 이상을 초래합니다. 이로 인해 '신경성 소화기 질환'을 유발합니다. 즉 위 · 십이지장 궤양, 과민성 대장증후군, 기능성 소화불량, 대변실금, 배변 장애 등이 나타납니다.

④ **내분비 질환** 당뇨병을 악화시키고, 갑상선기능항진증, 어린이의 '애정결핍성 소인증' 등을 유발합니다.

⑤ **피부 질환** 피부과 환자의 75% 정도가 정신적 요인에 영향을 받는 것으로 알려져 있습니다. 일반적으로 아토피 피부염, 건선, 가려움증, 원형

탈모증, 만성 두드러기 등이 나타나기도 합니다.

⑥ **비뇨 · 생식기 질환** 스트레스는 남성의 성기를 발기하는 부교감신경을 억제하고, 사정과 관련된 교감신경을 항진시키므로 지속적인 스트레스는 심인성 발기부전과 조루의 원인이 됩니다. 여성은 과민성 방광으로 인해 빈뇨, 급박뇨 등의 배변 장애가 발생하며 무월경증, 생리 전 증후군, 외음부 가려움증, 자궁출혈, 만성 골반통 등도 나타날 수 있습니다.

⑦ **기타** 류머티스 관절염 · 암 등 난치성 질환의 발생에도 관련이 있으며, 우울증과 치매 등 정신 질환의 원인이 되기도 합니다.

스트레스를 극복하려면……

1. 긍정적인 태도를 갖는다

삶이 끝없는 문제의 연속이라고 생각하면 기분이 우울해지고 스트레스가 발생하지만, 다른 사람들도 우리와 똑같은 문제를 안고 있다고 생각하면 스트레스를 받지 않게 되며 스트레스가 누적되는 것도 막을 수 있습니다. '죽느냐 사느냐', '승 아니면 패' 라는 이분법적 사고를 버리고 제3의 방법을 모색하는 융통성을 갖는 것이 좋습니다.

2. 많이 웃는다

옛말에 '소문만복래(笑門萬福來)' 즉 '웃는 집안에 복이 깃든다' 는 말과 같이, 웃음이야말로 가장 강력한 스트레스 해소제라고 할 수 있습니

《직장인의 스트레스 자가진단 체크리스트》

구분	1점	2점	3점	4점	5점
아침에 잠자리에서 일어날 때 몸이 무겁다.					
왠지 마음이 편치 않고 답답함을 느낀다.					
과도한 지출과 수입의 감소가 걱정된다.					
업무 능력이 떨어지는 것 같아서 위기감이 느껴진다.					
직장에서 이것저것 눈치보느라고 힘들다.					
상사가 나를 부르기만 해도 겁이 난다.					
직장 상사나 동료들에게 무척 신경이 쓰인다.					
술자리에서 직장일로 동료나 친구들과 푸념하는 일이 많아졌다.					
퇴근하면 집에 일찍 들어가기 싫다.					
사소한 일로 가족들에게 짜증을 잘 부린다.					

평가 (항목별로 전혀 아닌 경우엔 1점, 매우 심하면 5점)

40점 이상 과도한 스트레스 상태.　　**30점 이상** 상당한 스트레스 상태.
20점 이상 직장인 평균 스트레스 정도.　　**10점 이상** 비교적 스트레스가 적은 상태.
10점 미만 스트레스에 잘 견디는 수준.

다. 또한 웃을 때마다 산소 흡입량이 증가되어 혈액순환과 소화 작용이 촉진되며, 신진대사도 활발해짐으로써 면역력 또한 높아진다는 것이 의학적으로도 인정되고 있습니다.

3. 규칙적으로 운동을 한다

규칙적으로 운동을 하면 스트레스로 인해 긴장된 근육이 풀어지는 효과가 있으며, 혈액순환이 원활해지고 심장과 폐의 기능이 강화되므로 스트레스에 대항하는 힘이 길러져 강한 자신감이 생기게 됩니다. 하루에 적어도 30분 정도 줄넘기, 농구, 배드민턴, 달리기 등을 하는 것이 좋습니다.

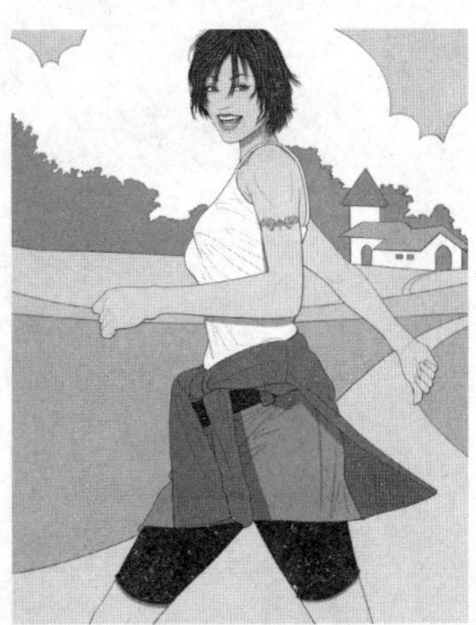

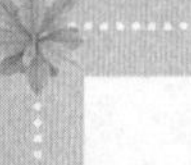

스트레스 해소를 위한 이완요법

▶ 얼굴 지압

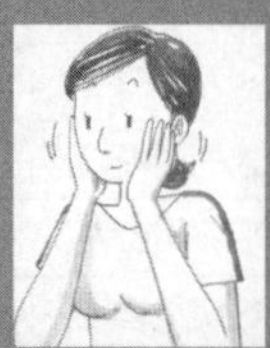

두 손을 비벼서 열을 낸 다음, 손바닥의 두터운 부분으로 얼굴 구석구석을 꾹꾹 눌러줍니다. 눌렀을 때 아픈 부분을 더욱더 정성껏 눌러줍니다.

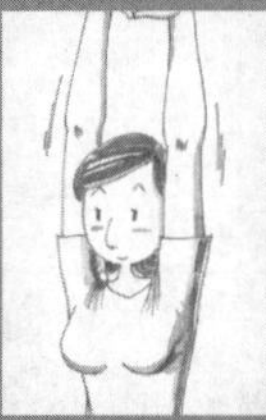

▶ 어깨, 팔 스트레칭

두 손을 배 앞에서 깍지를 끼고, 두 팔을 귀를 스치듯이 하여 머리 위로 쭉쭉 늘려줍니다. 천천히 숨을 들이쉬면서 팔꿈치를 약간 구부려서 힘을 빼주고, 천천히 숨을 내쉬면서 쭉쭉 늘려주기를 5회 정도 반복한 다음 팔을 내려서 배 앞에서 깍지를 풀어줍니다.

▶ 명상 · 복식호흡

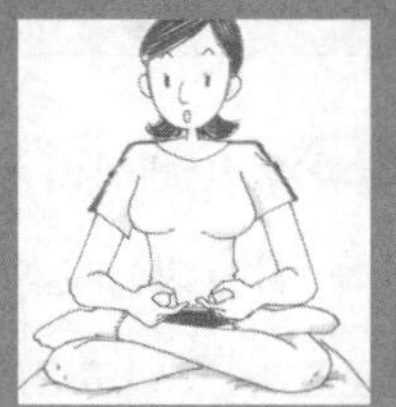

오른발을 왼쪽 허벅지에 붙이거나 올리고 왼발을 오른쪽 허벅지 위에 올려 가부좌 자세를 만듭니다. 등을 곧게 펴고 양손은 무릎 위에 살짝 올려두거나 또는 두 손의 엄지와 검지로 타원을 만들어 아랫배에 갖다댑니다. 천천히 코로 호흡을 하되, 들숨 때는 아랫배가 볼록하게 나오도록 깊이 들이쉬고, 날숨 때는 몸 속의 나쁜 기운을 몰아낸다는 생각으로 아랫배가 쑥 들어가도록 길게 내쉬도록 합니다. 명상을 할 때는 잡념을 버리고 머리를 비우도록 합니다.

▶ 모세혈관 운동

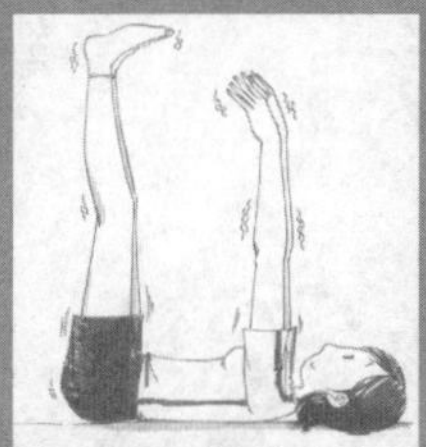

잠자기 전 이부자리에 누워서 모세혈관 운동을 하면 그날의 피로가 풀리면서 편안히 잠이 잘 오게 되며, 여성들의 팔 · 다리 부종을 예방하는 효과도 있습니다. 바닥에 누워서 두 팔, 두 다리를 천장 쪽으로 들어올려 가볍게 덜덜 떨어줍니다. 이렇게 2분 정도 떨어주다가 바닥으로 사지를 털썩 떨어뜨리고, 2~3회 심호흡을 한 다음 잠자리에 들도록 합니다.

4. 스트레스를 받을 때는 이완요법을 해본다

스트레스를 받아 긴장이나 흥분의 상태가 되었을 때는 우선 심신을 이
완시키는 것이 중요합니다. 심호흡이나 명상을 하면서 마음을 가라앉히
고, 간단한 스트레칭과 요가를 하는 것도 도움이 됩니다. 이 때 긴장을 풀
어주는 아로마와 음악을 이용하면 더욱 효과적입니다.

5. 미온욕을 한다

미온욕은 스트레스로 흥분된 교감신경을 억제하고, 부교감신경을 자극
해서 정신을 안정시키는 효과가 있으며, 혈액순환과 근육이완 작용으로
육체적 피로와 스트레소 해소에 큰 효과가 있습니다. 목욕시 물의 온도는
37~39℃가 적당하며, 명치까지만 몸을 담근 채로 20~30분 정도 있으면
됩니다.

스트레스를 가라앉히는 약차

1. 대추차

대추 추출물은 중추신경 억제
작용이 있어서 정신적인 긴장을
풀어주는 데 큰 효험이 있습니
다. 또한 대추에 함유된 사포닌
은 체력을 보강하는 작용이 있
어, 만성 피로에 지친 직장인들
의 기운을 북돋워 줄 수 있습니
다. 대추를 반으로 썰어서 씨를

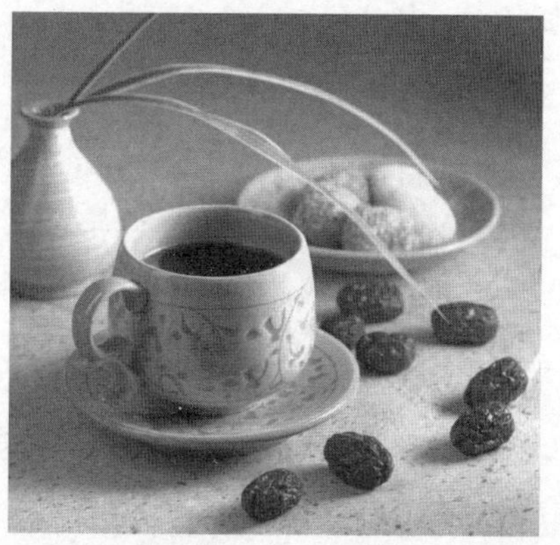

발라낸 다음 꿀이나 흑설탕을 켜켜로 재어둔 후 1개월 정도 지나 뜨거운 물에 타서 하루 2~3잔 정도 마십니다.

2. 녹차

녹차에 함유된 카페인은 뇌신경을 활성화시켜서 머리를 맑게 하여 집중력과 기억력을 높여 줍니다. 특히 비타민 C가 레몬보다 5배 이상 함유되어 있어 스트레스에 대한 저항력을 높여주므로 직장인들은 하루 4잔 정도의 녹차를 꾸준히 마시는 것이 좋습니다.

3. 자스민차

자스민은 차에 우러난 성분 자체가 마음을 안정시키는 효과가 있을 뿐만 아니라 자스민의 향기가 진정 작용이 있어서 아로마테라피의 효과도 얻을 수 있습니다. 자스민차를 달여 마시거나 또는 욕조에 자스민을 풀어서 목욕을 하면 피로와 스트레스 해소에 좋습니다.

스트레스 해소에 좋은 지압요법

1. 백회

백회(百會)란 100가지 경맥(經脈)이 모두 집합되는 곳이라는 뜻으로, 인체 에너지의 최고점으로서 정신력 강화와 신경 안정의 효능이 뛰어납니다. 양쪽 귀에서 머리로 올라가면 만나는 정중점이 백회입니다.

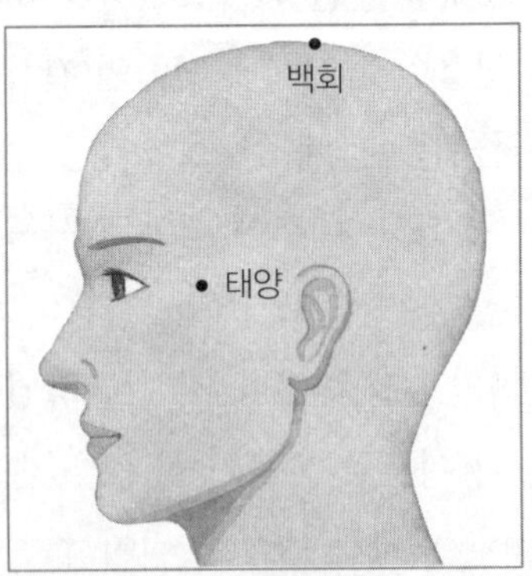

2. 태양

태양이란 인체의 큰 양기(太陽)가 모여 있다는 뜻으로, 스트레스로 편두통이 심하거나 어지럼증이 있을 때 꾹꾹 눌러서 지압을 하면 증세 완화에 도움이 됩니다. 태양은 눈꼬리에서 귀쪽으로 약간 눌러가다 보면 움푹 들어가는 관자놀이 부근에 있습니다.

스트레스 해소에 도움이 되는 처방

직장에서 상사에게 꾸중이나 질책을 들어 스트레스를 받았을 때, 사람에 따라서 대응하는 방법을 두 가지로 분류할 수 있습니다. 누구에게 말도 하지 못하고 속으로 끙끙거리다가 밤이 되면 낮에 일어났던 일이 생각나서 잠이 오지 않고 잠들면 꿈에 나타나기도 하며 상사를 보기만 해도 심장이 두근거리고 밥맛도 없고 소화가 잘 되지 않는 사람이 있는가 하면, 상사에게 맞대응하거나 동료나 가족들에게 화풀이를 하고 그것이 오래되면 속에서 화가 치밀어올라 짜증을 잘 내는 사람들이 있습니다.

전자의 경우는 허증(虛證)에 속하여 『귀비탕(歸脾湯)』으로 스트레스로 약해진 심장을 보(補)하는 치료를 하고, 후자의 경우는 실증(實證)에 속하여 『가미온담탕(加味溫膽湯)』으로 화가 치밀어오르는 것을 진정시켜 주는 치료를 하면 증세가 완화되고 마음이 편안해질 수 있습니다.

귀비탕(歸脾湯)
당귀 · 용안육 · 산조인 · 원지 · 인삼 · 황기 · 백출 · 백복신 각 4g, 목향 · 감초 각 2g, 생강 3쪽, 대추 2개.

가미온담탕(加味溫膽湯)
향부자 10g, 진피 5g, 반하 · 지실 · 죽여 각 4g, 인삼 · 백복령 · 시호 · 맥문동 · 길경 각 3g, 감초 2g, 대추 2개.

술·담배를 즐기시나요?

I

악마의 선물, 술!

이 세상 최초의 인간이 포도나무를 심을 때, 악마가 '무엇을 심고 있느냐?' 고 물었답니다. 인간은 '포도나무요. 이 나무에는 달콤하고 맛있는 포도가 열리는데, 그것을 발효시키면 사람을 즐겁게 해주는 술이 된다오.' 하고 말했지요. 그러자 악마는 양·사자·돼지·원숭이들을 죽여, 그 피로 포도나무의 거름을 했더랍니다. 그래서 술을 마시기 시작할 때에는 양처럼 온순하고, 조금 마시면 사자처럼 사납게 되고, 더 마시면 원숭

이처럼 춤추거나 노래 부르며, 더 많이 마시게 되면 돼지처럼 토하고 뒹굴며 추하게 되니, 이것은 악마가 인간에게 준 선물이기 때문이랍니다.

'한 잔의 술은 좋은 벗이 되지만, 두 잔의 술은 그 사람의 품위를 떨어뜨리고, 석 잔의 술은 부도덕하게 만들고, 넉 잔의 술은 파멸로 가게 한다'는 격언처럼, 적당한 음주는 인간관계를 돈독하게 하고 스트레스 해소와 건강에 도움이 되지만, 지나치면 사람을 파멸의 길로 빠져들게 합니다.

《과음과 폭음의 영향으로 인체에 생길 수 있는 질환들》

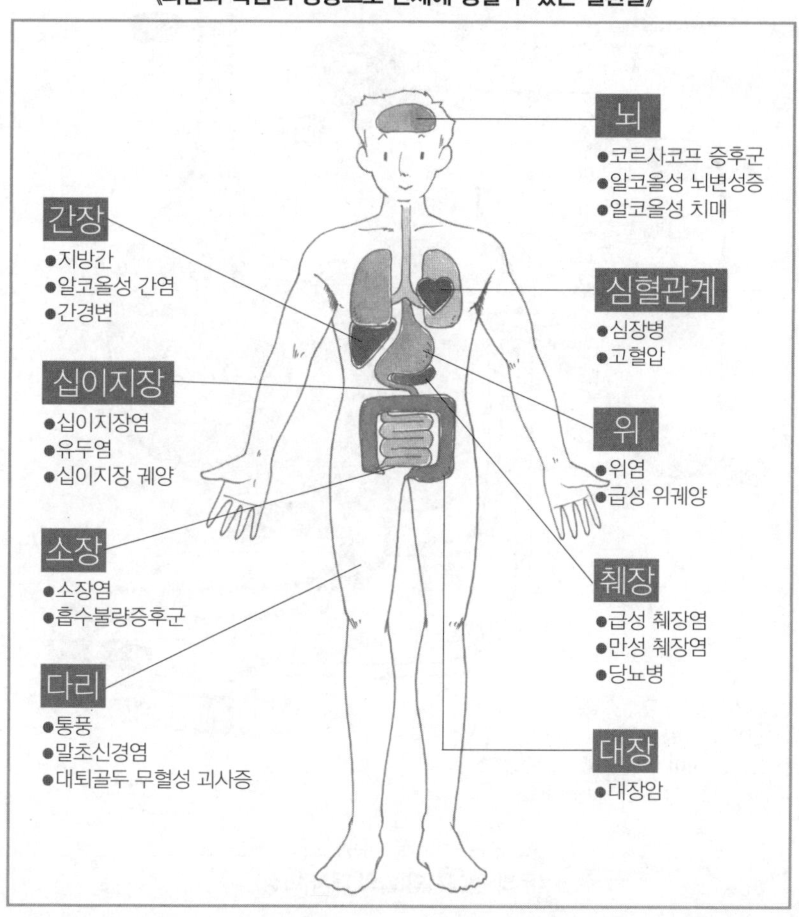

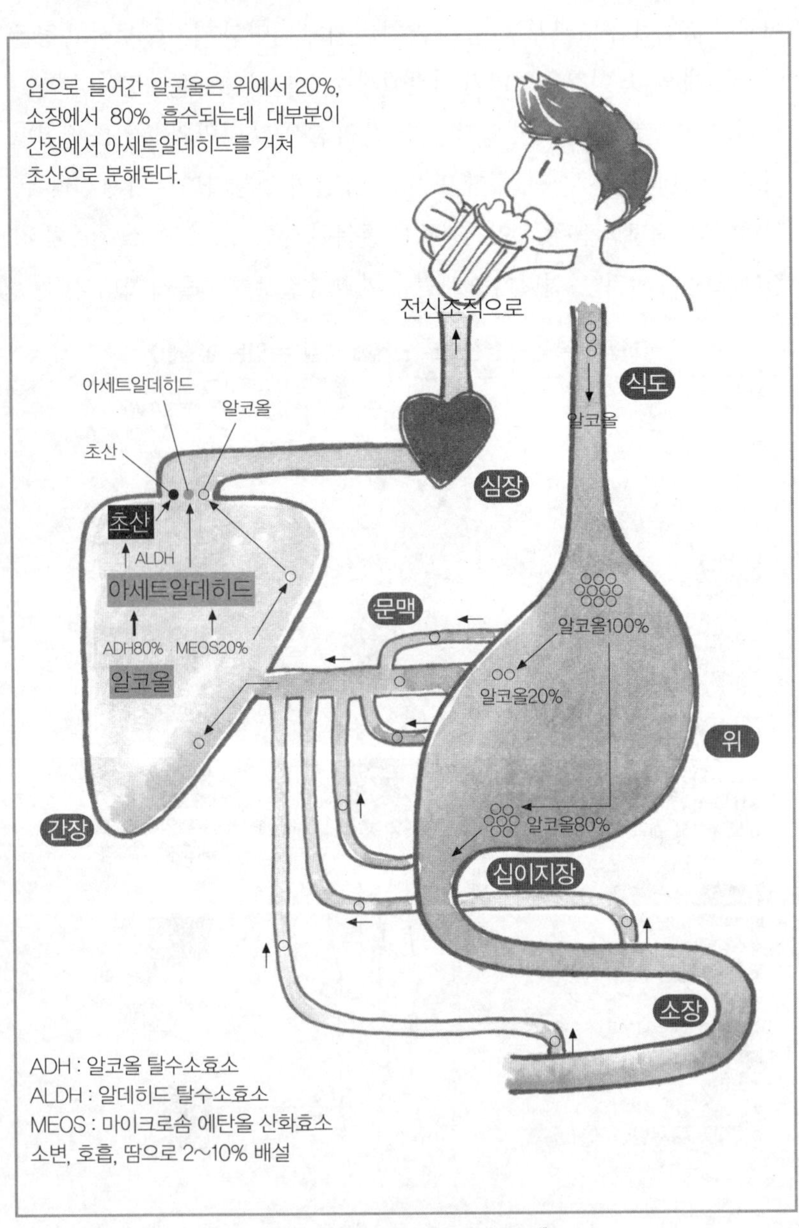

《우리 몸에서의 술의 대사 과정》

《알코올 중독 자가진단 체크리스트》

최근 6개월 동안 자신에게 해당되는 사항에 체크하세요.

문항	예	아니오
1. 자기 연민에 잘 빠지며, 술을 통해 이를 해결하려 한다.		
2. 혼자서 술 마시는 것을 좋아한다.		
3. 술 마신 다음 날, 해장술을 마신다.		
4. 취기가 오르면, 술을 계속 마시고 싶은 생각이 지배적이다.		
5. 술을 마시고 싶은 충동이 일어나면, 거의 참을 수가 없다.		
6. 최근에 취중의 일을 기억하지 못하는 경우가 있다(2회 이상).		
7. 대인 관계나 사회생활에 술이 해로웠다고 느낀다.		
8. 술로 인해 직장업무에 상당한 지장이 있다.		
9. 술로 인해 배우자나 가족이 나를 떠났거나, 떠나겠다고 한다.		
10. 술이 깨면 진땀, 손떨림, 불안이나 좌절 혹은 불면을 경험한다.		
11. 술이 깨면서 공포나 몸이 심하게 떨리는 것을 경험하거나 혹은 헛것을 보거나 헛소리를 들은 적이 있다.		
12. 술로 인해 생긴 문제로 치료를 받은 적이 있다.		
평가	위의 문항 중 4개 이상 해당되면 알코올 중독의 가능성이 높으므로, 반드시 전문가와 상의하여 적절한 검사와 치료를 받아야 한다.	

건강회복을 위한 빠른 숙취 해소 음료

1. 알코올 해독엔, 칡뿌리

알코올 해독에는 칡뿌리만한 약이 없습니다. 한방에서는 칡뿌리를 '갈근' 이라고 하는데, 간 기능을 개선시키고 해독 효과가 뛰어나 간장 질환에 자주 사용되고 있습니다. 또한 칡뿌리는 땀을 나게 해서 주독을 배설시켜 주고, 열을 내려서 음주 후 갈증을 해소시켜 주며 지사 작용까지 있어서 과음으로 설사가 잦은 주당을 위한 최고의 숙취해결사입니다.

생칡즙 한 잔을 한 번에 마시거나, 말린 칡뿌리 20g을 물 1ℓ 로 1시간 30분 정도 달인 후 여러 번으로 나누어 마십니다.

2. 술을 빨리 깨게 하는 오이식초

오이는 성질이 차서 술독으로 오른 열을 내려주며, 수분과 비타민 C가 풍부하여 갈증 해소에도 도움이 됩니다. 또한 칼륨이 풍부하여 소변의 배설을 촉진시키고, 이 때 알코올 대사 물질도 함께 배설되도록 해줍니다.

식초 또한 주독을 빨리 풀도록 도와주는 식품입니다. 술을 마시면 간의 크레이브스 사이클이 잘 돌지 않아 술의 해독 능력이 떨어지고, 노폐물이 배설되지 않아 피로해지게 됩니다. 이 때 식초를 먹으면 크레이브스 사이

과음 · 폭음이 부르는 또다른 병, '대퇴골두 무혈성 괴사증'

30~50대 애주가 남성들 중, 걸을 때나 앉았다 일어설 때 엉덩이 관절이 아프다는 분. 병원에서 허리와 다리의 X-RAY 사진을 찍어봐도 아무 이상이 없다고요? 그렇다면 '대퇴골두 무혈성 괴사증(Avascular Necrosis of the Femoral Head)'을 한번 의심해 보세요. 대퇴골두 무혈성 괴사증이란, 고관절을 이루는 대퇴골의 머리 부분인 대퇴골두에 피가 제대로 공급되지 못해 대퇴골두 조직이 붕괴되면서 고관절이 파괴되는 질환입니다. 이 질환의 발생 원인은 음주, 고관절 골절, 고관절 탈구, 스테로이드 남용 등 여러 가지가 있으나, 우리 나라의 경우 음주가 제1원인입니다.

그렇다면 왜 음주가 문제가 되는 것일까요?

술을 많이 마시면 간에 지방이 끼는 지방간이 생기게 됩니다. 지방간에서 미세한 기름덩어리가 떨어져 나오면 혈관을 따라다니다 대퇴골두로 흘러들어갈 수 있습니다. 이 때문에 대퇴골두에 영양을 공급하는 혈관은 크기가 작아서 기름덩어리에 쉽게 막히게 되고, 결국 대퇴골두에는 혈액이 원활하게 공급되지 않아 파괴가 되는 것입니다.

클을 원활하게 돌아가게 해서, 알코올을 빨리 해독시키고 또 노폐물 배설을 촉진시켜 술을 빨리 깨게 하며 갈증도 해소시켜 주는 것입니다.

술 마신 다음 날 생수 1잔에 식초 2큰술 정도를 타서 마시거나, 오이를 갈아서 1컵 분량의 즙을 내고 거기에 식초 2큰술 정도를 타서 마시면 금상첨화입니다.

술독을 풀어주는 한방 처방

소위 '술병 났다'고 할 때 쓸 수 있는 처방으로 칡뿌리(갈근)가 주약재로 들어간 『대금음자(對金飮子)』와 『삼두해정탕(三豆解酊湯)』이 있습니다. 『대금음자』는 음주 후 구토·설사·복통·갈증·소화불량 등 위장 장애가 주요 증세인 경우가 적응증입니다. 『삼두해정탕』은 '세 가지 콩이 들어간 해주약'으로 대금음자와 처방이 비슷하나 해독 작용과 이뇨 작용이 강한 검은콩·녹두·팥이 들어 있어서 음주 후 '술이 잘 깨지 않고 머리가 띵하다, 속이 울렁거린다, 목이 탄다' 등 뒤끝이 오래 갈 때 쓰면 효과가 좋습니다.

대금음자가미방(對金飮子加味方)
진피 12g, 갈근 8g, 적복령·사인·신곡 각 4g, 후박·창출·감초 각 3g, 생강 3쪽.

삼두해정탕(三豆解酊湯)
갈근 8g, 창출 6g, 진피·적복령·모과·반하 각 4g, 신곡 3g, 택사 2g, 건강 1.2g, 검은콩·녹두·팥 각 8g.

당신의 건강을 태우는, 담배!

"담배 맛있습니까? 그거 독약입니다!"

코미디의 황제였던 고(故) 이주일 씨가 폐암 투병시절, 온 국민에게 간곡하게 남긴 금연 메시지입니다.

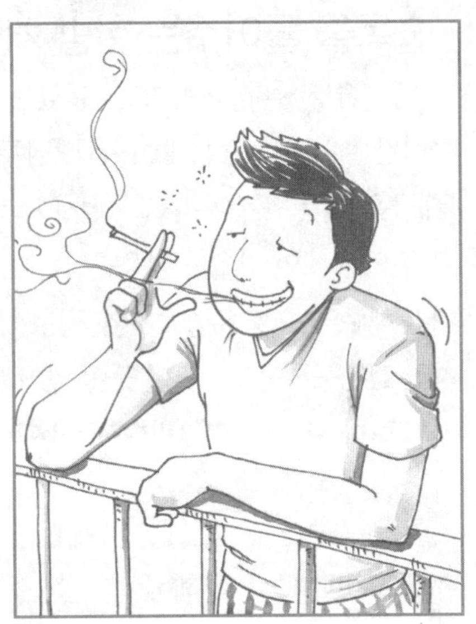

흡연가들은 담배를 '기호식품'이라며 흡연의 권리를 주장하지만, 흡연으로 인해 자신뿐만 아니라 무고한 타인의 건강까지 해치며 그로 인한 경제손실까지 감안한다면 절대 '백해무익'한 것이 담배입니다.

건강을 해치는 담배 속 성분들

담배연기 속에는 약 4,000여 종의 화학 물질이 들어 있는데, 지금까지 알려진 69종의 발암 물질과 인체에 치명적인 방사능 물질까지 함유하고 있어 매우 위험합니다.

그중 '타르, 니코틴, 일산화탄소'는 담배의 3대 유독 성분입니다.

1. 타르

담배에 들어 있는 발암 물질들 중, 최악의 유독성을 갖고 있는 것이 바로 타르입니다. 타르는 담배의 독특한 맛을 내는 물질로, 담배 연기를 내뿜을 때 나오는 흑갈색 물질이 식으면 생기는 끈끈한 액체, 일명 '담배진' 이라 부르는 것입니다.

타르 속에는 2,000여 종의 독성 물질과 20여 종의 발암 물질이 들어 있습니다. 담배 연기를 들이마셨을 때 폐를 통해 온몸으로 퍼져간 타르는 폐와 기관지를 비롯한 모든 장기와 조직, 세포 등을 파괴시키거나 염증을 일으키고, 암을 유발할 수 있습니다.

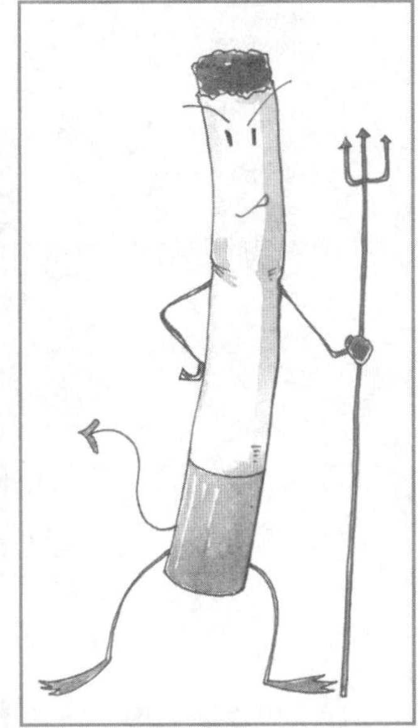

2. 니코틴

'담배를 끊고 싶지만, 끊을 수 없다' 고 하는 이유가 바로 니코틴 때문입니다. 니코틴은 중독성 물질로, 담배를 피우던 사람이 담배를 끊어 니코틴이 공급되지 않으면 두통 · 불면 · 불안 · 초조 등의 금단 현상이 나타나는 것입니다. 이러한

알아두세요

흡연으로
나타날 수 있는 질환들

1. 각종 암
2. 만성 호흡기 질환
3. 성 기능 장애
4. 심장병, 뇌졸중 등 순환계 질환
5. 탈모
6. 태아와 임산부에 미치는 영향
7. 수명단축

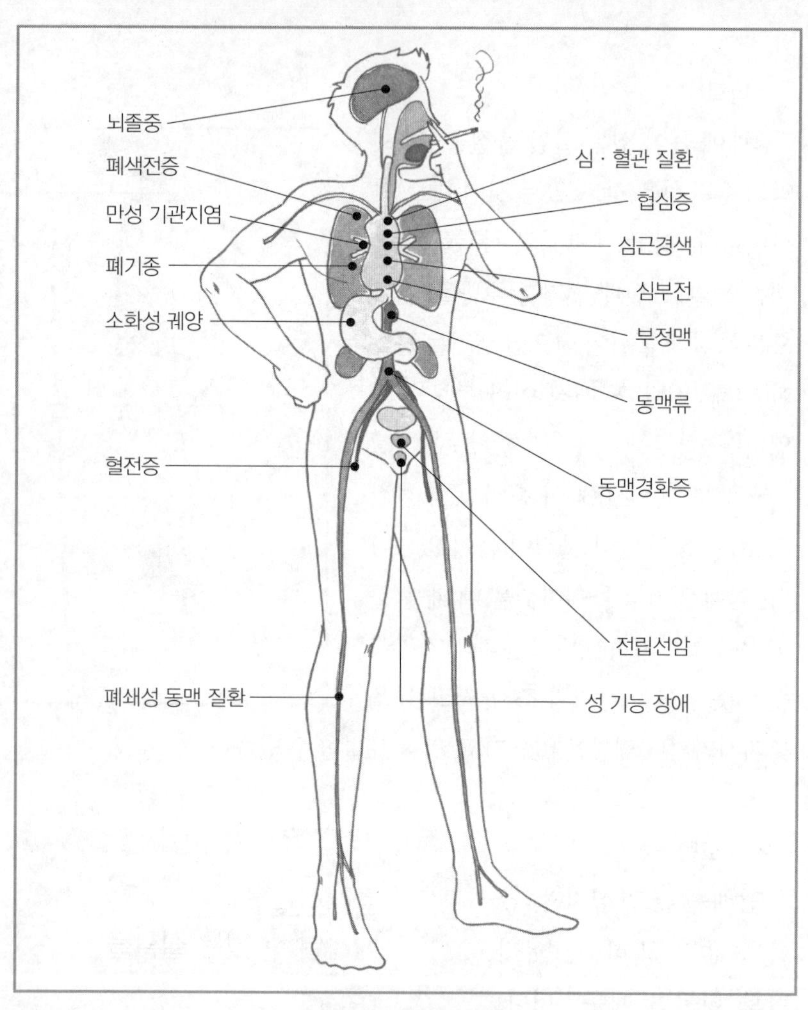

《흡연으로 인한 질병》

중독성뿐만 아니라 니코틴은 건강상에도 해로움을 끼칩니다. 니코틴이 과다하면 말초혈관 수축, 심장관상동맥혈관 수축, 심장박동 항진, 혈압 상승, 혈관벽의 손상 등을 일으켜 동맥경화증과 협심증, 심근경색을 촉진 또는 악화시키며, 동상이나 버거씨 병(발가락이 썩는 병)에 걸릴 위험도 높아집니다.

3. 일산화탄소

흡연으로 일산화탄소가 폐에 들어오면 혈액 속 적혈구의 헤모글로빈과 강력히 결합합니다. 원래 헤모글로빈은 폐에서 산소와 결합하여 신체 구석구석에 산소를 운반하는 역할을 하지만, 일산화탄소의 헤모글로빈과의 결합력은 산소에 비해 240배 정도나 강력하므로 산소 대신 일산화탄소와 결합한 결과 전신이 저산소 상태가 되는 것입니다. 그래서 담배를 피우면 머리가 아프고 띵하며, 호흡곤란과 기억력 감퇴, 작업능률 저하 등이 유발되는 것입니다.

흡연가들이 꼭 섭취해야 할 식품

1. 복숭아

흡연가들에게 복숭아는 과육과 씨앗, 잎 어느 것도 버릴 것 없는 최고의 과일입니다. 복숭아 과육에는 비타민과 기능성 알데히드 유도체가 풍부하여 면역

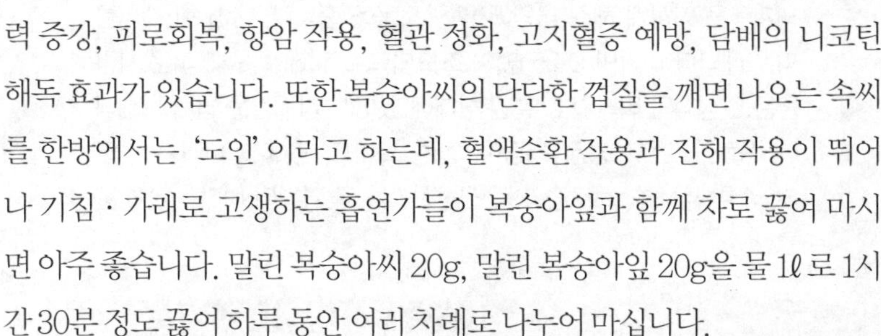

력 증강, 피로회복, 항암 작용, 혈관 정화, 고지혈증 예방, 담배의 니코틴 해독 효과가 있습니다. 또한 복숭아씨의 단단한 껍질을 깨면 나오는 속씨를 한방에서는 '도인'이라고 하는데, 혈액순환 작용과 진해 작용이 뛰어나 기침·가래로 고생하는 흡연가들이 복숭아잎과 함께 차로 끓여 마시면 아주 좋습니다. 말린 복숭아씨 20g, 말린 복숭아잎 20g을 물 1ℓ로 1시간 30분 정도 끓여 하루 동안 여러 차례로 나누어 마십니다.

2. 토마토

당근·오렌지·귤 등에 들어 있는 영양소들은 흡연을 하면 파괴되는 경향이 있지만, 토마토에 함유된 리코펜의 항암 작용은 흡연 중이더라도 효과가 있으며 또한 니코틴 해독 효과도 있어서 토마토는 '흡연자를 위한 항암식품' 이라 할 수 있습니다.

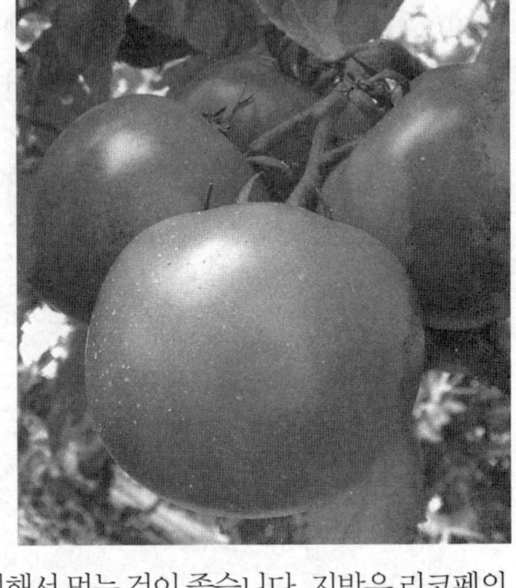

토마토는 영양소 흡수면에서 날 것보다는 기름에 조리해서 먹는 것이 좋습니다. 지방은 리코펜의 체내흡수를 도와주므로, 토마토를 식물성 기름으로 가볍게 조리하면 리

담배와 비타민 C

비타민 C와 무기질이 풍부한 음식물들은 금단 증세를 저하시키고 의지력을 강하게 해줘 금연에 많은 도움을 줍니다. 담배 한 개비를 피울 때마다 비타민 C 25mg이 소모되므로, 담배를 오래 피운 사람들은 만성적인 비타민 C 결핍 상태에 있어서 피로감을 쉽게 느낍니다. 녹차, 오렌지, 감귤, 복숭아, 멜론, 토마토, 콩, 아스파라거스, 딸기, 배추, 양배추, 브로콜리 등 신선한 야채와 과일이 비타민 C의 훌륭한 공급원입니다.

코펜 흡수율을 2~3배나 높일 수 있습니다. 그리고 조리된 토마토는 영양 성분이 농축되어 있어서 토마토케첩이나 토마토페이스트를 이용해도 괜찮습니다. 토마토를 하루에 2개 이상 먹어야 1일 필요량의 영양 섭취가 가능합니다.

3. 녹차

녹차의 카테킨 성분은 니코틴을 해독시키며, 담배의 발암 물질을 무독화시킵니다. 또한 녹차는 몸에 들어온 중금속을 흡착하여 몸 밖으로 배설시켜 주는 효능이 있어서, 흡연 후 녹차를 바로 마시면 담배의 중금속이 몸에 침착되는 것을 막을 수 있으며, 니코틴이 치아에 침착되어 누렇게 되는 것을 막을 수 있습니다.

4. 미역 · 다시마 · 김 · 파래 등의 해조류

미역 · 다시마 · 김 · 파래와 같은 해조류에 풍부한 메칠 메티오닌은 니코틴 해독 작용이 있으며, 혈관을 맑게 해줍니다. 또한 해조류에는 비타민 A가 많이 함유되어 있어서, 담배 때문에 손상된 폐 점막을 재생하고 보호해 줌으로써 폐암을 어느 정도 예방하는 효과도 있습니다.

5. 당근

담배를 많이 피우면 비타민 A가 부족해져서 폐암에 걸리기 쉽습니다. 당근은 비타민 A의 전구체인 카로틴이 풍부하고, 발암 물질을 해독하는 터핀이 함유되어 있어서 흡연가들은 당근을 자주 먹는 것이 좋습니다. 그런데 당근은 껍질에 영양소가 풍부하므로 깨끗이 씻어서 껍질째 먹도록 하며, 또한 기름에 볶아 먹는 것이 흡수율이 좋다는 것도 명심합니다. 생으로 먹을 때는 올리브 오일이나 마요네즈를 뿌려 먹는 것이 좋습니다.

2시간	혈관 내에 니코틴이 없어진다.
6시간	맥박이 느려지고 혈압이 떨어지기 시작한다.
12~24시간	일산화탄소가 배출되고 폐 기능이 향상된다.
2일	니코틴 부산물이 빠져나가고 미각, 후각이 되돌아온다.
7일	가래가 묽어지고 기관지 섬모의 기능을 회복한다.
1개월	혈압이 정상화된다.
2개월	혈액순환이 개선되어 활력이 솟는다.
3개월	폐 기능 및 정액 기능 정상화, 정력 회복을 느낄 수 있다.
12개월	심장마비로 사망할 위험이 50% 이상 감소한다.
5년	심장마비로 사망할 위험이 비흡연자 수준에 근접한다.
10년 이후	암 발생 위험이 비흡연자 수준에 근접한다.

6. 레몬

레몬은 흡연가에게 부족한 비타민 C의 공급원이 될 수 있으며, 레몬의 산 성분은 위를 깨끗하게 하는 효과도 있습니다. 또한 레몬을 치아에 문지르면 치아 사이에 낀 니코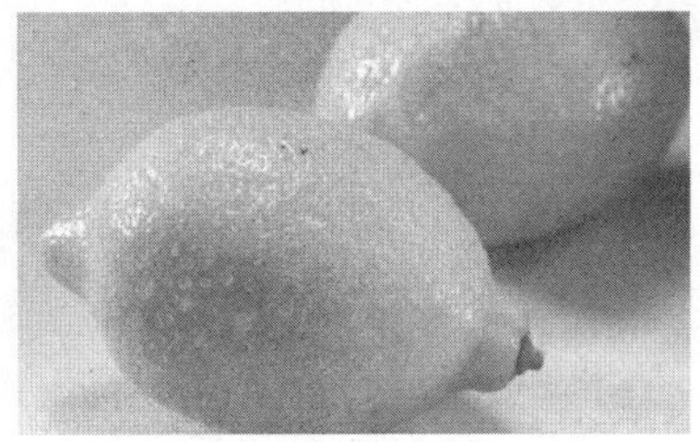틴을 제거되어 깨끗하고 하얀 이를 유지할 수 있습니다.

7. 검정콩과 된장

검정콩은 단백질이 풍부할 뿐만 아니라 해독 작용과 이뇨 작용이 있어서 니코틴과 알코올 중독과 여러 가지 중독을 풀어주는 역할을 합니다. 해독에는 검정콩 30g과 감초 5g을 함께 달인 『감두탕(甘豆湯)』으로 복용하는 것이 더욱 효과적입니다. 된장 또한 담배 해독과 항암 효과가 큽니다.

8. 은행, 오미자, 말린 생강

은행은 가래를 없애주고 기침을 진정시켜 주어 기관지와 폐에 좋기로

흡연이 부르는 또다른 질병, '버거씨 병'

청 · 장년층의 애연가에게 찾아오는 뜻밖의 불청객 '버거씨 병' (Buerger's Disease). 20~30대의 젊은 남자가 발가락이 차갑게 느껴지다가, 어느 날 발에 난 조그만 상처가 치유되지는 않고 점점 커지기만 하며, 밤만 되면 통증으로 잠을 못 이룬다면 '버거씨 병'일 수 있습니다.

버거씨 병은 팔 · 다리(주로 다리)의 작은 동맥에 염증이 생기면서 작은 핏덩어리가 생긴 데다 혈관까지 좁아져, 혈관이 작은 핏덩어리에 의해 막히는 질환입니다. 그 결과 팔 · 다리의 혈액순환에 장애가 와서 통증 · 저림 · 차가움 등의 증세가 나타나고, 이것이 지속되면 손 · 발의 끝 부분이 썩어 들어가게 되는 것입니다.

버거씨 병의 원인은 아직 확실치 않으나, 이 질환으로 진단된 환자의 95%가 20~30대 남성 애연가라는 사실로 미루어 보아 흡연이 버거씨 병 발생의 가장 중요한 원인이라고 추정되고 있습니다. 버거씨 병의 치료를 위해서는 가장 중요한 금연을 절대적으로 지켜야 합니다.

소문난 식품입니다. 오미자 또한 폐를 촉촉하게 해주며 끈적한 가래를 삭히는 효과가 있습니다.

오미자와 말린 생강 10g, 볶은 은행 10알을 물 1ℓ로 1시간 30분 정도 끓여 하루 동안 수시로 나누어 마십니다.

흡연가의 건강을 위한 처방

흡연가에게는 기침 · 가래에 좋은 다섯 가지 약재로 이루어진 '오과차' 즉 호두, 은행, 대추, 밤, 생강에 마른기침과 호흡곤란에 좋은 오미자를 가미한 『오과차가미방(五果茶加味方)』이 아주 좋습니다.

『오과차가미방』을 마시면 폐와 기관지에 끼어 있는 노폐물이 제거되고, 담배로 파괴된 폐점막을 보호할 수 있습니다. 커피를 마시면 흡연욕구가 생긴다는 사람은 커피 대신 오과차가미방을 마시는 것도 금연을 위한 좋은 방법입니다.

오과차가미방(五果茶加味方)
호두 10개, 은행 15개, 대추 7개, 겉껍질이 있는 생밤 7개, 생강 3쪽, 오미자 8g.

※ 복용법 : 오미자를 제외한 나머지 재료를 물 1ℓ로 1시간 30분 동안 끓인 다음 마지막에 오미자를 넣어 한소끔 끓여 불을 끈다. 오미자의 붉은 물이 다 우러나면 건더기는 체에 걸러내고, 약물만 받아 냉장고에 넣어둔다. 커피잔 한 잔 분량에 꿀을 1큰술씩 타서 차처럼 마신다.

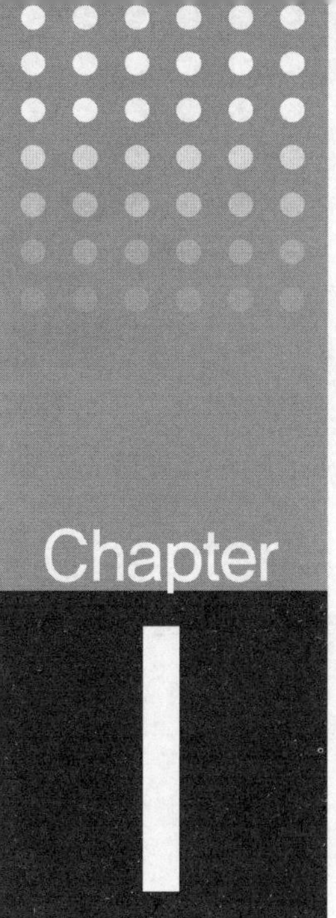

'성인병'이 시작된다

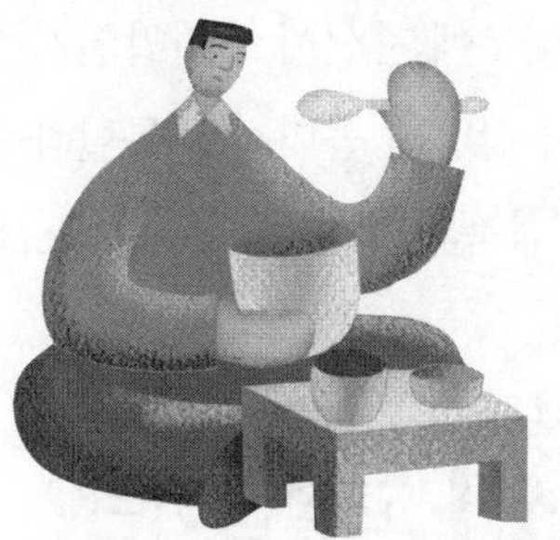

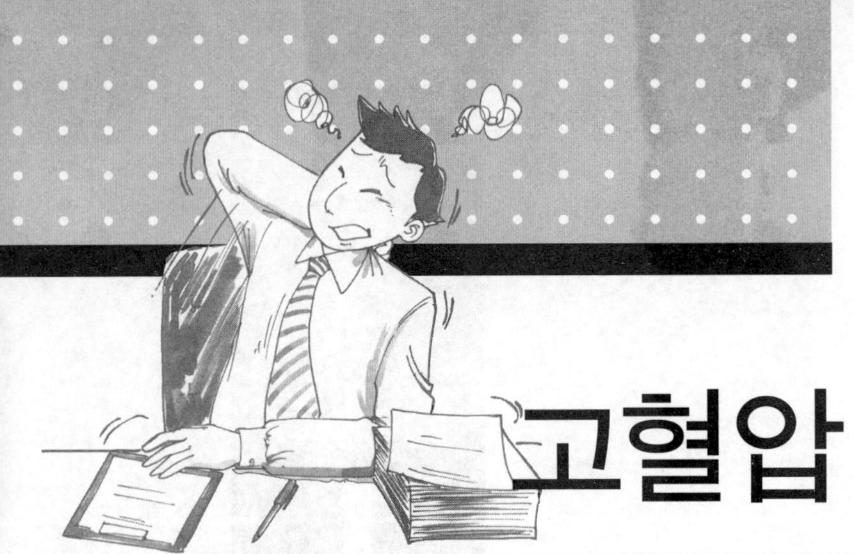

고혈압

너무나도 건강해 보이는 사람이 어느 날 갑자기 쓰러져 병원에 실려가고, 검사 결과는 상당히 오랫동안 진행된 고혈압에 의한 뇌혈관 합병증 등으로 진단되는 경우가 있습니다. 이처럼 고혈압은 초기에 자각 증세가 뚜렷하지 않기 때문에 자신이 고혈압인지를 알지 못하는 경우가 대부분입니다. 또한 혈압이 상당히 높더라도 특별하게 이렇다 할 증세가 나타나지 않는 경우가 많아 '침묵의 살인자(silent killer)' 라고도 불립니다.

01 고혈압이란?

혈압이란 심장이 우리 몸의 각 부분에 혈액을 보내주기 위해 일정한 압력으로 수축하고 확장할 때, 혈관이 받는 압력을 말합니다.

혈압은 심장이 수축하여 피를 내뿜을 때 나타나는 수축기(최고) 혈압과 심장이 확장하여 피를 받아들일 때 나타나는 확장기(최저) 혈압의 두 종류가 있습니다. 그래서 혈압은 수축기 혈압/확장기 혈압(mmHg)으로 기록합니다. 일반적으로 정상 혈압은 120/80mmHg 미만이며, 140/90mmHg 이상(고혈압학회. 2004)이면 고혈압이라고 합니다.

고혈압은 인구의 20% 정도에서 발생할 정도로 흔하며, 성인병의 가장 대표적인 질환 중 하나입니다.

고혈압은 치료하지 않으면 뇌졸중, 심장병, 신장병, 동맥경화 등 치명적인 합병증을 유발할 수 있습니다. 따라서 30세 이상의 성인들은 정기적으로 혈압을 체크하여 조기 진단과 치료, 그리고 관리를 통해 합병증을 예방해야 할 것입니다.

02 고혈압의 진단

혈압은 항상 일정하게 고정불변인 것이 아니라, 건강 상태에 따라 변화가 있으므로 한 번 측정한 혈압이 높게 나왔다고 해서 곧바로 고혈압

《고혈압의 진단에 따른 치료 가이드》

진단	수축기 혈압 (mmHg)	확장기 혈압 (mmHg)	치료 가이드
저혈압	〈100	〈60	식이요법, 필요시 약물치료
정상 혈압	〈120	〈80	2년 이내 재검사
고혈압 전 단계	120~139	80~89	적극적인 생활 습관 개선
고혈압 1기	140~159	90~99	●위험군 A : 생활요법(12개월까지) ●위험군 B : 생활요법 (6개월까지) ●위험군 C : 약물요법
고혈압 2기	≥160	≥100	약물요법

●위험군 A – 위험인자 없음, 표적장기 손상 없음, 심혈관 질환 없음.
●위험군 B – 당뇨를 제외한 위험인자 1개 이상, 표적장기 손상 없음, 심혈관 질환 없음.
●위험군 C – 표적장기 손상과 심혈관 질환이 있거나 또는 당뇨병이 있는 경우.
　　　　　 위험인자 관계 없음.

이라고 단정할 수는 없습니다.

따라서 1주일 간격으로 3번 이상 측정하여 평균치가 140/90mmHg 이상이면 고혈압이라고 진단합니다. 그러나 한 번에 210/120mmHg 이상 높은 수치가 나올 경우에는 바로 고혈압이라 진단하고 치료를 시작합니다.

03 고혈압으로 나타날 수 있는 합병증

1. 뇌 질환

뇌졸중(중풍)은 고혈압의 합병증 중 한국인에게서 가장 많이 발생하는 것으로, 뇌혈관이 터지거나 막혀 발생하며, 정상인보다 고혈압 환자에게서 7배나 더 많이 발생하고 있습니다. 심한 두통, 구토, 어지럼증, 반신불수, 반신 감각 이상, 의식 손상 등의 증세가 나타납니다.

2. 심장 질환

① 심부전 심장 기능이 떨어져 체내에 필요한 혈액량을 공급하지 못하게 되는 것을 심부전이라고 합니다. 건강한 정상인보다 고혈압 환자에게서 4배나 더 많이 발생하고 있으며, 움직일 때 숨이 차고 가슴이 답답하며 기침이 나기도 합니다.

② 관상동맥 질환 심장 자체에 혈액을 공급해 주는 관상동맥에 동맥경화증이 진행되어 심장 근육에 혈액

알아두세요

고혈압과 유전

부모 중 한쪽이 고혈압이면 자녀는 고혈압에 걸릴 위험이 50% 있고, 부모 모두 고혈압이면 70% 정도입니다. 부모님 중 한 분이라도 고혈압의 병력이 있다면 30대 이후부터 꾸준히 혈압을 측정하고, 고혈압 예방에 힘써야 합니다.

부족 상태가 생기면 협심증, 심근경색 등이 발생합니다. 건강한 정상인보다 고혈압 환자에게서 3배나 더 많이 발생하고 있습니다.

3. 신장 질환

신장의 모세혈관이 높은 압력에 손상을 받아 노폐물을 거르는 기능을 잃어 버리고, 심해지면 신부전으로 인해 빈혈·부종·요독증 등이 나타납니다.

4. 눈 질환

망막의 모세혈관이 높은 혈압을 견디지 못하고 출혈이 되면서 망막 기능을 상실하여 시력이 떨어지고, 심하면 실명할 수도 있습니다.

04 고혈압의 치료

경증 고혈압의 경우 생활 습관 교정과 운동만으로도 혈압 관리가 가능하나 사실 말처럼 쉬운 일만은 아니고 환자들이 우선 고혈압의 위험에 대해 인식하고 치료하려는 의지가 중요합니다. 또한 환자들이 혈압약을 복용하는 것에 대해 평생 먹어야 한다는 사실에 부담감을 느껴 복용이 필요한 단계에서도 복용을 꺼리는데, 이는 약물을 투여함으로써 중독성이 생겨서 약물을 계속 복용해야 해서 그런 것은 아닙니다. 아직까지는 '혈압'이라는 병 자체를 근본적으로 없애는 약물이 없고, 현재의 혈압약은 혈압이 올

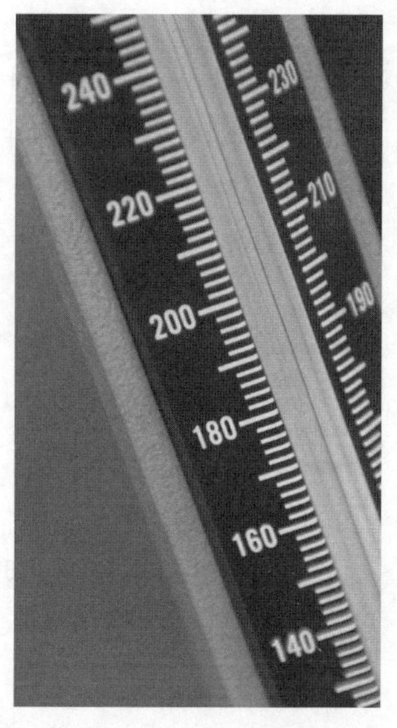

혈압이 갑자기 올라갔을 때의 대처법

혈압이 갑자기 높아져 뇌·심장·신장 장애로 생명의 위험을 초래할 수 있는 상황을 '고혈압성 응급증'이라 합니다. 혈압을 측정하여 210/120mmHg 이상이거나 이완기 혈압이 지속적으로 130mmHg 이상이면 혈관 장애를 동반하는 위험한 상황이므로 다음과 같은 응급처치를 필요로 합니다.

① 머리를 높게 해서 눕히고, 안정을 취하게 한다.

② 혈압이 떨어지지 않으면 니페디핀 10mg을 혀 밑에 넣는다. 따라서 고혈압 환자가 있는 집에는 니페디핀을 미리 처방 받아 응급시 사용할 수 있도록 한다.

③ 30분 후 혈압을 측정하여 강압 효과가 적으면 다시 투여한다. 대개 환자의 25% 정도는 30분 이내에 혈압의 감소를 관찰할 수 있다.

④ 의식이 정상이면 혈압을 반복 측정해서 안정이 되면 전문의에게 의뢰한다.

⑤ 의식이 흐려지면 곧 응급차를 부르고, 전문의에게 연락하는 동시에 기도 확보, 산소 흡입 등의 처치를 실시한다. 환자가 토하면 구토물이 기도로 넘어가지 않도록 얼굴을 옆으로 돌려주는 것이 좋다.

라가는 기전을 차단하여 조절해 주는 약물이므로 약을 중단하면 다시 올라간다는 문제 때문에 평생 복용해야 하는 것입니다.

고혈압일 때는 의사선생님과 상의해서 자신이 어떤 치료를 받아야 할지를 결정하고 지시에 따라 식이요법, 운동요법, 약물요법을 병행해야 합니다.

고혈압 예방·관리를 위한 생활요법

1. 저염식에 신경쓴다

1일 소금 섭취 권장량은 6g 정도인데, 우리 나라 성인의 하루 평균 섭취량은 15~20g으로 일본(12g)과 미국(8g)에 비해 훨씬 높습니다. 특히 우리 나라 고혈압 환자들은 하루에 소금을 평균 33g이나 섭취한다고도 합니다.

고혈압 환자가 하루 소금 섭취량을 6g으로 줄이면 혈압이 평균 5mmHg 정도 내려가는 효과를 볼 수 있으며, 그 결과 혈압약의 사용량도 줄일 수 있다는 이점이 있습니다.

2. 비만 해소로 표준체중을 유지한다

비만은 혈압과 밀접한 관계가 있습니다. 특히 복부와 내장에 지방이 축적된 복부비만은 고혈압뿐만 아니라 고지혈증, 당뇨병, 동맥경화성 심장병 발생과 그로 인한 사망률을 높입니다. 보통 체중이 표준체중{(신장−100cm)×0.9kg}보다 20% 이상인 경우나, 신체질량지수 {체중(kg)/키(m)²}가 25 이상이면 비만이라고 합니다.

비만증이 있는 고혈압 환자가 체중을 10kg 정도 줄이면 수축기 혈압은 25mmHg 확장기 혈압은 10mmHg 정도 감소하며, 1기(경증) 고혈압 환자는 체중 감소만으로도 혈압을 정상화시킬 수 있습니다.

3. 과음을 삼가고, 절주한다

과음은 혈압을 올라가게 할 뿐 아니라 고혈압의 약물 효과를 떨어뜨리므로 1일 알코올 섭취량을 남자는 20~30ml, 여자는 그 절반인 10~15ml으로 제한하도록 합니다.

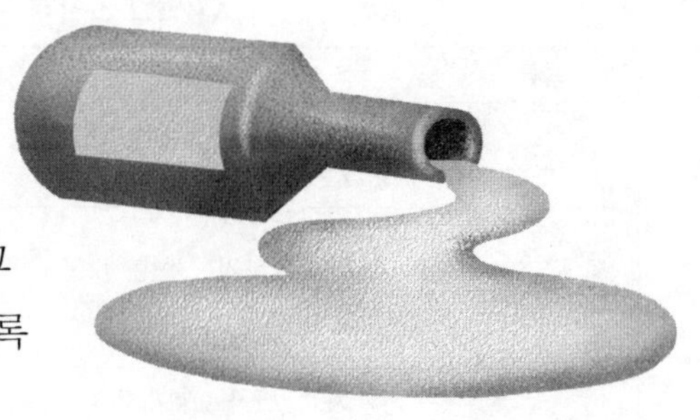

4. 고혈압 예방에 금연은 필수조건이다

담배에 들어 있는 니코틴은 부신피질의 아드레날린 분비를 촉진시켜 혈압을 상승시키므로, 흡연 자체로도 혈압 상승의 큰 원인이 됩니다. 보통 담배 한 개비를 피우면 약 15분 동안 혈압이 5~10mmHg 정도 오른 상태를 유지하다가 다시 회복된다고 합니다. 따라서 하루에 담배 한 갑(20개비)을 피우는 사람은 약 5시간 동안 높은 혈압을 갖게 된다고 볼 수 있습니다.

5. 자신에게 알맞게 규칙적인 운동을 한다

고혈압 환자는 걷기, 천천히 달리기(시속 8km), 등산, 수영, 자전거 타기, 골프 등을 1일 30분~45분간, 1주일에 3~5일 정도 하는 것이 건강에 좋습니다. 그리고 하루 중 오전 7시~10시 사이는 혈압이 높아져 심장의 부담이 늘어날 수 있으므로, 이 때는 운동을 피하는 것이 좋습니다. 자신의 체력에 무리가 되지 않는 운동을 꾸준하게 하는 것이 바람직합니다.

6. 카페인 음료의 섭취를 제한한다

보통 카페인을 섭취하면 1시간 내에 혈압이 상승하여 하루 종일 지속되는 경향이 있습니다. 의학전문지 『심신의학』에 따르면 미국 듀크 대학 정신과 교수가 19명에게 하루 500mg의 카페인(커피 4~5잔에 해당)을 알약 형태로

《고혈압 환자의 식이요법》

식품류	권장 식품	제한 식품
곡류	잡곡밥, 보리밥, 조, 옥수수, 고구마, 감자, 찹쌀밥 등.	소금으로 조리한 곡류, 크래커, 포테이토칩, 콘칩, 팝콘, 과자 등.
육류	소·돼지의 살코기, 신선한 생선, 소금을 뿌리지 않은 말린 생선 등.	통조림, 소금에 절인 고기나 생선, 베이컨, 햄, 장조림, 소시지, 치즈, 크림치즈, 젓갈, 소금을 뿌려 말린 건어물 등.
채소류	신선한 채소, 소금을 넣지 않고 조리한 채소, 두부, 콩류 등.	김치, 깍두기, 장아찌. 통조림, 소금에 절인 해조류, 단무지, 피클, 해파리 등.
과일류	신선한 과일이나 주스 등.	과일 통조림 등.
당류	꿀, 물엿, 커스터드, 젤리, 잼 등.	사탕, 케이크, 베이킹파우더, 과자 등.
지방류	들기름, 콩기름, 옥수수기름 등 식물성 기름.	버터, 마가린, 깨소금, 땅콩버터, 마요네즈, 프렌치드레싱 등.
음료수	우유, 보리차, 홍차 등.	커피, 야채주스, 토마토주스 등.
기타	고춧가루, 후춧가루, 식초, 겨자 등.	화학조미료, 소금 등.

섭취하게 한 결과 100mg(커피 1잔에 해당)을 섭취하게 한 사람보다 혈압이 평균 5mmHg나 상승했다고 밝혔습니다.

7. 급격한 환경의 변화를 피한다

고혈압 환자들은 뜨거운 목욕이나 사우나를 할 때 또는 추운 날 갑작스럽게 외출을 할 때 급격한 온도 변화에 의해 혈압의 변동이 와서 심장병의 위험을 초래할 수 있습니다.

특히 첫추위가 시작될 때는 혈압이 갑자기 상승하여 심장 부담이 가장 커지므로, 겨울철에는 새벽 운동을 피하도록 하며 외출할 때에도 보온이 잘 되는 옷을 입고 나가도록 합니다.

알아두세요

고혈압 환자, 첫추위를 조심한다!

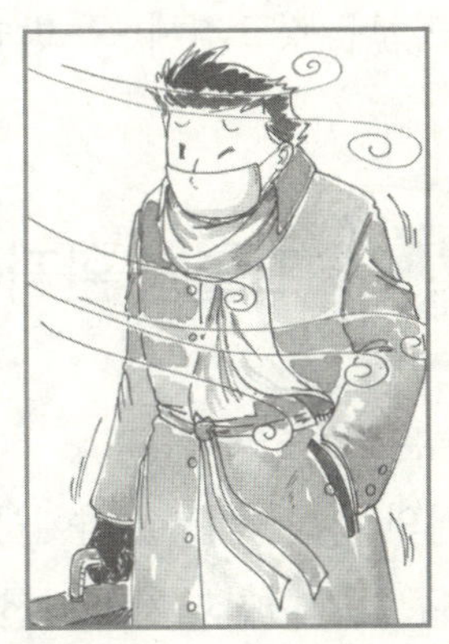

첫 한파가 시작되는 때가 고혈압 환자에게 가장 위험한 시기입니다. 날씨가 추워지면 체온 유지를 위해 혈압이 올라가게 되는데, 정상인은 혈압이 좀 올라가도 곧 추위에 적응해서 정상혈압을 회복합니다. 그러나 중등도 이상의 고혈압 환자는 혈압 조절이 잘 되지 않아서 동맥과 심장에 대한 부담이 커지므로 뇌졸중이나 심근경색증의 발생 위험이 높아지게 됩니다.

따라서 추위가 시작될 때에는 혈압약 복용과 함께 혈압 체크를 철저히 하도록 하며, 새벽 운동은 삼가도록 합니다. 정상적으로 인체가 추위에 적응하는 데는 2주 정도 걸리므로, 고혈압 환자는 3주 정도 추위에 적응한 후 운동을 시작하도록 합니다. 그리고 실내에서 실외로 나갈 때에는 항상 옷을 따뜻하게 입어서, 급격한 체온 변화가 생기지 않도록 주의해야 합니다.

8. 동물성 지방보다는 질 좋은 식물성 지방을 섭취한다

고혈압 환자가 지방질을 많이 섭취하면 혈관에 콜레스테롤이 쌓여 동맥경화증이 생기기 쉽습니다. 콜레스테롤은 달걀 노른자·간·곱창·오징어·새우·굴·돼지 비계 등 동물성 식품에 많이 함유되어 있으므로, 이러한 동물성 식품의 섭취를 줄이도록 합니다. 그 대신 잣, 호두, 땅콩, 참깨, 들깨 등 식물성 지방질을 많이 섭취하는 것이 좋습니다.

9. 스트레스를 해소한다

스트레스는 혈압 상승의 주범입니다. 물론 복잡한 현대 생활에서 스트레스 자체를 피할 수는 없는 일이므로, 자기만의 스트레스 해소법을 찾도록 합니다. 또한 같은 스트레스를 받더라도 낙천적이고 느긋한 성격의 사람은 예민하고 내성적인 사람에 비해 스트레스를 덜 받으므로, 성격과 사고방식 등을 바꾸어 보는 것도 지혜로운 방법입니다.

06 고혈압 환자를 위한 민간요법

1. 늙은호박, 양파

일본의 한 건강식품 회사에서 '고혈압과 당뇨병이 있는 환자 8명을 대상으로 16주 동안 아침과 저녁 식전에 늙은호박과 양파의 혼합 분말로 만든 정제를 10알씩 먹도록 하고서 혈압과 혈당치를 측정한 실험에서, 4주가 되자 수축기 혈압과 확장기 혈압이 현저하게 낮아졌으며 그 후에도 점차로 내려갔다.'는 결과를 발표했습니다.

이러한 효과의 첫번째는 늙은호박과 양파에 함유된 칼륨이 나트륨을 배설한 결과이며, 두 번째는 늙은호박과 양파의 성분이 안지오텐신 변환 효소(ACE)를 억제하여 혈압을 상승시키는 결정적 인자인 '안지오텐신Ⅱ'의 생성을 억제한 결과임이 밝혀졌습니다.

따라서 고혈압 환자는 늙은호박과 양파를 함께 달여 꾸준히 마시면 혈압을 조정하는 데 큰 도움이 될 것입니다. 같은 양의 늙은호박과 양파를 커다란 냄비에 넣고 물을 자작하게 부어 푹 고아서 으깬 후, 그 물을 하루 세 번 식전 공복에 마시도록 합니다. 단, 양파는 붉은 껍질에 혈압을 낮춰주는 성분이 많이 함유되어 있으므로, 껍질째로 사용하는 것이 좋습니다.

2. 솔잎

솔잎의 테레빈(terebin) 성분은 말초혈관을 확장시켜 고혈압과 뇌졸중, 심장병 등을 예방하는 데 탁월한 효능을 보입니다. 또한 혈관 속의 콜레스테롤을 제거하여 피를 맑게 해주며, 동맥경화를 예방하는 데에도 큰 도움이 됩니다. 솔잎을 찜통에 찐 후 그늘에서 바짝 말린 다음 곱게 갈아둡니다. 따뜻한 물에 꿀 1큰술과 솔잎가루 1큰술을 타서 하루 두세 번 마시도록 합니다.

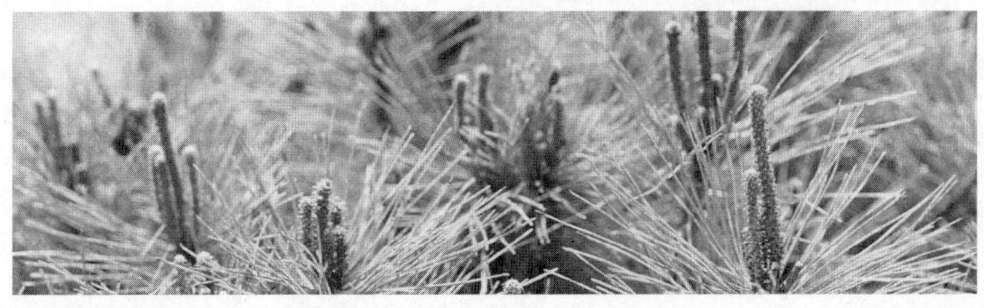

3. 표고버섯

표고버섯의 독특한 향기를 내는 성분인 구아닐산은 혈중 콜레스테롤을 감소시켜 고혈압과 심장병을 예방하는 효과가 있습니다.

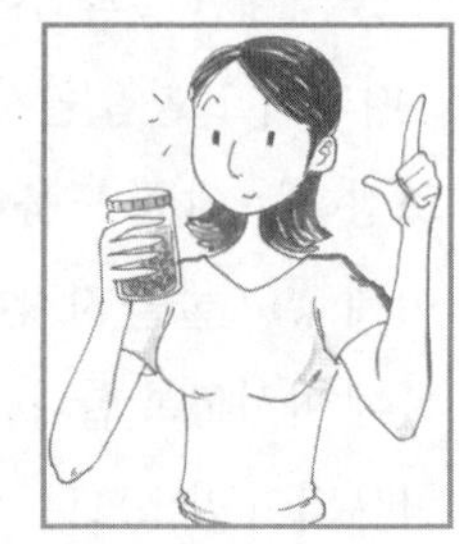

표고버섯을 꿀물에 적셔 햇볕에 말린 후 프라이팬에 볶아서 분쇄기로 가루낸 다음 밀폐용기에 보관합니다. 표고버섯가루를 하루 2~3번 공복에 1큰술씩 미지근한 물로 복용합니다.

4. 조구등(釣鉤藤)

조구등은 낚시바늘처럼 생긴 한약재로 혈압강하 작용이 매우 뛰어납니다. 그래서 조구등은 고혈압으로 인한 두통, 안구통, 뒷목 뻐근함, 어지럼증 등에 효험이 있습니다.

조구등의 이러한 약효는 낚시바늘처럼 생긴 날카로운 가시에 많이 함유되어 있으므로, 가시가 많은 것을 구하는 것이 포인트입니다. 조구등은 너무 오래 끓이면 약효 성분이 파괴되어 효과가 떨어지므로, 물 1,000cc를 먼저 끓인 후 거기에 조구등 20g을 넣어 한소끔 끓으면 불을 끄고 하루 동안 나누어 마시도록 합니다.

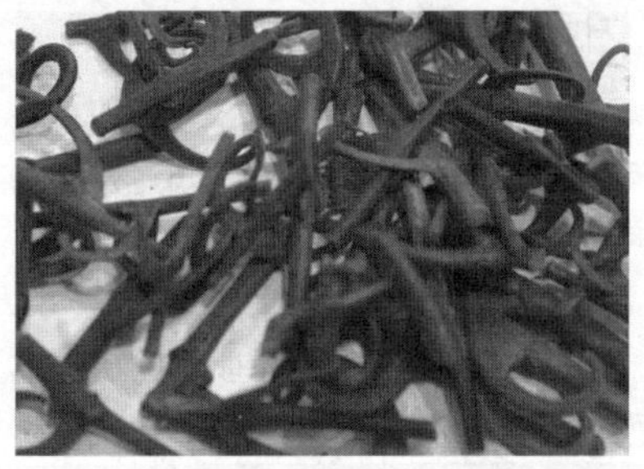

5. 뽕잎 · 뽕나무뿌리껍질(상백피)

뽕잎이나 상백피는 모두 고혈압에 효과가 있습니다. 또한 피를 맑게 해주며 중풍을 예방해 줍니다. 특히 중풍 후유증으로 팔 · 다리를 움직이기 어려울 때 상백피를 달여 마시면 기운 소통에 도움이 됩니다. 뽕잎 · 상백피 20g을 물 1,000cc로 1시간 30분 정도 달여 하루 동안 나누어 차처럼 마십니다.

1. 백회(百會)

백회는 머리의 가장 꼭대기에 있는 경혈점으로서, 머리 중앙 부위의 두통(정두통)이나 어지럼증이 있을 때 꾹꾹 눌러 지압을 해주면 혈압강하의 효과도 볼 수 있습니다.

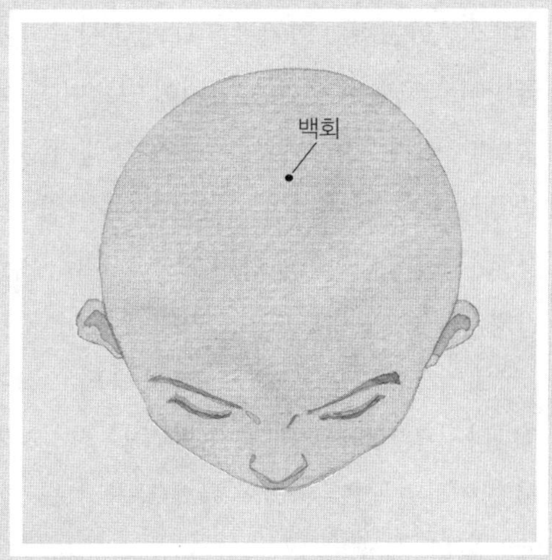

2. 족삼리(足三里), 태충(太衝)

족삼리와 태충은 위로 상승한 기운을 아래로 끌어내려줌으로써 혈압을 내려주는 효과가 있습니다.

족삼리는 슬개골 바로 바깥쪽 아래에 오목하게 들어간 부분에서 손가락 세 마디만큼 내려간 점입니다.

태충은 엄지발가락뼈와 둘째발가락뼈가 만나는 바로 앞의 오목하게 들어간 점입니다.

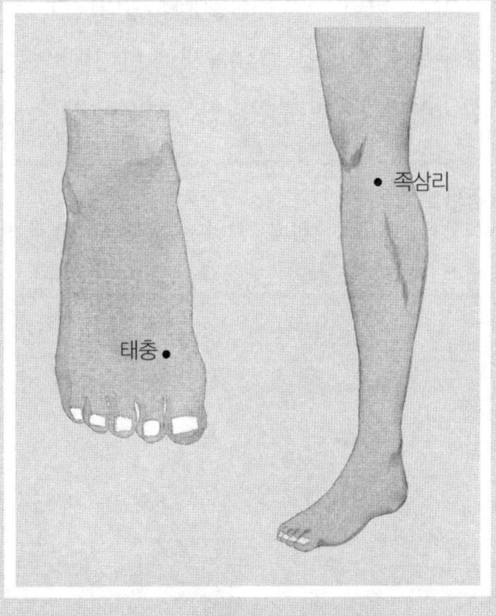

대부분의 고혈압 환자들은 대체로 성격이 조급하고 화를 잘 냅니다. 흔히 얼굴빛이 붉고 눈은 붉게 충혈되어 있으며, 눈이 쉽게 피로하며 입이 쓸 때가 많습니다. 머리가 어지럽고 두통이 잘 생기는데, 이를 한의학에서는 '간양상항증(肝陽上亢證)'이라 진단합니다. 즉 사람이 스트레스를 받아 화를 내면 오장(五臟) 중 간장(肝臟)의 양기(陽氣)가 머리 위로 치솟게 됩니다. 머리로 올라간 간양(肝陽)이 풍(風)을 일으키면 두통이나 어지럼증을 일으키는 것이고, 화(火)를 일으키면 얼굴빛과 눈이 붉게 되고 입이 쓰게 되는 것입니다.

따라서 간장(肝臟)의 양기(陽氣)를 진정시켜 주는 한약과 침구치료를 꾸준히 병행하면, 혈압 관리와 함께 장기적으로 합병증 예방의 효과도 얻을 수 있게 됩니다.

환자의 체질과 증세에 따라 처방이 달라지는데, 고혈압에 가장 일반적으로 쓰이는 처방이 『조등산(釣藤散)』입니다. 조등산은 혈압강하 작용이 뛰어난 조구등(釣鉤藤)을 주요약재로 한 처방으로, 아침 기상시 두통과 뒷목 뻣뻣함·이명증·현기증이 있는 경우에 쓸 수 있습니다.

조등산(釣藤散)
석고 6g, 조구등·진피·반하·맥문동·복령 각 4g, 인삼·감국·방풍 각 3g, 감초·생강 각 2g.

"저혈압이 고혈압보다 위험하다고 하는데……?"

1. 저혈압이란?

심장은 우리 몸에 산소와 영양소를 공급하기 위해 끊임없이 수축과 이완을 반복하면서 혈액을 우리 몸의 구석구석까지 보내줍니다. 혈압은 심장이 박동함으로 인해 생기는 동맥 혈관의 압력을 말하며, 혈압이 정상(120/80mmHg)보다 낮은 상태를 저혈압증(100/60mmHg 이하)이라고 합니다.

2. 저협압의 분류

① 본태성 저혈압 특별한 원인이 없이 발생하는 저혈압으로, 일상생활에서 흔히 볼 수 있는 저혈압은 대부분 본태성 저혈압입니다. 양친 혹은 한쪽 부모가 저혈압이면 자녀가 저혈압이 잘 나타나는 것으로 보아 유전이나 체질이 관련된다고 봅니다.

② 증후성 저혈압 다른 병으로 인해 저혈압이 생기는 것으로 급성과 만성으로 나눌 수 있습니다.

③ 기립성 저혈압 누워 있거나 앉아 있을 때는 정상이나 일어설 때 갑자기 혈압이 떨어져 최고혈압이 20mmHg 이상 하강하는 것입니다.

3. 저혈압의 증세

저혈압이 있으면 '현기증이 난다, 아침에 일어나기 힘들고 몸이 나른하다, 머리가 무겁고 두통이 있다, 신경을 쓰거나 폐쇄된 공간에 있으면 가슴이 두근거리며 어지러워진다, 식욕이 없다, 헛배가 부르고 구토가 난다, 설사나 변비가 생긴다, 귀울림이 있다, 신경질이 자주 나고 매사가 까다롭고 편식이 심하다' 등의 증세를 호소합니다. 이러한 사람들은 아침에는 맥을 못 추다가 낮이 되어야 기운을 차리게 되는데, 이는 하루 중 인체의 혈압은 수면 중에 떨어져서 아침부터 서서히 올라가 낮으로 갈수록 상승하기 때문입니다. 또한 저혈압 증세는 연중 혈압이 가장 저하되는 여름에 더 심해지는 경향이 있습니다.

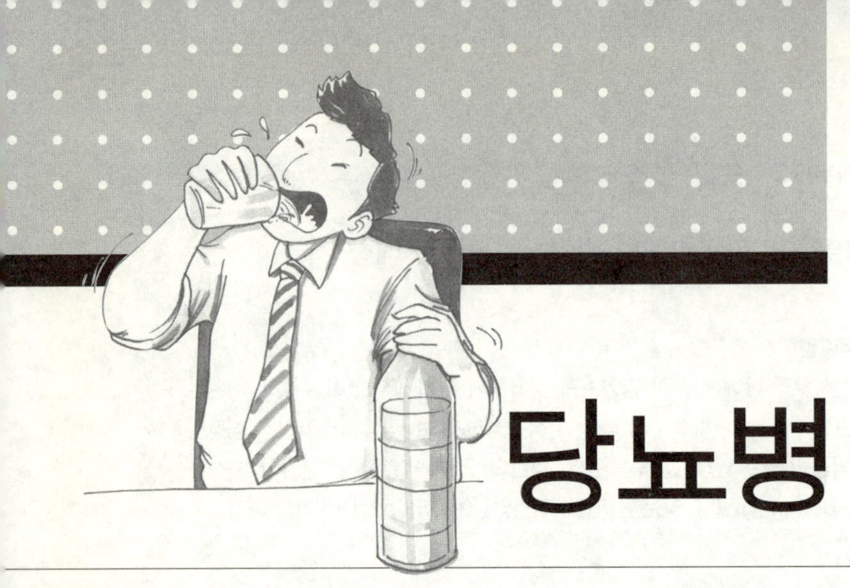

당뇨병

　생전에 18남 4녀를 둘 정도로 정력가였던 세종대왕은 30세 전후로 소갈(당뇨)에 걸려 갈증·종기·각종 피부 질환에 만성적인 안질(눈병) 등 평생을 당뇨 증세로 고생했고, 결국 훈민정음을 발표할 무렵에는 곁에 있는 사람조차도 알아볼 수 없을 정도로 안질이 악화되었다는 기록이 있는데, 이 또한 당뇨 합병증 때문입니다.

01 당뇨병이란?

　사람이 활동하는 데 필요한 가장 중요한 에너지원은 바로 포도당입니다. 우리가 음식을 먹으면 소화기관에서 탄수화물을 잘게 분해하여 최종적으로 포도당이 만들어지는데, 이 포도당은 혈관으로 흡수되어 '혈당'이 됩니다. 이 혈관에 있는 포도당은 피를 따라서 전신의 모든 세포로 공급되

《당뇨병의 진단 기준》

	공복 혈당	식후 2시간
정상	110mg/dl 미만	140mg/dl 미만
공복 혈당 장애	110~125mg/dl	140mg/dl 미만
내당능 장애	126mg/dl 미만	140~199mg/dl
당뇨	126mg/dl 이상	200mg/dl 이상

는데, 이 때 포도당이 세포 안으로 들어가기 위해서는 인슐린의 도움이 필요합니다. 인슐린은 췌장이라는 장기에서 분비되는 호르몬으로, 우리가 음식을 섭취하여 혈당이 높아지면 췌장에서는 인슐린을 많이 분비하여 혈관에 있는 포도당을 세포로 들어가게 함으로써 혈당을 떨어지게 합니다. 그러다가 혈관에 있는 포도당의 양이 점차 줄어들면 췌장의 인슐린 분비 또한 줄어들어 일정한 농도의 혈당을 유지하게 됩니다. 따라서 혈당은 식후에는 최고로 높아지고 점차 시간이 지날수록 줄어들어 공복에는 최저 수치가 됩니다.

그런데 이 과정에서 인슐린이 잘 분비되지 않거나 인슐린이 분비되더라도 제 역할을 하지 못하면 포도당이 필요한 곳에서 이용되지 못하고 혈액 속에 넘쳐나 혈당이 높아지고, 넘쳐나는 포도당은 결국 소변으로 배설되는데 이를 '당뇨' 라고 합니다.

당뇨병의 원인

1. 유전적 요인

조사에 의하면 자녀에게 당뇨병이 발병할 확률은 양친 모두 당뇨병인 경우 58%, 부모 중 한 명이 당뇨병이면 27%, 부모 모두 정상일 때는 0.87% 라고 합니다. 이 조사결과를 눈여겨 살펴보면 당뇨병 발병에 유전적인 영향이 크게 작용함을 알 수 있습니다.

그러나 당뇨병은 유전적 요인과 나쁜 습관의 합작으로 만들어지는 것이므로, 가족 중 당뇨병 환자가 있더라도 자신이 생활 습관을 철저히 개선한다면 당뇨병의 화살을 100% 피해갈 수 있습니다.

2. 환경적 요인

① **비만** 후천적인 당뇨병의 가장 큰 위험 요인은 비만입니다. 조사에 의하면 40세 이후에 당뇨병이 발병한 환자의 80%에서는 당뇨병이 발생하기 전에 비만증이 있었다고 합니다. 따라서 비만인 사람은 성인이 되면 당뇨병에 걸릴 확률이 아주 높다고 볼 수 있으므로, 운동과 식이요법으로 체중을 감량하는 것이 당뇨병 예방의 첫걸음이라고 할 수 있습니다.

② **연령** 당뇨병은 일반적으로 30대 이후에 발생하기 쉽습니다. 나이가 들수록 장기의 기능이 약화되고 동시에 스트레스, 비만, 운동부족 등 환경적 요인에 의해 당질 대사 장애가 오기 쉽기 때문입니다.

③ **임신** 당뇨병의 소질이 있는 여성이 임신을 하면 당뇨병에 걸릴 가능성이 높아집니다. 그것은 임신시 분비되는 태반 락토젠, 황체 호르몬, 난포 호르몬 등이 인슐린의 작용을 억제하고 또한 태반에서는 인슐린을 분해하는 효소가 나오기 때문입니다. 특히 4kg 이상의 거대아를 출산하거나 사산, 반복적인 유산, 조산, 임신중독증, 양수과다증이 있는 여성은 당뇨병에 걸릴 위험이 높습니다.

④ **감염** 췌장염, 볼거리, 풍진, 콕사키 바이러스 감염 등에 의해 췌장이 파괴되어 인슐린 분비가 감소하기 때문에 당뇨병이 생길 수도 있습니다.

⑤ **약물 복용** 부신피질 호르몬제(스테로이드제제), 이뇨제 등과 그 외의 약물들도 당뇨병을 유발시킬 수 있으므로, 당뇨병 소질이 있는 사람은 약물을 함부로 복용하지 않도록 주의해야 합니다.

⑥ 외상 · 수술 · 스트레스 교통사고, 화상, 큰 수술 후에는 당뇨병의 발병 가능성이 높아집니다. 이런 강한 스트레스를 받으면 우리 몸에서는 이를 이겨내기 위해 부신피질에서 코티졸이 분비되는데, 이 호르몬은 인슐린과는 정반대로 혈당을 증가시키기 때문입니다.

03 당뇨병의 증세

당뇨병의 대표적인 증세는 3다(三多)로, '다음(多飮) · 다식(多食) · 다뇨(多尿)' 현상입니다. 소변을 많이 배설하게 되므로[多尿] 자연히 갈증을 느끼게 되어 결국 더 많은 수분을 섭취합니다[多飮]. 또한 아무리 많이 먹어도 공복감을 느끼게 되어 음식을 더 많이 먹게 됩니다[多食]. 그밖에 피로와 권태가 쉽게 오고 눈이 침침하며, 다리가 저리고, 신경통, 체중 감소, 부스럼이나 무좀 같은 피부병이 잘 걸립니다.

04 당뇨병의 치료

당뇨병의 치료는 완전 치유라기보다는 평생 동안 스스로 혈당을 조절해야 합니다. 참을성 있는 식이요법, 운동을 통한 체중조절, 약물요법이나 인슐린 주사로 여러 가지 합병증을 예방하고 일상생활에 지장이 없도록 노력하는 것이 최선의 방법입니다.

1. 식이요법

하루에 섭취하는 총칼로리의 섭취량을 제한해야 하는데 비만일 때 섭취량을 제한하고, 영양부족일 때나 소모성 질환(폐결핵 등)이 합병된 환자일 경우는 칼로리 섭취량을 늘려야 하며, 설탕 · 꿀 · 잼 · 사탕 등의 단 음식은 피해야 합니다.

당뇨 환자가 술을 마셔서 입이 마르면 더덕을 드세요!

당뇨병 환자가 술을 마시게 되면 칼로리가 높아져서 좋지 않습니다. 당뇨병은 자기가 하루 동안 섭취해야 할 최저 칼로리를 지켜주어야 하기 때문입니다. 아무래도 술을 마시게 되면 입도 마르게 되는데, 당뇨병이 있을 때는 더 심해지게 됩니다. 나이가 많은 사람들은 당뇨가 아닌데도 밤중에 자다가 입이 말라 물을 찾기도 하고, 아침에 일어나자마자 물을 마셔야 하는 경우도 있는데 이럴 때 더덕 달인 물을 마시면 좋습니다.

당뇨병 환자의 식이요법은 하루 총 섭취 칼로리에서 800~1,000kcal를 줄여야 합니다. 총 섭취 칼로리가 결정되면 영양소 배분은 탄수화물 60%, 단백질 20%, 지방 20%로 합니다. 또한 당뇨병 환자는 하루에 세 번의 식사를 먹는 것보다 양을 적게 해서 자주 먹는 것이 더 효과적입니다.

2. 운동요법

당뇨병 환자가 운동을 시작하려고 할 때 가장 염두에 두어야 할 것은, 격렬한 운동을 피하면서 취미에 맞는 운동을 선택해야 한다는 점입니다. 그리고 일단 가벼운 운동부터 시작하여 매일 규칙적으로 꾸준히 해야 하며 가능한 한 식사 후 30분(혈당치가 가장 높을 때)이 지난 후에 운동을 시작해서 30분 정도 하는 것이 가장 효과적입니다.

주의할 점은 심한 운동은 사태를 악화시켜 위험한 상태를 초래할 수도 있으므로 삼가고, 저혈당인 사람은 초콜릿이나 사탕을 가지고 다니다가 저혈당 증세(공복감, 떨림, 오한, 식은

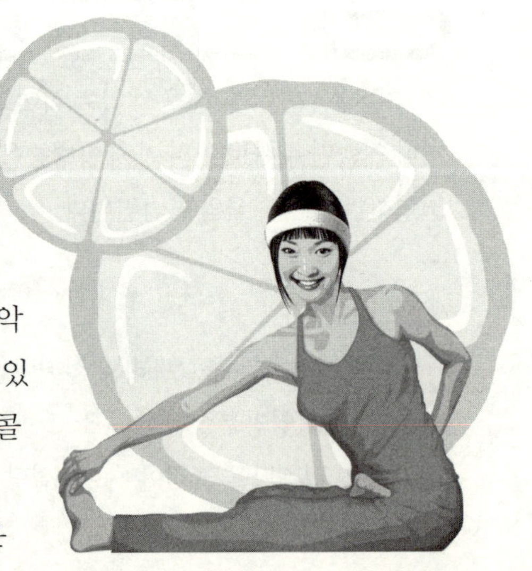

땀, 가슴떨림, 불안감)가 발생하면 응급조치로 초콜릿, 사탕, 꿀물 등을 먹어야 합니다. 그래도 증세가 계속될 때에는 병원을 방문하는 것이 좋습니다.

3. 약물요법

의사의 처방에 따라 투약되며, 약의 용량은 혈당치에 따라 증감됩니다.

05 당뇨병의 예방·치료에 효과적인 식품

1. 양파

양파는 간의 포도당 대사와 인슐린 생산에 영향을 줍니다. 더불어 양파에 들어 있는 알릴프로필디설파이드(Allyll propyl disulfide)와 알리신(Allicin)에는 혈당을 낮추는 효과가 있습니다. 양파의 효과는 양에 비례하므로 많이 섭취할수록 혈당이 좋고, 날 것이든 조리된 것이든 자주 식단에 올리는 것이 좋습니다.

2. 브로콜리

브로콜리에는 당 대사에 중요한 무기질인 크롬이 매우 많기 때문에, 당뇨 초기에 크롬이 많은 식품을 섭취하는 것은 당뇨병의 진행을 늦추는 데 중요한 역할을 합니다. 크롬은 혈당치가 높으면 내리고, 낮으면 올리는 조절 효과가 있습니다. 또한 크롬에는 인슐린의 효율을 높이는 작용도 있습니다. 크롬의 하루 권장량은 50~200μg으로, 크롬 함량이 높은 식품은 견과류·굴·버섯·곡류·밀·맥주·포도주·효모·브로콜리 등입니다. 200g의 브로콜리에는 22μg의 크롬이 들어 있고, 이 양은 다른 식품의 10배 이상에 해당합니다.

3. 모시조개

당뇨병이 있는 사람은 목이 자주 마르기 때문에 물을 많이 마시게 됩니다.

당뇨 증세로 쉽게 피로감을 느낄 때는 모시조개에 강장 효과가 있는 부추를 함께 넣고, 고혈압 증세가 있는 당뇨 환자일 경우에는 미나리를 함께 넣어 수프를 끓여 먹으면 시원한 맛도 느낄 수 있으면서 또한 심한 갈증을 해소할 수 있습니다.

당뇨병을 예방 · 관리하는 처방

당뇨병은 그 자체보다도 면역력 저하로 인한 합병증이 더 문제가 되므로 치료시에는 합병증을 예방 · 치료하는 데 중점을 두게 됩니다. 만약 당뇨병이 발병한 지 얼마 안 되어 치료 · 예방을 하고 싶다면 『옥천산(玉泉散)』이 효과가 좋습니다.

옥천산(玉泉散)

숙지황 8g, 산수유 · 산약 · 천화분 각 6g, 오미자 · 맥문동 각 4g.

플러스 팁

당뇨병의 예방 · 치료에 효과가 좋은, 천화분차!

《동의보감》에는 '당뇨병으로 입이 마를 때는 천화분만한 성약이 없다.' 고 했습니다. 천화분은 하눌타리의 뿌리를 빻아 전분을 가라앉혀서 만든 것입니다.

천화분 8g을 600cc의 물을 붓고 1시간 30분 정도 달여 반으로 줄면 하루 동안 여러 번으로 나누어 입을 축이듯이 마십니다.

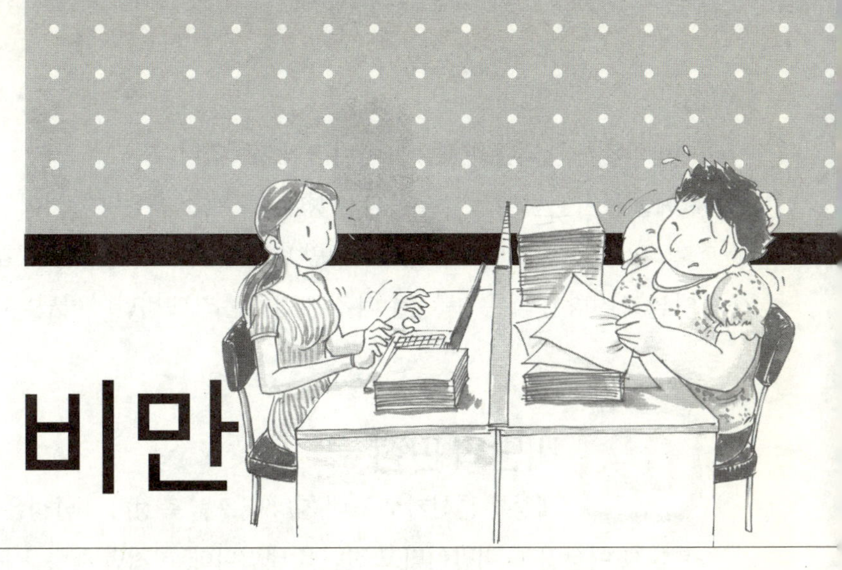

비만

　"날씬하고 예쁜 여성이 일까지 잘하면 팔방미인, 뚱뚱한 여성이 일을 잘하면 독종"이라는 말은 한국 사회에서 공공연하게 인정되고 있는 명제. 심지어 취업 시즌이 되면, 면접을 위한 다이어트와 성형수술도 성행하고 있습니다. 이처럼 능력보다는 외모에 평가 기준이 너무 치우쳐 있는 현실에서, 전국은 몸짱 열풍에 빠져들고 있습니다.

　그러나 멋진 몸매보다 훨씬 더 중요한 건, 바로 건강입니다.

01 비만이란?

　비만이란 체내에 지방이 과도하게 축적되어 있는 상태로, 전체 몸무게에서 지방이 차지하는 비율이 정상보다 높은 상태를 말합니다. 흔히 사람들은 몸무게가 많이 나가거나 덩치가 큰 경우를 비만이라고 생각하나,

비만의 정확한 기준은 체중이 아니라 체지방입니다.

예를 들어 바람에 날아갈 듯한 여성이라도 평소 운동량이 적어 근육은 적고 지방이 많은 경우 외모는 날씬하지만 비만한 것이고, 운동을 많이 해서 근육이 많고 지방은 적은 씨름선수의 경우 덩치는 커도 비만이 아닙니다.

02 비만의 판정

체성분 분석기로 체내 지방 분포를 측정하여 남성은 25%, 여성은 30% 이상일 때 비만이라고 진단을 내립니다. 하지만 체성분 분석기가 없는 경우에는 체지방 측정이 어렵기 때문에, 일반적으로는 다음과 같이 체중을 이용하여 판정합니다.

1. 표준체중을 이용한 방법

아래 표와 같이 표준체중을 구하고, 자신의 실제 체중이 표준체중보다 얼마나 초과되었는지 비만도를 구합니다. 일반적으로는 비만도가 20% 이상이면 비만으로 판정하는데, 그 정도에 따라 경도, 중등도, 고도 비만으로 단계를 세분할 수 있습니다.

《표준체중의 계산과 비만의 정도 판정》

표준체중	신장 151cm 이상	(신장−100)×0.9
	신장 150cm 이하	신장−100
비만도(%)	{(실제체중−표준체중)÷표준체중 }×100	
	체중 미달	−10% 이하
	정상 체중	−10% ~ +10%
	경도 비만	+10% ~ +20%
	중등도 비만	+20% ~ +50%
	고도 비만	+50% 초과

2. 체질량 지수를 이용하는 방법

체질량 지수(Body Mass Index, BMI)는 체중을 키(m)의 제곱으로 나눈 값으로 표준체중보다 체지방량을 더 정확하게 반영하는 장점이 있습니다.

체질량 지수(BMI)＝체중(kg)÷신장(m)²	
25 ≤ BMI 〈 30	과체중
30 ≤ BMI	비만

3. 복부비만 측정법

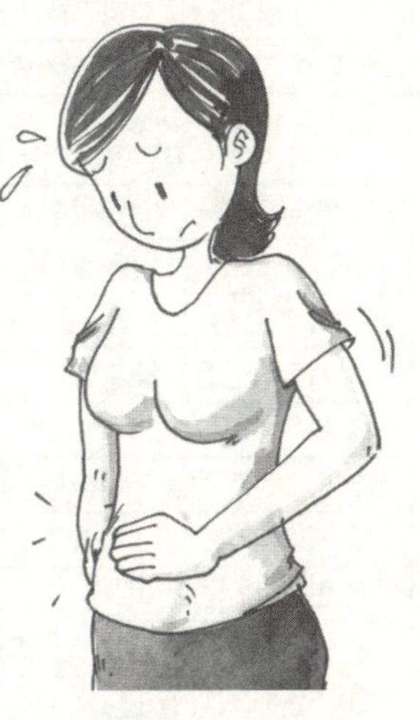

지방이 주로 복부에 축적된 비만을 복부비만 또는 남성형 비만이라고 하는데, 최근 우리 나라에서 증가하고 있는 유형으로 당뇨병·고혈압·고지혈증 등 합병증 발생과 밀접한 관련이 있습니다.

복부비만의 정도는 '허리 둘레÷엉덩이 둘레'로 진단합니다. 편안한 상태에서 줄자로 허리의 가장 가는 부분과 엉덩이의 가장 둘레가 큰 부분을 측정하여 그 비율을 계산합니다.

허리 둘레÷엉덩이 둘레
복부비만 진단기준 : 남성 0.9 이상, 여성 0.8 이상

03 비만의 원인 체크리스트

비만은 '생활 습관병'으로 자신의 잘못된 습관이 살을 찌게 만드는 것입니다. 따라서 자신의 습관을 관찰하고 체크하여 살찐 원인을 찾은 후, 개선하는 것이 올바른 다이어트의 첫걸음입니다.

다음은 자신의 생활 습관 체크리스트입니다.

《비만을 부르는 생활 습관 체크리스트》

항목	① 절대 아니다	② 아니다	③ 가끔 그렇다	④ 늘 그렇다
1. 먹는 것을 좋아하는 편이다.				
2. 음식을 항상 여유 있게 준비한다.				
3. 음식을 빨리 먹는다.				
4. 잘 씹지 않고 먹는다.				
5. 일이 바빠서 식사를 거를 때가 많다.				
6. 식사시간이 일정치 않다.				
7. 배가 불러도 꼭 디저트를 먹는다.				
8. 다른 사람이 먹을 때 자기도 덩달아 먹게 된다.				
9. 아침·점심 식사는 간단히, 저녁 식사는 푸짐하게 먹는 습관이 있다.				
10. 중국요리, 양식 등 기름진 음식을 좋아한다.				
11. 간식으로는 단 것을 즐기는 편이다.				
12. 하루 한 번은 꼭 외식을 한다.				
13. 자극적인 음식을 좋아한다.				
14. 볶음, 튀김요리를 좋아한다.				
15. 인스턴트 식품으로 식사를 때우는 경우가 많다.				
16. 저녁식사를 밤 9시 이후에 먹는다.				
17. 편식이 심한 편이다.				
18. 잠자기 전에 야식을 즐겨 먹는다.				
19. 주변에 과자 등 군것질거리가 늘 놓여 있다.				
20. 눈앞에 먹을 것이 보이면 곧바로 먹는다.				
21. 과자를 좋아한다.				
22. 음식을 남기는 것이 아까워 다 먹어치운다.				
23. 먹는 것으로 스트레스를 해소한다.				
24. 휴일이면 방안에서 뒹구는 것이 좋다.				
25. 연휴, 명절, 여행 후에는 꼭 체중이 는다.				
26. 식후에는 항상 과식을 후회한다.				

답안이 ③과 ④로 몰려 있는 것이 자신이 고쳐야 할 생활 습관에 해당하는 항목으로, 이 습관들을 개선하는 것이 성공적인 다이어트를 위한 첫번째 과제입니다.

비만의 원인

1. 단순성 비만의 원인

① **잘못된 식습관** 비만의 가장 큰 요인입

니다. 예를 들면 불규칙적인 식사시간,

한번에 몰아서 과식하거나 폭식, 달

거나 기름진 음식의 과다한 섭취, 간

식과 야식을 즐기는 습관, 스트레스

를 먹는 것으로 해소하는 습관 등은

모두 비만을 초래할 수 있습니다.

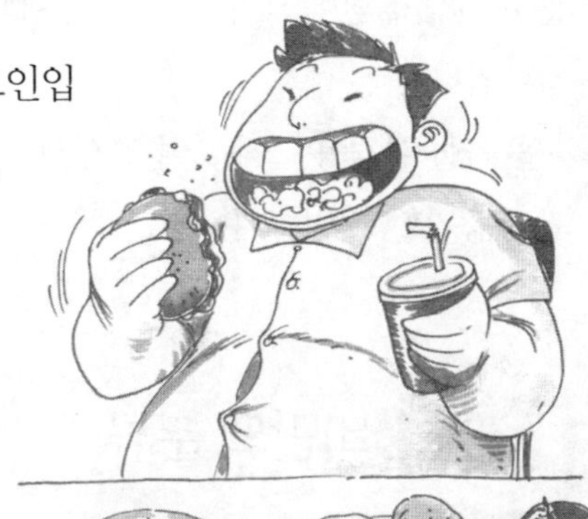

② **운동부족** 자동차로 출근하고,

회사에서도 엘리베이터나 에스컬레

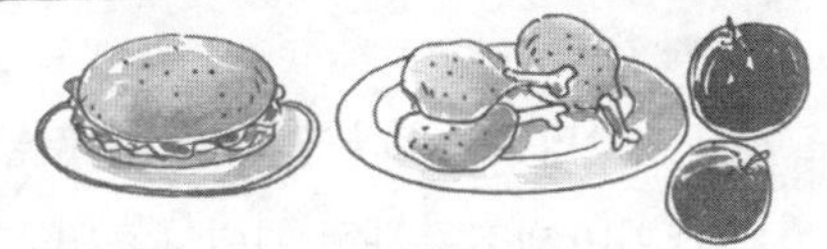

이터를 타고, 집에 돌아올 때에도 똑같은 과정을 반복하는 현대인의 일상생

활에서 두 다리와 두 팔을 움직이는 시간이 점점 줄어들고 있습니다. 이처럼

사회가 점점 자동화될수록 사람들의 육체적 에너지를 소비할 기회가 줄어드

는 반면, 풍족한 먹거리로 인해 섭취하는 에너지의 양은 증가함에 따라 비만

인의 수가 급격히 증가할 수밖에 없습니다.

③ **유전** 양친 부모님이 모두 비만인 경우 자녀도 비만이 될 확률이 70%이

며, 한쪽 부모님이 비만인 경우 40%라는 통계가 나왔습니다. 유전에 의한 비

만인 경우는 지방세포의 수도 많고 지방세포의 크기 또한 빨리 커지는 유형

이어서 살을 빼기가 가장 어렵습니다.

④ **심리 장애** 스트레스, 심리적 열등감, 불만 등을 먹는 것으로 풀려는 사람

들이 있습니다.

2. 증후성 비만의 원인

① **중추신경계 이상** 포만감을 느끼는 뇌 중추에 이상이 있어서 포만감을

느끼지 못해 계속 먹게 되는 경우로 심각한 비만을 일으킬 수 있습니다.

② **호르몬의 변화** 갑상선기능저하증, 쿠싱증후군, 고인슐린혈증 등 호르몬 분비 이상 질환에 의해 몸에 있는 에너지를 소모시키지 못하여 비만이 되는 경우입니다.

③ **약물 부작용** 스테로이드 제제, 경구피임약 등 약물의 부작용으로 체지방이 증가할 수 있습니다.

05 비만의 분류

1. 지방세포의 수나 크기에 따른 분류

① **지방세포증가형** 지방세포의 분열이 활발한 시기에 에너지를 과잉으로 공급할 경우 지방세포의 수가 폭발적으로 증가하여 비만이 되는 유형입니다. 이 때 증가한 지방세포의 수는 평생 줄어들지 않기 때문에, 다이어트를 해도 다시 살이 찔 위험이 높습니다. 대개 성장기 비만의 경우에 해당합니다.

② **지방세포비대형** 지방세포의 수는 그대로이나 지방세포의 크기가 커지는 유형입니다. 다이어트의 효과가 빠르고, 다시 살이 찔 위험도 적습니다. 보통은 나이들면서 비만하게 되는 경우에 해당합니다.

③ **혼합형** 사춘기는 지방세포의 수와 크기가 모두 증가하는 시기이므로, 이 때 비만이 되면 지방세포의 수와 크기가 둘 다 증가하여 다이어트의 효과와 예후가 아주 나쁩니다.

2. 지방의 상하 분포에 따른 분류

① **상반신 비만(복부비만)** 허리 둘레 ÷ 엉덩이 둘레의 비율이 높은 경우(남자는 0.9 이상, 여자는 0.8 이상)로 혈청 지질이 높아 당뇨병 · 고지혈증 · 동맥경화 등을 유발합니다. 복부의 압력이 높아 고혈압을 유발하고, 급성 뇌출

혈을 일으킬 수 있는 위험요소가 됩니다.

② **하반신 비만** 허리 둘레÷엉덩이 둘레의 비율
이 낮은 경우(남자는 0.9 이하, 여자는 0.8 이
하)로, 여성에게 많습니다.

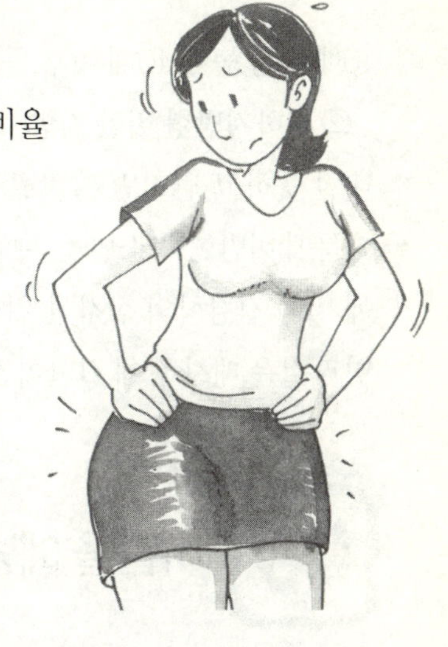

3. 지방의 인체 조직 분포에 따른 분류

① **내장지방형 비만(내장형 비만)** 내장지방
형은 위 주변의 막과 복강 내부의 내장 사이를
가르는 장간막에 지방이 쌓여 살이 찐 것을 말
하며, 30대 이후 성인들에게 나타납니다. 특히
팔과 다리 등 신체의 다른 부위는 살이 없고 말랐는데도 유독 배에만 잔뜩 살
이 쪘다면 바로 내장지방형에 속합니다.

　내장형 비만은 당·지질대사 이상으로 고지혈증, 고혈압, 당뇨병, 동맥경
화, 심근경색 등 성인병 발병률이 높습니다. 통계에 의하면 내장지방형 복부
비만의 경우 심근경색이나 협심증 등 심혈관 질환 발병률이 일반인보다 무려

알아두세요

비만으로 나타날 수 있는 합병증

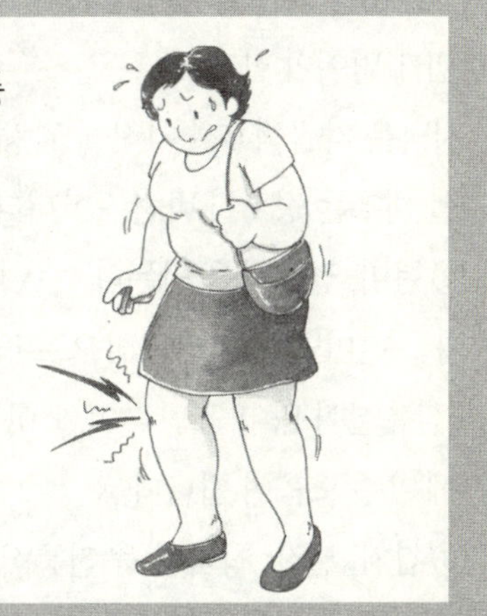

1. 무릎의 통증
2. 당뇨병
3. 고지혈증, 동맥경화, 심장 질환
4. 고혈압
5. 생리불순, 불임
6. 성격의 변화
7. 부부생활 장애

10배 이상 높아 40대 이후 돌연사의 주범으로 부각되고 있다고 합니다.

②**피하지방형 비만** 지방이 피부 아래에 쌓여 살이 올록볼록하여 마치 흘러 내릴 듯하고 만지면 말랑말랑합니다. 피하지방형은 주로 성장기에 생기기 때문에 비만한 청소년들은 대부분 피하지방형 비만에 속합니다. 내장지방형 에 비해 건강상의 심각한 위험요소는 없으나 이 경우도 역시 오래되면 당뇨 병과 같은 대사 장애 질환이 생길 수 있습니다.

06 비만을 예방·해소하는 생활요법

1. 식이요법

①아침은 든든히, 저녁은 가볍게 먹는다

다이어트에 실패하는 사람들을 보면 아침에는 결의에 차서 아예 식사를 굶 고 하루를 시작하지만, 저녁이 되면 결심이 흐트러지고 유혹을 뿌리칠 수 없 어 왕창 먹는 습관이 있습니다. 이는 비만을 부르는 전형적인 식습관으로, 다 이어트를 하려면 반대로 해야 합니다. 즉 아침은 1/2~2/3공기 정도로 반드 시 먹어야 하며, 점심도 아침과 비슷하게 먹고, 저녁은 1/2공기 이하로 아주 가볍게 먹어야 합니다.

저녁은 가급적 6시 이전에 열량은 적고 섬유질이 많은 과일이나 야채로 허 기를 채우는 정도가 바람직합니다.

②현미, 잡곡밥을 먹는다

밥은 현미밥 또는 잡곡밥으로 평소의 70% 이하로 먹습니다. 현미나 잡곡에 는 섬유질이 많아 포만감이 오랫동안 지속되게 하면서, 열량은 적어 다이어 트에 아주 도움이 됩니다.

③김치, 된장, 청국장 등 전통식품을 먹는다

김치나 된장찌개, 청국장, 시래기국 등의 전통식품에는 조미료나 첨가물이 들어 있지 않고, 다이어트에 도움이 되는 섬유질이나 유산균 등이 많이 함유되어 있기 때문에 반찬으로는 전통식품을 먹는 것이 좋습니다.

④ 싱겁고, 간단하게 조리한 음식을 먹는다

음식이 짜거나 매우면 식욕이 자극되므로 싱겁게 조리하도록 하며, 튀김이나 볶음 등 기름이 많이 들어가는 조리법은 피하도록 합니다. 오히려 다이어트를 위해서는 조리과정을 간단히 하여 야채나 과일 등 식품 원래의 모습에 가깝도록 먹는 것이 가장 좋습니다.

⑤ 1일 지방 섭취량은 총 칼로리의 20~35%로 제한한다

다이어트를 위해 무조건 지방을 금하는 것은 좋지 않으며, 지방 또한 우리 몸에서 꼭 필요한 영양소이므로 하루 열량의 20~30%는 지방에서 섭취하도록 하며 주로 생선, 견과류, 식물성 기름을 통해서 섭취하도록 합니다.

⑥ 물은 조금씩, 자주 마신다

평소 많이 먹던 사람이 식사량을 줄이면 배가 고프기 마련입니다. 이 때 허기를 채울 수 있는 좋은 방법은 바로 물. 물은 식전보다는 식후 30분 이후부터 마시기 시작하는 것이 좋으며, 조금씩 자주 마십니다. 물을 자주 마시면 노폐물 배설에 도움이 되며, 다이어트로 인한 피부 탄력 저하를 예방하는 효과도 있습니다.

⑦ 칼슘을 충분히 섭취하도록 한다

무리한 다이어트의 가장 큰 후유증이 바로 골다공증입니다. 특히 젊은 여성들 사이에 무리한 다이어트로 인해 골다공증과 조기 폐경이 오는 경우가 있으므로, 이를 예방하기 위해 하루 3컵 이상의 저지방 우유를 마시는 것이 중요합니다. 그리고 칼슘이 풍부한 멸치나 다시마를 먹는 것도 좋습니다.

2. 운동요법

① 빨리 걷기

웬만한 거리는 걸어다니되, 걸을 때는 빨리 걷는 것이 좋습니다. 또한 승강

기 대신 계단을 이용합니다. 산
소를 리드미컬하게 많이 들이마
실 수 있는 유산소운동으로 에
어로빅 · 조깅 못지않은 효과를
볼 수 있습니다. 올바른 자세로
신경써서 걷는다면 근육단련의
효과도 기대할 수 있습니다. 비
만 해결을 위해서는 보폭
80~90cm, 시속 6km로, 약간
숨이 차고 땀이 날 정도의 걸음
걸이로, 팔을 앞뒤로 흔들고 시
선은 약간 위를 보면서, 발뒤꿈

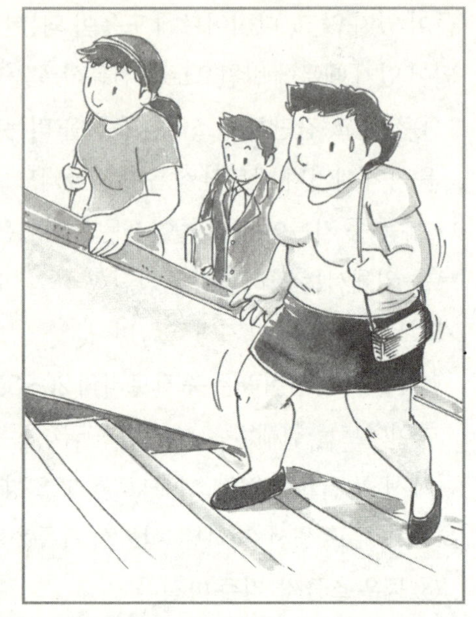

치→발가락 순으로 발바닥 모든 부분이 바닥을 딛도록 신경을 써서 걸어야
합니다.

② 달리기

달리기 전에 5분 동안 준비운동을 한 후 5분 정도 걸으면서 점점 속도 올리
기→달리기 20~30분→5분 정도 속도 낮춰 걷기를 한 후, 5분 동안 심호흡
과 가벼운 스트레칭으로 정리운동을 충분히 해줍니다. 달릴 때의 강도는 온
몸에 땀이 배면서 약간 숨이 찰 정도로 하는 것이 적당하며, 운동 후 1시간이
지나도 피로가 풀리지 않고 그 다음 날 아침까지 피로가 남아 몸이 아프면 자
신의 체력에 비해 무리를 한 것입니다.

③ 수영

수영은 단위시간당 소비 에너지가 다른 운동에 비해 높으면서도 관절에 무
리를 주지 않고 근력이나 심폐 기능 향상에 아주 좋습니다. 특히, 무릎관절염
이나 근골격계에 이상이 있는 비만인의 체중 감량에 아주 효과적인 운동입니
다. 수영을 할 때는 반드시 준비운동을 하고, 물 속에 들어갈 때는 천천히 몸

《일상생활에서 소비되는 에너지》		
(10분 연속활동시 소비 에너지 단위 : kcal)		
	여성(50kg)	남성(70kg)
계단 오르기	47.0	70.7
방 닦기	38.0	57.4
목욕	28.0	42.7
손빨래	27.5	41.3
체조	25.5	38.5
청소	23.0	35.0
사무직	14.4	21.0
서 있기	12.0	17.5
앉아 있기	11.0	16.1
수면	8.0	11.9

《운동으로 소비되는 에너지》		
(10분 연속운동시 소비 에너지 단위 : kcal)		
	여성(50kg)	남성(70kg)
수영	172.5	261.8
조깅(160m/분)	78.5	119.0
농구	66.5	100.8
테니스	58.5	88.2
스키	58.5	70.2
빨리 걷기	38.0	57.4
자전거(시속 10km)	37.0	56.0
골프	34.0	51.1
야구	31.5	47.6

을 적셔 심장이나 혈압에 갑작스런 변화를 주지 않도록 합니다. 1주일에 3~4회, 1회에 30~50분 정도가 적당합니다. 만약 수영을 잘 하지 못하더라도 물속에서 걷기나 팔다리 운동을 해주면 수영을 하는 것과 같은 효과를 얻을 수 있습니다.

④ 요가

요가 동작 하나하나는 신체의 부위별 근육을 강한 긴장과 이완으로 반복해서 자극을 주기 때문에 비만 해소에 아주 좋은 방법입니다. 특히 요가에서는 단전까지 끌어내리는 깊은 호흡을 중요시하므로 유산소운동의 효과도 기대할 수 있습니다.

체중이 정상이라도 살이 한쪽으로 치우쳐 몸매의 균형이 상실된 경우 전신의 근육을 골고루 이용하여 몸의 균형을 이상적으로 만들 수 있고 탄력을 유지시켜 주므로, 여성들의 부분 비만에 아주 효과적입니다. 또한 격렬한 동작이 없기 때문에 체력이 약해 운동을 강행할 수 없는 분들에게 적합한 운동법이라 할 수 있습니다.

유산소운동과 무산소운동이란?

1. 유산소운동

비교적 긴 운동시간 동안 계속 깊은 숨을 쉬어 근육에 산소를 충분히 공급해 줌으로써, 지방질을 태우는 효과가 있는 운동입니다. 빨리 걷기, 조깅, 에어로빅, 줄넘기, 수영, 자전거 타기 등이 대표적인 운동입니다. 단, 체지방은 운동 시작 후 15분 정도 지나야 연소되기 시작하므로, 일단 시작하면 최소한 20분~30분 정도 쉬지 않고 지속해야 효과를 볼 수 있습니다.

2. 무산소운동

단거리 달리기, 역도, 아령, 턱걸이 등 몸이 움직이는 동안 호흡이 정지되는 운동으로 근육단련 효과가 있습니다. 꾸준히 하면 에너지 소비가 촉진되어 살이 빠지기도 하지만 유산소운동만큼의 결과는 기대하기 힘듭니다.

07 비만 해소에 효과 좋은 민간요법

1. 옥수수수염

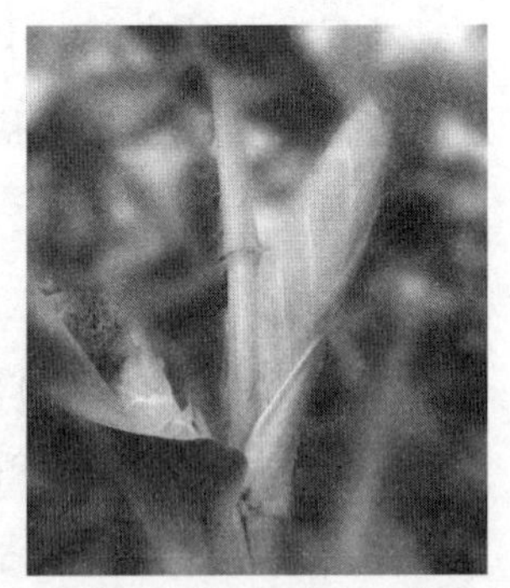

옥수수수염은 신장에 별 무리를 주지 않고 이뇨 작용을 돕기 때문에 몸이 잘 붓는 비만인들에게 좋습니다. 소변이 잘 나오지 않고, 물살이며, 물만 먹어도 살이 찐다는 사람들에게 효과적입니다.

옥수수수염 한 줌을 물 1,000cc로 달여 반으로 줄면 하루 동안 물대신 마십니다. 다만 몸이 차고 소변을 자주 보는 사람에게는 오히려 옥수수수염이 건강에 해로우므로, 피하는 것이 좋습니다.

2. 율무

율무는 인체에서 비장의 운화 작용을 도와 비만의 원인인 습담(濕痰 : 잉여 수분과 노폐물)이 정체되는 것을 막아주며 또한 몸에 쌓인 습담을 끌어와 소변으로 배설시켜 주는 역할을 합니다. 즉 단단히 뭉친 지방을 녹여 몸 밖으로 배설시키도록 유도하며, 물렁살이 많은 사람의 습기를 제거해 주므로 예로부터 '율무를 장복하면 몸이 가벼워진다' 고 했습니다. 더구나 율무는 고단백 식품으로 다이어트로 인한 부작용도 예방해 줍니다. 율무 50g을 물 1,000cc로 달여 반으로 줄면 하루 동안 물대신 마시도록 합니다.

3. 호박

호박에는 이뇨 작용을 돕는 칼륨이 풍부하고, 혈중 콜레스테롤을 녹여주는 역할을 하는 팔미틴산이 함유되어 있어 다이어트 식품으로 많이 애용되고 있습니다. 더구나 각종 비타민과 무기질, 탄수화물, 필수아미노산 등 인체 대사에 꼭 필요한 영양소가 고루 함유되어 있어 다이어트로 인한 영양소의 결핍을 막아주기 때문에 다이어트식으로 그만입니다.

특히 호박에 함유된 펙틴이라는 섬유질은 오랫동안 포만감을 지속시켜 주면서, 한편으로는 대장의 연동 운동을 촉진하여 변비를 예방해 주는 효과가 있기 때문에 일석이조의 효과를 기대할 수 있습니다. 호박에 이뇨 작용이 강한 팥을 넣고 달여 마셔도 체중 감량에 도움이 됩니다.

4. 체감차

어릴 때부터 비만 체질로 원래 식욕이 왕성하고, 소화가 잘 되며, 덩치가 크고 체격이 좋은 사람에게는 체감차가 좋습니다. 체감차는 식욕억제와 이뇨 작용이 강한 율무, 몸 안의 습담을 배설시켜주는 목통, 기혈순환을 도와주는 황기, 그리고 공복감을 없애주는 감초로 구성되어 꾸준히 상복하면 체중 감량과 체질 개선의 효과를 거둘 수 있습니다. 율무 30g, 목통 · 황기 · 감초 각

15g을 물 800cc로 달여 반으로 줄면 3등분하여 식전 30분에 마시면 됩니다.

 비만의 한방 치료

1. 부항요법

한방 비만치료에 있어서 부
항요법의 효과는 실로 대단하
다고 할 수 있습니다. 부항요
법은 '피부에 음압을 가해 정
체된 담음과 어혈을 제거하는
방법'입니다. 비만 환자에게
한약과 부항을 병행했을 경우

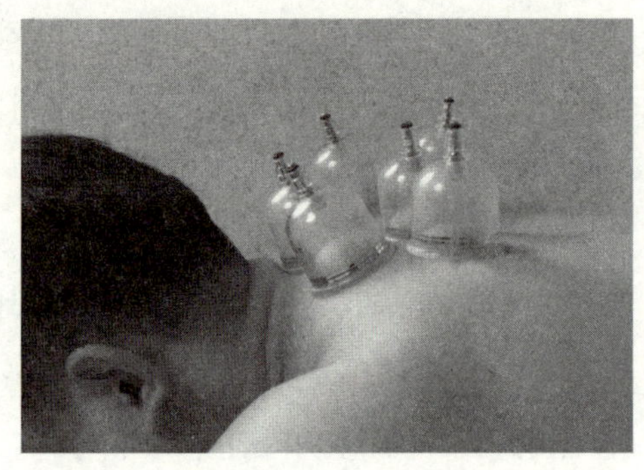

한약만 먹었을 때보다 훨씬 더 눈에 띄는 감량 효과를 볼 수 있습니다.

2. 이침요법

다이어트를 결심하고서도 결정적
으로 왕성한 식욕 때문에 며칠 가지
못하고 포기하는 사람들이 많은데,
이 때는 이침의 도움을 받는 것이 좋
습니다. 귀에는 인체의 모든 장기에
해당하는 혈들이 분포하는데, 이 중
식욕 중추를 억제시키는 신문, 비,
위, 기점, 내분비를 자극하면 식욕억
제와 포만감을 느끼게 하는 효과를
볼 수 있습니다.

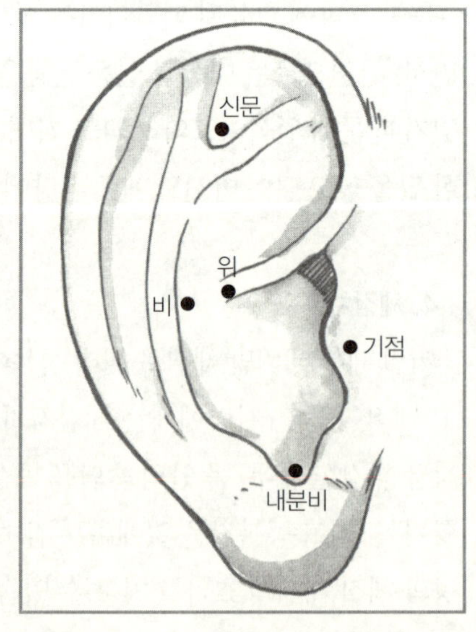

3. 지방분해침

지방분해침이란 지방이 많은 부위의 경혈에 침을 놓고 전기를 연결해 1시간 정도 지속적인 미세 전류를 보내 지방을 분해시키는 방법입니다. 지방분해침은 피부의 탄력을 생기게 해주므로 다이어트 후 피부가 늘어지는 것을 막아줘 예쁜 몸매 가꾸기에 큰 도움이 됩니다.

비만을 치료하는 처방

비만치료에 사용되는 기본 처방들은 식욕을 관장하는 자율신경을 억제하고 포만감을 느끼게 해주는 약물을 사용하여 소식 습관을 길러주고, 신진대사 에너지를 필요로 하는 심장, 폐장, 신장, 대장의 기능을 활성화하여 열량 소모 및 대소변 배출을 원활히 합니다.

그런 중에도 인체의 기본 생리 기능 유지에 필요한 약제를 투여하여 급격한 체중 감소로 인해 발생하기 쉬운 어지럼증, 피로감, 탈모, 생리 중지, 골다공증 등의 부작용을 효과적으로 막아줍니다. 비만치료를 위한 한약요법으로 『체감의이인탕(體減薏苡仁湯)』을 복용하면 좋습니다. 『체감의이인탕』은 한방 다이어트에 가장 기본이 되는 처방이나, 환자의 체력·나이·병력에 따라 약물의 용량이나 구성 약물이 달라지므로 반드시 전문가의 진찰 하에 처방을 받아야 합니다.

체감의이인탕(體減薏苡仁湯)
의이인·숙지황 각 33g, 당귀 16g, 나복자·목통·차전자·황기·천마·상백피·감초·백자인 각 12g, 구기자 8g, 천궁·홍화·소목·녹용 각 4g.

거식증과 과식증(폭식증)

1. 거식증

거식증이란 말 그대로 날씬해지기 위해 극단적으로 음식을 거부하는 것으로 인위적 구토, 심한 운동, 설사약 또는 이뇨제 복용 등의 행동을 한 결과 체중이 표준체중의 15% 이상 감소하는 것을 말합니다.

대부분의 거식증 환자들은 체중 증가나 비만에 대한 극단적인 두려움을 가지고 있으며, 자신의 외모에 대한 왜곡된 평가로 인해 저체중임에도 불구하고 체중을 끊임없이 감소시키려고 노력합니다. 극단적인 경우에는 표준체중의 30~40%까지 체중이 감소되는데(신장 160cm에 체중 30kg), 이쯤 되면 사망으로까지 이어질 수 있는 응급상황이므로 반드시 입원치료를 해야 합니다.

거식증의 증세로는 체중이 급격히 감소하고 저혈압, 어지럼증, 탈모, 손톱이 거칠어짐, 부종, 체온 저하, 여성에서는 생리 중지, 남성에서는 발기부전이 오며, 심한 경우 심장마비나 영양 부족으로 사망에 이르기도 합니다. 또한 성격에도 변화를 가져와 짜증을 내거나 신경이 날카로워지고, 우울증에 빠질 수 있으며, 자신감의 상실로 인해 스스로 사람 만나는 것을 회피하게 됩니다.

2. 과식증(폭식증)

과식증은 목구멍까지 찰 정도로 정신없이 먹고 나서 체중 증가가 염려스러워 먹자마자 토해 내거나 설사제 또는 이뇨제를 복용합니다. 엄격하게 다이어트를 해왔던 사람일수록 음식에 대한 자제력을 상실하게 되며 자포자기한 심정으로 폭식하게 됩니다.

그러나 과식증 환자는 거식증 환자에서처럼 많은 체중 감소는 발생하지 않습니다. 다만 이것이 계속되면 폭식과 구토가 반복적으로 되풀이되며, 토하거나 설사제 남용으로 저칼륨혈증 등 전해질 불균형, 급성 위확장, 치과 질환, 이하선 확대, 식도 외상, 생리불순 등이 발생하며, 습관적 이뇨제 사용으로 신장 질환에 걸릴 우려가 있으며 심리적으로는 열등감과 좌절감을 겪게 됩니다.

과로와 스트레스, 건강을 해친다

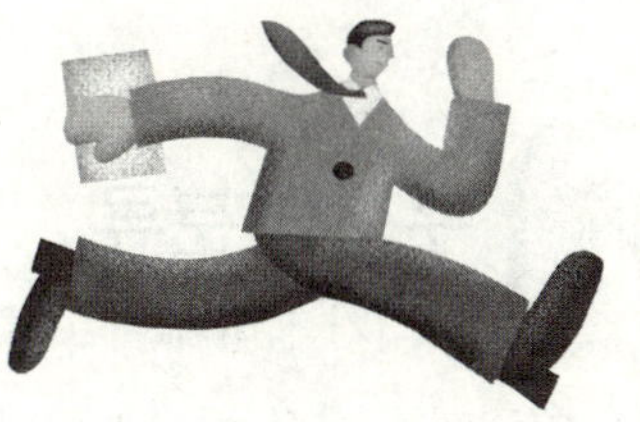

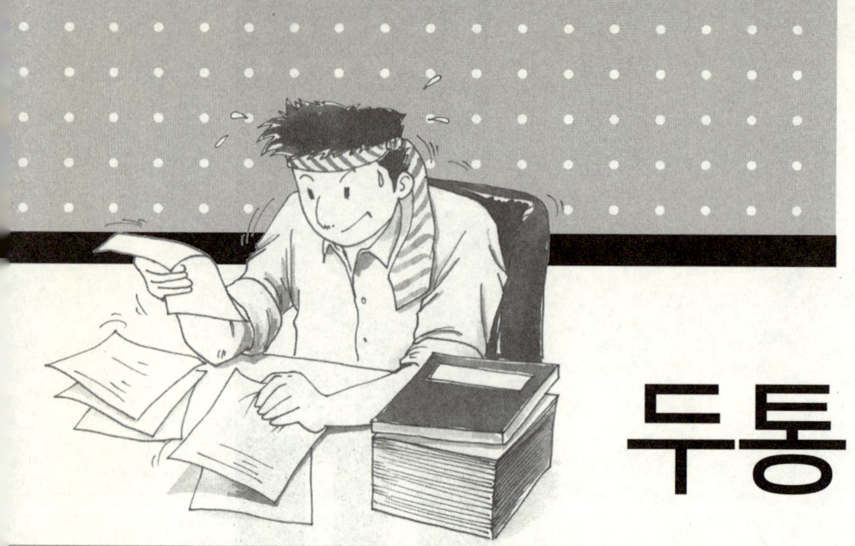

두통

늘 계략과 술수를 짜내느라 고질적인 두통을 달고 다닌 《삼국지》의 조조는 '죽은 사람도 살려낸다'는 화타의 소문을 듣고 불러 도움을 청하니, 화타는 머리를 쪼개 수술을 하자는 파격적인 치료법을 제시했답니다. 이에 조조는 화타가 자신을 죽이려 한다며 감옥에 가두고는 처형해 버렸습니다.

이처럼 의심 많고, 조그만 일에도 분노를 금치 못하니 조조에게서 두통이 떠날 리가 있었겠습니까?

01 두통의 분류

머리가 심하게 아프면 '혹시 뇌종양이나 뇌졸중 같은 큰 병이 있는 것은 아닐까?' 걱정을 하게 됩니다. 그러나 머리가 아프다는 사람들을 진찰해 보면 머리에 실질적인 이상이 있는 경우는 별로 없습니다.

《두통 검사표》

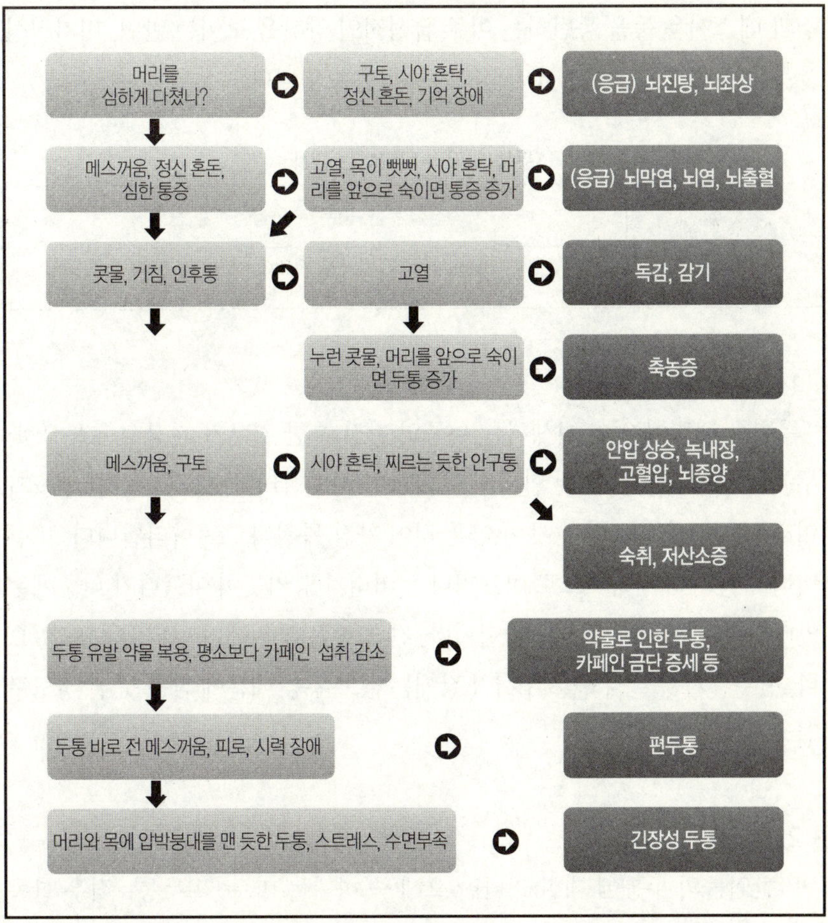

이처럼 두개골 내외에 특별한 질병이 없으면서 발생하는 두통을 '비기질성 두통(1차적 두통)'이라 합니다. 그와는 반대로 뇌종양이나 뇌출혈, 축농증 등 두개골 내외의 질병에 의해 두통이 발생하는 것을 '기질성 두통(2차적 두통)'이라 합니다. 흔히 겪는 두통은 대부분 비기질성 두통으로 전체 두통 환자의 90% 이상을 차지합니다.

비기질성 두통과 기질성 두통을 구별할 수 있는 가장 큰 차이점은 두통의 양상입니다. 즉 뇌 질환에 의한 기질성 두통은 통증이 매우 극심하면서 구역질과 메스꺼움 등을 동반하는 아주 급성적인 양상을 보이는 반면, 비기질성 두통은 증세가 완만하면서 만성적인 특성을 보입니다.

《두통에 따라 나타나는 증세》

비기질성 두통 (90% 이상)	긴장성 두통, 편두통, 군집성 두통 등.
기질성 두통 (10% 미만)	뇌종양, 뇌출혈, 뇌막염, 축농증, 중이염, 고혈압, 녹내장 등에 의한 두통.

1. 긴장성 두통

특별한 질병이 없이 발생하는 두통의 가장 흔한 경우가 긴장성 두통으로, 두통 때문에 병원을 찾는 환자의 약 90%를 차지합니다. 마치 단단한 밴드가 머리를 둘러싸고 조이는 듯이 아픈 것이 가장 특징적으로 나타납니다. 또한 머리가 둔하게 지속적으로 아프거나 뒷머리가 당기듯이 아프다가 나중에는 앞머리까지 전체가 쑤시기도 합니다. 간혹 한쪽 부위에만 나타날 수도 있으나, 편두통과는 달리 구토나 시각 장애는 없고 두통 때문에 잠을 못 잘 정도로 심하지는 않습니다.

2. 편두통

일반인들의 두통에 대한 커다란 오해 중 하나는 바로 '편두통=좌우 한쪽 옆머리가 아픈 것'이라는 것입니다. 하지만 편두통은 혈관성 두통의 한 종류로 좌측이나 우측 옆머리의 통증을 의미하는 것이 아니라 머리의 어느 한 부분이 심하게 아픈 것을 의미하며, 좌우 양측으로 아픈 경우도 있습니다. 편두통은 스트레스, 과로, 심한 말다툼, 분노와 갈등, 수면 부족, 정신적 충격을 받았을 때, 밝은 빛이나 소음에 노출되거나 재채기를 할 때, 몸을 움직일 때 통증이 더 심해지는 경향이 있습니다.

마치 심장이 뛰는 것과 같이 머리의 혈관이 욱씬거리는 박동성 두통이 주로

여성 호르몬과 편두통

편두통을 겪는 사람의 약 75%는 여성으로, 아마도 여성 호르몬이 편두통의 발생과 밀접한 관계가 있을 것이라는 추측 하에 많은 연구가 진행중입니다. 보통 편두통이 있는 여성들은 초경이 시작될 때, 임신 초기나 출산 직후와 같이 여성 호르몬의 변화가 심한 시기에 최초로 편두통을 경험합니다. 이 시기는 여성 호르몬 특히 에스트로겐의 변화가 급격한 때이기 때문입니다. 따라서 편두통의 발생에 에스트로겐의 변화가 관계가 있으리라 추측할 수 있는 것입니다. 또한 많은 여성들이 월경을 전후해 두통을 겪는데, 이 때의 두통의 원인은 편두통에 의한 경우도 있지만 생리 전 증후군의 한 증세인 경우도 있습니다.

만약 욱씬거리는 박동성의 두통이 있다면 편두통이며, 욱씬거리지 않고 머리를 띠로 둘러싼 듯 아프거나 뒷목이 뻣뻣한 긴장성 두통의 증세가 있다면 생리 전 증후군에 의한 것입니다. 편두통이든 생리 전 증후군에 의한 긴장성 두통이든, 여성은 생리주기와 관련되어 두통이 많이 발생하므로 여성 호르몬과 두통의 발생에 큰 연관이 있을 것입니다.

따라서 주기적인 두통으로 괴로운 여성들은 두통을 치료하기에 앞서, 호르몬 분비가 규칙적으로 이루어질 수 있도록 규칙적인 생활과 충분한 영양 섭취를 하는 것이 중요합니다. 또한 생리불순이나 생리통 등 생리와 관련된 이상이 있으면 이들을 먼저 치료하는 것도 현명한 방법입니다.

한쪽 머리에서 일어나고 속이 울렁거리면서 구토를 하기도 합니다. 환자의 10% 정도는 두통이 시작되기 전에 시야가 흐려지거나 시야의 한 부분이 검게 되어 잘 안 보이거나 눈이 빠지는 듯한 안구통이 있을 수 있습니다. 이러한 발작적인 편두통이 시작되면 대개 수 시간에

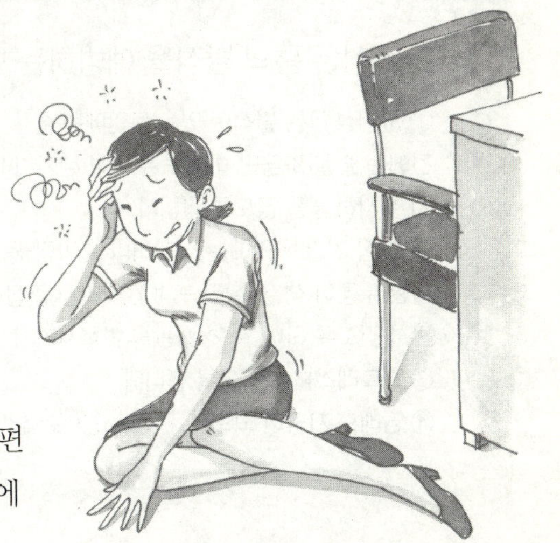

서 길게는 며칠 동안 지속되는데, 어두운 곳에서 한숨 자고 나면 증세가 완화되는 경우가 많습니다.

보통 남성보다는 여성에게 3배 정도 더 많이 나타납니다. 그리고 편두통 환자의 90%에서 가족력(특히 어머니 쪽)이 보여, 편두통은 유전적 성향이 있는 것으로 알려져 있습니다.

3. 군집성 두통

군집성 두통은 젊은 남성에게 많이 발생하며, 두통 중에서 통증이 가장 심합니다. 두통이 시작되면 수 주에서 수 개월까지 얼마 정도의 기간에 집중되어 나타나므로 '군집성 두통' 이라 이름 붙여진 것이며, 이렇게 두통이 이어지는 기간을 '군집 기간' 이라고 합니다.

군집성 두통은 갑자기 두통이 시작되면 통증이 너무 심하여 안절부절못하며, 한쪽 앞머리나 눈 주위가 찢어지는 듯한 예리한 통증이 나타나면서 매우 심하게 아픈 것이 특징입니다. 통증이 있는 쪽 눈꺼풀이 처지면서 눈이 충혈되고 눈물이 나며, 코가 막히거나 콧물이 나기도 합니다. 또한 발작기간 중 하

알아두세요

군집성 두통의 발작을 예방하는 방법

① 군집성 두통 발작이 있는 동안에는 술을 마시지 않도록 합니다. 군집 기간에는 술을 조금만 마셔도 두통이 생기기 때문에, 군집 기간이 끝날 때까지 철저히 술을 끊도록 합니다.
② 군집 기간 동안에는 낮잠이나 토막잠 등 평상시와 다른 시간대에 잠을 자면 두통이 생길 수 있습니다. 따라서 군집 기간 동안은 규칙적인 수면 시간을 갖도록 하며, 수면 습관을 변화시키지 않도록 합니다.
③ 스트레스를 피하도록 합니다.
④ 담배도 자극이 되므로, 군집 기간에는 담배를 끊도록 합니다.

루 한 번 이상 거의 같은 시간에 두통이 발작하는데, 일반적으로 밤에 자다가 발작이 시작되어 두통 때문에 잠에서 깨게 됩니다.

4. 약제 유발성 두통

'두통약을 달고 살아요' 라며 몇십 년간을 두통 약에 의존하며 살다시피 한 만성 두통 환자들 이 많습니다. 그런데 두통약을 지속적으로 복용하면 오히려 그 약물로 인해 두통이 일 어날 수 있습니다. 게다가 구역질, 불안 · 초조, 우울증, 기억력 · 집중력 · 수면 장애 등의 증세를 동반하 는 경우가 많습니다. 이를 '약제 유발성 두통' 이라고 합니다.

02 두통을 예방하기 위한 생활요법

1. 평소 따뜻한 찜질로 혈액순환을 촉진한다

두통 환자의 90%가 긴장성 두통이므로, 매일 따뜻한 샤워나 미온욕으로 그 날의 긴장을 풀어주면 두통을 예방할 수 있습니다. 특히 샤워 중 뜨거운 물에 적신 수건을 목 주위에 감아 찜질을 해주면 두통도 예방되고 목 근육을 풀어 줄 수 있습니다. 찜질 후에는 어깨와 목덜미 근육을 마사지하거나, 지압을 해 주면 더욱 효과적입니다.

2. 두통 체조나 스트레칭으로 긴장을 풀어준다

같은 자세로 오랫동안 있지 말고, 한 시간마다 목을 돌려주거나 두통 체조를 해서 긴장을 풀어주도록 합니다. 두통 체조는 뒷목의 근육 이완과 두피의 긴장을 풀어주는 동작으로 구성되어, 머리를 시원하게 하면서 뇌로 맑은 혈액이 흘러들어갈 수 있도록 도와줍니다.

뒷목 근육 풀어주기

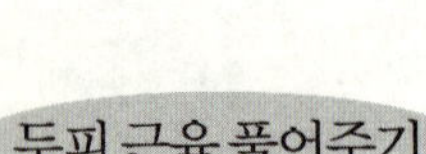

① 책상에 팔꿈치를 대고 양손으로 턱을 고인다. 이 때 손목은 턱 아래에, 손가락은 뺨을 감싼다.

② 숨을 깊이 들이마시면서 머리를 앞으로 쭉 뺀 상태에서 10까지를 세고 숨을 뱉는다.

③ 숨을 깊이 들이마시면서 턱을 밀어 넣는다는 느낌으로 머리를 뒤로 뺀다. 이 상태에서 10까지 세고 숨을 뱉는다.

두피 근육 풀어주기

① 양 손가락을 갈퀴모양으로 만들어 이마에서부터 머리 뒤로 빗질하듯 여러 번 쓸어준다.

② 양 손바닥의 두터운 부분을 이마 윗부분에 두고, 손가락을 최대한 갈퀴 모양으로 펼쳐 손가락 지문부를 두피에 댄다. 손끝에 힘을 주어 두피를 앞으로 당겼다가 뒤로 밀어주기를 10회 반복한다.

3. 두통을 유발하는 음식을 피한다

공복 상태에서는 혈당이 떨어져 두통이 생길 수 있습니다. 아침에 자고 일어났을 때 머리가 어지럽거나 아픈 것은 이런 이유 때문입니다. 따라서 하루 세 끼 식사를 규칙적으로 하고, 특히 아침식사는 거르지 않도록 합니다. 또한 두통을 유발하는 음식을 먹지 않는 것도 중요합니다.

커피, 초콜릿, 햄, 핫도그, 베이컨, 소시지, 치즈, 합성조미료나 식품첨가제 등이 가장 많이 알려진 두통 유발 식품입니다.

 두통이 있을 때 먹으면 좋은 한방차

1. 혈액순환을 촉진하는, 천궁차

한의학에서 천궁(川芎)은 '두통의 명약'이라는 별명이 있으며, 《동의보감》 에서도 '천궁은 두통을 치료하는 데 없어서는 안 된다. 그러므로 정수리와 뇌가 아플 때에는 모름지기 천궁을 써야 한다.'고 하였습니다. 천궁은 혈관을 확장하고 혈액의 응고를 막아주어 혈액순환을 정상화시킴으로써 두통을 예방해 줍니다. 따라서 비만·동맥경화·고지혈증 등 성인병과 혈관이 막혀서 발생하는 뇌경색을 막아주기도 합니다.

한편 천궁에 함유된 정유 성분을 제거하지 않으면 오히려 두통이 생길 수도 있으므로, 정유 성분을 제거하기 위해 천궁을 뜨거운 물이나 쌀뜨물에 한 나절 동안 담가두었다가 정유 성분을 제거한 후에 다시 말립니다. 천궁을 가루 내어, 천궁과 꿀을 4:6의 비율로 재워두고 1주일쯤 지나 1일 3회, 1회 1큰술씩 복용합니다. 또는 천궁 12g, 감초 4g에 물 1ℓ를 붓고 1시간 30분 정도 달여 하루 동안 여러 차례로 나누어 차처럼 마십니다.

2. 스트레스로 인한 두통에는, 국화조구등차

국화는 성질이 서늘하여 머리의 열을 내려주고 눈의 피로를 풀어주며, 혈압을 내려주는 역할을 합니다. 그리고 조구등은 고혈압의 명약입니다. 스트레스를 많이 받고 신경이 예민한 사람들은 늘 고혈압과 두통을 호소하기 마련인데, 이 때 스트레스와 뇌의 긴장을 풀어주는 것이 조구등입니다. 따라서 '스트레스를 많이 받는다, 머리가 늘 맑지 못하다, 눈이 뻑뻑하고 충혈된다, 고혈압이 있다' 는 직장인들에게는 국화조구등차가 적격입니다.

말린 국화와 조구등 6g을 망이 있는 찻잔에 담고 뜨거운 물을 부어 노랗게 우러나면 마십니다. 국화는 생화를 쓸 때에는 20g 정도를 한 잔 분량으로 우려서 마십니다.

조구등과 국화는 오래 끓이면 약성이 없어질 수 있으므로, 오랫동안 끓이지 않도록 주의하세요.

알아두세요

두통의 증세를 가라앉히는 식품

1. 빈혈로 머리가 어지럽고 둔한 통증이 있다

→간, 굴, 달걀 노른자, 모시조개, 바지락, 참깨, 포도 등.

2. 예민한 성격에, 머리에 화끈화끈 열이 오르며 깨질 듯한 통증이 있다

→녹차, 셀러리, 토마토, 목이버섯, 다시마, 메밀, 해파리, 국화, 박하 등.

3. 뒷목이 뻣뻣하면서 뒷머리에 심한 통증이 있다

→칡, 갈분, 천궁, 당귀, 양파 등.

4. 욱씬욱씬하는 편두통이 있다

→배, 무, 오이, 수박, 미나리, 파슬리, 녹차 등.

5. 감기로 머리에 열이 나면서 아프다

→구릿대, 생강, 파뿌리 등.

6. 감기로 콧물이 나고, 코가 막히면서 머리가 아프다

→백목련 꽃봉오리, 백목련 꽃잎 등.

7. 찬바람을 맞거나 찬 음식을 먹으면 머리가 아프다

→계피, 생강, 대추, 마늘, 쑥, 레몬 등.

8. 여성이 생리 때가 되면 머리가 아프다

→콩, 두부, 참깨, 호박, 꽁치, 참치, 돼지고기, 동물의 간 등.

두통을 가라앉히는 지압요법

머리 꼭대기에 있는 지압점인 백회(百會)와 사신총(四神聰)을 지압해 주면 두피가 자극되면서 머리가 숨을 쉬게 되는 효과를 얻을 수 있습니다. 따라서 두통에는 가장 필수적인 지압점입니다. 한편 긴장과 스트레스로 인해 뒷목까지 뻐근해지는 긴장성 두통에는 풍부와 풍지를 지압해줍니다.

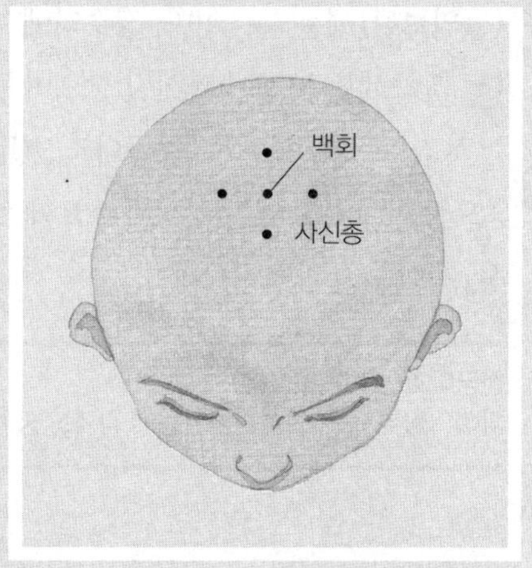

양쪽 귀에서 머리 꼭대기로 똑바로 올라간 선과 미간 중심에서 올라간 선이 교차하는 점이 백회이며, 백회의 전후좌우로 손가락 한 마디 정도 나가면위치한 4개의 점이 바로 사신총입니다.

태양은 눈꼬리에서 귀쪽으로 약간 눌러가다 보면 움푹 들어가는 관자놀이 부근입니다.

뒷목 정중선에서 위로 올라가다 보면 걸리는 머리뼈에서 2cm 정도 아래에 있는 오목한 지점이 풍부이고, 풍부에서 좌우로 3cm 정도 나간 점이 풍지입니다.

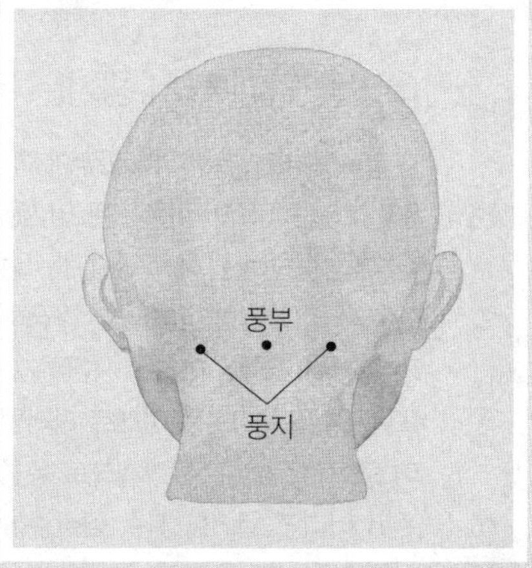

　요즘같이 스트레스를 많이 받는 사회환경에서 많이 발생하는 것이 긴장성 두통입니다. 긴장성 두통은 한의학에서 말하는 '정두통'과 증세가 비슷한데 《동의보감》에는 '눈, 이마, 정수리에서 뒷목까지 아픈 것을 정두통이라고 한다. 그 증세는 눈알이 빠질것 같으며 뒷목이 뻣뻣하고 마치 근육을 잡아당기는것 같다. 정두통에는 『천궁다조산(川芎茶調散)』을 쓴다.'고 하였습니다.

　요즘 많아지고 있는 긴장과 스트레스로 인한 현대인의 두통에는 『천궁다조산』이 아주 효과적입니다.

천궁다조산(川芎茶調散)

박하 · 향부자 각 8g, 천궁 · 형개 각 4g, 방풍 · 백지 · 강활 · 감초 각 2g, 세신 1g

알아두세요

머리를 차게 해서 생기는 두통은 없다?

한의학에서는 '두무냉통(頭無冷痛)'이라 하여 '차가움'으로 인한 두통은 없다고 합니다. 머리는 모든 양기(陽氣)가 모이는 곳으로, 인체의 열기(熱氣)가 상승하여 쉽게 뜨거워지는 성질이 있습니다. 이처럼 머리는 쉽게 뜨거워져 열로 인한 병이 많이 발생하므로, 예로부터 머리에 생기는 병을 막기 위해서는 항상 머리를 시원하게 해주라고 한 것입니다.

또한, 차가운 기운은 아래로 가라앉는 성질이 있어 머리로는 서늘한 기운이 모이지 않습니다. 그러므로 두통을 막기 위해서는 머리를 서늘하게 해주고 머리의 열기를 자주 식혀주어야 뇌 세포가 과열되지 않고 두뇌회전이 빨라집니다.

만성 피로증후군

회사원 C씨는, 최근 1년 동안 몸이 예전같지 않다는 느낌을 받고 있습니다. 전날 음주를 하거나 늦게 자지도 않았는데 아침에 일어나면 몸이 찌뿌둥하고 머리는 멍하고 속은 울렁거리고……. 겨우 일어나 출근을 하지만 일에 대한 집중력이 떨어지고 해야 할 일도 곧잘 잊어버립니다. 여러 병원에서 검사를 받아보았지만 돌아오는 대답은 '이상이 없으니 충분히 쉬라.' 는 말뿐이었습니다. 그러던 어느 날 C씨는 오랜만에 초등학교 동창회에 나갔다가 한의사 친구를 만나 얘기를 하던 중 자신의 증세가 '만성 피로증후군' 이라는 진단을 받습니다.

01 만성 피로증후군이란?

피로는 일을 너무나 과도하게 하여 육체적 · 정신적으로 지치거나 탈진한 상태로 기운이 없고 쉽게 지치며, 기력이 없어지고, 다른 일에 무관심해지는 경우를 말합니다. 운동이나 식사 후 또는 주말을 보내고 난 후에 오는 피로는 건강한 사람도 느낄 수 있는 정상적인 피로입니다. 이 피로는 충분한 휴식을 취하고 나면 자연스레 풀리게 됩니다. 그러나 충분한 휴식에도 불구하고 계속적으로 피로감을 느끼며, 이 증세가 6개월 이상 지속되면 이를 '만성 피로증후군'이라고 합니다.

《피로도를 측정하는 체크리스트》
자신에게 해당하는 항목에 체크하세요(각 항목당 1점).

신체적 증세 (점)	1. 머리가 무거운가? 2. 머리가 아픈가? 3. 온몸이 나른한가? 4. 몸의 어딘가가 아프거나 근육에 쥐가 나는가? 5. 어깨가 쑤시는가? 6. 숨이 가쁘고 가슴이 답답한가? 7. 다리가 휘청거리는가? 8. 하품이 나는가? 9. 입이 마르는가? 10. 식은땀이 나는가?
정신적 증세 (점)	1. 머리가 띵하고 어지러운가? 2. 집중력과 의욕이 떨어졌는가? 3. 혼자 있고 싶은가? 4. 초조해지는가? 5. 졸음이 오는가? 6. 정신이 산만한가? 7. 일에 흥미가 없는가? 8. 건망증이 심해지는가? 9. 자신감이 없고, 실수가 많은가? 10. 일을 처리하는 데 자신의 기분에 따라 좌우되는가?
신경 감각적 증세 (점)	1. 눈이 피로하고 자주 깜박이는가? 2. 눈이 뻑뻑하고 건조해지는가? 3. 동작이 경직되는가? 4. 걸음걸이가 불안하고 휘청거리는 느낌이 드는가? 5. 입맛이 변하고 입과 코에서 악취가 나는가? 6. 눈꺼풀과 근육이 떨리는가? 7. 귀가 멍멍해지거나 귀에서 소리가 나는가? 8. 손발이 떨리는가? 9. 마음이 정돈되지 않는가? 10. 현기증이 나는가?

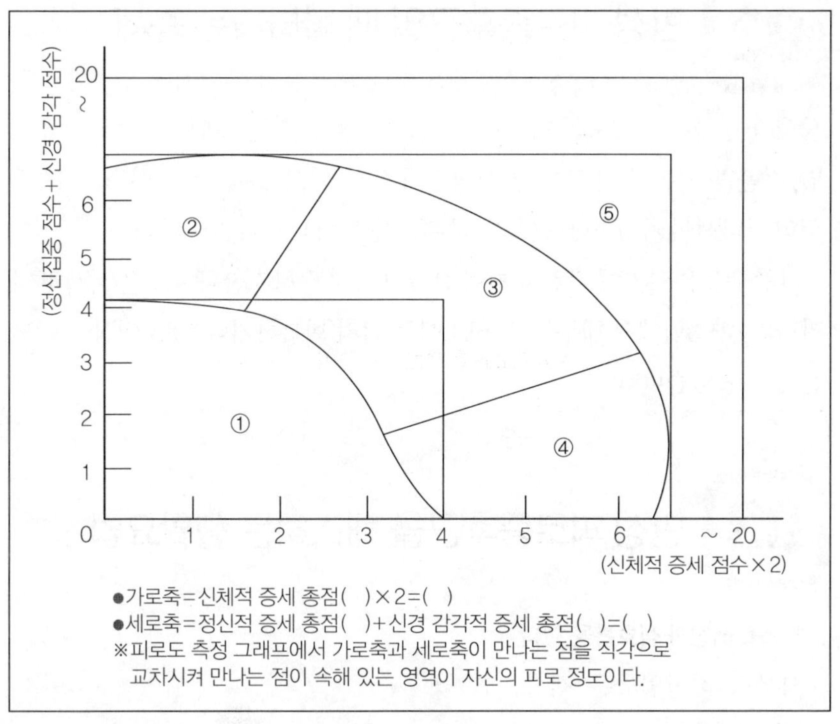

피로도 측정 요령

① 영역 : 건강이 좋은 상태이다.

② 영역 : 아직 건강에 이상은 없지만, 정신적 과로가 지나친 상태이므로 정신적인 휴식과 안정이 필요하다.

③ 영역 : 질병으로 인한 피로는 아니지만 몸과 마음이 몹시 지쳐 있는 상태이다. 질병으로 가기 전 단계이므로 정신적인 안정과 신체적 휴식을 취하고 늘 건강에 유의해야 한다.

④ 영역 : 질병으로 인한 피로일 가능성이 많으므로 정확한 진단이 필요하다. 충분한 휴식과 수면, 균형 있는 영양이 요구된다.

⑤ 영역 : 심신이 모두 질병이 있을 가능성이 높으므로, 결코 현재 상태를 그대로 방치해서는 안 된다.

02 만성 피로증후군일 때 나타나는 증세

만성 피로증후군의 주요 증세는 충분한 휴식에도 불구하고 일상생활이 불편할 정도의 피로가 6개월 이상 지속되는 것입니다. 그 외에 미열, 잠을 못 자는 수면 장애, 정신집중이 잘 안 되고, 두통, 목이 아프고, 목 주위의 임파선이 커지거나, 근육통 및 관절통 등이 나타나기도 합니다.

이 증세들은 감기에 걸린 것처럼 갑자기 오기도 하지만 대부분은 서서히 나타나며, 2~3년에서 대부분 3~6년 이상 걸려 회복하거나 10년 이상 지속되는 경우도 있습니다.

03 만성 피로증후군을 해소하는 생활요법

1. 스트레칭과 심호흡을 한다

사무직 직장인들은 책상에서 고정된 자세로 앉아 있어서 몸에 피로 물질이 쉽게 쌓이게 됩니다. 틈틈이 깍지를 끼고 기지개를 켜거나, 다리를 굽혔다 폈다 하거나, 허리를 돌리기만 해도 혈액순환이 촉진되어 피로 물질은

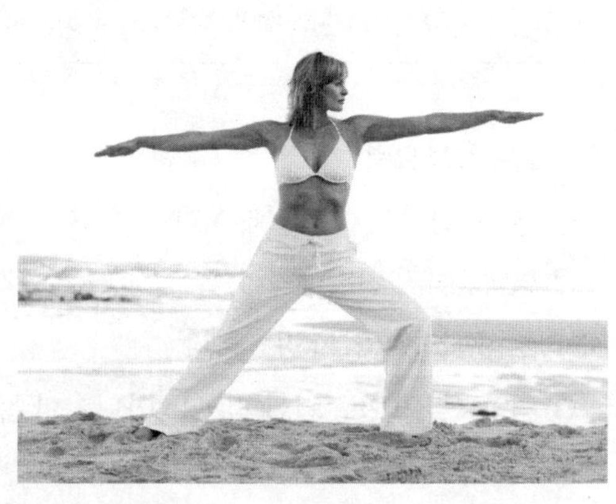

배설되고, 온몸으로 신선한 산소가 공급됩니다. 스트레칭을 할 때는 심호흡으로 맑은 공기를 많이 마시도록 하는 것이 더욱 효과적입니다.

2. 균형 있는 영양 식사를 한다

하루 세 끼를 규칙적으로 먹어야 합니다. 정신적인 노동에는 탄수화물이

필수적이므로 현미밥으로 에너지 공급을 충분히 해주어야 합니다. 지방과 염분이 많은 인스턴트 식품은 몸 안에 피로 물질을 쌓이게 하므로 이런 음식은 피하고, 비타민과 미네랄이 풍부한 제철 과일과 야채를 많이 먹도록 합니다. 또한 물을 하루에 1,500cc 이상 마셔서 몸 안의 노폐물과 피로 물질이 잘 배설되도록 하는 것도 중요합니다.

3. 미온욕을 한다

몸이 피로할 때에는 미온욕을 하는 것이 좋습니다. 물의 온도는 37~39℃가 적당하며, 욕조에 20~30분 동안 몸을 담그고 있으면 됩니다. 미온욕은 부교감신경을 자극해서 스트레스를 완화시켜 주고, 혈액순환과 근육이완 작용으로 신체적인 피로를 해소시켜 줍니다.

 만성 피로증후군 해소에 효과적인 식품

1. 인삼

보약의 대명사, 인삼은 혈액순환을 촉진시키고 원기를 회복시켜 피로를 풀어주는 효능이 아주 뛰어납니다. 인삼 12g과 대추 10개를 물 1ℓ와 함께 1시간 30분 동안 달여서 하루 동안 수시로 나누어 마시거나, 또는 간단하게 『인삼고』를 만들어 먹어도 좋습니다.

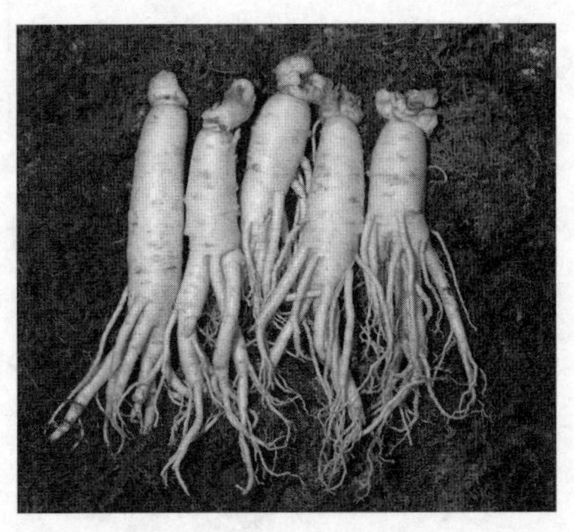

『인삼고』는, 인삼 100g에 물2ℓ 정도를 붓고 처음에는 센 불에서 달이다가 끓으면 약한 불로 줄여 물이 반으로 줄 때까지 달이세요. 물이 반으로 줄면 인

삼을 걸러내고 약물만 약한 불에서 주걱으로 저어가면서 끈적일 때까지 졸여서 밀폐된 용기에 담아두고, 한 번에 한 숟가락씩 온수에 타서 마십니다.

2. 참깨

참깨에는 질 좋은 단백질과 피로회복을 돕는 비타민 E, 비타민 B_1 · B_2가 풍부합니다. 또한 혈액의 성분인 철분이 풍부하여 빈혈로 인한 어지럼증을 해소시켜 줄 수 있습니다. 참깨를 프라이팬에 볶은 다음 믹서기로 갈아서 밀폐용기에 담아두고, 우유 한 잔에 2~3큰술씩 타서 마시면 아주 좋습니다.

또는 『정신환(精神丸)』을 만들어 먹으면 더욱 효과적입니다. 『정신환』이란 《동의보감》에 소개된 참깨를 이용해서 만든 환으로, 뇌를 정화하는 효능이 있어 피로회복과 기억력 증진에 아주 효과적입니다. 참깨 1되를 갈아서 꿀 1되와 반죽하여 팥알 크기의 환을 만들어 한 번에 20알씩 온수로 복용합니다.

3. 식초

식초에는 호박산 · 사과산 · 주석산 등 60종 이상의 유기산이 들어 있는데, 이들 유기산은 몸의 피로를 유발하는 젖산을 분해시켜 주기 때문에 피로회복에 큰 도움이 됩니다. 그리고 이들 유기산은 항산화 작용이 있어 각종 성인병을 예방해 주며, 간장의 크레이브스 사이클의 순환을 도와주어 몸에 들어온 독소를 해독시키는 데 도움이 됩니다.

무엇보다 유기산은 장에 생성된 발암 물질이나 유해균이 살 수 없는 환경을 조성해 암은 물론 각종 병원균에 대한 면역력을 높여줍니다. 또한 비타민과 미네랄의 파괴를 막고 체내 흡수를 도와 곡류, 해조류, 콩류 등과 함께 섭취하면 상승 효과가 나타납니다. 때문에 식초로 초콩, 초란 등을 만들어 먹으면 더욱 좋은 것입니다. 영양면에서는 초란이나 초콩을 만들어 먹으면 매우 좋으나, 간단하게는 식초 10~15g을 5~10배의 물로 희석해 음료수 대신 마시거나 또는 요구르트에 식초 1큰술을 타서 먹어도 됩니다.

피로를 푸는 발 마사지

발은 12개의 경락이 연결되어 있고, 인체의 수많은 신경이 모여 있으므로 '인체의 축소판'이라고 하며, 심장에서 나온 혈액이 발에서 심장으로 돌아가기 위해서는 발의 운동이 필요하므로 '제2의 심장'이라고도 합니다. 따라서 발 마사지를 하면 혈액순환이 촉진되어 피로가 풀어지고, 반사적으로 두뇌가 자극되어 정신이 '번쩍' 들게 될 것입니다.

① **족탕** 40~42℃ 정도의 따뜻한 물을 복숭아뼈 위 3cm 만큼 채운 후 20~30분 정도 담그고 있으면 됩니다. 물이 식으면 수시로 따뜻한 물을 조금씩 보충해 주세요.

② **로션 바르기** 발을 깨끗이 씻은 후 로션이나 오일을 구석구석 충분히 발라줍니다.

③ **발등 마사지** 양쪽 엄지손가락으로 발등을 발가락에서 발목까지 구석구석 꾹꾹 눌러준 후 주먹을 쥐고 발등을 두드려 줍니다.

④ **발가락 뽑아주기** 손으로 발가락 사이를 충분히 벌려, 발가락을 하나씩 돌리면서 뽑아줍니다.

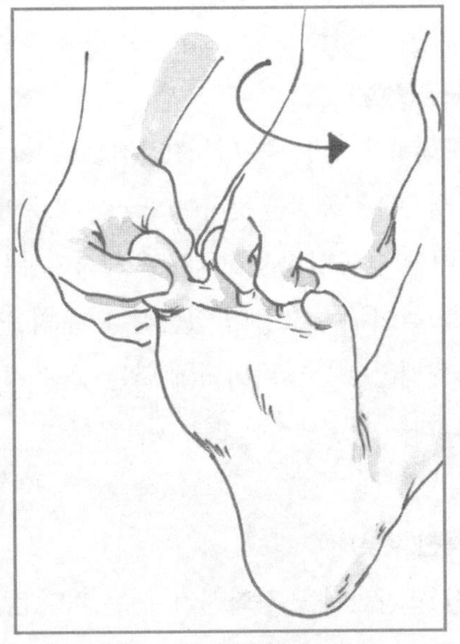

⑤ **발바닥 마사지** 양쪽 엄지손가락으로 발바닥을 발가락에서 발목까지 구석구석 꾹꾹 눌러준 후 주먹을 쥐고 발바닥을 두드려 줍니다.

⑥ **발목 돌리기** 마사지하는 다리를 반대편 허벅지 위에 올리고, 같은 쪽 손으로 발목을 세게 졸라 잡고, 다른 손의 손가락으로 발가락 사이를 깍지껴 천천히 안쪽과 바깥쪽으로 5번씩 돌려줍니다.

1. 백회(百會)

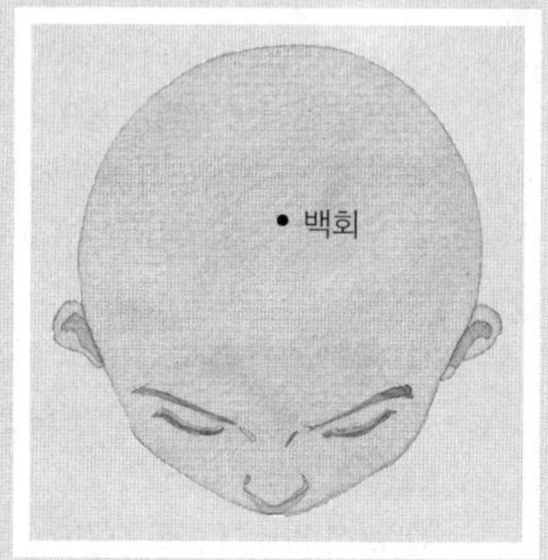

정신적 스트레스가 많은 직장인은 백회 지압이 필수적입니다. 100가지 경맥이 모두 집합된다는 의미를 가진 백회는, 인체 에너지의 최고점으로서 뇌의 피로 회복과 정신력 강화, 신경 안정의 효능이 있습니다. 백회는 양쪽 귀에서 머리로 올라가면 만나는 정중점입니다.

2. 노궁(勞宮)

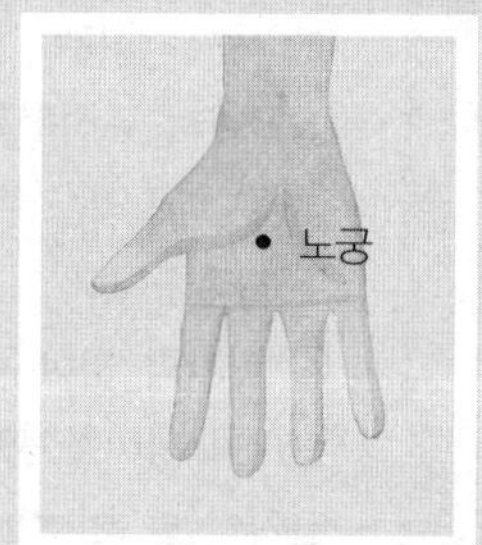

피로회복에 가장 중요한 지압점으로 노(勞)는 과로를, 궁(宮)은 궁전을 뜻하여 노궁은 과로의 반응점을 의미합니다. 따라서 노궁은 육체적 · 정신적으로 피로를 풀어주는 효능이 있습니다. 주먹을 가볍게 쥐면 셋째손가락이 손바닥에 닿는 중간 지점이 노궁입니다.

3. 용천(湧泉)

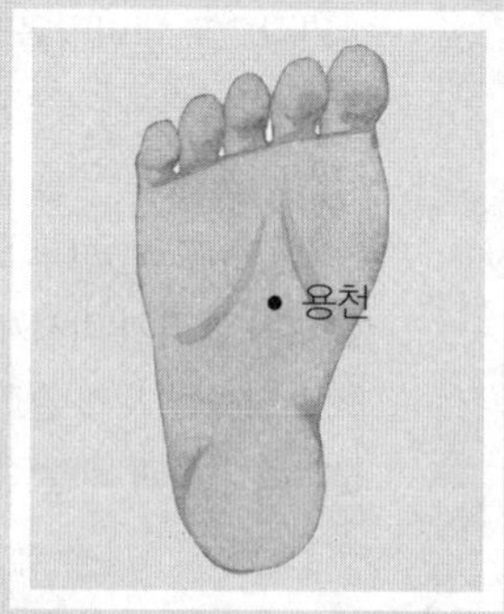

용천은 정신력을 강화시켜 주는 지압점입니다. 인체의 기운이 샘솟는 곳이란 뜻으로, 여기를 지압하면 기운이 샘솟아 피로가 풀어지고 정신이 맑아집니다. 용천은 발바닥을 오므려 'ㅅ'자가 생길 때 두 선이 만나는 점에 위치합니다.

만성 피로를 해소하는 처방

　한의학에서의 피로는 노권상(勞倦傷)이나 허로(虛勞)에 속합니다. '노권상' 이란 육체적 · 정신적으로 과로하여 몸의 기운과 진액이 소모되어서 나타나는 질환으로, 오늘날 '피로' 라고 하는 것에 해당됩니다. '허로' 란 피로가 누적되어 원기가 소모되고 내장 기능이 떨어져서 몸이 무척 쇠약해지는 질환으로, '만성 피로증후군' 이 여기에 해당된다고 할 수 있습니다. 《동의보감》에는 노권상, 허로 환자에게 『십전대보탕(十全大補湯)』이 가장 좋다고 했습니다.

십전대보탕(十全大補湯)

인삼 · 백출 · 백복령 · 감초 · 숙지황 · 백작약 · 천궁 · 당귀 각 5g, 황기 · 육계 각 4g, 대추 2개, 생강 3쪽.

플러스 팁

여름철 피로, 『생맥산』으로 이겨보세요!

　일 년 사계절 중 가장 힘든 계절은 언제일까요? 뭔가 열심히 하자는 결심으로 의욕적이던 봄을 지나 의욕과 체력은 점점 소진되어 가고, 찌는 듯한 더위로 집중력과 체력이 바닥나는 여름이 바로 가장 힘든 계절일 것입니다.

『생맥산』은 더위로 인해 온몸이 나른하고 의욕이 없으며, 일을 하려고 해도 도무지 기운이 없어서 깜빡깜빡 졸기만 하는 사람들을 위한 한방 청량 음료입니다. 이것을 끓여 냉장고에 넣어두고 수시로 마시거나, 직장에 가져가서 물대신 마시면 여름을 나는 데 큰 도움이 될 것입니다.

맥문동 8g, 오미자 · 인삼 각 4g, 물 1ℓ를 주전자에 넣고 충분히 끓인 후 식혀 냉장 보관합니다. 더욱 맛있게 끓이려면, 맥문동과 인삼을 먼저 충분히 끓인 다음 맨 마지막에 오미자를 넣어 한소끔 끓인 후 불을 끄면 됩니다.

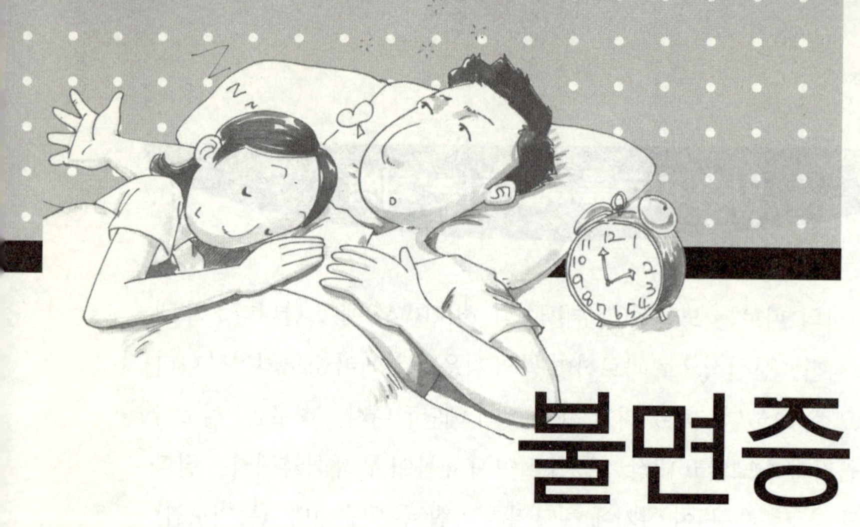

불면증

불면증 환자는 경기불황과 함께 급증하고 있는 추세지만, 국내 불면증 환자의 6.8%만이 병원을 찾아 치료를 받고 있고 나머지는 거의 술 등에 의존하는 것으로 드러났습니다. 이는 대부분의 사람들이 불면증을 심각한 질병이라기보다 일시적으로 왔다가는 감기 정도로 여기고 있기 때문입니다. 그러나 불면증은 사람을 황폐하게 만들 수 있는 심각한 질병입니다.

01 불면증이란?

잠은 한 마디로 건강보약이라고 할 수 있습니다. 잠을 잘 자면 신체적 기능의 회복이 빠르고 정보 저장 능력과 기억력을 높일 수 있습니다. 또한 정서적으로 안정이 되면서 생체 리듬과 건강 유지에 도움을 줍니다.

의학적으로는 다음의 증세 중 한 가지가 한 달 이상 지속되었을 때, 불면증이라고 진단을 내립니다.

① 잠자리에 든 후 잠들기까지의 시간이 30분 이상 걸린다.

② 자다가 5회 이상 잠을 깬다.

③ 자다 깨서 다시 잠드는 데 30분 이상 걸릴 정도로 잠이 안 온다.

④ 전체 수면시간이 6시간 미만이다.

그러나 수면 습관은 사람에 따라 개인차가 있기 때문에 이 규정에 부합되는 경우에도 불면증으로 진단을 내리기는 어렵습니다. 즉 잠자는 시간이 몇 시간 되지 않더라도 자신이 별로 불쾌하거나 힘들지 않으면 불면증이라고 할 수 없기 때문입니다. 따라서 불면증을 진단하는 데는 객관적인 수면의 양보다는 장기간 본인이 수면이 불충분하다고 느끼는지, 수면 결핍이 이튿날 기분이나 활동에 크게 영향을 주는지를 더욱 중요하게 생각합니다.

02 불면증의 종류

불면은 입면 장애, 수면유지 장애, 조조각성 등 세 가지가 있습니다.

입면 장애란 잠드는 데 30분 이상이 걸리는 경우이며, 수면유지 장애란 잠은 잘 오는데 자는 도중에 잘 깨거나 꿈이 많아 깊이 잠들 수 없는 경우이고, 조조각성이란 아침 일

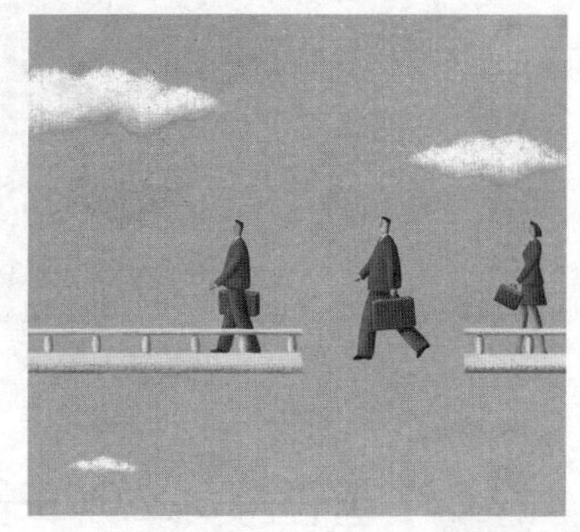

찍 깨어 그 후에는 다시 잠들지 못하는 경우로 주로 새벽잠이 없다고 하는 노인들에게서 볼 수 있습니다. 스트레스가 많은 직장인은 대개 걱정과 근심으로 잠드는 데까지의 시간이 많이 걸리는 입면 장애가 다수를 차지하며, 이들 세 가지가 복합적으로 나타나는 경우도 있습니다.

03 불면증의 원인

최근 불면증 환자가 급증한 것은 20대의 경우 청년실업 증가, 30~40대는 감원과 명예퇴직에 대한 불안감, 50대는 직장과 가정에서 위치의 흔들림과 상실감 때문으로 분석됩니다. 그리고 60대 이상에서는 기존에 자신이 갖고 있던 가치관과 신세대의 가치관 사이에서 스트레스를 받고 있기 때문일 것입니다.

보통 불면증은 여성이 남성보다 50% 이상 많습니다. 아무래도 여성이 남성에 비해 예민하고 감성적이며, 우울증이 많기 때문입니다. 미혼 여성은 취업과 회사에서의 스트레스, 가정주부의 경우 시댁식구나 남편과의 불화·경제적 어려움·자녀 교육 등으로 스트레스를 많이 받기 때문입니다. 특히 여성들은 갱년기가 되면 갱년기 우울증과 함께 불면증이 더욱 심해지는 경향이 있습니다.

> **플러스 팁**
>
> ## 불면증을 해소하는 숙면법
>
> 1. 졸음이 올 때만 잠자리에 눕는다.
> 2. 규칙적인 기상·취침 시간을 갖는다.
> 3. 불면증이 있을 때는 낮잠을 20분 이상 자지 않는다.
> 4. 오후 3시 이후에는 커피·콜라와 같은 음료를 마시지 않는다.
> 5. 저녁시간에 약간 땀이 날 정도로 가벼운 운동을 한다.
> 6. 잠을 자기 전에는 음식을 먹지 않도록 한다.
> 7. 미온욕이나 족탕을 한다.

04 불면증 해소에 도움이 되는 식품

1. 칼슘 함유 식품

불면증이 있다면 혹시 칼슘 섭취가 부족하지 않은지를 먼저 체크해 볼 필요가 있습니다. 만약 칼슘의 섭취가 부족하다면 마음이 불안·초조하기 쉽고 불면증이 잘 생깁니다. 따라서 불면증을 예방하기 위해 칼슘이 많이 함유된 우유, 치즈, 콩, 멸치 등을 많이 먹도록 합니다. 특히 잠자리에 들기 전 따뜻한 우유나 두유를 한 잔 마시면 숙면에 도움이 됩니다.

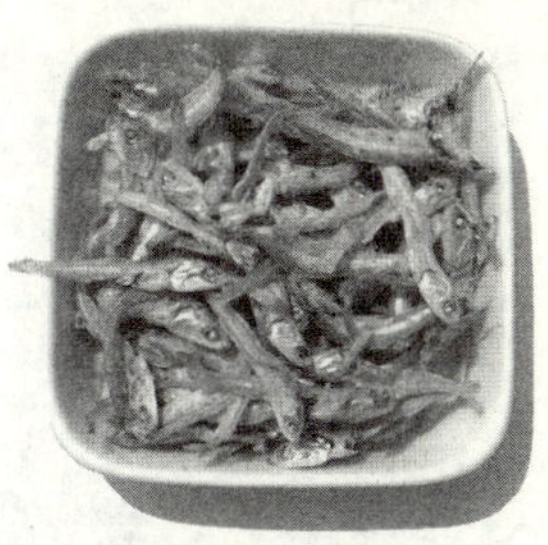

2. 호두

중국 청나라의 여걸 서태후가 잠 못 이루는 밤에는 호두죽을 먹고서 잠자리에 들었다는 일화가 있으며, 같은 시대 이홍장이 프랑스 공사의 불면증에 호두죽을 권유해서 불면을 치료했다는 일화가 있을 정도로 호두는 불면증에 탁월한 효과가 있습니다.

호두에는 신경을 안정시키는 효능이 있는 칼슘과 뇌의 피로 물질을 배출시켜 주는 토코페롤 즉, 비타민 E가 풍부하기 때문입니다. 그뿐만 아니라 호두는 기억력을 증진시키는 효능이 있습니다. 이는 호두에 뇌 세포 성분인 레시틴이 풍부하게 함유되어 있기 때문으로, 노인의 치매나 건망증 예방, 학생들의 기억력 증진에 큰 도움이 됩니다. 호두는 노란 속껍질째 먹는 것이 영양면에서 더욱 좋습니다.

3. 상추

상추가 최면 효과가 있다는 것은 예로부터 잘 알려진 사실입니다. 상추 줄기를 자르면 나오는 우윳빛 즙액에 락투세린과 락투신이라는 성분이 들어 있는데, 이것이 진통과 최면 효과가 있기 때문입니다.

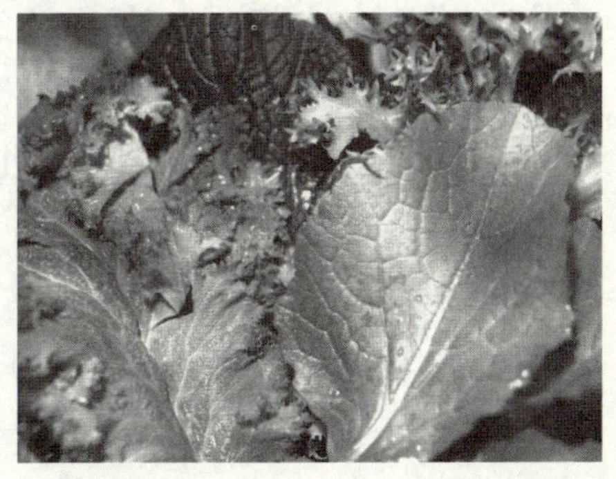

잠이 오지 않을 때에는 붉은 상춧잎 10장 정도를 요구르트 1병과 함께 믹서
기에 갈아 즙을 내어 마시도록 합니다.

4. 멜라토닌이 풍부하게 함유된 식품

멜라토닌은 뇌의 송과선에서 분비되는 물질로
정상적인 수면과 생체리듬을 안정·촉진시키는
역할을 합니다. 즉 밤이 되어 빛이 줄어들면 멜라토닌
이 혈중으로 분비되어 잠이 오고, 아침이 되어 빛이 들
어오면 혈중 멜라토닌의 양이 줄어들어 잠이 깨는 것
입니다. 이런 원리를 이용하여 병원에서는 멜라토닌
을 불면증 환자의 치료제로 많이 쓰고 있습니다. 마찬가
지로 멜라토닌이 풍부한 음식이나 멜라토닌의 분비를 촉진하

는 음식으로 수면을 유도하는 것도 좋은 방법입니다.

멜라토닌 함량이 높은 식품은 귀리·쌀·생강·토마토·바나나 등이며, 멜라토닌 분비를 촉진하는 식품은 콩·견과류·치즈·칠면조·우유·두부·호박씨 등입니다.

수면제, 제대로 알고 먹어야 해요!

일반인들에게는 '잠이 안 올 때는 수면제를 먹어서라도 푹 자는 것이 좋다'는 생각이 만연하여, 마구잡이로 수면제를 복용하는 사람들이 있습니다. 특히 텔레비전의 드라마에서 배우들이 수면제를 항상 구비해 놓고 필요할 때 아무렇지도 않게 몇 개씩을 입 속에 털어 넣는 장면이 방영되면서, 일반인들이 수면제를 두통약과 같은 상비약 정도로 인식하게 되었습니다. 그러나 불면증의 원인은 스트레스·불안 등 심리적인 요인이나 술·담배·카페인 등의 나쁜 수면 습관, 잦은 해외여행 등으로 인한 수면주기 변화 등 수십 가지에 이르므로, 그 치료 또한 원인에 따라 다르며 수면제가 필요한 경우는 전체 환자의 절반도 안 됩니다. 정확한 원인 해결 없이 수면제로 잠을 유도하면 오히려 불면증은 더욱 악화됩니다. 게다가 수면제를 먹고 드는 잠은 깊은 잠(델타 수면)까지 이르지 않아서 충분한 수면 효과를 얻을 수가 없습니다.

문제는 수면제의 장기복용입니다. 수면제를 한 달 이상 장기 복용하면 내성이 생겨 처음에는 한 알 먹다가도 나중에는 점차 두 알, 세 알 복용해야 같은 효과가 나타납니다. 또 깊은 잠(델타 수면)이 안 이루어지고, 얕은 수면이 지속되어 만성 피로감이 생기게 됩니다. 그리고 불안, 불면증, 악몽 등에서 심하면 발작과 정신병, 고열 등의 금단 증세도 생깁니다.

따라서 불면증이 있다면 우선 수면환경을 변화시키거나 식습관을 바꾸는 노력을 하고, 그래도 도저히 안 되는 경우 의사의 진찰을 받도록 합니다. 수면제는 꼭 필요할 때만 가끔 복용하는 것이 원칙이며, 반드시 의사의 처방을 받는 것이 바람직합니다.

불면증을 다스리는 지압요법

불면증에는 완골(完骨), 격수(膈兪)를 지압해 주고 정신적인 문제가 있을 때는 내관(內關)과 신문(神門)을 지압합니다. 완골은 별명이 '최면(催眠)' 혈로 모든 것을 잊고 잠들게 하는 효과가 있습니다. 오히려 너무 많이 자극하게 되면 기억을 잃어버린다고 까지하는 경혈입니다.

격수는 등에 있는 안면(安眠)혈로 신경을 안정시키며 편안하게 하는 작용이 있습니다. 신경쓰는 일이 많아서 생긴 불면증에는 신경을 안정시키는 신문과 내장을 편안히 하는 내관을 지압해 주면 잠을 편히 잘 수 있을 것입니다.

완골은 뒷머리 정중선과 귓불 아래 끝을 이은 선을 3등분할 때 귀쪽으로 가까운 지점입니다. 그리고 제7흉추 양쪽으로 손가락 한마디 정도 나간 지점이 격수입니다.

신문은 손목 안쪽을 가로지르는 선에서 새끼손가락 쪽으로 움푹 들어간 지점이며, 내관은 팔 안쪽 손목의 중앙에서 손가락 두 마디 정도 위쪽에 위치합니다.

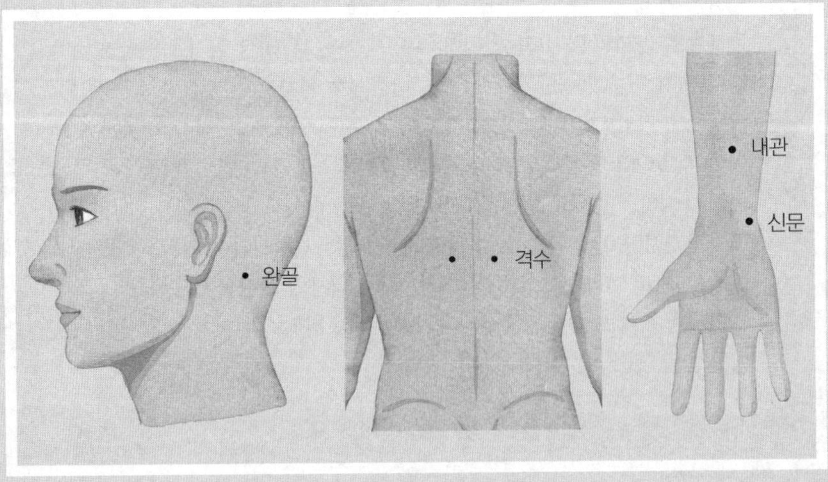

불면증 환자는 대부분이 성격이 예민하고, 깜짝깜짝 잘 놀라고, 놀라면 가슴이 두근거리며, 잠자리에 누우면 불안하고 걱정이 되어 잠을 이루지 못하는 증세를 호소합니다. 한방에서는 이러한 증세를 '심담허겁(心膽虛怯)으로 인한 불면'이라고 하여 심장을 강하게 하고 담력을 키워주는 치료를 하는데, 처방으로는 『가미온담탕(加味溫膽湯)』이 아주 효과적입니다.

'온담(溫膽)'이란 '담을 보호한다'는 의미로, 현대인들이 스트레스성 신경 쇠약증으로 인해 불면증을 비롯한 여러 증세를 보일 때 담력을 키워 스트레스에 강하게 해주는 처방입니다. 『온담탕(溫膽湯)』에 수면을 유도하는 석창포, 산조인과 마음의 응어리를 풀어주는 향부자 등의 약재를 가미한 것이 『가미온담탕(加味溫膽湯)』입니다.

또한 성격이 예민하고, 완벽함을 추구하며, 세심한 성격의 소유자일 경우에는 이런저런 잡념이 떠올라 잠을 잘 이루지 못하는 경우가 많습니다. 이런 경우 예민한 뇌신경을 진정시키고, 마음을 편하게 안정시켜서 편히 잠들 수 있도록 도와주는 『귀비탕(歸脾湯)』이 큰 도움이 됩니다. 귀비탕은 '혈액이 비장(脾臟)으로 돌아가게 한다'는 의미를 지닌 처방으로, 혈액이 비장의 통솔을 받아 제대로 운행케 하여 숙면을 취하게 하는 효능이 있습니다.

가미온담탕(加味溫膽湯)
용안육 · 향부자 각 12g, 백출 8g, 반하 · 진피 · 복령 · 감초 각 4g, 지실 · 죽여 각 6g, 황금 · 황련 · 치자 각 3g, 원지 · 석창포 각 4g, 산조인 15g.

귀비탕(歸脾湯)
당귀 · 용안육 · 산조인 · 원지 · 인삼 · 황기 · 백출 · 백복신 각 4g, 목향 2g, 감초 1g, 생강2 쪽, 대추 5개.

눈의 피로

'몸이 열 냥이면, 눈은 아홉 냥'이라는 옛말이 있습니다. 그런데 나날이 IT 정보산업이 발달하고 인터넷이 일상생활에 미치는 영향이 커질수록 우리의 뇌와 눈은 더욱 더 위협을 받게 됩니다. 특히 눈은 컴퓨터 화면과 TV 등에 의해 시력이 뚝 떨어지는 경우가 상당히 많습니다. 실제로 우리 나라 국민의 약 38%가 안경을 착용한다고 하니, 그 실태가 아주 심각하다고 할 수 있습니다.

01 눈이 피로해지는 원인

눈의 피로는 여러 가지 원인으로 나타날 수 있습니다. 눈이나 신체의 질병에 의한 병적인 눈의 피로, 연속적으로 집중된 업무나 작업으로 인해 나타나는 생리적인 눈의 피로, 그리고 주위 환경에 의한 눈의 피로로 나눌 수 있습니다. 그 외에도 신경성으로 인한 눈의 피로도 있습니다. 눈에 병이 있어 나타나는 병적인 원인 중 가장 많은 것은 역시 근시, 원시, 난시 등 굴절 이상으로 인한 것입니다. 특히 가벼운 난시와 원시 등이 있을 때는, 시력이 비교적 좋은 경우에도 눈의 피로가 쉽게 나타납니다.

물론 몸의 전체적인 건강이 나쁠 때에도 눈의 피로가 나타나는데 전신쇠약, 저혈압, 빈혈, 자율신경의 이상이 있는 경우에 특히 잘 생깁니다. 위와 같은 병적인 눈의 피로는 물론 안과적 · 내과적 검사로 그 원인을 알아내어 치료하면 됩니다. 즉, 근시 · 원시 · 난시 등의 굴절 이상은 정확한 안경 사용으로 해결되며, 사시는 특수안경이나 수술로 교정이 가능합니다.

짝눈인 경우에도 콘택트 렌즈 착용이나 시력교정 수술로 치료할 수 있습니다. 생리적인 눈의 피로는 연속적인 집중 작업으로 인해 나타날 수 있습니다. 우리의 눈은 물체의 원근을 볼 때 조절을 통해 정확한 초점을 맺게 되는데, 이러한 조절 작용은 가까운 사물을 볼 때 더 필요합니다. 그러나 계속된 작업으로 눈의 조절 작용이 과도하게 되면 피로가 오며, 또한 나이가 들면서 조절 능력이 떨어져서 눈의 피로가 오기도 합니다.

이러한 경우에는 눈의 피로를 덜기 위해 1시간 정도 작업 후에는 10분 정도 눈을 쉬어주어야 하며, 먼 곳을 바라보거나, 눈을 감거나 또는 손가락으로 가볍게 눈 주위를 눌러주는 것도 눈의 피로 해소에 효과가 있습니다.

눈을 보호하는 생활요법

1. 독서를 할 때는 전체조명과 부분조명을 모두 켠다

독서를 할 때나 컴퓨터를 사용할 때 부분조명으로 스탠드만 켜고 방의 전체조명을 끄는 사람들이 있는데, 이런 습관은 시력 저하의 원인이 됩니다. 눈을 보호하기 위해서는 전체조명과 부분조명을 모두 켜는 것이 좋습니다.

오른손잡이라면 스탠드 조명을 책상 왼쪽 위에서 비추게 하여 글씨를 쓸 때 그림자가 생기지 않도록 합니다. 만약 왼손으로 글씨를 쓴다면 스탠드를 오른쪽 위에서 비추게 하세요.

2. 올바른 자세를 유지한다

고개를 숙이거나, 상체를 숙이고 책을 보면 책에 그림자가 생겨 시력 저하의 원인이 됩니다. 책상과 의자는 몸에 맞는 것을 사용하여 상체가 앞으로 숙여지지 않도록 하고, 팔꿈치·엉덩이·무릎·발목이 모두 90°를 이루도록 합니다. 그리고 턱을 당겨서 고개가 너무 숙여지지 않도록 하며, 늘 귀-어깨-고관절이 일직선을 유지하도록 하세요.

3. 컴퓨터 모니터의 위치와 방향을 조정한다

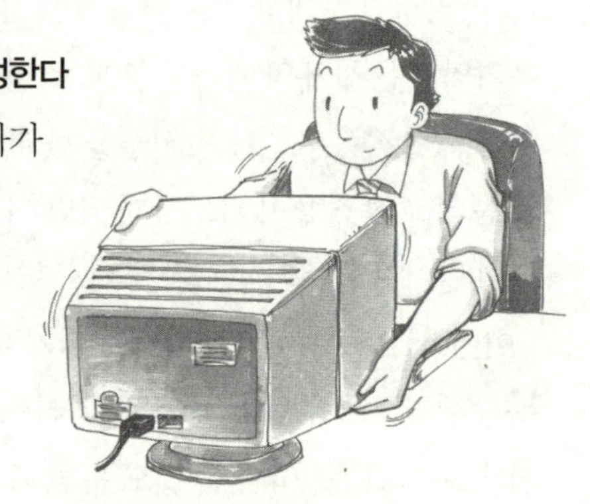

컴퓨터 모니터는 아른거림과 빛 반사가 적은 것을 선택하고 모니터에 보안경을 설치하면 눈의 피로가 훨씬 줄어들 것입니다. 모니터는 눈의 높이보다는 약간 아래로 10~20° 정도 뒤로 기울이도록 하며, 거리는 얼굴로부터 60~80cm 정도에 배치하여 몸의 중앙에 오도록 조절하세요.

4. 눈을 자주 깜빡인다

책이나 텔레비전, 컴퓨터 화면을 볼 때 눈을 자주 깜빡이도록 하세요. 책이나 컴퓨터를 너무 집중해서 보면 눈을 깜빡이지 않고 뚫어져라 바라보게 되는데, 눈을 깜빡이지 않으면 눈물이 분비되지 않아 안구건조증과 시력 저하의 결정적인 원인이 됩니다. 따라서 의식적으로 눈을 자주 깜빡이도록 노력해야 합니다. 가끔씩 일부러 기지개를 켜고 하품을 하는 것도 눈물이 나올 수 있게 하는 좋은 방법이 됩니다.

5. 텔레비전은 가급적 거리를 유지하고 시청한다

텔레비전의 화려한 조명과 거기에서 나오는 전자파는 시력 저하의 큰 원인이 됩니다. 전자파의 피해를 줄이기 위해 적어도 3m 이상 떨어져서 보도록 하며, 화면은 눈높이보다 약간 아래에 두는 것이 좋습니다. 전체조명을 끄고 텔레비전을 시청하는 것도 시력을 떨어뜨리는 원인이므로, 텔레비전을 볼 때에도 반드시 방의 전체조명을 켜도록 합니다.

6. 한 시간에 한 번씩, 눈을 쉬어준다

책을 많이 보면 시력이 떨어지는 이유는, 항상 가까운 곳에 있는 글씨만 보다 보니 원근을 조절하는 근육의 기능이 약해졌기 때문입니다. 즉 원근 조절을 하는 모양체의 근육이 탄력이 있어야 수정체의 두께 조절이 자유자재로 가능하며, 수정체 두께가 적절히 조절되면 큰 글씨든 작은 글씨든 상을 맺을 수 있습니다. 그런데 늘 가까운 것만 보다 보면 거기에 익숙해져, 멀리 있는 것을 볼 때는 두께 조절이 정상적으로 되지 않아 상이 잘 맺히지 않는 것입니다. 따라서 의식적으로 먼 곳을 봐주는 것이 좋습니다. 적어도 한 시간에 한 번씩은 먼 곳을 바라보도록 하며, 이 때 녹색을 띤 산을 보면 더욱 좋습니다.

03 눈의 피로를 푸는 방법

1. 안구 마사지 · 지압요법

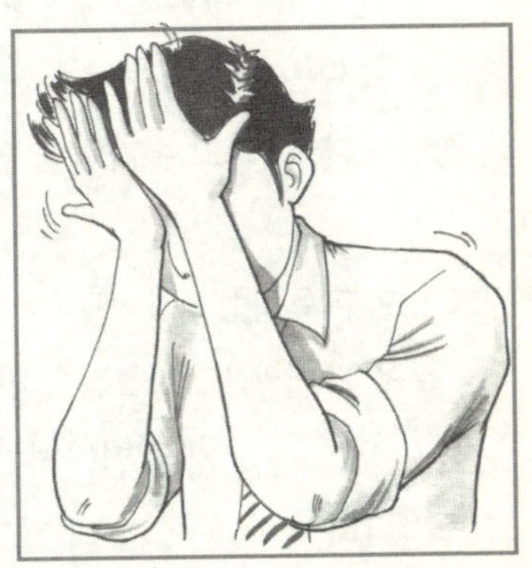

① 고개를 약간 숙이고 눈을 감은 상태에서, 손바닥을 비벼서 열을 낸 다음 손바닥의 볼록한 부분으로 힘을 주면서 눈꺼풀과 관자놀이, 눈썹 사이를 꾹꾹 눌러주세요.

② 양쪽 가운뎃손가락으로 눈 주위 경혈을

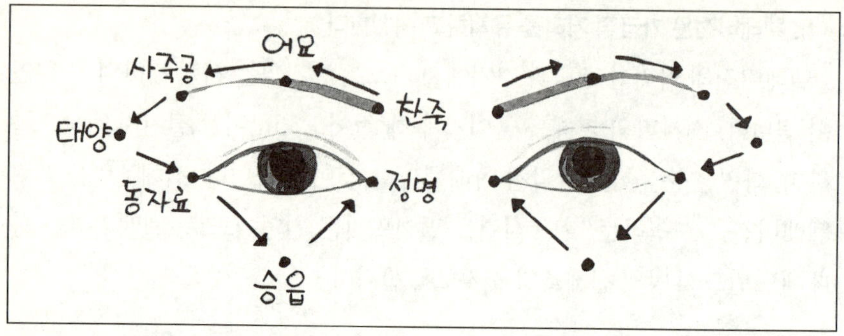

원을 그리듯 지압해 주세요.

지압은 눈썹머리 찬죽(攢竹)→눈썹 중간 어요(魚腰)→눈꼬리에서 1cm 떨어진 태양(太陽)→눈꼬리 동자료(瞳子髎)→눈동자 아래 승읍(承泣)→눈머리 정명(精明) 순서로 2~3회 정도 반복해 주면, 눈이 맑고 시원해집니다.

2. 안구운동

① 눈을 꼭 감고 셋까지 숫자를 셉니다.

② 눈을 최대한 크게 뜨고 3초간 유지한 후 눈을 감습니다.

③ 눈을 떠서 오른쪽을 보고 3초간 유지한 후 눈을 감습니다.

④ ③과 같은 요령으로 오른쪽→왼쪽, 위쪽→아래쪽, 오른쪽 위→왼쪽 아래, 왼쪽 위→오른쪽 아래 순서로 시행하세요.

⑤ 이제 눈동자를 시계 방향으로 세 번, 시계 반대 방향으로 세 번 돌리세요.

⑥ 둘째손가락을 눈앞 10cm 거리에 두고, 아주 먼 거리에 있는 한 물체를 정합니다. 그리고 손가락과 먼 거리의 물체를 다섯 번 정도 번갈아 보세요.

3. 안구 휴식법

눈을 가볍게 뜨고 초점을 맞추지 않은 채 먼 거리를 멍하게 바라보세요. 특히 녹색은 눈을 가장 편안하게 하는 색깔이므로 녹색을 띤 먼 산을 보는 것이 좋습니다.

04 눈에 좋은 식품

눈에는 비타민 $A \cdot B_1 \cdot B_2 \cdot C$가 함유된 식품이 좋습니다. 특히 비타민 A는 눈의 건강에 매우 중요한 영양소로 동물의 간 · 전복 · 치즈 · 버터 · 달걀 노른자에도 많이 함유되어 있으며, 시금치 · 당근과 같은 녹황색 채소에도 풍부하게 함유되어 있습니다. 반면 고추 · 생강 · 마늘 등 자극성이 강한 식품은 눈의 충혈을 악화시키고, 이뇨 작용이 강한 커피와 술은 눈의 수분을 빼앗아가 뻑뻑하게 하므로 피하도록 합니다.

1. 전복

전복은 비타민 A가 풍부하여 눈과 간에 좋은 식품입니다. 한방에서는 전복의 껍데기를 '석결명' 이라고 하는데, 이것은 눈을 맑고 시원하게 해주어서 눈의 피로와 충혈을 줄여줍니다. 따라서 전복을 죽이

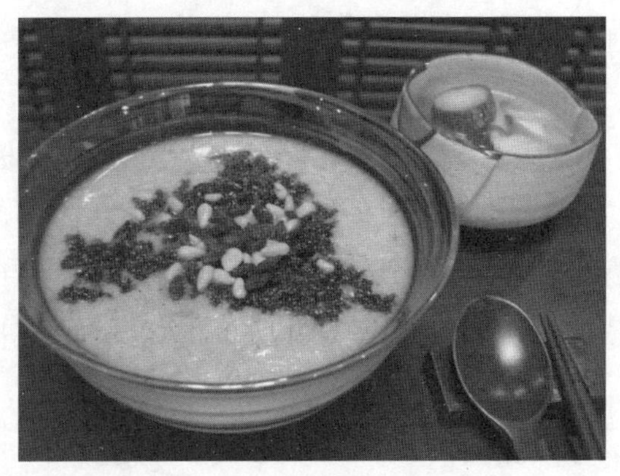

나 회로 먹어도 좋고, 전복 껍질을 따로 끓여서 그 물을 마셔도 좋습니다.

2. 결명자구기자차

한의학에서는 간장(肝臟)이 눈과 관계된 장기라고 하여, 눈을 치료할 때에는 반드시 간을 다스리는 약재를 씁니다. 결명자는 간에 열이 생겨 눈이 충혈되었을 때 간장의 열을 식혀 눈의 충혈을 가라앉히고 눈을 맑게 하며, 구기자는 간의 기능을 강화하여 눈의 피로를 풀어주면서 시력이 떨어지는 것을 막아주는 역할을 합니다. 따라서 눈을 보호하기 위해 구기자 20g과 볶은 결명자 20g을 물 1ℓ로 1시간 30분 동안 끓여 물대신 마시면 좋습니다.

3. 동물의 간

한의학에서는 간 기능과 눈이 아주 밀접한 관계가 있다고 합니다. 실제로 간 기능이 약한 사람이 눈이 쉽게 충혈되며 시력이 나빠지는 것을 많이 볼 수 있습니다. 따라서 눈을 보호하기 위해서는 간장을 보강할 필요가 있습니다.

육류의 간은 사람의 간장을 보강하면서 특히 눈에 좋은 비타민 A가 가장 풍부한 식품이므로, 눈에 가장 좋은 보약이라고 할 수 있습니다. 육류 중에서도 돼지 · 소 · 닭의 간은 비타민 A가 풍부하고, 맛도 담백합니다. 간을 찌거나 삶아서 먹어도 좋지만, 생으로 먹으면 빈혈 예방에도 좋습니다.

4. 당근

당근에는 체내에서 비타민 A로 바뀌는 카로틴이 풍부하게 들어 있어서, 눈의 피로를 덜어주는 좋은 식품입니다. 특히 지용성 비타민인 카로틴은 기름과 함께 섭취하면 흡수율이 높아지므로 버터에 볶음이나 튀김으로 해 먹거나 드레싱을 뿌려 샐러드로 만들어 먹도록 합니다. 시력저하가 걱정된다면 눈에 좋은 당근과 간을 같이 볶아 먹으면 더욱 효과적입니다.

5. 국화

국화는 머리 위로 떠오르는 열기를 내려주는 효과가 있기 때문에, 스트레스와 피로로 인해 눈이 충혈되었을 때나 어지럼증이 있을 때 좋은 약이 됩니다. 머리가 아프고 어지러울 때는 노란 국화가 좋고, 시력 보호를 위해서는 흰 국화가 좋습니다.

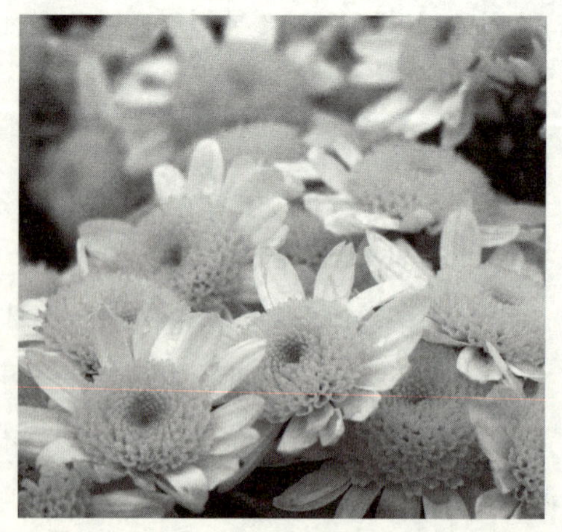

시들지 않은 국화꽃잎을 따서 흐르는 물에 깨끗이 씻어 물기를 뺀 다음, 냄비에 물을 붓고 팔팔 끓인 후 소금을 조금 넣고 국화꽃잎을 넣어 잠시 데칩니다. 숨죽은 국화꽃잎을 체에 밭쳐 물기를 뺀 뒤 소쿠리에 겹치지 않게 펼쳐 그늘에서 말립니다. 다 마르면 유리병에 보관해 두고서, 망이 있는 찻잔에 뜨거운 물과 국화꽃잎을 넣어 물이 우러나면 꽃잎을 걸러낸 후 물만 마시도록 합니다. 식성에 따라 꿀이나 설탕을 타서 먹어도 좋습니다.

눈의 피로를 풀어주고 건강하게 하는 처방

한의학에서는 간과 눈이 아주 밀접한 관계가 있다고 여기고, 간이 튼튼하면 눈이 건강하지만 간이 허약해지면 눈이 피로하고 시력이 떨어진다고 봅니다. 따라서 눈의 피로를 풀거나 시력 보호를 위해서는 간장을 보(補)하거나 간의 피로를 풀어주는 한약을 처방합니다.

피의 생성을 돕고 간장을 보(補)하는 『사물탕(四物湯)』에 간의 피로를 풀어주는 구기자 · 결명자 · 감국을 가미한 『가미사물탕(加味四物湯)』을 먹으면, 눈의 피로를 덜어주는 동시에 더 이상의 시력감퇴를 예방할 수도 있습니다. 영양 공급이 잘 되지 않아 빈혈 · 어지럼증이 심할 때도 좋은 처방입니다.

사물탕(四物湯)
숙지황 · 백작약 · 천궁 · 당귀 각 5g.

가미사물탕(加味四物湯)
숙지황 · 백작약 · 천궁 · 당귀 각 5g, 구기자 · 결명자 · 감국 각 4g.

눈앞에 뭔가가 떠다니는, 비문증

1. 비문증은 왜 생기나?

눈앞에서 작은 물체가 떠다니는 현상을 '비문증(飛蚊症)'이라고 합니다. 눈 속 초자체라는 곳에 미세한 혼탁물이나 부유 물질이 생기는 것으로, 숫자도 여러 개일 수 있으며 갖가지 형태로도 나타납니다. 파리나 모기 같은 곤충 모양, 점 모양, 동그란 모양, 아지랑이 모양, 실오라기 같은 줄 모양 등 다양한 형태로 보이며 수시로 여러 형태로 변할 수도 있습니다. 때로는 눈을 감아도 보일 수 있으며 보고자 하는 방향을 따라다니면서 보이는데, 맑은 하늘이나 하얀 벽, 하얀 종이를 배경으로 보았을 때는 더욱 뚜렷하게 보입니다.

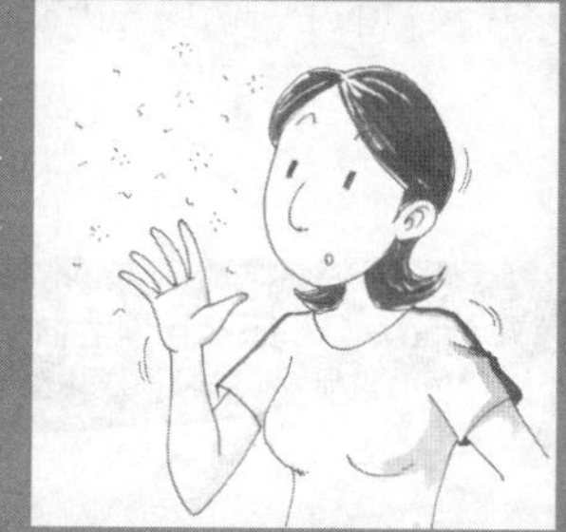

시선의 중심에 있는 경우도 있고 조금 옆에 위치할 수도 있습니다. 부유물이 심할 때에는 시력에 다소 장애를 줄 수 있으나, 극소량일 때는 시력 장애는 없으며 그리 위험한 증세는 아닙니다.

안구는 마치 둥근 공과 같고 그 둥근 내부 속에 끈적끈적한 액체가 들어 있는데, 이를 '초자체'라고 합니다. 원래는 이 초자체가 달걀 흰자처럼 투명해야 하지만 일종의 노화 현상 때문에 혼탁이 생기면 외부로부터 들어오는 빛에 의해 그림자가 비쳐집니다.

이러한 혼탁은 노화에 의한 '초자체의 섬유화' 혹은 '후부 초자체 박리'에 의해 발생하거나 어떤 병증이 원인이 되어 초자체가 변성되거나 염증, 당뇨병·고혈압 등에 의한 초자체 내출혈, 포도막염 등에 의해 발생할 수 있습니다.

2. 비문증일 때 나타나는 증세

'올챙이알이 떠다닌다, 모기가 날아다닌다, 그을음이 어른거린다' 등 여러 가지로 표현됩니다. 특히 '환한 밖에 나가서 보면 이것이 더욱 뚜렷하다'고 호소하는 환자들이 많은데 대개의 경우 시력은 저하되지 않고 단지 불쾌감을 느낄 정도입니다. 그러나 증세가 심한 경우 신경이 쓰일 정도여서 짜증스럽기도 합니다. 비문 증세가 있을 때는 눈 속의 혼탁물이 무엇인지 전문의에게 진찰을 받도록 해야 합니다.

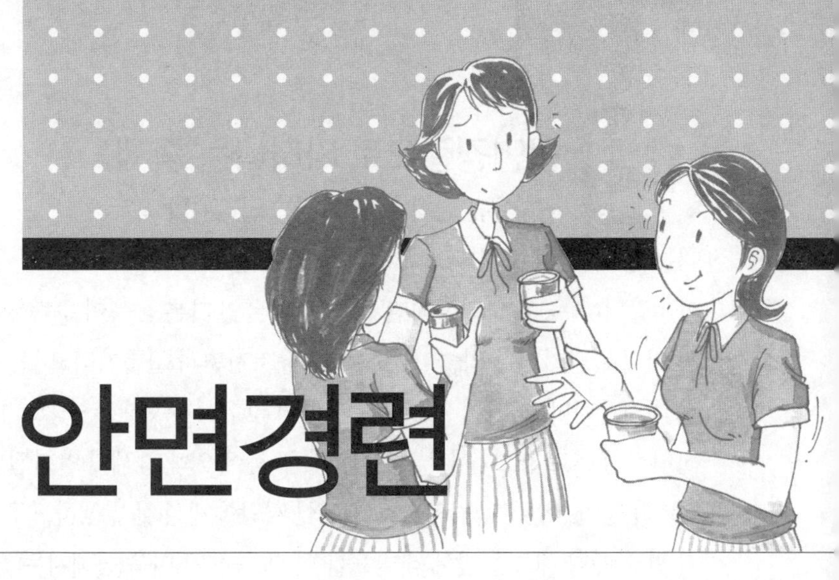

안면경련

　자신도 모르게 눈꺼풀, 눈꼬리, 입꼬리가 씰룩거리는 안면경련. 병의 특성상 안면경련 환자는 본의 아니게 상대방을 비웃는 표정을 짓게 되어 억울한 오해를 받곤 합니다. 눈과 입이 씰룩거리는 안면경련이 오랫동안 지속되면 대인 관계에 있어 적잖은 불이익을 당하게 될 수도 있습니다.

01 안면경련이란?

　안면경련이란 본인의 의지와 상관없이 얼굴 반쪽, 특히 입과 눈 주위가 씰룩거리거나 파르르 떨리는 것입니다. 안면경련의 평균 발병연령은 40~50대 사이이며 남녀 비율은 1:2정도로 여성에게서 더 많이 발생합니다. 그러나 최근에는 입시 스트레스에 시달리는 수험생, 격심한 업무와 스트레스에 시달리는 젊은 직장인에게서도 빈발하는 추세입니다.

02 안면경련으로 나타나는 증세

초기에는 한쪽 눈의 아래가 떨리거나 톡톡 튀고 눈이 저절로 감기는 등의 증세가 나타납니다. 주로 아랫눈꺼풀에서 시작되어 윗눈꺼풀로 옮겨갑니다. 증세가 진행되면 같은 쪽 얼굴의 다른 근육이 수축하게 되어, 눈이 저절로 감기거나 입술이 한쪽으로 당겨지면서 씰룩거리고 볼, 턱, 목 주위로 퍼져갑니다. 시간이 지날수록 경련의 횟수ㆍ지속시간ㆍ강도가 증가하고, 심리적인 스트레스ㆍ피로ㆍ긴장ㆍ음주 등에 의해 증세가 악화됩니다.

특히 안면경련은 성격적으로 예민한 사람에게서 잘 발생하므로, 낯선 사람과 만날 때나 대중들 앞에서 발표를 할 때 증세가 더욱 심해지는 경향이 있습니다. 그런데 이것을 치료하지 않고 방치하면 점차 근육이 굳어져 얼굴의 모양이 흉하게 변하거나 자신의 의지에 따라 표정을 짓는 것이 어려울 수 있습니다. 일부에서는 경련이 일어나는 쪽 귀에서 딸깍거리는 소리가 나기도 하며, 청력이 떨어졌다고 호소하는 경우도 있습니다.

03 안면경련이 생기는 원인

대개 눈이나 입이 떨리면 '혹시 중풍이 오는 것은 아닌가?' 라고 걱정하게 되지만 안면경련은 중풍과는 무관하므로 걱정하지 않아도 됩니다.

안면경련은 정상 궤도를 벗어나서 흐르는 동맥이 안면신경(제7 뇌신경)을 누르거나, 안면신경에 너무 가까이 자리잡은 혈관들의 자극에 의해 발생한다고 알려져 있습니다. 드물게는 안면신경이 뇌에서 갈라져 나오는 부분의 손상, 뇌종양, 뇌동맥류, 뇌동정맥 기형 등에 동반되어 나타나기도 합니다. 따라서 안면경련의 일반적 치료에도 호전이 없고 경련이 지속될 경우는 MRIㆍ신경전도검사 등 정밀검사를 할 필요가 있습니다. 그리고 안면신경마비 즉 구안와사를 앓았던 사람이 그 후유증으로 안면경련이 나타나는 경우도 종종 볼 수 있습니다.

안면경련일 때의 경락 마사지

① 따뜻한 물로 세수를 한 다음, 따뜻한 물 수건을 얼굴에 덮어 5분 정도 찜질한다.

② 수건으로 얼굴을 톡톡 두드려 수분을 제거한 다음, 오일이나 크림을 얼굴에 고루 바른다.

③ 네 손가락의 지문 부위로 그림과 같이 경락 마사지를 한다.

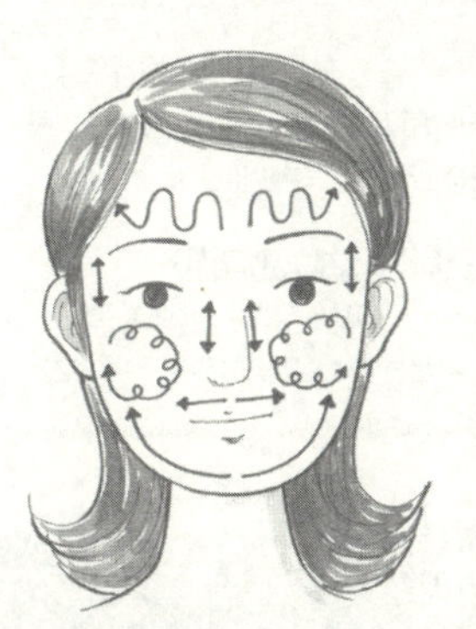

안면경련을 치료하는 처방

한의학에서는 안면경련을 크게 '풍(風)'으로 봅니다. 이 때의 풍(風)은 중풍을 의미하는 것이 아니라, 바람이 나뭇잎을 흔들리게 하는 자연 현상과 같이 사람에게도 바람의 기운이 들어와 근육을 흔들리게 하여 경련을 일으키게 한다고 인식하는 것입니다.

이처럼 얼굴에 풍(風)이 발생하는 것은 다음 두 가지 원인에 의합니다.

종류	특징	증세	처방
간화(肝火)	크게 화를 내거나 신경을 쓴 후 간(肝) 기운이 뭉쳐 화(火)가 생기고, 화(火)가 얼굴로 떠올라 풍(風)을 일으킨다.	얼굴이나 다른 부위의 살이 푸들거리고, 손·발이 마비된 듯 둔하거나 저리고, 머리가 어지럽다.	『천마구등음(天麻鉤藤飮)』
혈허(血虛)	출산·출혈·땀을 많이 흘림·영양불량 등으로 빈혈이 일어나 피가 근육을 영양하지 못해서 경련이 발생한다.	어지럽고, 얼굴이 창백하며, 입술과 눈꺼풀이 푸들거리며, 피부·머리카락이 까칠하다.	『자음건비탕(滋陰健脾湯)』

천마구등음(天麻鉤藤飮)

천마 · 치자 · 황금 각 9g, 조구등 · 백복신 각 15g, 석결명 · 상기생 각 24g,
두충 · 우슬 · 익모초 각 12g, 야교등 30g.

※ **주의하세요** : 우선 석결명을 끓인 후 다른 약재를 넣어 끓이고, 마지막에 조구등을
　넣어 잠시 우려낸다.

자음건비탕(滋陰健脾湯)

백출 6g, 진피 · 반하 · 백복령 각 4g, 당귀 · 백작약 · 생지황 · 건지황 각 2.8g,
인삼 · 백복신 · 맥문동 · 원지 각 2g, 천궁 · 감초 각 1.2g, 생강 3쪽, 대추 2개.

플러스 팁

짜게 먹는 식습관과 안면경련

평소 짜게 먹는 습관도 안면경련의 원인이 됩니다. 짜게 먹으면 몸 속에 나트륨 농도가 높아지고, 이를 희석하기 위해 수분을 저장하게 됩니다. 그 결과 몸 속에는 배설되지 못한 수분이 쌓여 부종이 발생하고, 그것들이 혈액순환을 방해하여 팔 · 다리의 마비나 안면경련과 같은 근육 경련을 일으킬 수 있습니다. 이런 경우에는 싱겁게 먹도록 식습관을 바꾸는 것이 무엇보다 중요합니다. 하루에 소금을 5g(1작은술) 정도만 먹도록 하며, 찌개나 국 등 국물이 있는 음식은 싱겁더라도 많이 먹으면 소금 섭취량이 늘어나게 되므로 국물을 적게 먹도록 합니다. 식습관의 교정과 함께 마그네슘($Mg2+$)과 칼슘($Ca2+$)이 함유된 약물을 복용하여 전해질 불균형을 개선해 주는 것도 좋습니다.

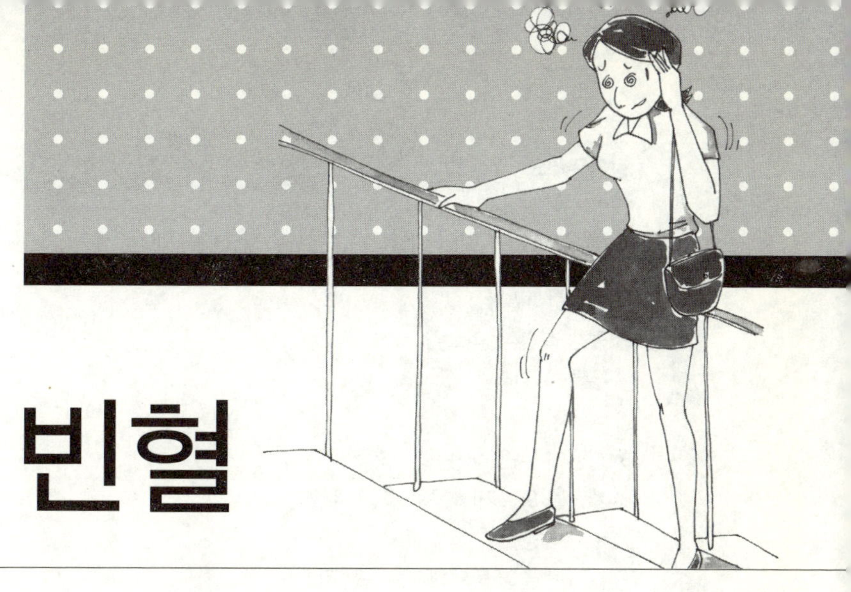

빈혈

　여성이라면 생리·임신·출산 등으로 평생에 한 번쯤은 빈혈이라는 진단을 받게 될 정도로 빈혈은 일반인에게 그리 낯설지도, 그래서 심각하게 받아들여지지도 않는 질환입니다. 그러나 빈혈은 혈액 손실로 인한 단순한 것에서부터 백혈병과 같은 난치병에 의한 경우도 있으므로 결코 만만하게 볼 수만은 없습니다.

01 빈혈이란?

　빈혈이란 혈액 중의 적혈구나 혈색소(헤모글로빈)가 정상보다 부족한 상태를 말합니다. 일반적으로 헤모글로빈 농도가 성인 남자의 경우 13g/dl, 성인 여자의 경우 12g/dl 미만이면 빈혈로 진단합니다. 헤모글로빈은 적혈구의 주요성분으로 혈색소, 즉 피를 붉게 보이게 하는 색소입니다.

빈혈이 있을 때 나타나는 일반적인 증세

① 창백한 피부.
② 전신 쇠약감, 피로감.
③ 두통, 어지러움.
④ 식욕감퇴.
⑤ 심장이 두근거리는 심계항진.
⑥ 계단을 오르거나 운동을 할 때 숨참.
⑦ 수족 냉증.
⑧ 손가락 끝이 뭉툭해지는 곤봉지.

헤모글로빈이 하는 일은 폐에서 산소를 공급받아 우리 몸 구석구석에 산소를 운반하는 것으로, 혈액의 가장 중요한 임무를 담당하고 있습니다. 따라서 빈혈 환자는 산소 부족으로 얼굴이 창백해지고, 현기증, 피로감을 느끼는 것입니다. 또한 심장에서는 부족한 산소를 보충하기 위해 더욱 열심히 펌프질을 하게 되므로, 계단을 오르거나 조금만 운동을 해도 금세 숨이 차고 가슴이 두근거리며, 맥박이 빨라지게 됩니다.

02 빈혈의 종류

빈혈의 원인은 크게 적혈구 생성의 장애에 의한 경우와 적혈구 소모 및 소실량의 증가에 의한 경우로 구분할 수 있습니다. 적혈구 생성 장애의 경우는 철 결핍성 빈혈 · 거대적아구성 빈혈 · 재생불량성 빈혈 · 만성 질환에 의한 빈혈 등이 있으며, 적혈구 소모 또는 손실이 원인인 경우는 용혈성 빈혈 · 출혈에 의한 빈혈이 있습니다. 일반적으로 치질, 위궤양, 과다 월경 등의 만성 출혈에 의한 철 결핍성 빈혈이 가장 많습니다.

1. 철 결핍성 빈혈

적혈구의 생성 원료인 철분의 부족으로 인한 경우로 전체 빈혈 환자의 95%를 차지합니다. 철분 섭취 부족, 철분의 흡수 장애, 철분 요구량 증가, 만성 출혈 등으로 인한 철분 손실 증가 등의 경우가 있으나, 출혈 등에 의한 철분 손실이 대부분을 차지합니다.

2. 거대적아구성 빈혈

적혈구 생성에 필요한 비타민 B_{12}나 엽산이 결핍되면 적혈구의 크기가 커지는 거대적아구성 빈혈이 발생합니다. 정상적으로는 적아구가 분열을 하여 적혈구로 분화되는데, DNA를 만드는 데 필요한 비타민 B_{12}나 엽산이 부족하면 핵의 성장이 이루어지지 못하고 세포질만 커질 뿐 적혈구의 기능을 못하는 거대적아구가 늘어나게 되어 빈혈을 일으킵니다.

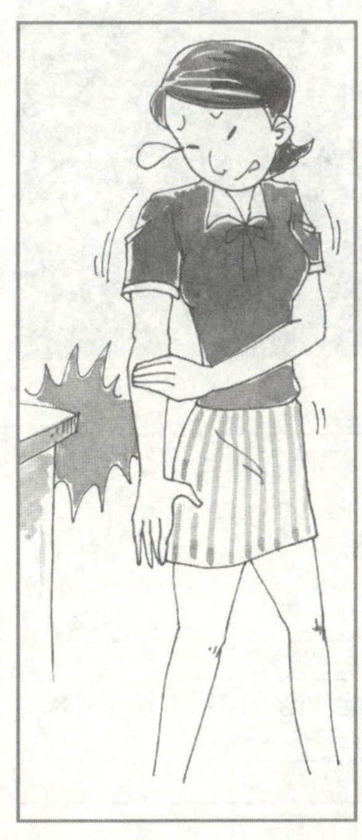

3. 재생불량성 빈혈

골수에서 혈액을 생산하는 능력이 떨어져 발생하는 빈혈입니다. 적혈구·백혈구·혈소판 등의 생산이 떨어지므로 빈혈과 함께 질환에 감염이 잘 되며, 멍이 잘 들고, 지혈이 잘 안 될 수 있습니다. 면역억제제나 안드로겐제제 등 약물요법, 적혈구 수혈, 골수 이식 등의 방법으로 치료합니다.

4. 용혈성 빈혈

적혈구 수명이 정상보다 단축되어 발생하는 빈혈입니다. 소변이 붉게 되거나 황달, 담석증, 비장 비대증이 증세로 나타나기도 합니다.

간장 질환·암 등 만성 질환에 의한 철분, 엽산, 비타민 B$_{12}$ 부족으로 빈혈이 발생합니다.

빈혈의 식이요법

① 철분, 엽산, 비타민 B$_{12}$가 들어 있는 음식을 매끼 먹습니다.

② 비타민 C는 철분 흡수를 도와주므로 비타민 C 함유식품을 매끼 먹도록 합니다.

③ 녹차, 커피, 홍차, 감 등의 식품에 들어 있는 타닌 성분은 철분과 결합해서 몸에 흡수되는 것을 방해합니다. 그러므로 철분 흡수를 방해하는 이들 식품을 철분제나 철분 함유 식품과 3시간 정도 차이를 두고 먹도록 합니다. 섬유소를 너무 많이 먹어도 철분 흡수를 방해할 수 있으므로, 철분과 함께 섬유소가 많은 곡류나 야채를 먹을 때는 너무 과하지 않도록 조절하는 것이 좋습니다.

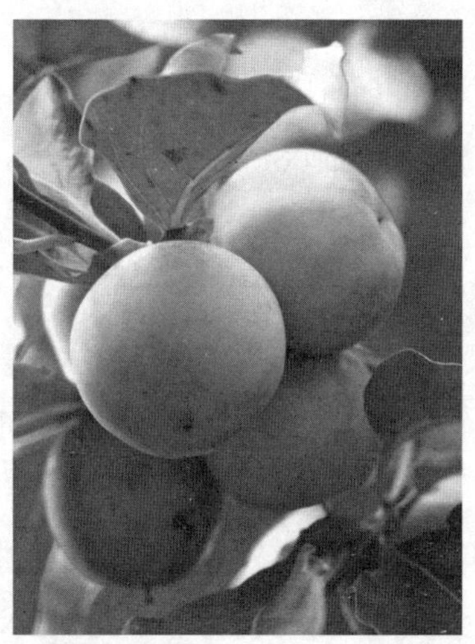

철분	선지, 간, 지라, 콩팥 등 내장, 살코기, 생선, 콩, 달걀 노른자, 미역, 김, 톳, 파래 등.
엽산	순무잎, 시금치, 상추, 흰 강낭콩, 아스파라거스, 레몬, 바나나, 멜론, 키위, 간, 콩팥, 버섯 등. ※엽산은 열에 파괴되기 쉬우므로 주의
비타민 B$_{12}$	쇠고기, 간, 생선, 달걀, 우유 및 유제품 등.
비타민 C	딸기, 오렌지, 귤, 키위, 사과, 레몬, 피망, 시금치, 케일, 양배추, 부추, 고구마, 감자, 양파 등.
철분 흡수 방해 식품	녹차, 커피, 홍차, 감, 섬유소 등.

빈혈을 예방·치료하는 민간요법

1. 당귀천궁인삼차

《동의보감》에서 '당귀는 혈액의 주된 약[血中之主藥]' 이라고 했습니다. 당귀는 혈액을 생성시키는 공이 너무나 커서 빈혈 치료의 대표처방인 『사물탕』의 주약재입니다. 이렇게 생성된 혈액을 온몸으로 공급해 주는 약재가 천궁입니다.

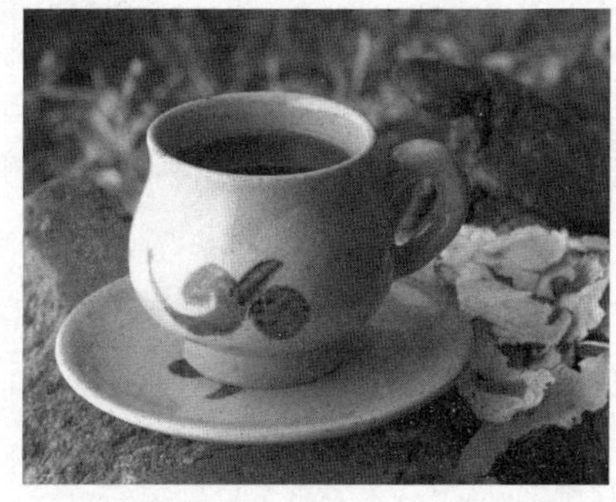

천궁은 혈액순환을 촉진시키므로 두통, 생리통, 생리불순 등에도 좋습니다. 천궁은 정유가 많아서 두통을 일으킬 수 있으므로 끓는 물에 담그거나 쌀뜨물에 반 나절 정도 담가서 정유 성분을 빼야 합니다.

그러나 빈혈이라고 해서 혈액약만 쓰면 효과가 떨어집니다. 섭취한 음식물의 흡수와 골수로의 영양분 공급이 선행되어야 하는 것입니다. 그런 기능을 돕는 것이 바로 인삼입니다.

당귀·천궁·인삼 각 8g을 물 1,000cc로 1시간 30분 동안 끓여 하루 동안 여러 번으로 나누어 마십니다. 여기에 골수의 조혈 작용을 돕는 녹용을 4g 정도 첨가한다면 더욱 좋습니다.

2. 삼귀탕(蔘歸湯)

빈혈 환자는 기존의 삼계탕 재료에 보혈 작용이 강한 당귀를 첨가한 '삼귀탕' 을 먹으면 효과가 좋습니다. 쌀뜨물에 담가서 기름을 뺀 천궁을 넣고 같이 끓이면 더욱 좋습니다. 인삼, 당귀, 천궁, 대추, 닭은 모두 성질이 따뜻하므로 평소 '손발이 차다, 소화가 잘 안 된다, 피로하다, 어지럽다, 찬 음식을 먹으면 설사가 난다' 고 하는 냉성(冷性) 체질의 빈혈 환자와 궁합이 잘 맞습니다.

특히 생리 때문에 매달 규칙적인 혈액 손실을 감수해야 하는 가임기 여성은 한 달에 한 번씩 삼귀탕을 먹으면 효과가 좋습니다. 생리 시작 전에 생리통이 심하고 덩어리진 생리혈이 나온다면 어혈로 인한 경우가 많으므로, 생리 예정일 2~3일 전에 천궁을 두 배로 넣어 삼귀탕을 끓여 드세요. 만약 선홍색의 생리혈이 많이 나온다면 자궁이 차고 허약해서 그런 것이므로, 생리 전과 생리중, 그리고 생리가 끝난 후에도 삼귀탕을 먹어서 손실된 혈액을 보충해 주는 것이 좋습니다. 이 경우 인삼을 두 배로 넣고, 자궁을 따뜻하게 하는 계피를 첨가한다면 더욱 좋습니다.

영계 1마리에 찹쌀 1/2컵, 대추 4개, 밤 4개, 인삼 1뿌리, 당귀 10g, 천궁 10g, 마늘·생강·계피 각 10g을 넣어 푹 끓입니다.

> **플러스 팁**
>
> ## 빈혈 예방·치료에 효과가 좋은, '선지·소지라·간'
>
> 피가 부족해서 생긴 빈혈은 마땅히 피를 공급하는 것이 가장 좋습니다. 그렇다고 피를 수혈 받을 수도 없는 노릇이니, 그 대신 혈액을 많이 함유하고 있는 선지·지라·간을 먹으면 됩니다.
>
> 동물의 피를 굳힌 선지는 혈액 성분이 모두 함유되어 있으니 빈혈에도 좋은 효과가 있습니다. 지라는 비장이라는 장기로 혈관이 얼키설키 뭉쳐서 만들어진 '핏덩어리 장기'라 할 수 있습니다. 비장은 혈액 중에서도 면역에 관계된 세포들이 많이 모여 있는 장기로, 몸에 들어온 나쁜 균이나 바이러스가 여기를 통과하면서 파괴되고 또 수명이 다된 혈구들은 이곳을 통과하면서 죽음을 맞이합니다. 그러므로 비장 또한 혈액 성분의 보고라 할 수 있습니다. 간장 또한 혈액 저장고로서, 위장에서 흡수한 영양분들이 모두 간장으로 모여들어 새로운 피를 만들어 온몸으로 공급을 하고 남는 것은 저장을 합니다.
>
> 따라서 모든 혈액 성분이 함유된 간, 선지, 지라는 혈액을 위한 완전식품이라고 할 수 있습니다. 이 식품들을 적어도 1주일에 한 번씩 먹는다면 빈혈 예방과 치료에 크게 도움이 될 것입니다. 특히 성장이 왕성한 유아나 청소년, 임산부, 수유 중인 산모, 가임기 여성들은 자주 챙겨먹는 것이 좋습니다.

당귀, 천궁, 백작약, 숙지황 4가지 약물로 구성된 『사물탕(四物湯)』은 빈혈 치료의 가장 기본처방으로 《동의보감》에서도 '『사물탕』은 혈액의 병을 두루 치료한다[通治血病], 혈액에 관계된 약을 구할 때는 먼저 사물탕을 찾아야 한다.'고 하였습니다. 골수의 조혈 기능을 촉진하는 당귀, 철분이 풍부하여 혈액 성분을 제공하는 숙지황, 혈액을 수렴하여 쓸데없는 소모를 막아주는 백작약, 그리고 혈관을 깨끗이 청소해 주고 혈액순환을 촉진시켜 맑은 피를 온몸에 공급해 주는 천궁. 이처럼 혈액의 생산과 공급에 관계된 모든 과정을 다스려 주는 약재들로 조성되었으므로, 빈혈 치료의 기본이 되는 것입니다.

사물탕은 혈액 질환 치료의 기본 처방으로, 임상에서는 환자의 체질과 증세에 따라 사물탕에 다른 약물을 가미하여 처방합니다.

생지황을 막걸리로 찌고 말리기를 아홉 번 반복[九蒸九爆]하여 만든 숙지황은 찔수록 철분량이 증가하여 훌륭한 철분 공급제가 되는 장점이 있습니다. 하지만 숙지황에 함유된 카탈폴(Catalpol)이라는 성분이 설사를 일으킬 수 있으므로 설사가 잦은 사람은 사인을 첨가하는 것이 좋습니다. 그리고 '보기익혈(補氣益血)'의 빈혈 치료 원칙에 따라 기(氣)를 보강하는 인삼, 백출, 백복령, 감초로 구성된 『사군자탕(四君子湯)』을 배합하는 것이 좋습니다.

기(氣)와 혈(血)은 마치 부부관계와 같아 '기행즉혈행(氣行則血行)' 즉 기(氣)가 흐르면 혈(血)이 따라 흐르므로, 혈액의 질환이라도 기(氣)를 함께 고려해야 하는 것입니다. 따라서 빈혈에는 보혈(補血)의 『사물탕』과 보기(補氣)의 『사군자탕』을 배합한 『팔물탕(八物湯)』을 쓰는 것이 좋습니다.

팔물탕(八物湯)
숙지황 · 당귀 · 천궁 · 백작약 · 인삼 · 백출 · 백복령 · 감초 각 4.5g
※설사가 잦은 사람은 사인을 4g 첨가합니다.

귀의 이상으로 어지럼증이 나타나는 '메니엘씨 병(Meniere's disease)'

메니엘씨 병은 우리 몸의 균형을 담당하는 내이(內耳)의 림프액 증가로 인해 빙글빙글 도는 것 같은 어지럼증이 발작적으로 생기는 질환입니다.

사람의 귀는 바깥에서부터 외이·중이·내이로 나뉘는데, 가장 안쪽에 있는 내이에는 인체의 균형을 담당하는 달팽이관과 3개의 반고리관이 있습니다. 이 관들 속에는 림프액이 있어서 달팽이관은 회전감각을, 반고리관은 위치감각을 알 수 있는 것

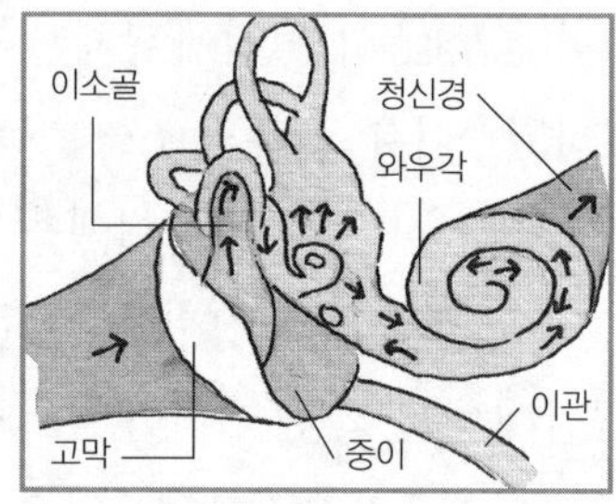

입니다. 그런데 어떤 이유로 인해 림프액이 비정상적으로 증가하여 내이가 손상을 당하고 그로 인해 균형 감각과 청력에 이상이 오게 되면, 귀울림이나 귀 먹먹함이 나타나다가 어지럼증이 생기고, 어지럼증 때문에 자꾸 구역질이 나거나 토하며 얼굴이 창백해지면서 식은땀을 흘립니다.

이 같은 증세는 20분에서 2시간 이상 지속되는데 보통 하루를 넘기지는 않으나, 거의 매일 발작하여 몇 달 동안 지속되기 때문에 환자는 아주 고통스러워합니다. 보통 한쪽 귀에만 나타나지만 환자의 30%에서는 양쪽으로 옵니다.

이 병은 귀의 해부학적 이상 없이 발생하는 기능성 질환이라 귀와 뇌 검사를 해보아도 대개 정상으로 판정되기 때문에, 괜한 '꾀병'으로 오해받기도 쉽습니다. 그래서 환자는 더욱 답답해질 수밖에 없죠. 메니엘씨 병은 누구에게나 생길 수 있으나 주로 40~60대 사이의 체력이 허약하고 내성적인 성격의 사람에게서 잘 발생합니다.

경증의 경우에는 치료를 하지 않아도 2~3개월 후 어지러움 발작이 점점 줄어들다가 귀울림도 사라지고, 청력도 정상으로 돌아와 일상생활이 가능해집니다. 그러나 아예 회전감각을 느끼지 못할 정도로 신경이 손상된 중증의 경우에는, 현기증은 갈수록 줄어들지만 귀울림과 청력 감퇴는 더욱 심해져 나중에는 완전히 청력이 상실되는 경우도 있습니다.

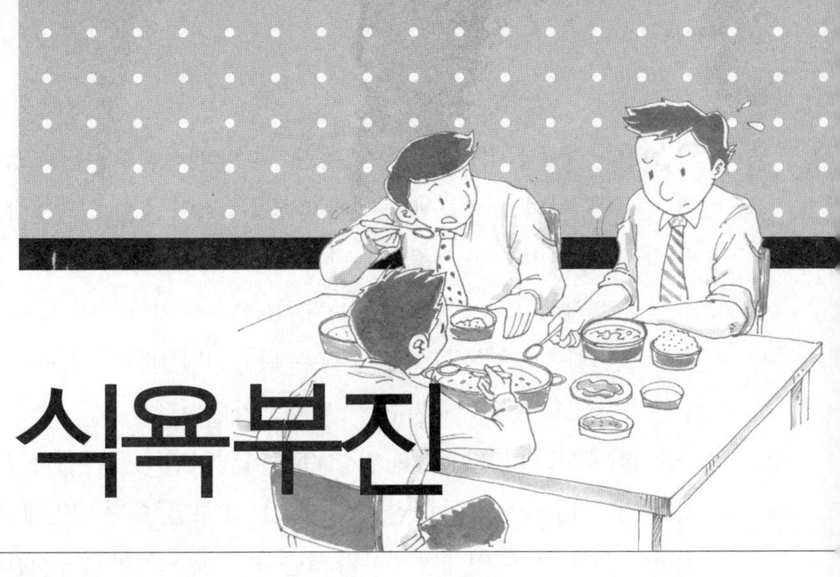

식욕부진

한의원에 찾아오는 환자들 중에는 주체할 수 없는 식욕을 억제해 달라고 하는 사람과 도무지 입맛이 없어 밥맛만 있게 해 달라고 하는 사람 등 상반되는 두 부류가 있어요. 이 두 부류의 환자가 대기실에서 이야기를 나누는데, 밥맛이 너무 좋아 살이 쪘다는 아주머니는 '날씬하니 얼마나 좋을까, 나도 입맛이 없어봤으면…….' 이라 말하고, 말라깽이 아주머니는 '음식을 통 못 먹어 기운을 차릴 수가 있어야죠. 후덕하니 얼마나 좋아 보여요. 나도 음식 한번 배불리 먹어봤으면 좋겠어요.' 라며 서로 상대방을 부러워합니다.

01 식욕부진이란?

식욕부진이란 말 그대로 배가 고프지도 않고, 밥을 먹기도 싫은 상태입니다. 입맛이 없다는 것은 몸 안에 어떤 이상이 생겼다는 첫신호일 수 있습니다. 예를 들어 위염, 감기, 독감, 폐렴, 폐결핵, 갑상선기능저하증, 간염, 구내염, 암의 초기 증세 등에 의해 식욕부진이 올 수 있습니다. 그밖에 신장 질환, 빈혈, 비타민 부족이나 항생제나 각성제, 진통제, 항히스타민제 등의 약물로 인해서도 식욕부진이 올 수 있습니다. 이와 같이 식욕부진을 일으킬 만한 질환이나 약물 등이 있는 경우에는, 원인 질환을 치료하고 약물을 바꾸는 것이 식욕부진을 해결하는 첫번째 과제입니다.

한의학에서는 비장(脾臟)과 위장(胃腸)이 약하면 식욕이 없다고 봅니다. 선천적으로 비장과 위장이 약한 사람이 있는가 하면, 어떤 원인에 의해 비장과 위장이 후천적으로 약해진 경우가 있습니다. 예들 들어 불규칙한 식사 습관, 인스턴트 식품, 음주, 찬 음식, 과식 등으로 인해 비장과 위장이 손상을 당해 후천적으로 약해지는 것입니다.

02 식욕을 돋우는 생활요법

① 약간의 향신료로 식욕을 돋웁니다. 약간 매운 음식은 식욕을 돋울 수는 있으나, 너무 맵고 짠 음식은 위장을 자극하여 오히려 소화력을 떨어뜨릴 수 있습니다. 따라서 식욕을 돋울 정도의 소량의 향신료로 맛을 내는 것이 좋습니다. 마늘, 생강, 후추, 양파 등이 식욕증진에 도움이 됩니다.

② 식사의 양은 평소보다 적게 먹습니다. 한꺼번에 많은 양을 섭취하기보다 소량의 음식을 먹는 것이 식욕을 돋우는 데 도움이 됩니다.

③ 세 끼 식사 외에 영양소가 골고루 배합된 간식을 먹습니다. 간식을 너무 많이 먹으면 밥맛이 떨어질 수 있으므로, 적은 양으로 영양소를 고루 섭취할 수 있는 것을 선택합니다. 간식으로는 신선한 과일이나 견과류가 좋습니다.

④ 좋아하는 한 가지 반찬보다 여러 가지 음식을 골고루 맛보게 해서 입맛을 살리도록 합니다. 신선한 야채가 식욕을 돋우는 효과가 있습니다. 야채 드레싱이나 상큼한 초고추장으로 무침을 해주면 침이 많이 분비되어 식욕과 소

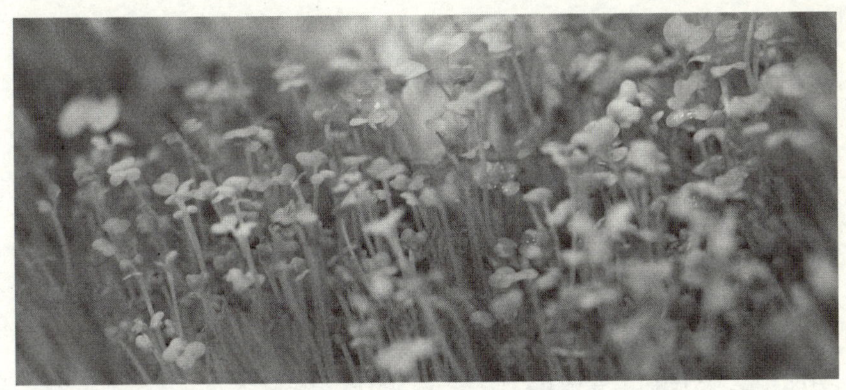

화력을 높여줄 것입니다.

　⑤ 식품을 조리할 때 불에 구우면 독특한 향기로 인해 입맛을 돋울 수 있습니다. 구이나 튀김으로 조리방법을 바꾸어 보는 것도 좋은 방법입니다.

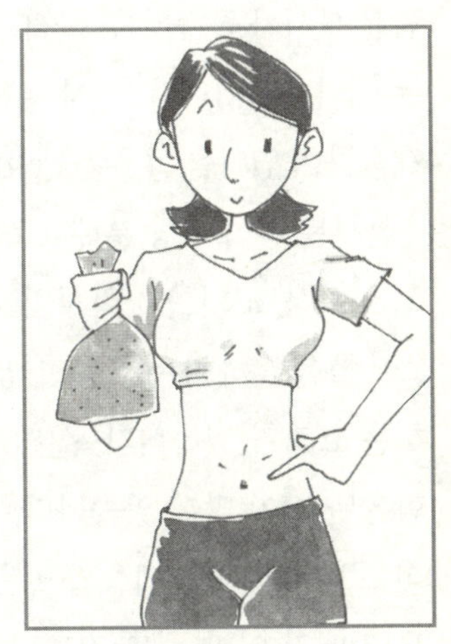

　⑥ 배를 따뜻하게 합니다. 배를 따뜻하게 마사지해 주거나, 따뜻한 찜질을 해주는 것이 좋습니다. 프라이팬에 노랗게 볶은 소금을 광목주머니에 넣어 배꼽에 올려놓으면 열기가 단전으로 전달되기 때문에 더욱 효과가 좋습니다.

　⑦ 차가운 음식을 피하고, 따뜻한 음식을 먹습니다. 또한, 소화가 되지 않는 기름진 음식은 피하도록 합니다.

03 식욕을 돋워주는 약재

1. 계내금

병을 앓고 난 후 밥을 잘 먹지 못할 때는 닭의 모이주머니가 좋습니다. 닭의 모이주머니는 모래도 부술 만큼 소화 능력이 뛰어나기 때문에, 한방에서는 '계내금' 이라는 약재로 소화 기능이 떨어진 사람들에게 많이 쓰이고 있습니다. 계내금은 위장의 운동과 소화액의 분비를 촉진시켜, 음식을 잘 소화시키고 입맛을 돌게 하는 효과가 있습니다.

밥을 먹으면 윗배가 빵빵해지고, 배가 잘 꺼지지 않으며, 배가 고프지 않고, 음식을 먹으면 구역질이나 구토를 하는 증세가 있을 때는 계내금가루를 먹어 보세요. 계내금을 깨끗이 씻어 말린 후 노릇하게 볶아서 가루내어 용기에 보관해 두고, 1일 3회 공복에 5g씩 온수로 먹으면 됩니다.

2. 산사

늘 소화가 안 된다고 하며 특히 고기나 기름진 음식을 먹으면 잘 체하는 사람은 산사가 좋습니다. 산사는 아가위 열매라고 하는 것으로, 산에서 볼 수 있는 애기사과입니다. 산사는 한방에서는 소화제로 널리 쓰이는 약재로, 맛이 새콤하여 입맛을 돋우는 데 이만한 약재가 없습니다.

산사는 특히 지방 분해효소인 리파제와 단백질 분해효소인 펩신을 함유하고 있어서, 고기를 소화시키는 장점이 있습니다. 또한 산사는 혈관에 낀 콜레스테롤을 분해하는 효능이 있어서 고지혈증, 동맥경화증, 뇌경색 등을 예방하는 효과가 있습니다. 실제로 시판되는 혈액순환 개선제에 산사 추출물이 함유된 것이 많이 있습니다. 오랜 체기로 음식을 보기만 해도 메스껍고 음식을 먹으면 배가 아파 배를 건드리지도 못할 때 산사차를 먹어보세요.

산사 열매를 깨끗이 씻어 말려 보관해 두었다가 하루에 20g씩 물 1ℓ로 1시간 30분 정도 달여 하루 동안 여러 번으로 나누어 마십니다.

소화기관의 운동이 정상적으로 되면 식욕도 당연히 증진될 수밖에 없습니다. 손바닥의 수심, 비, 위, 대장구는 인체 내의 소화기관을 축소해 놓은 곳으로, 식욕이 없을 때 지긋이 눌러주면 좋습니다. 수심(손바닥 중심)과 비, 위, 대장구(엄지 쪽 손바닥의 불룩한 부분)는 인체 소화기를 강화하는 작용이 있기 때문입니다.

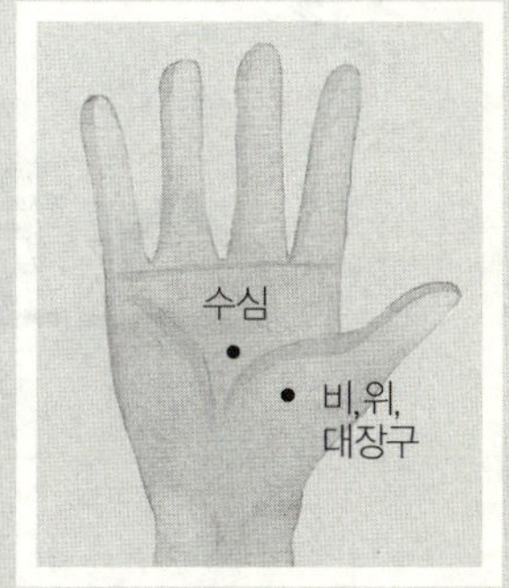

식욕을 돕우는 처방

입맛이 없으면 비위를 튼튼히 해주고 식욕을 돋워주는 인삼, 생강, 사인, 대추 등의 약재를 차처럼 달여 따뜻하게 마시면 효과가 있습니다. 그리고 스트레스가 많은 현대인들의 신경성 식욕부진에는 『향사양위탕(香砂養胃湯)』이 좋습니다. 식욕을 증진시키는 사인 · 후박 · 진피 · 백두구 · 목향, 위를 튼튼히 하는 백출 · 창출 · 백복령, 그리고 인체의 전반적인 생리 기능을 활성화시켜 주는 인삼 · 대추가 식욕을 증진시킵니다. 여기에 향부자(香附子)를 가미하면 스트레스로 가슴에 뭉친 기운을 풀어줍니다.

향사양위탕(香砂養胃湯)
백출 4g, 사인 · 창출 · 후박 · 진피 · 백복령 · 백두구 각 3g, 인삼 · 목향 · 감초 2g, 생강 3쪽, 대추 2개.

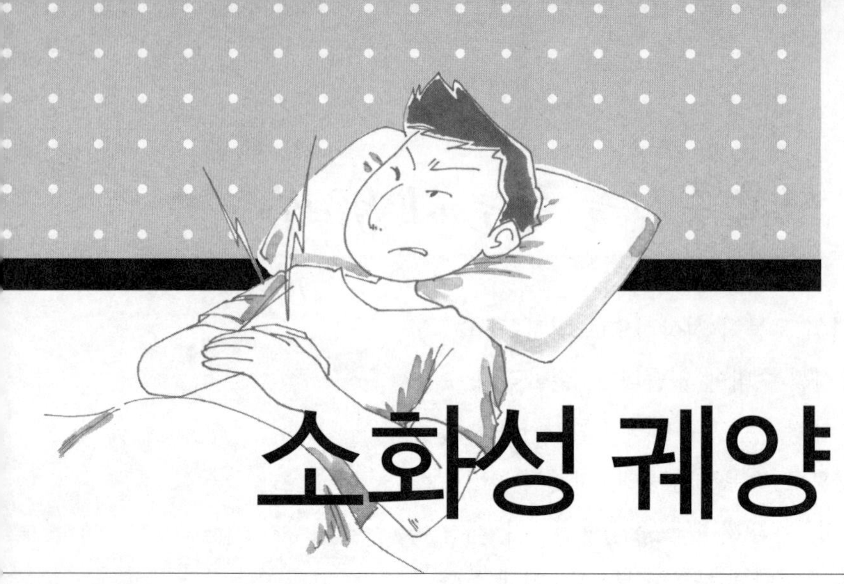

소화성 궤양

'속이 쓰리고 신물이 올라온다, 한밤중에 속이 쓰려 잠을 깬다'는 증세가 있다면 위·십이지장 등의 소화성 궤양을 의심해 보세요. 특히 위궤양과 십이지장궤양은 소화성 궤양의 대부분을 차지하는 것들로 우리 나라 성인의 소화기 질환 중 가장 빈도가 높습니다.

01 소화성 궤양이란?

음식물이 위장으로 들어오면 위에서는 강력한 소화력을 띤 위산과 펩신을 분비합니다. 위산과 펩신은 위장 자체도 소화시킬 정도로 강하지만, 다행히도 위장에서는 위장을 보호하는 점액이 분비되고 면역력도 강해서 쉽게 파괴되지 않습니다. 의학적으로 위산과 펩신의 분비와 관련되는 것을 공격인자라고 하며, 위장 점막의 방어력과 관련되는 것을 방어인자라고 합니다. 사람이 건강할 때에는 공격인자와 방어인자 사이에 세력의 균형이 이루어져 있지만, 어떤 원인으로 인해 공격인자가 강해지든지 또는 방어인자가 약해지면 공격인자가 점막을 파괴하여 궤양을 만듭니다. 이를 소화성 궤양이라 합니다. 소화성 궤양이 주로 발생하는 부위는 위와 십이지장입니다.

 ## 소화성 궤양의 원인

1. 정신적 요인

정신적 스트레스는 위 점막의 방어력을 떨어뜨리고, 위액의 분비를 증가시켜서 궤양을 일으킵니다. 임상적으로도 정신적 스트레스가 많은 직업을 가진 사람에서 궤양을 많이 볼 수 있으며, 경제 상황이 나빠지거나 사회가 불안할수록 궤양 환자가 늘어남을 알 수 있습니다.

2. 식사 요인

폭음, 폭식, 급히 먹는 식습관, 불규칙한 식사, 지나치게 뜨겁거나 찬 음식, 섬유소가 많은 식품, 향신료, 커피, 탄산 음료 등은 소화성 궤양의 원인입니다. 또한 영양이 결핍되어도 궤양이 일어날 수 있습니다.

3. 약물 및 기타 요인

진통제, 해열제, 거담제, 항생제, 스테로이드제제 등의 약물남용이나 지나친 흡연과 음주도 궤양의 중요한 원인입니다.

4. 헬리코박터 파일로리균의 감염

최근 위장 질환의 중요 원인으로 알려진 헬리코박터 파일로리균은 위산의 분비를 증가시키고 위벽과 십이지장벽의 방어기전을 약하게 하여 궤양을 일으킵니다. 통계적으로도 거의 모든 십이지장궤양 환자(90%)와 위궤양 환자(80%)는 이 균에 감염되었다고 알려져 있습니다.

헬리코박터 파일로리균은 무엇일까요?

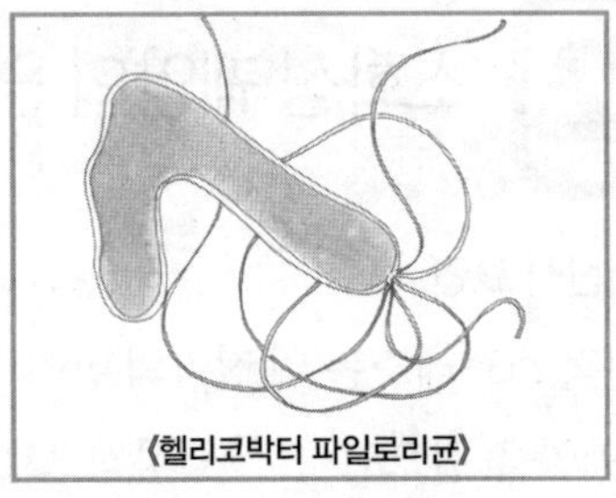

《헬리코박터 파일로리균》

헬리코박터 파일로리균은 '위의 유문(파일로리)에서 사는 나선 모양(헬리코)의 박테리아(박터)'란 뜻입니다. 이 균이 만들어 내는 효소는 요소를 분해해 암모니아를 만들고 이 요소 분해효소가 위산을 중화시켜 자기 자신이 살기 좋은 환경을 만들게 됩니다. 헬리코박터 파일로리균에서 나오는 독성 물질이 위 점막에 직접 상처를 내기도 하지만 이 균이 활동하고 있는 위 점막을 위산이 공격해 위에 '구멍'이 나기도 합니다. 최근에는 헬리코박터 파일로리균이 철 결핍성 빈혈의 주범으로 밝혀지기도 했습니다.

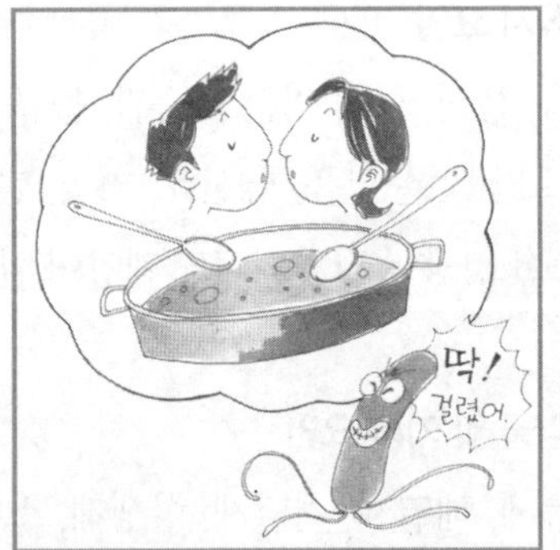

이 균에 감염됐다고 모두 위염에 걸리는 것이 아니라 10명 중 6명 정도에게서 속쓰림, 소화불량 등의 위염 증세가 나타나고 1~2명에게서 소화기 궤양이 나타납니다. 빈 속에 통증이 오는 십이지장궤양의 90~95%, 식사 후 통증이 많이 생기는 위궤양 환자의 60~80%에서 헬리코박터 파일로리균이 발견되었다는 임상보고가 발표되었습니다. 현재까지 급·만성 위염과 십이지장궤양, 위궤양 외에도 위 림프종, 만성 위축성 위염까지도 일으키는 것으로 알려져 있고 위암의 원인으로도 추정되고 있습니다.

03

소화성 궤양으로 나타나는 증세

소화성 궤양의 가장 흔한 증세는 공복시 윗배가 쓰리고 아프며, 밤에 속쓰림이 나타납니다. 그러나 이러한 통증은 제산제를 먹으면 몇 분만에 가라앉습니다. 또한 오심·구토·식욕부진·복통 등의 증세를 주로 호소하는데, 사람에 따라서는 큰 궤양이 있어도 통증이 없는 경우도 있습니다.

궤양 부위의 출혈이 심하면 토혈을 하거나 대변에 피가 섞여 나오기도 합니다. 소화성 궤양으로 출혈이 일어난 경우에는 대변에 선홍색 피가 나오는 것이 아니라, 아스팔트를 녹인 것처럼 검고 진득거리는 대변으로 나옵니다.

소화성 궤양은 궤양이 생긴 부위에 따라 증세가 달라집니다. 음식물이 식도→위→십이지장 순서로 통과하므로 식도 궤양은 식사 도중이나 식사 직후에 통증이 있고, 위궤양은 식후 30분에서 1시간 사이에 통증이 발생하며, 십이지장궤양은 식후 2~3시간 후 공복 시 특히 야간에 통증이 발생합니다.

위궤양과 십이지장궤양의 차이점을 정리하면 다음과 같습니다.

	위궤양	십이지장궤양
빈도	흔하지 않음	흔함
발병 연령	중년기 이후	청년기~중년 초기
남녀 차	주로 여성	주로 남성
가족력	가족에서 궤양의 발생이 흔함	가족에서 궤양의 발생이 흔함
비궤양 부위	위무력증과 만성 위염을 보임	정상
위산 분비	정상보다 낮음	위산과다증
위액의 혈액 성분	있음	대개 없음
식사와의 관계	밥을 먹으면 통증이 심해짐	밥을 먹으면 통증이 가심
통증 발생 시간	식후 30분~1시간	식후 2~3시간(공복시), 야간에 통증이 심함

04 소화성 궤양을 예방하는 생활요법

1. 충분한 휴식을 취하고 스트레스를 해소한다

심신의 안정이 궤양 치료의 시작입니다. 정신적 스트레스와 과로는 장 점막의 방어인자를 약화시키는 중요한 원인이므로, 치료중이나 치료된 후에도 재발 방지를 위해 적당한 휴식이 필요합니다.

2. 반드시 금연하고 약물을 남용하지 않는다

궤양 환자에게 흡연은 술이나 카페인보다 더 해롭습니다. 흡연은 위산 분비를 촉진시키고, 위와 식도 사이의 괄약근을 느슨하게 하여 위산이 식도로 역류하게 만든 결과 신물이 올라옴, 속쓰림 등의 증세를 일으킵니다.

그리고 아스피린과 같은 진통소염제, 스테로이드제제, 항생제 등의 약물은 궤양을 유발할 수 있다고 알려져 있습니다. 따라서 이들 약물을 의사의 진단 없이 함부로 남용해서는 안 됩니다.

3. 아무리 친한 사이라도 식기를 따로 쓰도록 한다

헬리코박터 파일로리균은 위·십이지장 궤양의 가장 큰 원인으로 알려져 있습니다. 음식을 같은 숟가락이나 젓가락으로 먹거나, 국물 음식을 함께 먹기, 술잔 돌리기, 엄마가 음식을 씹어서 아이의 입에 넣어주기 등은 헬리코박터 파일로리균을 다른 사람에게 전파시키는 습관입니다. 각각의 식기를 사용하고 위생 관리에 신경써야 합니다.

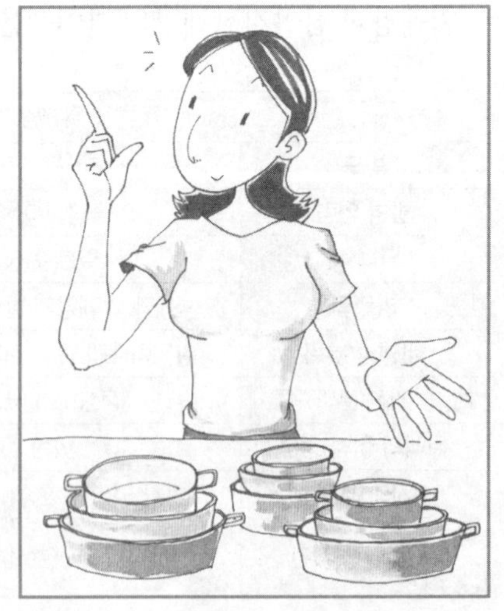

05 소화성 궤양의 식이요법

①알코올, 향신료, 신맛이 강한 식품, 방향성이 강한 식품, 날달걀, 생야채, 고기 구운 것, 젓갈, 건어물 등은 위액 분비와 위장 운동을 촉진시켜 위궤양을 악화시킬 수 있습니다. 따라서 이러한 자극적인 식품은 피하도록 합니다.

②궤양 부위를 직접 자극하는 것을 피해야 합니다. 거친 음식 · 딱딱한 음식 · 말린 음식 · 튀긴 음식 등은 가급적 피하며, 고춧가루 · 후추 · 겨자 · 카레 등 자극성이 있는 조미료는 궤양의 상처 부위를 자극할 수 있으므로 제한하도록 합니다.

③궤양 부위의 빠른 치유를 위해 단백질, 철분, 비타민 C 등을 섭취합니다. 질 좋은 단백질과 철분, 비타민 C가 많이 함유된 식품은 다음과 같습니다.

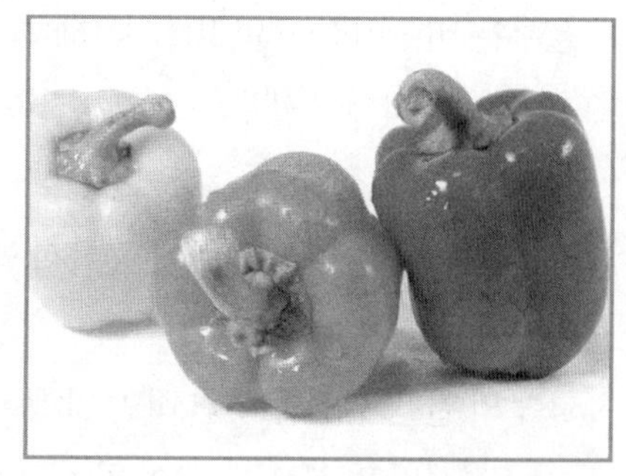

●**단백질** 육류, 생선, 달걀, 콩, 두부 등.

●**철분** 간, 달걀 노른자, 푸른잎 채소, 해조류 등.

●**비타민** C 딸기, 사과, 피망, 시금치, 케일, 양배추, 부추, 고구마, 감자 등.

④위장을 비우지 않도록 자주 먹어야 합니다. 위장이 비면 위산이 궤양 부위를 바로 자극하여 통증을 일으킬 수 있습니다. 따라서 위장이 비는 시간이 없도록 하루에 4~6회 정도로 나누어 조금씩 자주 먹도록 합니다.

⑤통증이 심할 때는 위에 자극을 주지 않는 부드러운 음식을 소량 먹는 것이 좋습니다. 속쓰림이나 통증이 있을 때에는 위산을 희석해 줄 수 있는 물이나 두유, 미음, 흰죽, 채소죽, 달걀찜 등을 먹도록 합니다.

⑥자기 전에 음식을 먹으면 위산 분비를 자극하여 위궤양을 촉진할 수 있으므로, 자기 전에는 음식을 많이 먹지 않도록 합니다. 그러나 공복 시간이 길

어져도 속쓰림이 생길 수 있으므로, 저녁식사를 빨리 했다면 잠들기 전에 비스킷 한두 조각을 먹도록 합니다.

⑦ 술, 콜라·사이다 같은 탄산 음료, 커피 등은 위산 분비를 유도하고 염증을 유발하기 때문에 철저히 금하는 것이 좋습니다. 그리고 개개인에 따라 먹었을 때 속이 편치 않은 음식을 피하고, 아무리 궤양에 좋다고 하는 음식이라도 자신이 먹고 불편하였다면 먹지 않도록 합니다.

 소화성 궤양을 치료하는 식품

1. 율무

율무는 비·위장(脾胃腸)을 보(補)하고 원기를 회복하는 기능이 있습니다. 또한 동물실험에서 율무의 소염·진통 작용이 밝혀져 율무가 직접 소화기 궤양 부위를 보호해 줌이 증명되었습니다. 특히 율무는 다른 곡식에 비해 필수 아미노산과 지방의 함유량이 높아서 궤양 환자의 영양보충식으로도 그만입니다.

율무의 갈색 껍질을 벗긴 하얀 알맹이를 프라이팬에 살짝 볶아 하루 20g씩 물 1ℓ로 1시간 30분 정도 달여 차처럼 수시로 나누어 마십니다. 또는 볶은 율무를 가루내어 미숫가루처럼 물에 타서 마시면 가벼운 식사나 간식으로도 좋습니다.

2. 감자

감자에는 위장 점막 즉 방어인자를 강화시켜 주는 성분이 있기 때문에 소화성 궤양에 이처럼 좋은 식품이 없습니다. 특히 신선한 감자생즙에 들어 있는 '알기닌'은 위벽에 막을 만들어서 출혈이나 상처가 있을 때 이를 보호하고 회복시키는 데 큰 도움이 됩니다. 또한 감자생즙에는 경련을 진정시키는 '아트로핀'이 함유되어 있어서 위 · 십이지장궤양의 통증을 줄여주는 효과가 있습니다.

더구나 감자에는 상처 회복과 면역력 증강에 도움이 되는 비타민 C가 풍부하기 때문에, 소화성 궤양에 좋은 것입니다. 일반적으로 비타민 C는 열로 가열하면 파괴된다고 알려져 있는데, 감자에 함유된 비타민 C는 전분 입자로 싸여 있어 익혀도 손실이 적기 때문에 영양소 효율면에서도 아주 좋습니다.

감자 껍질을 벗기고 싹을 떼어낸 후 강판에 갈아 그릇에 담아두면 밑에 전분이 가라앉는데, 위에 고인 물은 버리고 전분을 복용합니다. 보통 하루에 1개 분량의 전분을 두 번 정도 공복에 나누어 먹으면 됩니다.

3. 양배추

양배추에는 항궤양 작용을 하는 비타민 U와 혈액응고 작용을 돕는 비타민 K가 함유되어 있어서 궤양 점막을 재생시켜 주고 궤양 치료에 효과가 있습니다. 이러한 비타민 U와 K는 수용성이며 열에 잘 파괴되기 때문에, 양배추를 날것으로 반찬을 해서 먹거나 생즙을 내어 하루 한 잔씩 마시는 것이 좋습니다.

4. 연근

연근에는 수렴 · 지혈 작용이 강한 타닌 성분이 함유되어 있어서 궤양으로 인한 출혈을 예방 · 치료하는 효과가 있습니다. 따라서 궤양 환자는 평소에 연근 반찬을 자주 먹도록 하며, 토혈이나 변혈(대변이 콜타르처럼

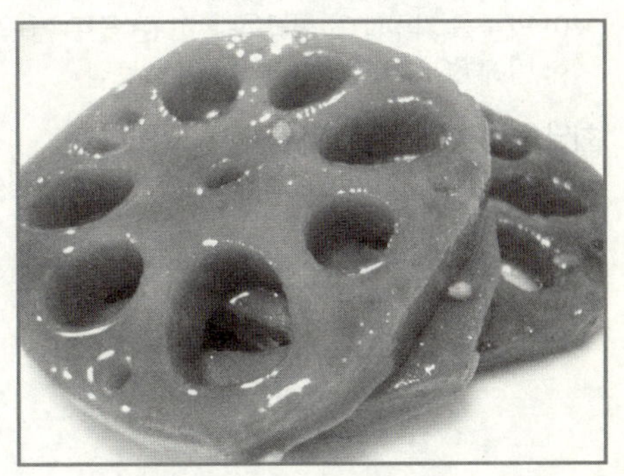

끈끈하고 검게 나옴)이 있을 때는 연근즙 한 잔에 소금으로 간을 맞춰 마시도록 합니다.

간열(肝熱)이란 스트레스를 많이 받는 사람의 내장에 열이 쌓인 것을 의미하며, 간열증이 있으면 신경이 예민하고 소화가 잘 안 되며 옆구리가 땅기거나 자주 피로하다는 증세를 호소합니다. 위장습열(胃腸濕熱)은 주로 과음·과식 등으로 인해 생기는 것으로 속이 더부룩하고, 소변이 탁하고 누런 색깔을 띠며, 혀에 누런 태가 끼고, 갈증이 잘 생기는 사람에 해당됩니다.

이러한 위장습열(胃腸濕熱)과 간열(肝熱)을 둘 다 다스리는 처방이 『수련환(茱蓮丸)』으로, 궤양 환자 중에서 속쓰림이나 신물이 올라오는 것을 주요 증세로 하는 경우 이 처방을 쓰면 아주 효과적입니다.

트림이 나고, 명치끝이 거북하고 그득하거나, 메스꺼움증이 있으면서 윗배가 아픕니다. 입이 타며 거품이 있는 침이 고이고, 입냄새도 있으며, 혀에 누런 태가 낍니다. 이 때는 화를 내리고 담을 삭이는 『화담청화탕(化痰淸火湯)』이 효과적입니다.

수련환(茱蓮丸)
오수유·진피·황금 각 20g, 황련 40g, 창출 30g.
※이 약들을 가루내어 신국을 넣어 쑨 풀로 반죽한 다음 콩알만하게 알약을 빚는다.
한 번에 60~70알씩 하루 세 번 먹는다.

화담청화탕(化痰淸火湯)
천남성·반하·진피·창출·백출·백작약·황련·황금·치자·지모·석고 각 3g, 감초 1.2g, 생강 3쪽.

과민성 대장증후군

일본의 전국시대를 평정하고 통일의 시대를 연 '도쿠가와 이에야스'. 그는 매우 냉철하고 대범한 인물이지만, 그 이면에는 인간적인 허점도 지녔다고 합니다. 한 예로 도쿠가와 이에야스가 다케다 군대와의 싸움에서 참패하여 도망치다 너무 놀란 나머지 바지에 똥을 싼 채로 전장을 빠져나가 겨우 목숨을 구했습니다. 그러나 그는 이 일을 절대 부끄러워하지 않고 냄새나는 바지를 부하들 앞에 항상 걸어두고는 그 날의 치욕을 결코 잊지 않으리라 다짐하며 끝내는 다케다 군대를 전멸시켰다는 일화가 있습니다.

01 과민성 대장증후군이란?

극도로 공포스럽거나 두려운 상황에 처했을 때, 갑자기 배가 사르르 아파오면서 설사나 가스가 나오는 등 여러 가지 대장 증세가 있을 경우

'과민성 대장증후군' 이라고 합니다. '과민성 대장증후군' 이란 말 그대로 대장이 너무 예민하게 반응하여 복통·복부 팽만·가스·설사 또는 변비 등의 증세가 나타나는 것으로, 검사를 해보면 특별한 대장 질환을 발견할 수 없어 흔히 '신경성' 이라고 하는 경우에 해당됩니다.

과민성 대장증후군 자가진단 체크리스트	
① 찬물이나 찬 음식만 먹으면 설사를 한다.	
② 시험이나 중요한 일을 앞두고 긴장을 하면 설사를 한다.	
③ 특별한 음식을 먹으면 설사 또는 변비가 생긴다.	
④ 우유나 유제품을 먹으면 설사를 한다.	
⑤ 변비, 설사를 번갈아 가며 한다.	
⑥ 항상 가는 변과 묽은 변만 본다.	
⑦ 배변 후 시원치 않고 잔변감이 남아 있다.	
⑧ 배에 가스가 차고 배가 더부룩하며, 트림을 자주 한다.	
⑨ 자주 아랫배가 살살 아프다.	
⑩ 배에서 '꾸르륵' 하는 소리나 물소리가 난다.	
평가	2개 이하 양호한 편. 3~5개 과민성 대장증후군으로 관리와 치료가 필요하다. 6개 이상 심한 과민성 대장증후군으로 반드시 치료를 받아야 한다.

02 과민성 대장증후군의 유형

대장은 놀랍게도 감정에 제일 민감한 기관입니다. 정상적인 사람도 강한 스트레스나 감정의 변화가 있으면, 내장운동을 조율하는 자율신경인 교감신경과 부교감신경의 균형이 깨지고 그로 인해 정상적인 대장운동 리듬이 깨져 변비나 설사가 나타날 수 있습니다. 그러나 신경이 너무 예민한 사람은 아주 조그만 감정 변화에도 자율신경의 균형이 깨져 정상적인 대장운동에 지장이 오기 쉽고, 그로 인해 갑자기 설사나 변비가 생기는 것이 '과민성 대장증후군' 입니다.

과민성 대장증후군은 3가지 유형이 있습니다.

1. 설사형

평소에는 정상적으로 대변을 보다가 갑자기 강한 감정적 자극이나 스트레스가 있으면 대장의 운동이 빨라져 복통과 설사가 나타납니다.

2. 변비형

스트레스를 받으면 아예 장운동이 둔해져서 변비가 생기는 유형이며, 여성들이 여행을 가거나 직장을 옮기면 며칠 동안 변을 못 보는 경우가 여기에 속합니다.

3. 변비 · 설사 교대형

변비와 설사, 이 두 가지가 혼합된 유형입니다. 평소에는 변비가 있는데 긴장만 하면 설사를 하는 유형이며, 일반적으로는 '변비 · 설사 교대형' 이 가장 흔합니다.

03 과민성 대장증후군일 때 나타나는 증세

일반적인 과민성 대장증후군의 증세는 아침식사 후나 식사 도중, 또는 시험이나 면접 직전과 같이 긴장을 했을 때 나타납니다.

아랫배가 사르르 아파오면서 가스가 차 부글부글거리고, 배가 빵빵해지며, 통증은 점점 심해집니다. 이 때 급히 화장실로 가서 설사나 묽은 변을 보고 나면 복통은 없어집니다. 볼일을 보고 나도 뒤가 찜찜하고 개운치 않아 다시 화장실에 가야 할 것만 같습니다.

변비형의 경우, 여행을 하거나 긴장을 하면 갑자기 변비가 생겨 1주일에 2회 이하로 배변 횟수가 줄어듭니다. 변을 보더라도 대변보는 것이 힘들고 대변이 단단하며, 대변을 보고 나도 엉덩이가 묵직하니 변이 남아 있는 느낌이 듭니다.

 ## 과민성 대장증후군을
예방·치료하기 위한 생활요법

1. 식이요법

식이성 섬유는 대장에서 유산균과 같은 유익한 세균이 번식하는 것을 도와 장을 튼튼하게 도와줌으로써, 설사나 변비를 둘 다 예방할 수 있습니다. 따라서 섬유질이 풍부한 야채나 과일, 고구마,

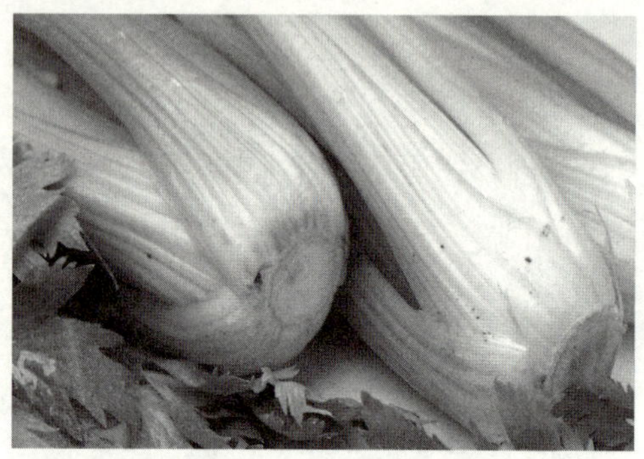

현미 등을 많이 먹도록 합니다. 다만 과식이나 폭식을 피하며, 가급적 대장을 자극하는 지방이나 맵고 짠 식품을 먹지 않도록 합니다.

긴장을 하면 설사를 하는 유형이라면, 면접이나 시험 직전에 물이나 커피를 많이 마시지 않도록 합니다. 또한 특정 음식, 예를 들어 우유나 커피 등을 먹었더니 설사나 복통이 심해진 경험이 있다면 이러한 음료나 식품 등은 피하도록 합니다.

도움이 되는 식품	피해야 할 식품
●섬유질이 많은 식품 : 우엉, 사과, 고구마, 양배추, 근대, 부추, 쑥갓, 연근 등. ●설사가 있을 때 : 밤, 밤 껍질 달인 물, 연근, 감, 곶감, 매실 등. ●변비가 있을 때 : 사과, 매실, 호두, 참깨, 참기름, 참마, 고구마, 우엉, 근대 등.	●장에서 발효되기 쉬운 것 : 호박, 탄산 음료, 육류(특히 닭껍질), 크림, 치즈, 버터, 마가린, 식용유 등. ●자극적인 것 : 커피, 홍차, 고추, 아이스크림, 초콜릿, 차가운 우유 등. ●소화가 잘 안 되는 것 : 밀가루 식품, 미역이나 다시마 등의 해조류 등. ●대장에 가스를 차게 하는 껌.

2. 규칙적인 생활

사람의 몸이 매일 규칙적으로 잠을 자고 일어나서 활동하는 것처럼 대장에

도 규칙적인 리듬이 있습니다. 따라서 대장의 운동도 규칙적인 리듬을 타야 튼튼해질 수 있습니다.

예를 들어 아침에 먹는 식사는 잠들어 있던 대장을 자극해 배변을 촉진하여 하루 종일 배를 편안하게 합니다. 따라서 하루 세끼 정량의 규칙적인 식사와 배변 습관을 기르고, 폭음이나 과음 등의 음주 습관을 버리도록 합니다.

규칙적인 수면 또한 중요합니다. 밤이 되면 우리 몸의 모든 기관도 휴식을 취해야만 하는데, 야근이나 밤샘을 하게 되면 위장이 휴식을 취하지 못하고 위산을 분비하기 때문에 위궤양이나 위염, 그리고 잦은 설사를 유발할 수 있습니다.

3. 스트레스 해소

과민성 대장증후군의 치료를 위해서는 마음의 안정이 필수입니다.

매일 규칙적으로 산보, 조깅, 요가, 단전호흡 등과 같은 운동을 하거나 주위 사람들과 함께 취미생활을 함으로써 나름대로의 스트레스 해소법을 찾도록 합니다.

알아두세요

대장을 튼튼하게 만드는 복식호흡법

① 등을 곧게 펴고 양반다리로 편안하게 앉습니다.
② 양손은 무릎 위에 편하게 올려놓습니다.
③ 의식적으로 아랫배가 불룩하게 나오도록 깊이 숨을 들이쉬고, 천천히 몸 속의 나쁜 기운을 모두 몰아낸다는 생각으로 아랫배가 쏙 들어가도록 길게 내쉽니다. 이 때 호흡은 반드시 코로 하며, 잡념을 버리고 오로지 호흡에만 집중을 합니다.
④ 똑같은 자세로 5~10분 정도 명상을 한 후 크게 심호흡을 합니다. 그러면 긴장이 풀리고 대장의 과민운동도 줄어들 것입니다.

과민성대장증후군 지압요법

   과민성 대장증후군에는 합곡, 내관, 신문, 중완, 천추, 기해를 지압하면 효과적입니다. 합곡은 엄지손가락과 집게손가락 사이로 올라가다가 보면 뼈에 걸리는 곳 바로 앞의 오목하게 들어간 점으로, 급성 복통이나 설사에 진통 효과가 있는 지압점입니다.

   내관과 신문은 정신과 신경을 안정시켜 주는 효과가 있어, 복통이나 설사가 생기는 것을 예방하는 데 도움이 됩니다. 내관은 손목 안쪽을 가로지르는 선의 중점에서 주관절 안쪽의 중점을 연결한 선을 6등분했을 때 손목에서 1/6 정도 올라간 점입니다. 손목 안쪽을 가로지르는 선에서 새끼손가락 쪽으로 옴폭하게 들어간 점입니다.

   그리고 배꼽 둘레를 시계 방향으로 마사지해 주고 나서 배꼽 사방의 중완(中脘), 천추(天樞), 기해(氣海)를 지압해주어도 좋고, 뜸을 뜨면 더욱 좋습니다. 뜸은 한 번에 5장씩 하루에 2~3번 떠주는 것이 적당합니다.

   중완은 배꼽과 명치 사이의 중점이며, 천추는 배꼽에서 손가락 두 마디만큼 나간 점입니다. 기해는 배꼽과 치골(아랫배의 단단한 뼈)을 5등분했을 때, $1\frac{1}{2}$만큼 내려간 점입니다.

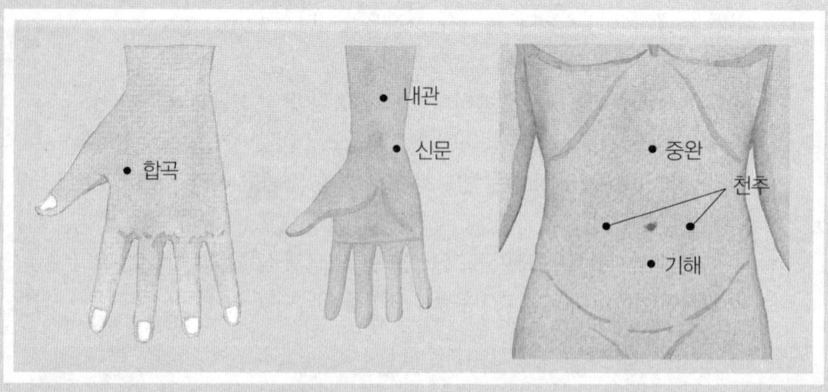

스트레스를 받거나 긴장하고 불안할 때 갑자기 배에 가스가 차고 배가 아픈 환자에게는 『계비탕(啓脾湯)』이 좋습니다. 『계비탕』은 대장의 경련을 진정시켜 주면서, 대장의 점막이 수분을 정상적으로 흡수하도록 도와주는 효능이 있습니다. 식후에 소화되지 않은 묽은 변을 자주 보고, 배에서 꾸르륵 물 흘러가는 소리가 나며 아랫배가 서늘한 경향을 띠는 환자에게 적합합니다.

계비탕(啓脾湯)
인삼 · 연자 · 산약 각 3g, 백출 · 백복령 각 4g, 산사자 · 진피 · 택사 각 2g, 생강 · 대추 · 자감초 각 1g.

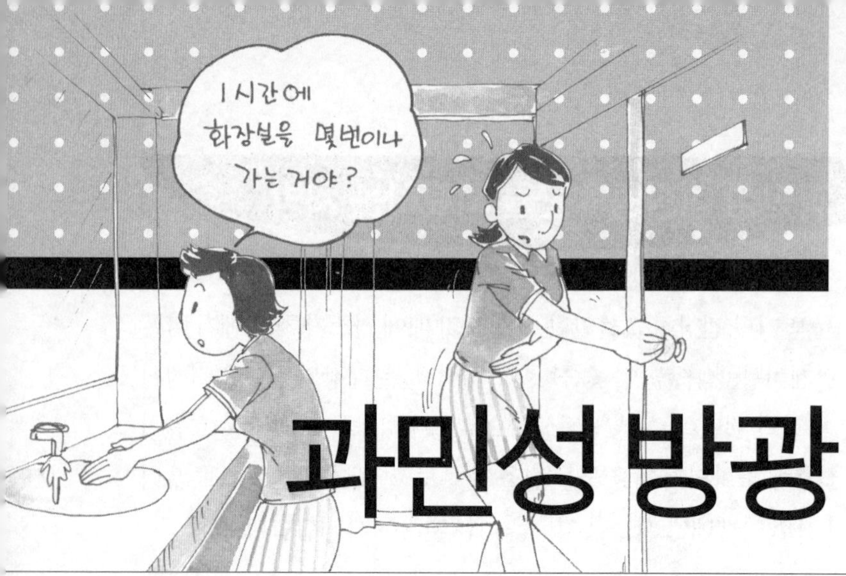

과민성 방광

오랜만에 대학 동창들과 만난 자리에서 우리 모두를 배꼽 빠지도록 웃게 만든 한 녀석의 대단한(?) 이야기가 있었으니……. 사건 발생은 한의사 국가고시 시험 1교시 때였습니다.

유난히 추운 데다 설상가상으로 긴장까지 해서인지 갑자기 오줌이 마려워졌답니다. 시간이 지날수록 방광이 터질 것 같아 손을 번쩍 들고는 '선생님, 오줌 마려워 죽겠습니다.' 했다네요. 감독관이 고민 끝에 허락을 하셔서 한달음에 화장실로 달려갔는데, 두 명이나 되는 감독관이 가로막고 있었대요. 감독관은 커닝하려는 것이 아닌가 하여 제지를 하였지만, 소변은 이미 쏟아지기 일보 직전……. 그 순간 자신도 모르게 초인적 힘이 발휘되어 '될 대로 되라' 며 그들을 뚫고 일단 볼일을 보았답니다. 그런데 화장실에 다녀온 뒤에도 줄곧 소변이 마려웠다는 것이 아닌가? 그래서 그 친구는 또 사정을 해서 화장실에 갔다왔답니다. 이 친구의 증세가 바로 '과민성 방광' 입니다.

01 과민성 방광이란?

과민성 방광이란 말 그대로 방광이 너무 예민해져서 갑자기 소변이 마려워지고, 그래서 화장실에 자주 가는 것을 말합니다. 심하면 화장실에 가다가 소변이 흘러 민망한 상황이 발생되는 경우도 있습니다. 소변이 아주 긴박하게 마려워지는 것이 특징이기 때문에 '절박성 요실금' 또는 '긴박성 요실금' 이라고도 합니다.

왜 이런 현상이 발생하는 것일까요? 정상적으로는 방광에 소변이 400ml 정도 모이면 뇌에서 소변이 마렵다는 걸 느끼게 되는데, 과민성 방광 환자는 방광에 소변이 다 차지 않았는데도 본인의 의사와는 상관없이 방광근육이 수축하여 급하게 요의를 느끼게 하고 소변을 자주 보게 되는 것입니다.

02 과민성 방광일 때 나타나는 대표적인 증세

① 하루에 소변을 보는 횟수가 8회 이상이다.

② 소변을 보고 나서 채 2시간을 참지 못하고 또 다시 화장실에 간다.

③ 밤에 잠을 자다가도 소변이 마려워 하룻밤에 2회 이상 일어난다.

④ 갑자기 급히 소변이 마려워지는 일이 자주 있다.

⑤ 소변이 마려우면 참을 수 없고, 때로는 소변이 흘러 속옷을 적신다.

⑥ 외출이나 차를 탈 때, 소변 걱정으로 물·음료수 등을 자제한다.

⑦ 낯선 장소에 가면 일단 화장실이 어디인지를 먼저 확인한다.

⑧ 화장실이 없는 장소에는 가지 않으려 한다.

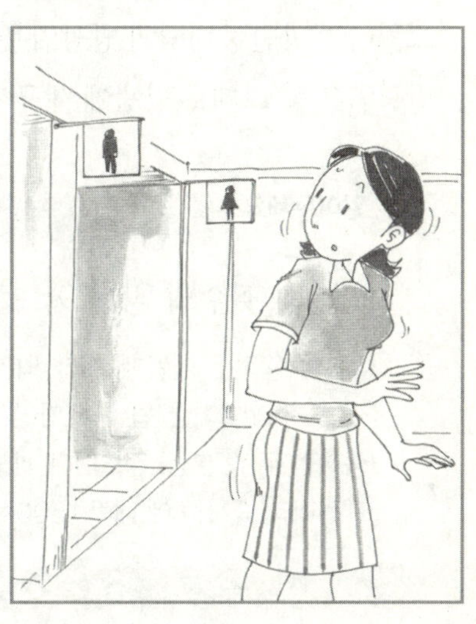

⑨ 화장실을 자주 들락거려 업무에 방해를 받는다.

⑩ 소변이 샐까봐 패드를 사용한다.

03 과민성 방광 vs 방광염

과거에는 소변이 자주 마려우면 방광염이라고 지레짐작하고 항생제만 먹는 사람들이 많았습니다. 요즘도 '소변을 자주 보는데 방광염이 아닐까요?' 라며 병원을 찾는 사람들이 많습니다. 그런데 소변검사를 해보면 세균에 감염된 소견이 보이지 않고 정상인 경우가 많은데요, 이런 경우가 바로 '과민성 방광' 입니다.

과민성 방광과 방광염은 둘 다 소변을 자주 보는 공통점이 있어서, 사람들은 소변을 자주 보기만 하면 그저 방광염이 아닐까 의심을 하곤 합니다. 하지만 과민성 방광은 방광염처럼 방광에 세균이 침입하여 생긴 질환이 아니므로, 함부로 항생제만 먹다가는 치료는커녕 약물 남용으로 인한 부작용이 생길 수도 있습니다. 실제로 과거에는 과민성 방광을 방광염으로 오인하여 항생제만 몇 년 동안 복용하다 치료가 안 된 환자들이 꽤 있었습니다.

그렇다면 과민성 방광과 방광염은 어떻게 구별할 수 있을까요?

방광염은 말 그대로 방광에 세균이 감염되어 염증이 생긴 것입니다. 그 결

알아두세요

소변의 횟수와 양은 어느 정도가 정상일까?

방광의 용적은 사람에 따라 약간씩 개인차가 있으나, 성인은 평균 약 350~400㎖ 가량 됩니다. 따라서 정상 성인의 1회 배뇨량은 약 300㎖ (종이컵 두 컵 분량) 정도이며, 배뇨횟수는 3시간 간격으로 1일 5~6회 정도 됩니다. 즉 하루에 대략 1,500㎖ 정도의 소변을 배출합니다.

과 소변을 자주 보게 되고, 소변을 참을 수 없는 과민성 방광과 비슷한 증세가
나타납니다. 그러나 과민성 방광과는 다른 방광염만의 특징적인 증세가 있
습니다. 소변을 볼 때 '요도나 아랫배가 아프다, 소변에 피나 고름이 섞여 나
온다'는 증세가 동반됩니다.

　방광염은 항생제로 방광의 염증을 없애주면 증세가 호전되지만, 과민성 방
광은 항생제를 아무리 먹어도 소용이 없습니다. 따라서 소변을 자주 본다면
그 외에 동반되는 다른 증세가 없는지를 주의 깊게 관찰할 필요가 있습니다.

04 과민성 방광을 이겨내는 생활요법

　과민성 방광은 약물치료에만 의존해서 나을 수 있는 것이 아닙
니다. 과민성 방광의 치료는 무엇보다도 생활요법이 가장 중요합니다. 최소
한 3~6개월의 방광훈련과 골반근육강화운동 등으로 방광의 기능을 회복시
키고 잘못된 배뇨 습관을 고쳐야만 완전히 좋아질 수 있습니다.

1. 방광훈련

　소변을 보는 시간 간격을 평소보다 조금씩 늘려가면서 방광의 과민성을 줄
여나가는 것이 방광훈련입니다. 우선 평소 자신이 소변보러 가는 시간을 적
어둔 후, 처음 1주일 동안은 소변보는 시간 간격을 30분씩 연장하여 최종적
으로는 3시간까지 소변보는 시간 간격을 연장합니다.

　훈련중에는 소변이 마렵더라도 예정된 배뇨시간까지 의도적으로 참도록
노력하세요.

2. 골반근육강화운동

　과민성 방광 환자는 골반근육강화운동을 꾸준히 하면 방광과 요도의 기능
이 정상적으로 돌아와, 증세가 호전될 수 있습니다. 아래의 동작 중 한 가지를

선택해서 어디서든 자유롭게 하면 되고, 외출했을 때에는 항문을 조였다가 푸는 동작만 반복해도 좋습니다. 한 번 할 때마다 10회 이상 반복하며 하루 3 번 이상, 그리고 3개월 이상 꾸준히 실시해야 효과가 있습니다. 특히 갑자기 소변이 마려울 때 실시하면 더욱 효과적입니다.

기본적인 방법은 방귀를 참을 때처럼 항문과 요도를 힘껏 수축하여 1에서 5 까지 천천히 세고 나서 서서히 힘을 빼면 됩니다. 이 때 숨은 자연스럽게 쉬도록 하며 골반근육 외 아랫배와 엉덩이, 다리에는 힘이 들어가지 않도록 합니다. 아래의 각 동작을 할 때마다 기본 운동 방법에 따라 실시하면 됩니다.

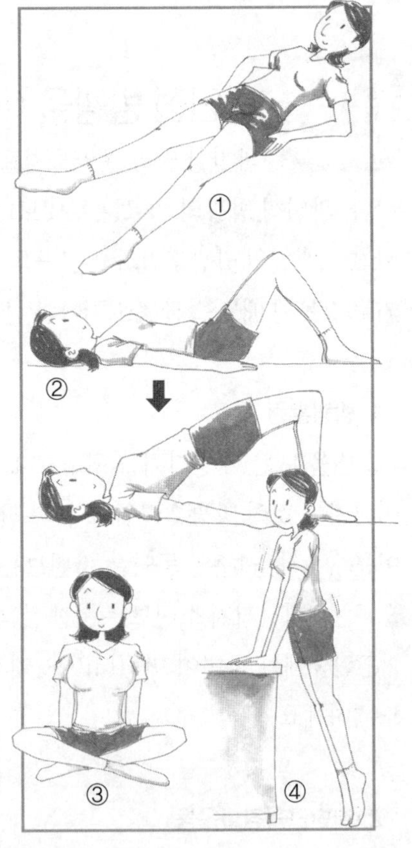

① 바닥에 누워 다리를 어깨너비만큼 벌리고 아랫배와 엉덩이는 긴장을 풀고 5초간 골반근육을 수축하고 푼다. 똑바로 누워 무릎을 세우고 실시해도 된다.

② 무릎을 세우고 누워, 숨을 들이마시며 엉덩이를 서서히 들면서 항문을 5초 동안 수축한다. 이어서 어깨→등→엉덩이 순서로 천천히 바닥에 내리면서 힘을 뺀다.

③ 다리를 가부좌하고 앉은 상태에서 항문을 서서히 조여 5초 동안 수축한 다음 다시 천천히 풀어준다.

④ 똑바로 선 채로 양 발뒤꿈치를 붙이고 의자나 탁자를 이용해 몸의 균형을 잡는다. 이 상태에서 양발뒤꿈치를 들면서 항문을 조여주고, 내려오면서 항문을 풀어준다.

●과민성 방광을 다스리는 뜸요법●

　방광이 너무 과민해져서 발생하는 과민성 방광은 아랫배에 뜸을 떠주면 좋습니다. 아랫배를 따뜻하게 해줌으로써 긴장을 풀어주고 또한 방광 기능을 개선시킬 수 있기 때문입니다.

　뜸은 신장의 기운과 통하는 배꼽(신궐혈)과 배꼽에서 3cm 아래의 기해(氣海)에 뜹니다. '기(氣)의 바다(海)'라는 뜻인 기해(氣海)는 우리 몸의 에너지가 충만되어 있는 곳으로, 해부학적으로 방광의 위치와 가까이 있어서 방광 기운을 회복시키는 탁월한 효능이 있습니다. 의료기 판매소에서 구멍이 여러 개 난 뜸관과 거기에 맞는 뜸을 사서, 하루 2번, 한 번에 3~4회씩 뜸을 뜨도록 합니다.

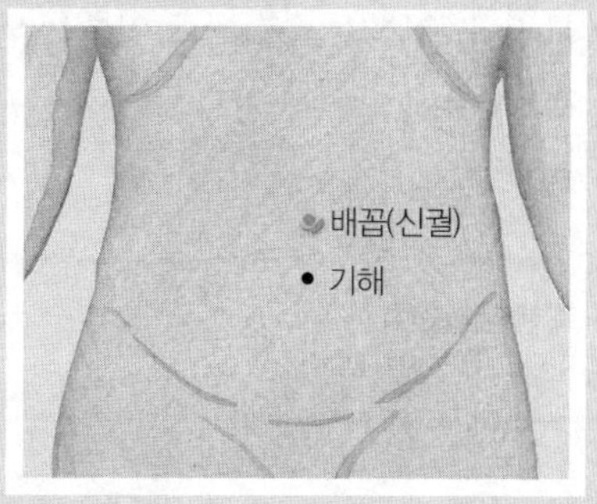

> **플러스 팁**
>
> ### 과민성 방광에 효과 좋은, 은행!
>
> 은행은 신장과 방광의 양기(陽氣)를 강화함으로써 소변이 자주 마려운 것을 억제하는 효능이 있습니다. 그래서 예로부터 요실금이나 야뇨증에 민간요법으로 많이 쓰여왔습니다. 특히 은행은 기침을 가라앉히는 효능이 있어, 기침이나 재채기를 할 때 소변을 지리는 사람에게 더욱 좋습니다.
>
> 은행을 프라이팬에 파랗게 될 때까지 볶아 속껍질을 비벼 벗긴 다음 뜨거울 때 8알씩 씹어 먹습니다. 단, 은행에는 청산이라는 독성 물질이 함유되어 있기 때문에 반드시 익혀서 먹고, 하루 20알 이상은 먹지 않도록합니다.

　방광의 기운이 약해져 소변을 자주 보며 소변을 지리는 사람은 오약, 익지인 각 10g에 물 1,000cc를 붓고 1시간 30분 정도 달여 반으로 줄면 하루 세 번으로 나누어 마시는 것이 좋습니다.

　이는 『축천환(縮泉丸)』이라는 《동의보감》 처방으로 축(縮)은 '수축시킨다', 천(泉)은 '소변이 흐른다' 는 의미로, 방광 기능을 강화하여 소변을 자주 보거나 새지 않도록 꽉 조여주는 역할을 합니다. 그래서 야뇨증이 있는 아이들, 성인의 과민성 방광이나 요실금 등 소변을 자주 봐서 고생하는 모든 병에 두루 좋습니다.

축천환(縮泉丸)
오약 · 익지인 각 10g.

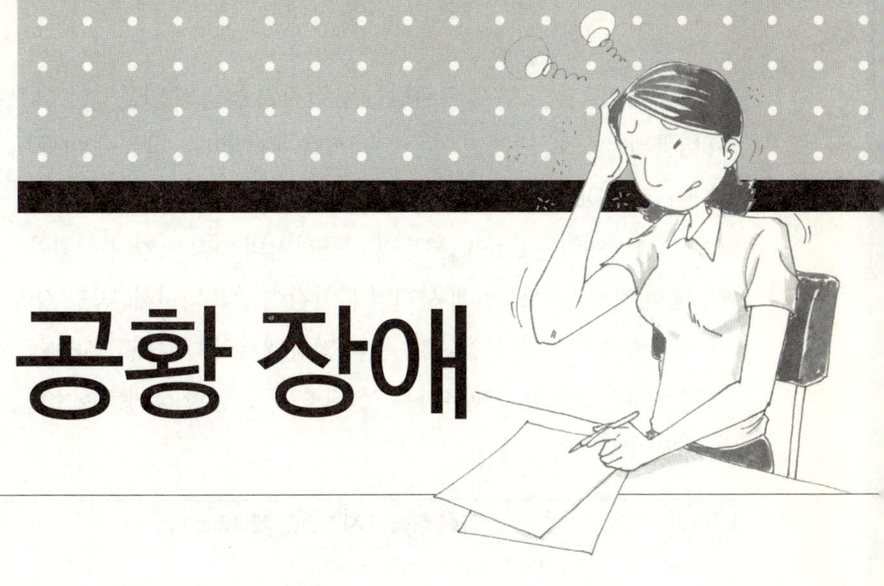

공황 장애

　엘리베이터를 타거나 터널을 지날 때, 밀폐된 공간에서 '쿵쾅쿵쾅 심장이 뛰기 시작한다. 호흡이 가빠지고 점점 숨이 막혀온다. 눈앞이 아찔하고 토할 것 같다.' 등의 증세가 있다가 몇 분 후면 깨끗이 사라집니다. 이런 증세를 경험한 후 응급실로 달려가서, 여러 가지 검사를 받아보면, 그 결과는 '이상무'. 그러나 며칠 후에도 똑같은 증세를 몇 차례나 겪게 됩니다. 이런 경우에는 대부분 '공황 장애(Panic Disorder)' 일 수 있습니다.

01 공황 장애란?

　공황 장애(Panic Disorder)란 한마디로 말하자면, '예기치도 않은 갑작스런 불안 · 공포가 밀려들면서 심장이 조이고 숨이 막히는 등의 신체 증세가 반복되는 질환' 입니다. 공황 즉, 패닉(Panic)이란 말의 어원은 그리스 신화에서 천둥·번개로 사람들을 갑자기 놀라게 만들었던 팬(Pan) 신에서 비롯된 것으로, 발작이 아주 갑작스럽게 발생하기 때문에 이를 따서 '공황 장애(Panic Disorder)'라 칭한 것입니다.

우리 나라에서는 IMF 이후부터 최근까지의 잇따른 경기 침체와 정치적 불안, 해외 전쟁 등으로 인해 사회적 불안감이 증폭되면서 '공황 장애' 환자수가 증가하고 있는 실정입니다. 특히 직장에서의 대량해고 사태를 지켜보면서 자신에게도 닥칠지 모른다는 '실직공포'로 공황 장애를 호소하는 직장인들이 많아지고 있습니다.

공황 장애의 자가진단 체크리스트	
1. 갑자기 심장이 두근거리거나 박동이 빨라진다.	
2. 땀이 많이 난다.	
3. 손, 발 혹은 몸이 떨린다.	
4. 숨이 막히거나 답답한 느낌이다.	
5. 질식할 것 같은 느낌이다.	
6. 가슴이 아프거나 압박감이 느껴진다.	
7. 메스껍거나 뱃속이 불편하다.	
8. 어지럽거나 쓰러질 것 같은 느낌이다.	
9. 딴 세상에 온 듯하거나 자신이 다른 사람인 듯하다.	
10. 미쳐 버리거나, 자제력을 잃어버릴 것 같은 두려움이 생긴다.	
11. 죽을 것 같은 두려움에 휩싸인다.	
12. 손, 발이 저리거나 마비되는 느낌이다.	
13. 몸에서 열이 오르거나, 오한이 난다.	
평가	위의 증세 중 4가지 이상이 나타나면 공황 발작이라 진단하며, 이런 공황 발작이 최소한 1개월 이내에 수 차례 반복될 때 공황 장애로 진단합니다.

02 정상적인 불안 vs 공황 발작

위험한 상황이 닥쳐올 때 불안감을 느끼는 것은 정상적인 반응입니다. 예를 들면 시험이나 면접을 앞두고 있을 때, 위험하거나 예상치 못한 일이 일어났을 때 불안감, 긴장감, 심장이 급하게 뛰는 등의 증세가 생길 수 있습니다. 이러한 정상적인 반응으로 일어나는 불안감은 때로는 위험을 피하고 대비할 수 있도록 도움을 주는 역할을 합니다.

그러나 집, 운전중, 지하철, 버스, 회사 등 낯익은 환경에서 아무런 위험요소가 없음에도 불구하고 갑자기 불안감이 몰려오는 경우가 있는데, 이를 공황 발작이라 합니다. 갑자기 강렬한 불안감·공포감과 함께 심계항진, 호흡곤란 등의 증세가 나타나 10분 안에 증세가 최대로 심해지며 특별한 치료 없이도 수분 내에 없어지지만, 심한 경우는 몇 시간 동안 지속될 수 있습니다.

03 공황 장애의 원인과 빈도

사람의 간뇌에 있는 청반(Locus Ceruleus)은 위험한 자극이 오면 경고 메시지를 보내서 자율신경계를 흥분시킵니다. 그런데 스트레스나 과로 등으로 인해 이 시스템이 고장나면 위험하지 않는 사소한 자극에도 자율신경계가 과도하게 흥분하는데, 이로 인해 나타나는 증세가 바로 공황 장애입니다.

성격적으로는 내성적이고 소심하며 상처받기 쉬운 사람, 자신감이 없고 인내심이 적은 사람, 성취지향적이며 모든 일에 완벽을 기하려는 사람들이 공황 장애가 발생하기 쉽습니다. 그리고 밤샘 작업을 많이 하는 직장인이나 애주가, 애연가들도 공황 장애의 발생 위험이 높습니다.

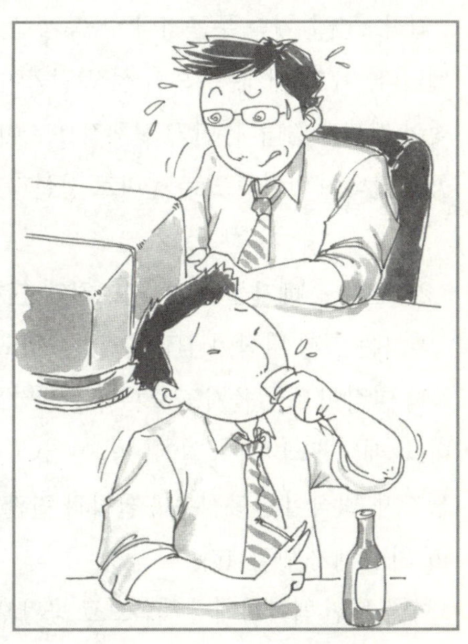

어릴 때 엄마와 헤어지기 무서워하는 분리불안 장애가 있었거나 부모의 사망이나 이혼 등을 겪은 사람에게서도 발병률이 높다는 보고가 있습니다. 그리고 가족 중 공황 장애가 있는 사람들에게도 발생 빈도가 높아서 유전적 요인도 있다고 볼 수 있습니다.

한 통계에 따르면 국내 공황 장애 환자는 150만 명 정도로 추산되는데, 10대 말에서 30대 중반이 많고 여성이 남성보다 2~3배 많다고 합니다.

04 공황 장애의 3단계

공황 장애는 대체로 3단계로 진행되는데, 1단계에서 치료를 시작하면 예후가 좋으나 2~3단계에서는 치료 효과가 떨어지고 치료 기간도 길어지므로 조기 진단과 치료를 받는 것이 중요합니다.

1. 1단계 - 첫 공황 발작 이후 발작이 반복되는 단계

갑작스러운 가슴 두근거림, 가슴 통증, 어지러움 등으로 처음 발작이 시작됩니다. 이 때 대개는 '혹시 심장 질환이나 뇌 질환이 아닐까?' 하고 병원을 찾아 검진을 합니다. 만약 신체적으로 아무 질환이 없다는 결과를 받게 되면 공황 발작이 의심되므로, 곧바로 정신과 전문의를 찾는 것이 바람직합니다.

2. 2단계 - '예기 불안' 과 '공포 회피' 단계

환자는 공황 발작이 견딜 수 없을 정도로 두렵다는 것을 경험했기 때문에 공황 발작이 또 있을지도 모른다는 생각을 하는 것만으로도 무척 불안해집니다. 그래서 '또 발작이 일어나면 어쩌나' 하며 항상 불안해하는 '예기 불안' 이 생기며, 발작이 반복될수록 발작과 연관된 장소나 상황을 피하려는 '공포 회피' 의 증세가 생깁니다.

예를 들면 백화점에서 처음으로 공황 발작을 경험한 환자는 백화점이 발작의 원인이 아닐까 두려워 통신판매만을 이용하게 되고, 버스에서 첫발작이 일어났으면 버스 타는 것을 피하게 되고 점점 지하철, 비행기, 택시, 엘리베이터도 타지 못하게 됩니다.

사실 공황 발작과 장소는 아무 관계가 없습니다. 그러나 환자가 공황 발작과 장소를 강하게 결부시켜 생각하게 되면, 그러한 생각이 자신에게 주입되어 결국 특정 장소에만 가면 공황 발작이 일어나게 됩니다. 이렇게 평범한 장소와 활동을 지나치게 두려워하다 보면 일상생활이 힘들다는 것을 본인도 깨닫게 되므로, 보통 이 단계가 되면 병원을 찾기 시작합니다.

3. 3단계 – '광장공포증' 이 생기는 단계

예기 불안과 공포 회피가 심해지면, 집 밖으로 한 걸음도 나가지 못할 정도로 생활에 큰 제약을 받게 됩니다. 2단계에서의 버스나 지하철 등 좁은 공간에 대한 두려움이 확대되어 극장, 식당, 회사 등 공공장소를 두려워하게 되는 '광장공포증' 이 생기게 됩니다.

혼자서는 외출이 불가능하여 가족에게 지나치게 의존하므로 가족들의 생

알아두세요

공황 장애 환자의 치료에는 가족의 사랑이 절대적!

공황 장애는 무엇보다 자신을 이해하고 도와주는 가족의 사랑이 절대적으로 필요합니다. 신체검사에서는 환자가 정상이기 때문에 '꾀병이다, 의지력이 약하다' 고 비난하기 쉬운데, 이럴 경우 환자는 우울증과 자책감에 빠져 증세가 더욱 악화될 수 있습니다.

따라서 가족과 주변 사람들은 공황 장애가 무엇인지를 바르게 이해하고, 환자의 이야기를 경청하고 환자가 병을 극복할 수 있도록 자신감을 심어줘야 합니다. 그리고 환자가 호흡법과 근육이완운동을 할 수 있도록 인지행동치료에 절대적으로 협조한다면 증세가 많이 호전될 것입니다.

활에까지 제약이 따르게 됩니다. 그래서 3단계에서는 가족들이 환자를 병원
에 데리고 오는 경우가 많습니다.

사실 공황 장애 환자의 광장공포는 집을 떠나는 것에 대한 두려움이라기보
다는, 발작이 일어났을 때 '그 상황을 벗어나지 못하면 어쩌지, 도움을 받지
못하면 어쩌지!' 하는 두려움입니다. 이쯤 되면 불안·두려움을 벗어나기 위
해 술을 마시거나 약물을 사용하여 증세가 더욱 악화되고, 우울증과 같은 합
병증도 생기게 됩니다.

● 공황 장애에 효과 좋은 지압요법 ●

갑자기 공황 발작이 일어나면 전중(膻中), 내관(內關), 신문(神門), 대릉(大
陵)을 지압하면 불안감과 심계항진 등의 증세가 줄어드는 효과가 있습니다.

전중(膻中)은 양쪽 유두의 정중점입니다. 내관(內關)은 손목 안쪽 중점에서
4cm 올라간 곳이며, 신문(神門)은 손목 안쪽에서 새끼손가락 쪽으로 움푹 들
어간 점이며, 대릉(大陵)은 손목 안쪽의 중점입니다.

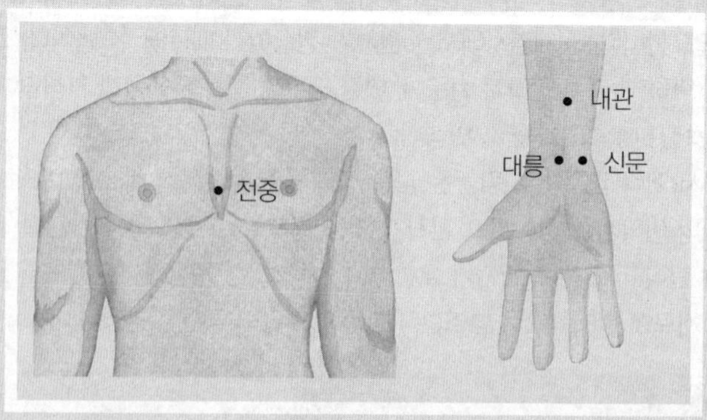

공황 장애는 한의학에서 '경계(驚悸)', '정충(怔忡)'의 범주에 속합니다.

'경계'란 매사에 잘 놀라고 놀랄 일이 있을 때마다 가슴이 두근두근 뛰는 것이며, '정충'이란 '경계'가 심해져서 아무 이유 없이 갑자기 가슴이 두근거리는 것으로 엄밀히 말하면, 공황 장애는 '정충'에 더 가깝다고 할 수 있습니다. '경계', '정충'의 원인은 여러 가지가 있지만 심장 기운의 허약이 가장 큰 원인이며, 사려과다(思慮過多) 즉 스트레스도 중요한 원인입니다.

따라서 치료는 심장을 진정시키고 보(補)해주는 방법으로 『가미귀비탕(加味歸脾湯)』을 주요 처방으로 하여, 침구치료를 병행하면 효과가 좋습니다.

가미귀비탕(加味歸脾湯)

당귀 · 용안육 · 산조인 · 원지 · 인삼 · 황기 · 백복신 각 4g, 목향 · 감초 각 2g, 생강 5쪽, 대추 2개, 반하 · 진피 · 백복령 · 지실 · 죽여 각 4g.

플러스 팁

공황 장애를 다스리는, '합환피음양곽대추차'

공황 장애에는 '합환피 · 음양곽 · 대추차'가 좋습니다. 합환피란 자귀나무의 껍질로, 오장을 편안하게 하고 정신과 의지를 안정시켜 주며, 근심을 없애고 마음을 편하게 해주는 작용이 있습니다. 음양곽은 공황 장애 환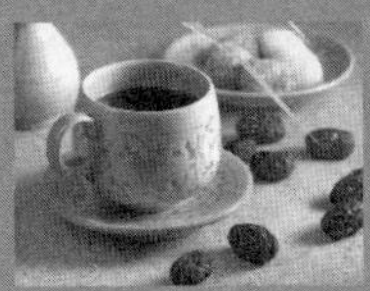자의 약해진 심장을 튼튼하게 해주는 역할을 합니다. 특히 음양곽은 성 기능을 강하게 해줘, 밤 생활에 자신이 떨어져 매사에 소극적이고 불안 · 초조해 하는 중년 남성들의 자신감을 찾게 해줍니다. 합환피와 음양곽에 한방 신경 안정제인 대추를 함께 달여 마시면 자신감이 생겨, 불안감이 많이 없어질 것입니다. 합환피 12g, 대추 10개를 물 1,000cc를 붓고 1시간 30분 정도 끓인 다음, 음양곽 20g을 넣고 10분 이내로 끓여 하루 동안 여러 차례로 나누어 마시면 됩니다.

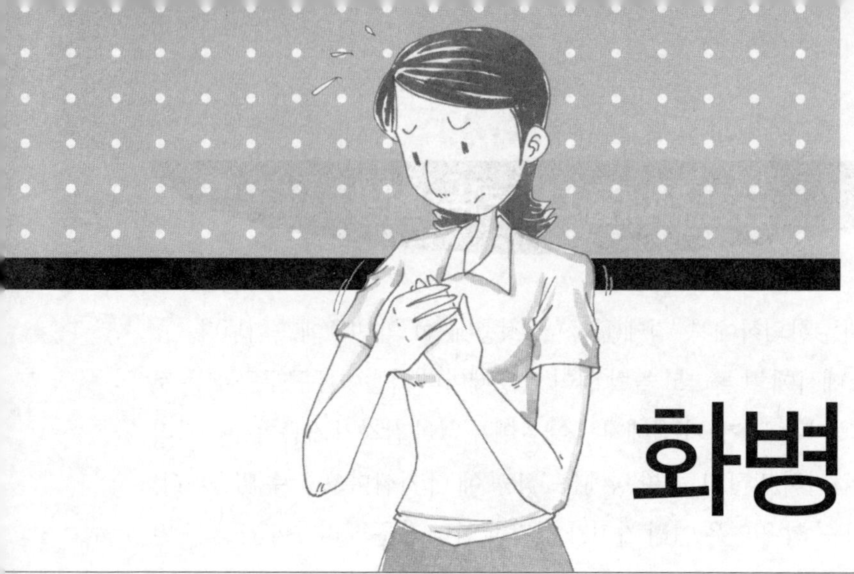

화병

　　최근 사회 변화에 따라 화병에 걸리는 계층도 다양해지고 있습니다. 입시 스트레스가 병이 된 수험생, 취업난에 허덕이는 20대, 결혼 후 남편과 시댁과의 갈등으로 가슴에 응어리가 진 30~40대 주부, 퇴직의 두려움과 퇴직 후 경제적 빈곤을 자책하는 가장, 며느리만 보면 화가 나는 시어머니 등…….

　　전통적으로는 '화병＝고부간의 갈등' 이었으나 최근에는 사업 실패·조기 퇴직·카드 빚 등 경제적인 문제가 화병의 주요 원인이 되고 있습니다.

01 화병이란?

　　화병은 억울함, 분함, 화남, 속상함 등 비슷한 종류의 화를 제때 표현하거나 분출하지 못하고 6개월 이상 참아서 생기는 병인데, 대부분은 7~8년 이상 쌓였을 때 '가슴이 답답하다, 가슴이 뛴다, 속에서 열이 치밀어

화병의 자가진단 체크리스트	
1. 가슴이 매우 답답함을 느낀 적이 있다.	
2. 숨이 막히거나 목, 명치에 뭉쳐진 덩어리가 느껴진다.	
3. 열이 치밀어오르는 것을 느낀다.	
4. 가슴이 심하게 두근거리거나 뛴다.	
5. 입이나 목이 자주 마른다.	
6. 두통이나 불면증에 시달린다.	
7. 억울하고 분한 감정을 자주 느낀다.	
8. 마음의 응어리나 한이 있는 것 같다.	
9. 뚜렷한 이유 없이 화가 나거나 분노가 치민다.	
10. 두렵거나 자주 깜짝깜짝 놀란다.	
11. 자신의 모습이 초라하게 느껴진다.	
12. 삶이 허무하게 느껴진 적이 있다.	
평가	위 항목 중 하나라도 6개월간 지속됐다면 화병이 의심되므로, 전문의와 상담하는 것이 바람직합니다 .

오른다, 소화가 안 된다, 한숨이 절로 난다' 등의 증세가 나타나게 됩니다.

한방에서는 화병이라는 이름 그대로 '몸 속에서 오행 중의 화(火)가 제대로 풀리지 못해 뭉친 울화병(鬱火病)' 으로 보고, 뭉쳐진 화를 푸는 데 중점을 두고 치료합니다.

「미국정신의학회」에서는 화병을 '한국인에게 많은 분노증후군의 하나로, 분노의 억제로 인해 발생한다.' 고 정의하고, 'hwa-byung' 이라는 우리말 단어를 공식병명으로 등록하였습니다. 그만큼 화병이 한국인 고유의 신토불이 정신 질환이라는 말인데, 그것은 서양이 감정을 표현하는 문화인데 반해서 우리 나라는 감정의 절제를 높이 사는 '억압문화' 이기 때문입니다.

화병의 발생 과정

화병은 충격기→갈등기→체념기→증세기등 4단계로 진행합니다. '충격기' 는 심한 충격을 받는 단계로, 상대에 대해 배신감과 증오심 등이 심하게 나타나고 심지어 살의까지도 품게 되는 극한 감정 상태가 됩니다. 그런데 격한 감정이 어느 정도 진정이 되고 이성을 회복하기 시작하면 이를 어떻게 대처할 것인가 하는 '갈등기'로 접어들게 됩니다.

'갈등기'에는 결국 체면과 윤리 의식 때문에 괴로워도 참고 견딜 수밖에 없다는 결론을 내리게 됩니다. 그러다 근본적인 문제 해결보다는 자신의 불행을 '운명이다', '팔자소관이다' 등으로 받아들이는 '체념기'에 이르고, 이렇게 억제와 체념을 하다가 마침내는 그것이 신체적 증세로 나타나는 '증세기'가 나타납니다.

《화병 환자가 겪는 증세의 비율(%)》

전신	불면증	61
	전신의 열감, 화끈거림	58
	소화 장애	53
	진땀	50
	무엇인가가 치밀어오름	45
	사지 저림증	45
	대변의 이상	40
	식욕부진	34
	소변의 이상	19
	전신의 통증	17
머리	두통이나 머리가 무거움	65
	어지러움	46
	눈이 침침하고 가려우며 시력 장애	38
	입이 마름	38
	귀에서 소리가 울림	9
	콧물, 코막힘	4
	구역질	7
가슴	답답함, 숨막힘	85
	가슴이 뛰고 두근거림	78
	한숨이 나옴	53
	목에 무엇인가가 뭉친 기분	34

03 화병 발생의 원인과 증세

한의학에서 말하는 인체는 '수화상제(水火相濟)'가 이루어져야 건강을 유지할 수 있다고 합니다. 즉 심장(心臟)의 화기(火氣)를 이용하여 아래에 있는 신장(腎臟)의 수기(水氣)를 위로 상승시키고, 그 수기(水氣)로 심장(心臟)의 열기를 식혀서 아래로 내려보내어 수기(水氣)와 화기(火氣)가 따로 떨어지지 않고 골고루 섞이게 해야 한다는 것입니다.

그런데 울화(鬱火)가 쌓이면 심장(心臟)의 화

기(火氣)는 점점 더 위로 치솟게 되고, 아래에 있는 수기(水氣)는 화기(火氣)를 만나지 못해 점점 아래로 향하게 되는 병적인 상태가 발생하게 됩니다.

그래서 화병에 걸린 사람은 화기(火氣)가 상승하여 얼굴이 붉어지고, 속에서 무언가가 치밀어오르고, 가슴이 심하게 뛰면서 잘 놀라고, 목에 뭔가가 막힌 듯한 느낌이 들며, 소변을 자주 보고, 냉이 있고, 붓기도 하며, 몸이 무거워지고, 늘 피곤하고 자고 나도 개운치 못하다고 합니다.

 ## 화병을 다스리는 약차

1. 녹차

《동의보감》에는 '녹차는 기분을 안정시키고, 소화를 도우며, 머리와 눈을 맑게 하고, 소변이 잘 나가게 하고, 갈증을 멎게 한다.'고 하였으므로, 스트레스를 많이 받고 피로가 많이 쌓이는 직장인과 몸이 잘 붓는 여성들에게 가장 적당한 음료라고 할 수 있습니다. 하루에 5잔 정도가 적당합니다.

2. 대추차

대추는 한방 신경안정제라 할 수 있을 정도로 진정 효과가 뛰어나 신경이 예민한 사람의 불면증, 불안·초조, 신경쇠약, 신경성 위염으로 인한 속쓰림 등에 두루 도움이 됩니다. 대추의 씨를 빼고 곱게 채썰어서 꿀이나 흑설탕에 재워 유리병에 밀봉하여 보관한 후, 따뜻한 물에 타서 마십니다.

3. 결명자차

결명자는 화가 치솟아 얼굴이 붉어지고, 눈이 침침하면서 빨갛게 충혈되고, 입이 마르고, 머리가 어지럽다고 하는 사람들의 화를 내려주는 데 탁월한 효능을 지니고 있습니다.

05 화병을 예방하는 방법

① 화병을 예방·치료하기 위해서는 가족과 주변의 이해와 배려가 필수적입니다. 즉, 주변사람들은 진실하게 말을 들어주고 격려를 해줄 수 있어야 하며, 자기 자신은 상대방에게 마음을 열고서 가슴속 이야기를 털어놓을 수 있어야 합니다.

② 우선은 화날 일을 피해야 하고, 화병이 생겼을 때는 그 원인이나 대상을 찾아서 적절한 해결 방안을 찾는 것이 근본적인 방법입니다.

③ 화가 날 때는 화를 바로 폭발하는 것보다는, 일단 마음속으로 상황을 정리한 다음, 표현할 것은 명료하게 표현하고 참을 것은 참는 습관을 들이도록 합니다.

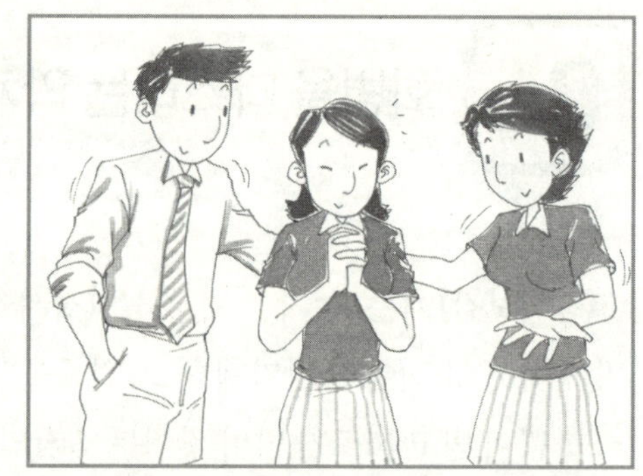

④ 긍정적인 사고를 하고, 상대방의 입장에서 생각을 해 보는 것도 중요합니다. 무조건 상대방을 내 식으로 고치려 하면 화가 더 쌓이므로, 사람들은 서로 다르다는 사실을 인정하는 자세도 필요합니다.

⑤ 수다, 운동, 취미활동, 일을 바쁘게 함으로써 자신만의 화를 푸는 방법을 찾는 것도 중요합니다. 그리고 하루에 햇빛을 30분 이상 쪼이면 우울증이 예방됩니다.

⑥ 화가 날 때에는 명상, 요가 등 이완요법으로 긴장을 풀어주는 것도 큰 도움이 됩니다.

⑦ 술, 담배, 카페인 음료 또는 약물 등은 화를 잊는 데 일시적으로 도움이 될지 모르나, 연속되면 의존성이 커지고 정신적·육체적으로 피폐해지기 쉬우므로 절대 빠지지 말아야 합니다.

화병에 효과 좋은 지압요법

　화병으로 가슴이 두근거리고 속에서 뭔가가 치밀어오르는 것 같을 때는 전중(膻中), 내관(內關)을 지압합니다. 소화가 잘 안 되고 입맛이 없을 때는 중완(中脘)이 효과적이며, 전체적으로 기운이 없고 삶의 의지가 없을 때는 발바닥에 있는 용천(湧泉)을 지압해 주는 것이 생기를 불어넣어 주는 데 도움이 될 것입니다.

　전중은 양쪽 유두 사이 가슴 정중앙에 위치하고, 중완은 배꼽과 명치 사이의 중점입니다. 내관은 손목 안쪽 가로주름의 중앙에서 4cm 위쪽 지점이며, 용천은 발바닥을 오므려 'ㅅ' 자가 생길 때 두 선이 만나는 점입니다.

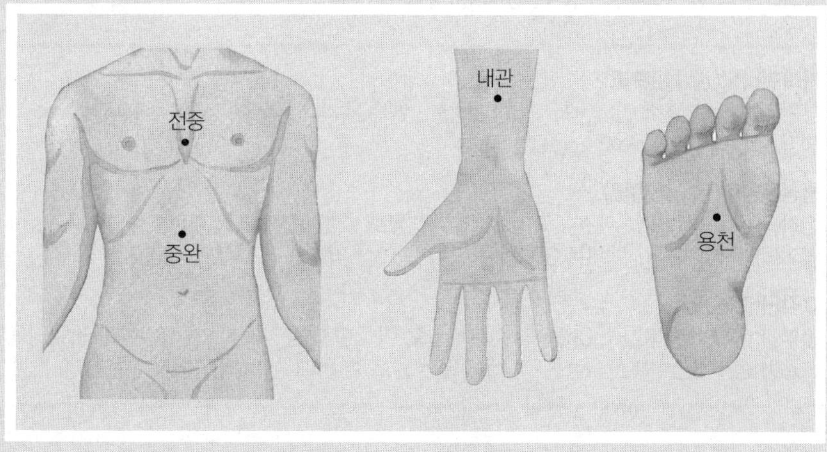

울화병 치료의 3대 처방은 『가미귀비탕(加味歸脾湯)』, 『청심온담탕(淸心溫膽湯)』, 『교감단(交感丹)』입니다.

『가미귀비탕』은 가슴이 두근거리고 불안·초조해서 잠도 잘 안 오며, 식욕이 없고 소화가 잘 안 되며 빈혈기도 있는 허약한 환자에게 좋습니다.

『청심온담탕』은 열이 자꾸 치밀어오르고 화가 나며, 얼굴이 화끈거리고, 입이 마르며, 눈이 잘 충혈되는 환자에게 효과적입니다.

『교감단』은 화병으로 인해 서로 떨어져 있는 심장의 화기(火氣)와 아래의 수기(水氣)를 서로 소통하도록 도와주는 처방으로 수화상제(水火相濟)를 목표로 한 화병치료의 가장 근본적인 처방입니다.

가미귀비탕(加味歸脾湯)
당귀·용안육·산조인·원지·인삼·백출·백복신 각 4g, 목향 2g, 감초 1.2g, 생강 5쪽, 대추 2개, 치자 2g, 시호 3g.

청심온담탕(淸心溫膽湯)
진피·반하·백복령·지실·죽여·백출·석창포·생강즙에 볶은 황련·향부자·당귀·백작약 각 4g, 맥문동 3g, 천궁·원지·인삼 각 2g, 감초 1.5g, 생강 3쪽.

교감단(交感丹)
향부자 600g, 백복신 150g을 가루내어 꿀로 반죽한 다음, 계란 노른자위만하게 알약을 만들어 향부자·백복신·감초 각 4g을 달인 물로 한 번에 한 알씩 씹어서 복용한다.

면역력이 약해지면, 몸도 허약해진다

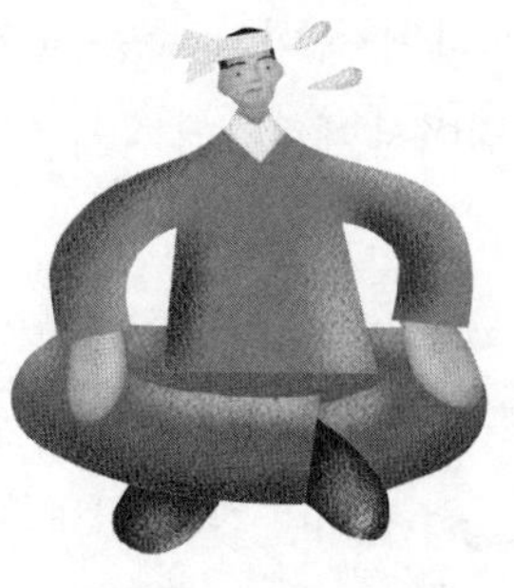

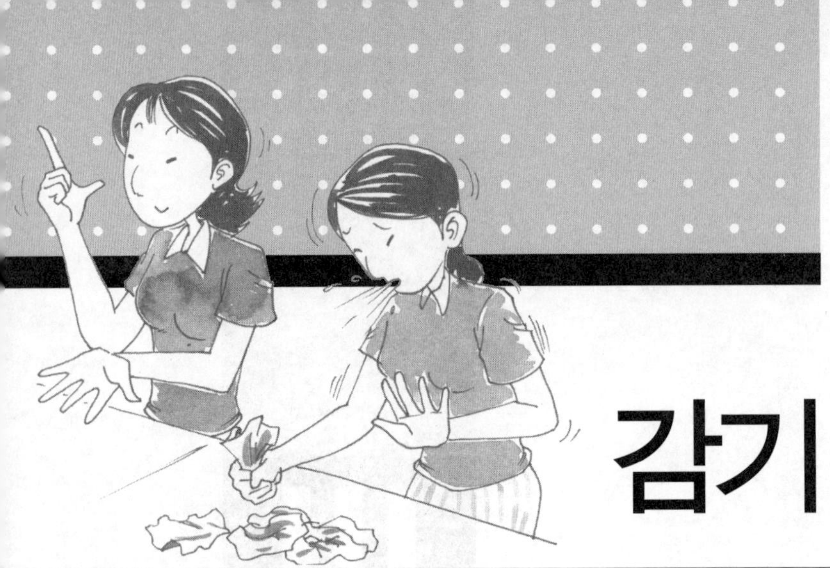

감기

우리 나라 의료보험 통계 결과 병원을 가장 많이 이용하는 질환 1순위는 바로 '감기'. 감기는 인류와 함께 진화되어 왔다 해도 과언이 아닐 정도로 인간을 괴롭혀 온 가장 흔한 질환이지만, 뛰어난 현대의학으로도 정복하지 못하고 있는 가장 골치 아픈 문제입니다. 그러나 일반적으로 감기는 증세가 가볍고 대부분 쉽게 자연 치유되는 탓에 가벼이 여기는 경향이 있습니다. 그러다 자칫하면 폐렴, 중이염, 축농증, 기관지염 등 심각한 합병증이나 후유증을 유발할 수 있어서 예로부터 감기를 '만병의 근원'이라고 했습니다.

01 만병의 근원, 감기란?

감기란 갑자기 찬 공기를 접하는 순간 미처 우리의 몸이 적응을 하지 못해 면역력이 떨어진 틈을 타서 감기 바이러스가 침입하여 여러 가지

상기도(코, 기관지 등) 감염 증세가 나타나는 것입니다. 즉 감기의 직접적인 원인은 감기 바이러스이지만 과로, 스트레스, 부적절한 식습관, 약물남용, 체력 저하 등의 내적 요인과 산업화로 인한 환경 오염, 생태계 파괴, 기상이변 등의 외적 요인이 복합적으로 작용하여 인체의 면역력이 약해지면서 바이러스에 쉽게 침입을 당하는 것입니다. 그래서 환절기나 겨울에 많던 감기가 최근에는 계절을 가리지 않고 발병하며 그 증세 또한 다양하게 나타나 사람들을 당혹스럽게 하고 있습니다.

《동의보감》에서는 감기를 '감모(感冒), 상한(傷寒), 상풍(傷風)'이라 하며, '인체의 방어 능력이 약해진 틈을 타 사기가 침범하여 병이 생긴다.'고 보고 외적 요인보다는 내적 요인을 강조하고 있습니다. 즉 인체의 정기(正氣) 중 외부로부터 나쁜 기운이 들어오지 못하도록 방어 역할을 하는 위기(衛氣)가 튼튼하지 못해서 피부가 치밀하지 못하게 되면, 이를 틈타서 외부의 사기(邪氣) 즉 한사(寒邪)와 풍사(風邪)가 침범하여 오한, 발열, 기침, 콧물, 전신통 등의 증세가 나타난다고 파악했습니다. 따라서 치료에 있어서도 세 단계로 나누어, 외부의 사기가 들어오지 못하도록 면역력을 강화시키는 방법, 이미 들어온 사기(邪氣)를 바깥으로 몰아내기 위해 땀을 내거나 열을 발산시키는 방법, 그리고 기침·콧물·전신통 등 증세를 완화시키는 방법으로 매우 과학적이고 합리적으로 치료를 해왔습니다.

02 감기약, 먹어? 말어?

우리 나라 사람들은 감기에 걸리면 일단 '주사 한 방' 또는 '약 한 첩'이라는 생각부터 먼저 하기 때문에, 그 결과 '세계 제 1의 항생제 내성균 보유국'이라는 불명예를 안고 있습니다.

그러나 감기약이란 감기 바이러스 자체를 없애는 약이 아니라 다만 감기로 인해 나타나는 증세를 덜어주는 약입니다. 즉 열이 나면 해열진통제, 콧물이

나면 항히스타민제, 기침이 나면 진해거담제, 합병증으로 기관지염·폐렴·중이염이 되면 항생제를 써서 감기로 힘들어 하는 부분을 덜어주면서, 몸 안에서 바이러스에 대한 항체가 형성되어 병의 진행이 끝날 때까지 기다리는 것입니다. 그래서 '감기약을 먹으면 1주일만에 낫고, 먹지 않으면 7일만에 낫는다.'라는 우스갯말이 생겨난 것입니다.

감기에 걸리면 일반적으로 오한·발열·두통·콧물·기침·인후통·근육통 등의 증세가 나타나는데, 이런 증세들은 우리 몸의 방어병사가 바이러스를 물리치기 위해 열심히 싸우고, 이 때 생긴 이물질을 밖으로 배출하는 과정에서 발생하는 것입니다. 따라서 감기에 걸려 아프면 내 몸의 방어체계가 잘 돌아가고 있다는 증거이므로, 충분한 영양 섭취와 적당한 휴식으로 방어병사들이 더 잘 싸울 수 있도록 도와주는 것이 우선입니다.

03 감기를 예방하는 생활요법

1. 충분한 휴식과 안정을 취한다

몸에 무리가 될 정도로 심한 활동은 피하고, 편하게 휴식을 취하는 것이 좋습니다. 잠잘 때는 따뜻한 방에서 이불을 덮고 몸에 땀이 촉촉하게 밸 정도로 땀을 내는 것이 좋습니다. 그러나 찜질방이나 사우나에서 온몸에 땀이 줄줄 흐를 정도로 땀을 빼면 몸에서 진기가 빠져나가 감기를 이기는 힘이 약해지므로 피하도록 합니다.

2. 실내 온도와 습도를 쾌적하게 유지한다

방을 깨끗이 청소하고, 하루에 한두 번 환기시켜 주는 것이 좋습니다. 따뜻하게 보일러를 틀고, 방안에 젖은 수건을 널어두거나 가습기를 틀어서 습도 50~60%, 온도 20~22℃를 유지하도록 합니다.

3. 몸을 깨끗이, 자주 씻는다

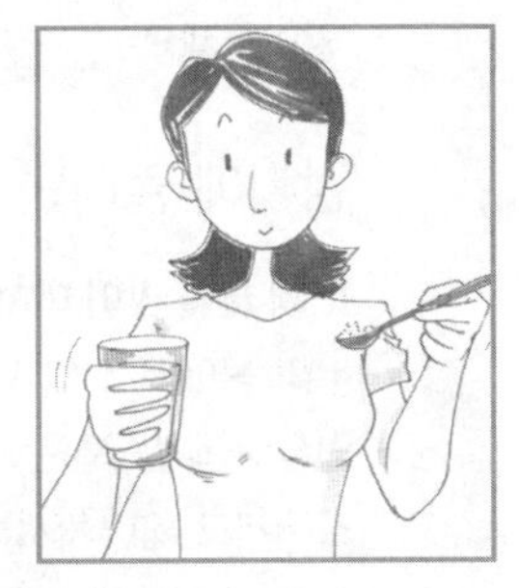

감기에 걸렸을 때에는 외출 후에 비누로 손을 깨끗이 씻고, 양치질을 합니다. 양치질 후, 물을 머금고 입 속까지 여러 번 헹구는 것도 잊지 말아야 합니다. 그리고 외출 후나 잠자기 전에는 소금물로 코와 목을 여러 번 세척해 주도록 합니다. 따뜻한 물 1컵에 구운 소금이나 죽염 1작은술을 녹여, 코가 막혔을 때나 외출 후에는 코로 식염수를 들이마시고 입으로 뱉는 식으로 코를 세척합니다.

4. 건포마찰을 자주 한다

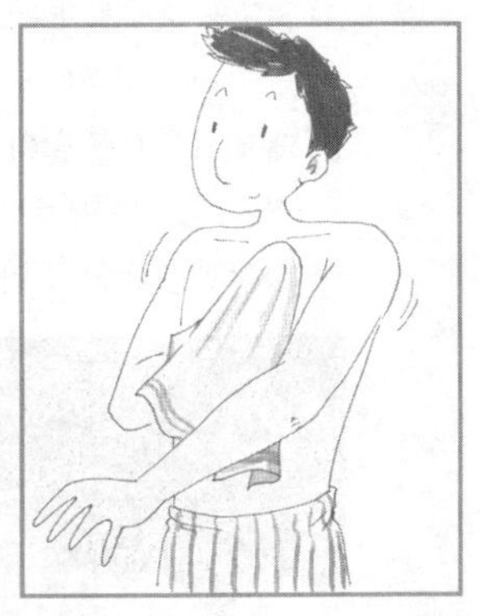

건포마찰은 면역력을 강화시켜서 감기, 알레르기 질환 등을 예방하는 효과가 있습니다. 따뜻한 방안에서 마른 수건으로 사지에서부터 몸통으로 따뜻한 느낌이 들 때까지 여러 번 문지르면 됩니다.

5. 비타민과 수분을 충분히 섭취한다

감기 예방을 위해 귤, 오렌지, 유자, 레몬, 감, 배, 무 등 비타민 C가 풍부한 과일과 야채를 자주 먹는 것이 좋습니다. 감기에 걸렸을 때는 죽처럼 영양이 많고 소화가 잘 되는 부드러운 음식을 먹도록 합니다. 그리고 미지근한 물이나 보리차 등을 수시로 마셔 평소보다 수분을 많이 섭취하는 것이 중요합니다. 단, 우유는 콧물이나 가래를 진하게 만들 수 있으므로 삼가도록 합니다.

6. 기관지에 영향을 주는 흡연을 삼간다

담배에서 뿜어져 나오는 연기는 기관지에 좋지 않은 자극을 주어 기침 · 가래를 더 심하게 할 수 있으므로 금하도록 합니다.

감기에 걸리면……

1. 왜 물을 많이 마셔야 하나?

우리 몸에서 코와 목은 바깥공기와 직접 접촉하기 때문에 공기의 변화에 민감하게 반응하는 기관입니다. 특히 건조한 날에는 코와 목의 점막이 건조해지고 얇아져서 바이러스가 침입하기 좋은 상태가 되기 때문에, 물을 자주 마셔서 감기를 예방하는 것이 좋습니다. 그리고 감기에 걸리면 코와 목의 염증으로 발생하는 열로 인해 수분의 손실이 상당히 많아지기 때문에, 목이 마르고 따갑고 기침이 나게 됩니다. 따라서 감기에 걸렸을 때는 물을 하루에 2ℓ 이상 수시로 마셔서 수분의 손실을 보충하고, 점막이 마르지 않도록 촉촉하게 적셔주도록 합니다.

2. 왜 비타민 C를 많이 먹어야 하나?

흔히들 '감기를 예방하기 위해 비타민 C를 많이 먹어라!'고 하는데, 노벨상 수상자인 미국의 화학자 폴링 박사가 밝혀낸 「감기에 대한 비타민 C」

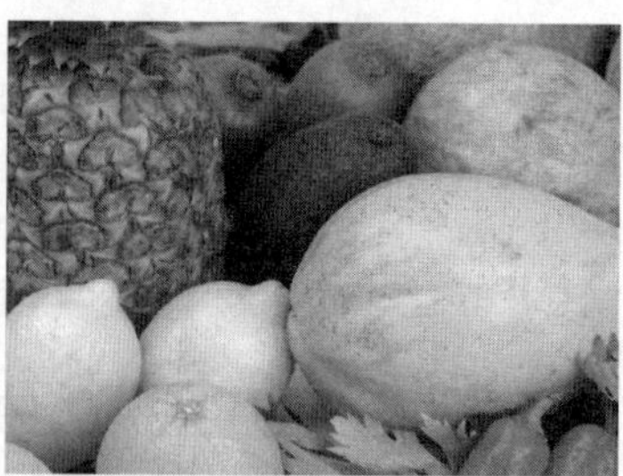

의 효과는 다음과 같습니다.

첫째, 비타민 C는 바이러스에 직접 작용하여 그 공격 능력을 약화시킨다.

둘째, 비타민 C는 백혈구와 면역세포를 강화하여 자연치유력을 증가시킨다.

셋째, 세포와 세포를 단단히 연결해 주는 콜라겐의 합성을 도와, 바이러스가 세포들 사이로 이동하는 것을 방해한다.

넷째, 바이러스의 활동을 억제하는 '인터페론'이 잘 생성되도록 촉진한다.

종합하면, 비타민 C는 바이러스에 대한 인체의 저항력을 백배 증가시키는 효능이 있다는 것입니다. 물론 감기뿐만 아니라 다른 질환의 예방을 위해서도 비타민 C를 충분히 섭취하는 것이 좋습니다. 성인의 비타민 C 하루 권장량은 70mg으로 딸기 10개, 감귤 3개, 감 1개, 오렌지 1개, 브로콜리 1/2송이 정도면 충분합니다.

04 감기 증세에 따른 맞춤 민간요법

1. 초기 감기 – 계지차

머리가 아프면서 오슬오슬 떨리는 등의 초기 감기 증세가 있을 때, 계지차를 뜨겁게 마신 다음 이불을 덮고 열을 내면 감기가 심해지는 것을 막을 수 있습니다. 계지는 감기 초기에 들어온 사기를 발산시키면서, 면역력을 강화시키는 효과가 있기 때문입니다. 여기에 열을 내어 땀을 내주는 생강과 함께 달여 마시면 웬만한 초기 감기는 잡을 수 있습니다.

계지 20g, 생강 5쪽, 대추 5개를 물 1ℓ를 붓고 1시간 30분 정도 달여 하루 동안 여러 번으로 나누어 따뜻하게 마십니다.

2. 열감기 – 칡차

열감기로 고열·오한·두통이 심하며 코와 목이 바싹 타고 코가 막힐 때, 그리고 뒷목이 뻣뻣하고 근육통이 심할 때는 칡차가 좋습니다.

칡은 해열 작용과 발한 작용이 뛰어나며, 근육의 경직을 풀어주는 역할을 하기 때문입니다. 칡 40g, 생강 5쪽을 물 1ℓ를 붓고 1시간 30분 정도 달여 하루 동안 여러 번으로 나누어 따뜻하게 마십니다.

3. 목감기 – 도라지차

감기에 걸릴 때마다 목이 따끔거리고, 침을 삼키기 힘들 때는 도라지차가 좋습니다. 도라지는 목 부위의 열을 내려주는 효과가 뛰어나며, 기관지에 수분을 보충해 주는 효능도 있습니다. 도라지에 감초가 배합되면 위로 떠오른 열이 내려가, 편도선이

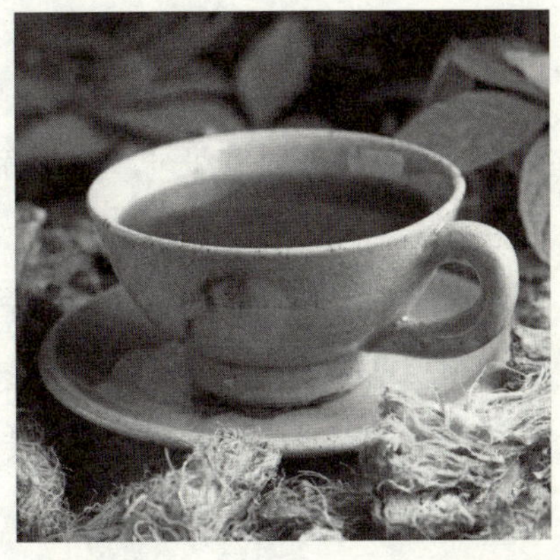

붓는 것을 막을 수 있습니다. 도라지는 가래를 삭이고 폐를 진정시키는 효과도 있어, 기침감기에도 좋습니다. 도라지 20g, 감초 5g, 생강 5쪽을 물 1ℓ로 1시간 30분 정도 달여 하루 동안 여러 번으로 나누어 따뜻하게 마십니다.

4. 기침감기 - 은행맥문동차

한 번 기침이 시작되면 얼굴이 시뻘겋게 달아오를 만큼 연속적으로 기침을 하며, 목에 끈적끈적한 가래가 붙어 잘 뱉어지지 않을 때에는 은행맥문동차가 좋습니다. 은행은 폐의 기운을 진정시켜 기침을 가라앉게 하며, 맥문동은 폐와 기관지를 촉촉하게 해줘 가래를 삭여주는 효능이 있기 때문입니다.

은행 10개, 맥문동 20g을 물 1ℓ를 붓고 1시간 30분 정도 달여 하루 동안 여러 번으로 나누어 따뜻하게 마십니다.

5. 가래 기침 - 무시럽

무는 가래를 삭이는 효능이 있어서 가래가 끓는 감기에 아주 효과적입니다. 성질이 서늘하고 수분이 풍부하여, 평소 목이 건조하고 따끔거리며 건조한 곳에 가면 기침이 많이 나는 사람들이 수시로 먹어도 좋습니다. 무를 얇게 저며 유리병에 황설탕과 켜켜이 재워 2~3일 냉장고에 두면 무시럽이 되는데, 무시럽 1~2큰술을 따뜻한 물에 타서 마셔도 좋습니다.

6. 내장형 감기 - 차조기차

감기로 음식을 먹지 못하고 자꾸 토하려 하며, 배가 아프고 설사가 나기도 하는 것을 내장형 감기라고 합니다. 이런 내장형 감기에는 감기의 사기를 몸 밖으로 발산시키면서 위장을 달래주는 효과가 있는 차조기가 좋습니다. 여기에 구토 중추를 진정시키는 생강을 함께 달여 먹으면 더욱 효과적입니다.

차조기 20g, 생강 5쪽을 물 1ℓ를 붓고 1시간 30분 정도 달여 하루 동안 여러 번으로 나누어 따뜻하게 마십니다.

'감기 · 몸살 내 손안에 있소이다!' 모 제약회사에서 쌍화탕을 응용해 만든 드링크제 광고 카피. 이 광고로 인해 '감기엔 쌍화탕'이 공식화되어, 감기에 걸렸을 때 쌍화탕 한번 먹어보지 않은 사람은 거의 없을 것입니다.

『쌍화탕(雙和湯)』이란 인체의 음(陰)과 양(陽), 기(氣)와 혈(血), 남과 여가 서로 조화를 이루게 해준다는 의미를 지닌 처방으로, 과로로 인해 기혈(氣血)이 상해서 감기에 걸린 경우, 부부가 잠자리를 하고 난 다음 감기 몸살에 걸린 경우, 또는 몹시 과로한 후에 부부가 잠자리를 하고 나서 감기 몸살이 걸린 경우에 효과가 좋습니다. 요즘 직장인의 경우 야근이니 회식이니 해서 과로로 체력이 떨어져 자칫하면 감기에 걸리기 쉬우므로, 그 때는 음양 · 기혈의 조화를 찾아주는 쌍화탕이 적격이라고 할 수 있습니다.

쌍화탕(雙和湯)

백작약 10g, 숙지황 · 황기 · 당귀 · 천궁 각 4g, 계피 · 감초 각 3g, 생강 3쪽, 대추 2개.

플러스 팁

감기에 자주 걸리세요? '오과차(五果茶)'를 드세요!

봄, 가을, 겨울은 물론이고 개도 안 걸린다는 여름 감기까지 걸려 놀림을 당하는 분들은 다섯 가지 과실로 달인 오과차를 드셔보세요. 오과차를 꾸준히 마시면 면역력이 강화되어 감기예방과 동시에 원기 보충의 효과도 볼 수 있습니다.

재료 마른 모과 30g, 대추 15개, 밤 15개, 은행 15개, 호두 10개, 꿀 1컵.

만드는 법 재료를 깨끗이 씻어서 커다란 주전자나 냄비에 물을 가득 넣고 반으로 줄 때까지 푹 달인 후, 체에 걸러서 취향에 따라 꿀을 타서 마십니다.

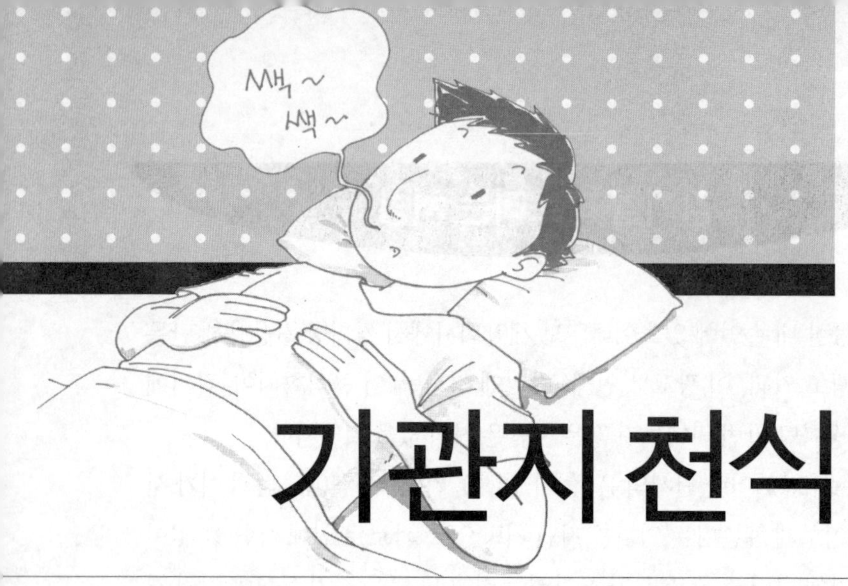

기관지 천식

우리 나라 성인 100명 중 약 13명이 천식 증세를 가지고 있다는 조사결과가 나왔습니다. 이들 중 대부분이 자신이 천식인지 모르고 있다는 사실이 더욱 충격적입니다. 기침이 잦다거나 호흡이 가쁘면, 천식은 아닌지 체크해 보고 미리 예방하는 것이 중요합니다.

01 천식이란?

천식은 기관지의 과민반응으로 인한 만성 염증 상태입니다. 기관지에 염증이 생기면 기관지 안쪽 면이 붓고 분비물(가래)이 증가하고, 기관지가 수축하여 공기의 통로가 좁아지게 됩니다. 그 결과 숨쉬기가 어려워지고, 숨실 때 쌕쌕거리는 소리가 나며, 발작적인 기침을 하게 됩니다. 발작시 적절한 대처를 하지 못하면 호흡곤란으로 사망할 수도 있습니다.

　또한 천식과 알레르기 비염, 아토피 피부염은 모두 알레르기 질환으로, 보통 한 가지 알레르기 질환이 있으면 종종 다른 알레르기 질환을 겸하기 때문에 더욱 가볍게 볼 수 없는 것입니다. 흔히 아토피 피부염을 앓은 소아가 유아기와 학동기에는 천식을 앓고, 나중에는 알레르기 비염으로 발전하는 경우가 많습니다.

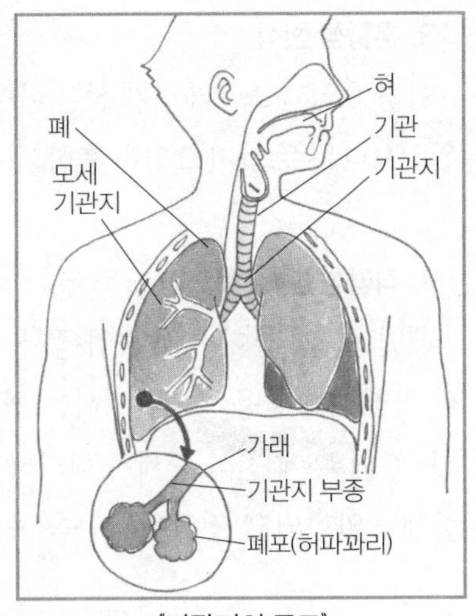

《기관지의 구조》

02 천식의 원인에 따른 분류

1. 외인성 천식

　외인성 천식이란 알레르기 천식으로, 항원(알레르겐)에 노출됐을 때 과민반응에 의해 천식 증세가 나타납니다. 알레르기 천식을 일으키는 대표적인 4대 항원은 집먼지진드기·꽃가루·동물의 털·곰팡이인데, 그 중 가장 큰 원인은 집먼지진드기로 소아 천식의 70~80%, 성인 천식의 40~50%를 차지합니다. 그 외의 항원으로는 곡물껍질, 세균, 비듬 등이 있습니다. 보통 천식의 발병은 연령이 젊은 사례가 많으며, 아토피 피부염이나 알레르기 비염 등 알레르기 질환을 동반하는 경우가 많습니다.

2. 내인성 천식

　호흡기 감염, 정서불안, 운동, 기후나 습도의 변화 등으로 나타나는 천식입니다. 젊었을 때는 괜찮다가 40세 이후에 발병하는 경우가 많으며, 외인성과는 달리 알레르기 질환을 동반하지 않습니다.

3. 혼합성 천식

환경 오염과 스트레스가 심한 현대 사회에서는 외인성이나 내인성 한 가지 원인보다는 두 가지 요인이 혼합되어 발병하는 경우가 대부분입니다.

4. 직업성 천식

페인트공과 같이 특정 직업 종사자에게 작업 환경에서 노출되는 물질에 대한 알레르기 반응으로 발생하는 천식입니다. 처음에는 증세가 없다가 수개월~수년 후에 천식 증세가 나타나기 시작합니다. 주말이나 휴가 기간에는 증세가 완화되고, 직장에 출근을 하면 다시 악화되는 특징이 있습니다.

03 천식으로 나타나는 주요 증세

천식 환자는 평소에는 괜찮다가 갑자기 발작적으로 증세가 나타나기 때문에, 이를 천식 발작이라고 합니다. 발작은 주로 새벽에 많이 일어나며, 개인별로 발작이 일어나는 시간이 일정한 경우가 많습니다. 계절적으로는 날씨가 차고 공기가 건조해지는 가을철에 악화되는 경향이 있습니다. 보통 찬 공기에 접하거나, 운동을 하거나, 불안감이나 정신적 스트레스 등으로 인해 증세가 유발 · 악화됩니다. 천식 발작은 말 그대로 발작이므로, 발작이 끝나면 환자는 언제 그랬냐는 듯 멀쩡해집니다.

1. 호흡곤란

숨을 들이쉴 때보다 내쉴 때 힘들어지고, 증세가 심해질수록 들이쉬는 것도 힘들어집니다. 가슴이 답답하고, 호흡이 가빠지고, 숨을 들이쉴 때마다 갈비뼈 사이가 쑥쑥 들어가는 모습도 보입니다. 바로눕는 것보다 앉아서 상체를 앞으로 구부리는 자세(기좌호흡)를 취해야 숨쉬기가 편해지며 호흡곤란이 심할 때는 입술이나 손톱이 새파랗게 되는 청색증이 나타나기도 합니다.

2. 천명(喘鳴)

천명이란 기도가 좁아져서 숨을 내쉴 때 쌕쌕거리거나 그르렁그르렁거리는 것을 말합니다.

3. 기침과 객담

기도의 자극과 분비물 증가로 인해 발작적인 기침이 나오며, 보통 발작이 한밤중에 시작되므로 기침으로 인해 잠에서 깨는 경우가 많습니다. 발작이 가라앉을 무렵에는 기침이 더욱 심해지는데, 가래를 시원하게 뱉고 나면 발작이 잦아드는 경향이 있습니다.

 천식 환자의 생활요법

1. 먼지가 쌓일 만한 것은 모두 치우고, 청소를 깨끗이 한다

집먼지진드기의 번식을 막기 위해 천으로 된 소파, 카펫, 담요, 커튼, 털 인형 등을 치우고 애완동물을 키우지 않는 것이 가장 좋은 방법입니다. 또한 침대 매트리스는 비듬을 먹고 사는 집먼지진드기의 주요 서식처이므로 침대를 치우고 바닥에서 잠을 자는 것이 좋습니다. 침대를 꼭 써야 한다면 침대 매트리스와 베개에 특수 항균 커버를 씌워 사용하는 것이 바람직합니다.

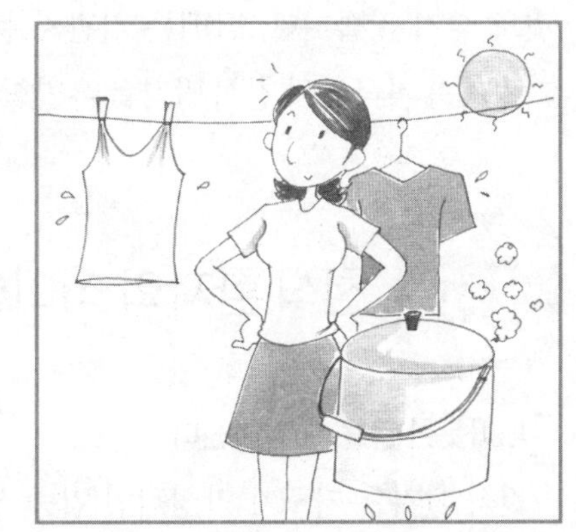

2. 침구와 속옷의 세탁에 신경쓴다

침구와 속옷은 삶는 것이 가장 좋지만 그것이 어렵다면 55℃ 이상의 고온으로 세탁해야 하며, 침구는 최소한 2주일에 한 번씩 세탁하도록 합니다. 세탁물은 집먼지진드기가 번식하지 못하도록 햇빛이 강한 오후 2~3시에 말리는 것이 좋습니다.

3. 실내 습도와 온도를 유지하고, 실내 환기에 신경쓴다

집먼지진드기는 온도 25~28℃, 습도 75~80%인 환경을 가장 좋아하므로, 실내온도를 18~20℃, 습도 50% 미만으로 유지하도록 합니다. 특히 여름철 장마기에는 습기가 많아 곰팡이가 잘 생기므로, 비가 온 날에는 보일러를 틀어서 습기를 말려주는 것이 좋습니다. 반면 너무 건조한 공기는 오히려 천식과 아토피 피부염을 악화시킬 수 있으므로 가을과 겨울, 봄에는 가습기를 틀어서 실내습도를 40~50% 정도로 유지하도록 합니다.

4. 자극을 피한다

방향제, 헤어 스프레이, 살충용 스프레이, 향수를 사용하지 말아야 하고 페인트, 담배연기 등을 피하도록 합니다. 날씨가 추운 날에는 갑자기 찬 공기에 노출되지 않도록 마스크와 목도리를 착용하도록 합니다.

5. 금연한다

천식 환자는 반드시 담배를 끊어야 하며, 담배연기를 맡는 것도 좋지 않습니다. 담배는 기관지 분비물을 증가시키고 기관지를 자극하여 천식 발작을 유발할 수 있기 때문입니다.

 천식 환자의 식이요법

1. 따뜻한 물을 자주 마신다

천식 환자는 기도가 만성적인 염증 상태에 있으므로, 기도에서 수분 손실이 많습니다. 따라서 따뜻한 물을 자주 마시면 수분 보충도 되고, 가래를 묽게 하여 가래의 배출을 쉽게 해줍니다. 하루에 1.8ℓ 정도의 물을 마시는 것이 적당합니다.

2. 알레르기를 일으킬 수 있는 음식을 피한다

우유, 밀가루, 달걀, 초콜릿, 식품 첨가물이 많이 든 음식, 인스턴트 식품을 피합니다. 특히 달걀과 우유, 콩 등 식품이 알레르기를 일으키는 경우가 많으므로, 이들 식품을 섭취하지 않는 것이 좋습니다.

3. 과식을 피한다

알레르기 천식 환자 중에는 음식물을 먹고 나서 발작이 일어나는 사람들도 있기 때문에, 음식은 적당히 먹는 것이 좋습니다. 특히 밤늦게 식사를 하는 것은 절대 금물입니다.

4. 비타민이 풍부한 식품을 먹는다

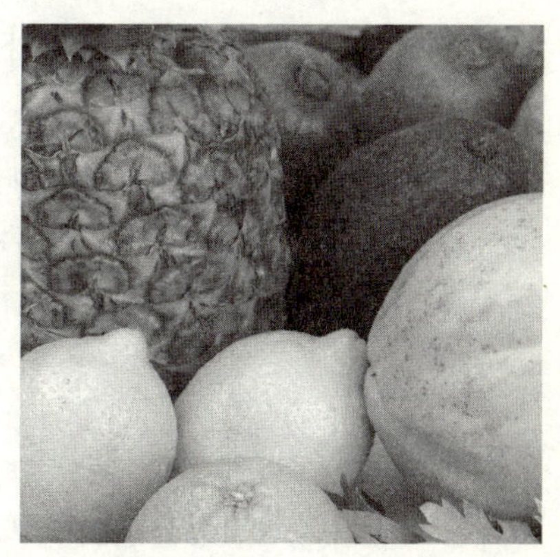

비타민 A는 대기 오염 물질로부터 폐를 보호해 주며, 특히 기관지와 폐 조직의 재생을 도와주기 때문에 천식 환자에게 아주 이롭습니다. 비타민 A 는 동물의 간, 녹황색 채소(당근, 토마토, 호박, 시금치, 쑥갓, 미나리 등) 등에 많이 함유되어 있습니다.

비타민 B군은 신경안정 효과와 섭취한 영양분을 에너지로 바뀌도록 도와줍니다. 현미, 호밀, 콩, 깨, 부추, 파 등에 많이 함유되어 있습니다.

비타민 C는 기관지 세포를 튼튼하게 하고, 면역력을 강화시켜 스트레스를 잘 이겨내도록 도와주기 때문에 천식 환자에게 아주 중요한 영양소입니다.

신선한 채소와 감귤, 오렌지, 레몬, 녹차, 감 등에 풍부하게 들어 있습니다.

비타민 E는 세포에 있는 노폐물을 제거해줌으로써 산화와 노화를 막아주는 역할을 하므로, 천식 환자의 폐와 기관지가 약해지는 것을 예방할 수 있습니다. 잣, 호두, 해바라기씨, 호박씨, 참깨, 들깨, 참기름, 들기름, 콩에 많이 함유되어 있습니다. 이들 식품은 불포화지방산 또한 풍부하여 대기 오염 물질로부터 기관지와 폐를 보호하며 혈액을 맑게 해줍니다.

 천식을 가라앉히는 민간요법

1. 오미자고

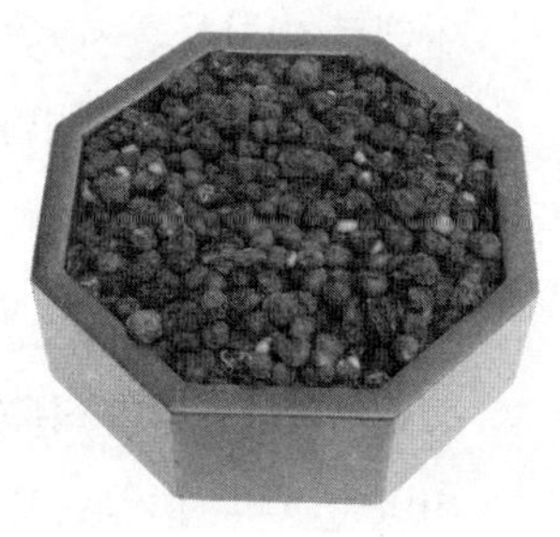

오미자는 폐를 촉촉하게 해주며, 폐의 기운을 수렴해 주므로 천식이나 기침 예방에 좋은 식품입니다. 오미자를 따뜻한 물에 3시간 정도 담가두었다가 그 물을 마셔도 좋고, 『오미자고』를 만들어 간편하게 먹어도 좋습니다.

오미자 600g을 씻어서 물 5ℓ에 넣고 센 불로 끓이다가 약한 불로 줄여서 반으로 줄면 오미자를 걸러내고 주걱으로 저어가면서 곱니다. 조청처럼 걸쭉해지면 식혀서 냉장 보관하여 하루 2~3회, 1큰술씩 온수에 타서 마십니다.

2. 배즙

배는 기관지의 과민성을 줄여주고 폐를 촉촉하게 적셔주므로, 건조하고 탁한 공기로 인한 천식 발작을 예방하는 효과가 있습니다. 배의 윗부분을 1cm 두께로 도려내어 뚜껑을 만들고, 배 속의 뼈대를 파낸 후 꿀이나 황설탕을 가득 채우고 도려낸 뚜껑을 덮어 은박지로 전체를 쌉니다. 이것을 냄비에 넣고 배의 2/3가 잠길 정도로 물을 부어 중탕합니다. 20분쯤 후 배가 뭉근히 익을 무렵 꺼내어 망에 넣어 즙을 꼭 짜서 연근즙을 1큰술 타서 마십니다.

3. 도라지(길경)

도라지의 쌉쌀한 맛을 내는 성분인 플라티코신이라는 사포닌은 기관지의 점액 분비를 촉진시켜 가래를 삭이고 기침을 멎게 하는 효능이 있습니다. 천식으로 기침이 심하고 가래가 잘 떨어지지 않을 때는 도라지 20g을 물 700cc로 달여 반으로 줄면 하루 동안 세 번으로 나누어 마시고, 더덕과 함께 달여 마셔도 좋습니다.

알아두세요

천식 환자의 응급 상황 대처법

1. 천식 발작시의 응급처치
① 발작의 원인이 되는 물질이나 환경을 피하고 환자를 안심시킨다.
② 상체를 비스듬히 일으켜 앉혀서 숨을 길게 내쉬도록 도와준다.
③ 방안을 환기시켜 신선한 공기를 공급하고, 미지근한 물을 마시게 한다.
④ 환자가 사용하던 약을 흡입하게 한다.
⑤ 10분마다 환자의 호흡과 맥박을 점검하고, 발작시간이 길어지거나 약을 먹어도 좋아지지 않으면 응급구조를 요청한다.

2. 응급구조를 요청해야 하는 경우
① 약을 사용하고 1시간이 지나도 전혀 호전되지 않을 경우.
② 호흡이 빨라지고 숨쉬기 힘든 경우.
③ 걷거나 말하기 힘든 경우.
④ 입술이나 손톱이 파랗게 변할 경우.
⑤ 숨쉴 때 코를 벌름거릴 경우.
⑥ 숨쉴 때 갈비뼈와 목 주위의 피부가 쑥쑥 들어갈 경우.
⑦ 심장 박동이나 맥박이 매우 빨라질 경우.
⑧ 불안감이 심해지거나 정신이 흐릿해지는 경우.

천식 발작시에는 목에 있는 천돌(天突)과 인영(人迎)을 지압해 주면 가래의 배출이 수월해지며, 기관지 확장 효과도 있습니다. 또한 등에 있는 폐수(肺俞)를 부드럽게 두드려 주거나 마사지를 해도 도움이 됩니다. 완해기에는 풍문(風門)·폐수(肺俞)·신수(腎俞)·비수(脾俞)에 뜸을 뜨거나 지압을 하면 약해진 폐(肺)·비(脾)·신(腎) 세 장기가 강화되고 면역력도 강해지므로, 천식 발작횟수와 강도를 줄일 수 있습니다.

인영은 목덜미 양옆에 맥박이 뛰는 곳이며, 천돌은 양쪽 쇄골 뼈 사이 정중앙에 옴폭 들어간 곳입니다. 그리고 제2흉추의 양쪽으로 손가락 2마디만큼 떨어진 곳이 풍문이고, 풍문 바로 아래의 점이 폐수로 제3흉추 양쪽으로 손가락 2마디만큼 떨어진 곳입니다. 또한 제11흉추 양쪽으로 손가락 2마디만큼 떨어진 점이 비수이고, 제2요추 양쪽으로 손가락 2마디만큼 떨어진 점이 신수입니다.

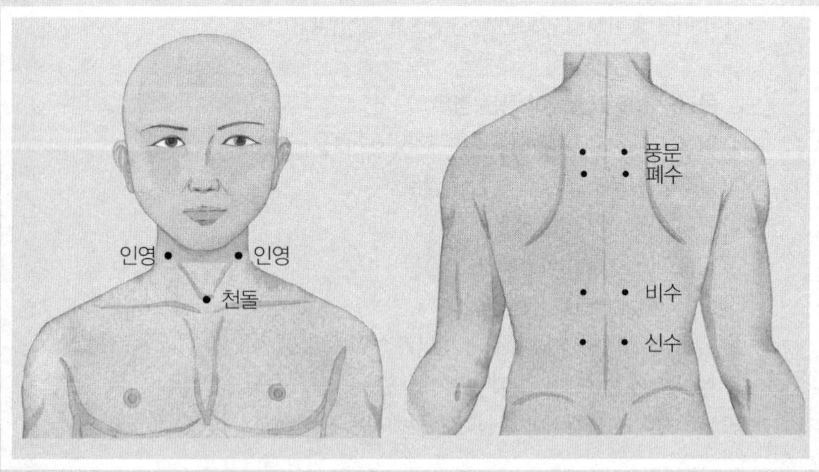

천식이 있을 때 효과가 좋은『진해고(鎭咳膏)』라는 처방이 있습니다.
『진해고』는 이름 그대로 기침을 진정시킨다는 뜻을 가진 처방으로 천식이나 감기 후유증으로 기침이 계속 나고 숨이 찰 때, 노인들이 마른기침을 자주 하며 특히 새벽에 기침 때문에 잠을 못 이룰 때 아주 효과적입니다.

처방에 맥문동 · 자완 · 백부근 · 과루근 · 소자 · 패모 · 관동화 · 오미자 · 행인 · 상백피 · 은행 · 천화분 등은 모두 기침과 가래를 가라앉히고 폐를 도와주는 약물이므로, 천식에 좋은 우수 한약재만 총집합했다고 보시면 됩니다.

진해고(鎭咳膏)
홍시 40개, 배 20개, 대추 · 맥문동 · 자완 · 복령 · 백부근 · 과루인 · 소자 · 패모 · 관동화 · 오미자 · 행인 · 상백피 · 은행 · 천화분 각 300g.

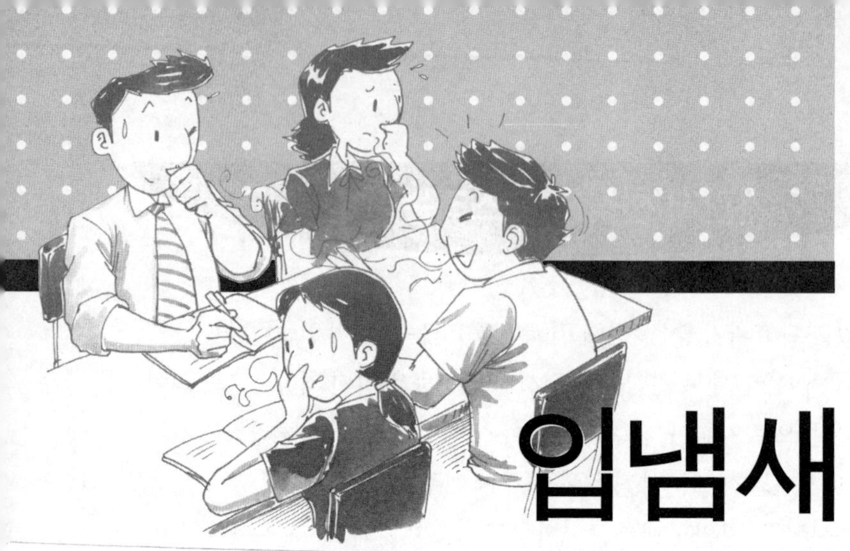

입냄새

명작 영화 '바람과 함께 사라지다'의 환상의 커플, 클라크 케이블과 비비안 리. 전세계 여성의 가슴을 설레게 했던 클라크 케이블이 엄청난 골초라 입냄새가 지독했고, 그런 그와 울며 겨자먹기로 키스신을 찍어야 했던 비비안 리는 '키스신을 찍을 때 거의 졸도할 지경이었다'며 클라크 케이블의 입냄새에 대한 불쾌감을 토로했다는 비하인드 스토리가 있습니다. 이처럼 아무리 멋지고 아름다운 용모를 지닌 달변가라 할지라도 그의 입에서 불쾌한 악취가 풍기면, 그와의 만남이 꺼려질 수밖에 없습니다.

01 입냄새가 나는 원인

입냄새는 정상적인 생리 현상에 의해 냄새가 나는 생리적인 입냄새와 질병이 있어서 생기는 병적인 입냄새로 나눌 수 있습니다.

1. 생리적 구취

① **기상성 구취** 침은 항균 작용이 있어서 입 속 세균의 증식을 억제하고, 또한 자정 작용이 있어서 나쁜 물질이나 더러운 물질을 깨끗이 청소해 줍니다. 그런데 밤에 자는 동안에는 침의 분비가 줄어들고, 그 결과 입안에 남아 있던 세균과 음식물 찌꺼기가 같이 부패하여 아침에 일어났을 때 악취가 발생하는 것입니다.

② **공복시 구취** 기상성 구취와 마찬가지로, 몇 시간 동안 음식을 먹지 않으면 침의 분비가 줄어들게 되므로 그 결과 입 속 세균이 번식하고 부패하여 악취가 발생하는 것입니다. 다이어트 때문에 식사량을 줄이거나 음식을 먹지 않으면 입냄새가 심해지는 것도 이러한 원인 때문입니다.

③ **피로, 긴장성 구취** 긴장을 하면 입이 바싹 마르게 되는 것을 경험하는데, 이처럼 침의 분비가 줄어들어 입이 마르면서 구취가 발생할 수 있습니다. 피로하거나 허약해지면 입냄새가 심해지는 것도 역시 침의 분비가 줄어들기 때문입니다.

④ **월경기 구취** 여성들은 생리나 임신 때 호르몬 변화로 인해 체내에서 휘발성 물질의 생성이 활발해집니다. 이러한 휘발성 물질이 폐에서 호흡을 통해 입으로 나와 독특한 냄새를 풍기는 것입니다.

⑤ **입마름증** 침의 분비를 줄어들게 하거나 입을 마르게 하는 원인들이 모두 구취의 원인이 될 수 있습니다. 예를 들면 입을 벌려 숨쉬기, 입을 마르게 하는 약물 복용 등이 구취를 일으키거나 악화시킵니다.

⑥ **음식물 섭취와 양치 불량** 입냄새의 주성분은 바로 음식물 찌꺼기가 입 속 세균에 의해 분해되면서 발생하는 휘발성 '황' 입니다. 따라서 식후 양치를 하지 않거나 양치를 해도 혀를 닦지 않으면 음식물 찌꺼기가 남아 그것이 세균에 의해 분해되면서 황이 생겨 냄새가 나는 것입니다.

그리고 입냄새의 주성분인 황이 많이 함유된 식품을 먹어도 입냄새가 심하게 날 수 있습니다. 황이 많이 함유된 식품으로는 파, 마늘, 양파, 겨자, 달걀,

육류 등이 있습니다.

⑦ **노년기 구취** 나이가 들면 침의 분비량이 줄면서 노인들 특유의 구취가 생깁니다.

2. 병적인 구취

① **치과 문제** 충치가 있으면 부패의 정도가 심할수록 입냄새가 역해지며, 잇몸이 세균에 감염된 치조농루의 경우도 악취가 심합니다. 치석이나 치태가 있어도 거기서 세균이 번식하여 냄새를 풍기게 됩니다.

② **이비인후과 문제** 코의 문제 중 가장 흔한 것이 만성 비염과 축농증으로 이들 질환이 있으면 부비동에 분비물이 고이고 거기에서 세균이 번식하여 비린내 같은 냄새를 풍기게 됩니다.

③ **위식도역류증** 음식을 섭취하여 위로 들어가면 위의 입구(분문)가 닫혀야 하는데, 느슨해져 잘 닫혀지지 않으면 위에서 음식이 부패되는 냄새와 위산이 거슬러올라오기도 하는데 이를 '위식도역류증'이라 합니다.

④ **위장 기능 저하 · 위한증(胃寒證)** 위장 운동이 잘 되지 않아 음식물이 위장에 오랫동안 머물면 썩어서 냄새가 날 수밖에 없습니다. 음식물이 위장에 정체되는 일이 지속되면 위장이 아래로 늘어지는 위하수증이 생기게 되고, 아래로 늘어진 부분에 음식이 쌓여 썩어서 비린내나는 악취가 올라오게 됩니다. 입에 맑은 침이 많이 고여 물을 찾지 않으며, 혀에는 흰 태가 얇게 끼기도 합니다. 찬 음식과 기름진 음식을 먹거나, 신경을 많이 쓰거나, 날씨가 추워 체력이 떨어지면 입냄새가 더욱 심해집니다.

⑤ **내장 질환** 내장 질환에 걸리면 몸에서 독성 물질이 생겨, 그것이 폐로 휘발되면서 독특한 냄새가 납니다.

당뇨병 환자는 아세톤 냄새, 신부전증 환자는 생선 썩는 냄새, 간경변증 환자는 암모니아 냄새가 나며, 폐렴 · 폐결핵 · 폐기종에 걸리면 호흡을 통해 고름이나 가래냄새가 올라옵니다.

 입냄새를 줄이는 생활요법

1. 양치질을 할 때 구석구석 꼼꼼하게 닦는다

양치질은 하루 세 번, 가급적 식후 빠른 시간 내에, 약 3분 동안 해주는 것이 가장 좋습니다. 칫솔질은 위아래로 어금니까지 구석구석 닦아주며, 혀와 입천장을 닦는 것도 잊지 말아야 합니다. 특히 혀의 뒷부분은 칫솔이 닿지 않는 사각지대이면서 입냄새의 중요한 근원지가 되므로, 칫솔로 혀 뒤에서부터 앞으로 3~5회 쓸어 내리도록 합니다. 그리고 하루에 1회 정도는 치실이나 치간 칫솔로 치아 사이를 구석구석 닦아서 치석이 생기지 않도록 해야 합니다.

2. 입이 마르지 않도록 한다

입마름증은 입냄새의 중요 원인 중 하나로, 특히 노인이나 환자는 입마름증으로 인해 입냄새가 나는 경우가 많습니다. 따라서 평소 물이나 녹차를 자주 마시도록 하며, 입이 마를 때는 무설탕껌을 씹어서 침이 분비되게 하는 것도 좋은 방법입니다.

3. 입냄새를 나게 하는 음식을 피한다

황이 많이 함유되어 입냄새를 나게 하는 파·마늘·양파·겨자·달걀·육류·술 등의 섭취를 피하고, 대신 수분이 풍부한 과일을 많이 먹도록 합니다.

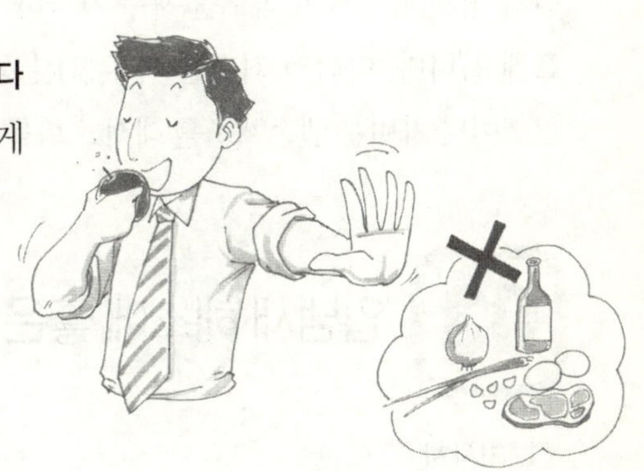

4. 담배를 끊고, 카페인 음료를 줄인다

애연가들의 경우에는 흡연을 하고 난 후 양치질을 해도 입냄새가 계속 나는 경우가 많습니다. 그것은 담배를 장기간 피우면 위의 입구를 꽉 조여주는 괄

약근이 느슨해져서 위 속에 있는 냄새나 내용물이 거슬러올라올 수 있기 때문입니다.

흡연은 단순히 입에 담배 냄새가 배는 차원이 아니라, 위의 기능을 떨어뜨려 만성적인 입냄새를 유발하므로 가급적 끊는 것이 좋습니다. 커피, 초콜릿 역시 위장 입구를 느슨하게 할 수 있으므로 줄이는 것이 좋습니다.

5. 음식을 먹을 때는 꼭꼭 씹어 먹는다

음식을 많이 씹으면 침이 많이 분비되어 입이 잘 마르지 않습니다. 적어도 한 숟가락에 30번씩 씹으면, 입마름증 예방과 함께 소화력도 개선되어 입냄새를 줄이는 데 큰 도움이 됩니다.

6. 식후에 곧바로 눕지 않는다

식후에 곧바로 눕는 습관을 가진 사람들이 입냄새가 심하게 됩니다. 왜냐하면 음식을 먹고 나서 곧바로 누우면 위에 있는 음식물이 소화가 되지 않고 거꾸로 거슬러올라와서 냄새를 풍길 수 있기 때문입니다. 또한 강산성의 위산과 섞인 음식물이 식도를 자꾸 자극하게 되어 가슴 중앙이 쓰라리면서 아프게 됩니다. 따라서 최소한 식후 30분 동안은 눕지 않도록 하며, 식후에는 산책이나 가벼운 맨손체조를 해서 소화를 돕는 것이 좋습니다.

 입냄새 해소에 좋은 차 & 음료

1. 치자차

치과와 이비인후과적인 원인을 제외한 입냄새의 가장 많은 원인을 차지하는 것은 내장의 열(熱)입니다. 특히 스트레스를 많이 받는 사람, 다혈질적인 사람, 더위를 많이 타는 사람, 갈증을 많이 느끼는 사람, 체질별로 보면 소양인이나 태음인이 내장에 열이 많아 입이 항상 텁텁하고 입냄새가 또한 잘 납니다. 이럴 때는 내장의 열을 꺼주는 치자차를 마시면 좋습니다. 빨갛게 익은 치자는 마치 심장의 모양과도 같아, 스트레스나 피로로 뜨겁게 달궈진 심장의 열을 시원하게 식혀주는 장점이 있습니다.

우선 치자를 크게 으깨어 프라이팬에 올려 약간 노릇하게 볶아서 밀봉하여 보관해 둡니다. 차로 우려 마실 때는 한 번에 치자 1작은술을 여과망이 있는 찻잔에 넣고 뜨거운 물을 부어 뚜껑을 닫고 5분 정도 지난 후 색이 빨갛게 우러나면 그 물을 마십니다. 치자차는 하루에 한두 번 정도, 식후 30분에 마시는 것이 적당합니다.

2. 식혜

소화력이 떨어져 식후 시간이 꽤 지나도 음식냄새가 그대로 올라오는 소음인은 소화를 도와주는 식혜를 마시는 것이 좋습니다.

식혜를 만들 때 쓰는 엿기름은 한방에서 '맥야' 라는 약재로 부르고 소화제로 많이 쓰이고 있으므로, 소화 기능이 떨어진 소음인에게 더할 나위 없이 좋은 보약입니다. 만약 위장이 찬 소음인이 성질이 찬 황련이나 치자를 입냄새에 좋다고 무조건 복용하면, 오히려 증세가 악화될 수 있다는 점을 주의해야 합니다.

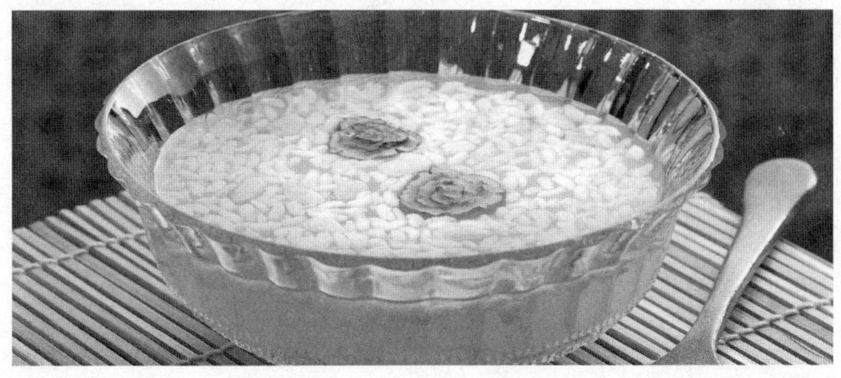

1. 소양인 · 태음인의 위장에 습열(濕熱)이 있을 때

얼굴이 붉고 열이 많은 사람은 위의 열을 꺼주는 약재인 황금, 황련, 황백, 치자로 구성된 『황련해독탕(黃連解毒湯)』을 처방합니다. 이 처방은 평소 갈증이 많이 나고, 입안에 누런 태가 끼고, 소변이 누렇고, 입에서 부패된 냄새가 나는 경우에 쓸 수 있습니다. 만약 체형이 우람한 태음인이 텁텁한 입냄새에 갈증과 변비가 있다면 『조위승기탕(調胃承氣湯)』을 처방합니다.

황련해독탕(黃連解毒湯)
황련 · 황금 · 황백 · 치자 각 5g.

조위승기탕(調胃承氣湯)
대황 15g, 망초 7g, 감초 4g.

2. 소음인의 위장 기능이 떨어졌을 때

위장 기능이 약한 소음인이 '식후 속이 더부룩하고, 소화가 잘 안 되며, 식후 몇 시간이 지나도 입에서 음식 냄새가 난다, 식후 음식물이 입으로 거슬러 올라온다' 면 소화력을 증진시키는 『향사평위산(香砂平胃散)』을 처방합니다. 이러한 증세가 위무력증이나 위하수증으로 발전하여, '식후 명치 아래가 빵빵하다, 냄새가 고약한 트림이 난다, 뱃속에서 꾸르륵거리는 소리가 난다' 고 하면 위장에 기운을 넣어주는 『보중익기탕(補中益氣湯)』을 처방합니다.

향사평위산(香砂平胃散)
창출 8g, 진피 · 향부자 각 4g, 지실 · 곽향 각 3g, 후박 · 사인 각 2.5g,
목향 · 감초 각 2g, 생강 3쪽.

보중익기탕(補中益氣湯)
황기 6g, 인삼 · 백출 · 감초 각 4g, 당귀신 · 진피 각 2g, 승마 · 시호 각 1.5g.

입안이 헐고 아픈, 베체트 병(Behcet's Disease)

베체트 병의 원인은 아직 정확하게 밝혀지지 않은 상태입니다. 다만 일부 지방에서 많이 발생하는 지역적 분포로 미루어 보아 유전적·인종학적 소인이 있는 사람이 생활환경, 음식, 바이러스 감염, 알레르기 등에 의해 면역 기능에 이상이 생겨 발생하는 것으로 추측하고 있습니다.

베체트 병의 가장 초기 증세는 구강궤양으로, 이 질병을 보이는 모든 환자에게서 관찰됩니다. 피로할 때 입 속이 헐고 부르트는 등 누구나 경험해 본 흔한 증세로 병이 시작되기 때문에 조기 진단의 어려움이 있으며, 더구나 일반인은 이 병에 대한 인식이 낮아서 병을 키우는 일이 다반사입니다. 구강궤양과 함께 생식기궤양, 피부염이나 피부 결절, 눈의 염증이 주된 증세입니다. 그 외 관절염, 소화기 증세, 혈관염 등도 발생할 수 있습니다.

베체트 병증이 있을 때는 과로와 스트레스를 피하고 충분한 휴식을 취해야 합니다. 또한 술·담배를 끊고 자극적인 음식을 삼가도록 합니다.

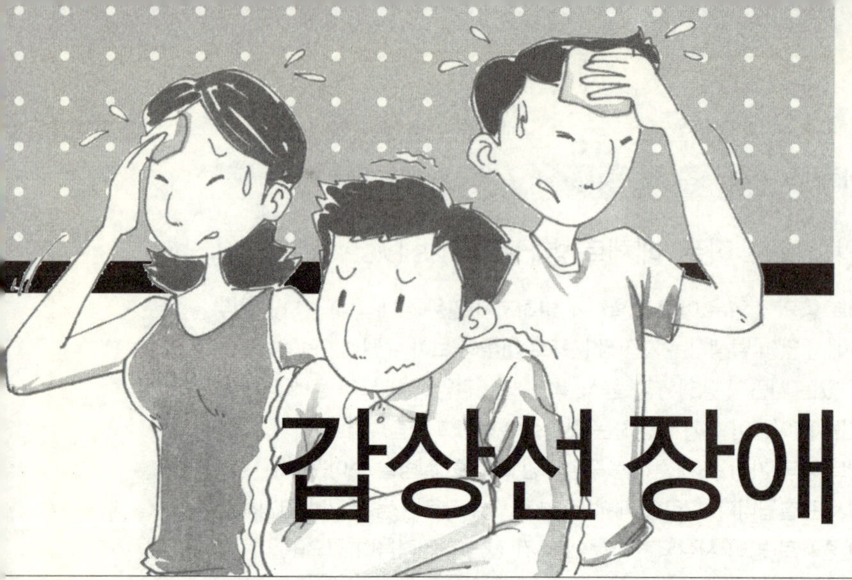

갑상선 장애

이집트 덴데라의 한 사원에 있는 부조에는 미인의 대명사, 클레오파트라로 생각되는 여인상이 있습니다. 그런데 이 여인상의 목 앞부분이 정상인에 비해 유난히 크다고 합니다. 그래서 혹자들은 '클레오파트라가 갑상선기능항진증에 걸려 목이 부은 것은 아닐까?' 라는 추측을 하기도 합니다.

갑상선기능항진증을 앓는 여성은 상당히 매력적으로 보일 수 있는데요. 눈은 놀란 듯 커지고, 얼굴빛은 붉어지며, 피부는 늘 촉촉하게 젖어 있고, 몸매는 가냘프게 야위어서 뭇남성들의 부성애를 자극하기에 충분하기 때문이죠.

01 갑상선과 갑상선 호르몬이란?

갑상선은 목 앞에 튀어나온 연골(흔히 '아담의 사과' 라고 하는 물렁뼈)의 바로 밑을 중심으로 나비처럼 양쪽으로 나뉘어져 있는 기관으로

‘갑상선 호르몬’ 을 분비하는 역할을 합니다. 갑상선 호르몬은 우리 몸의 신진대사 속도를 촉진하여 인체 장기에 필요한 에너지를 적절하게 공급하고, 이 과정에서 발생하는 열로 체온을 유지하는 기능이 있습니다.

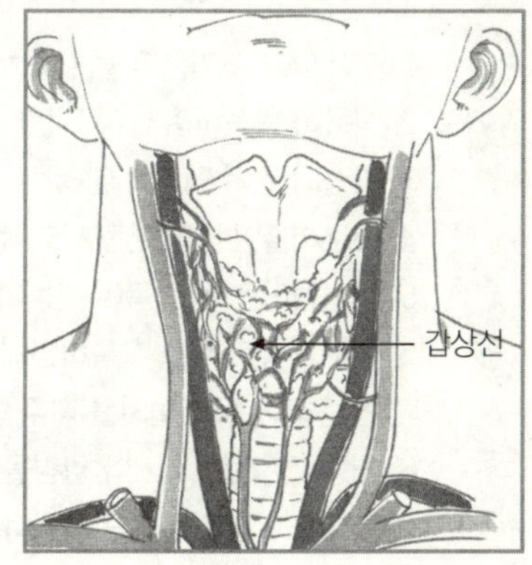

즉 갑상선 호르몬이 많이 나오면 신진대사가 빨라지고, 갑상선 호르몬이 조금 나오면 신진대사가 느려집니다. 또한 갑상선 호르몬은 성장 호르몬 분비와 뇌 발달, 정서 상태와도 관계가 있어 심신의 발육과 유지에 매우 중요하다고 할 수 있습니다.

02 갑상선기능항진증

갑상선기능항진증은 어떤 원인에 의해 갑상선 세포가 증식하고, 갑상선 호르몬이 과다 분비되어 신진대사가 항진된 상태를 말합니다. 외모의 변화로는 목이 불룩하게 부으며, 환자의 1/3 정도는 안구가 돌출되기도 합니다. 활발한 신진대사로 열이 많아 더위를 참을 수 없고, 땀을 많이 흘리며, 맥박과 심박동이 빨라지며, 신경이 예민해지기도 합니다. 그리고 에너지 소모가 심해 아무리 먹어도 살이 찌지 않고 오히려 체중이 감소합니다.

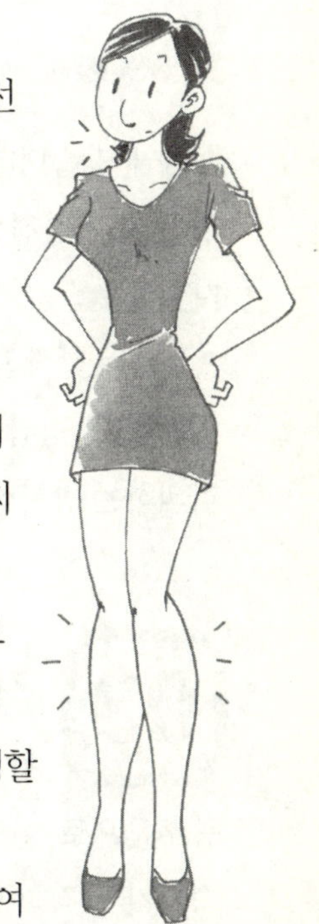

갑상선기능항진증의 70~90%는 자가면역 질환인 ‘크레이브스병’ 때문이며, 갑상선염으로 갑상선이 다쳐 호르몬이 일시적으로 과잉 분비되는 경우도 있고, 스트레스나 과로로 인해 발병할 수도 있습니다.

환자 수는 성인 1,000명 중 여성은 20명, 남성은 4명 정도로 여

갑상선기능항진증일 때 나타나는 증세

1. 열이 나고 뜨거운 것을 싫어하며, 땀을 많이 흘린다.
2. 식욕이 왕성하여 많이 먹는데도 체중이 준다.
3. 가슴이 뛰며 맥박이 빨라진다.
4. 윗눈꺼풀이 아래로 처지고, 눈이 돌출된다.
5. 갑상선이 커진다(목이 붓는다).
6. 피부가 얇아지고 촉촉하면서 발그레해진다.
7. 변이 묽어지고, 설사를 자주 한다.
8. 월경량이 감소되거나, 월경을 거르기도 한다.
9. 피로하고 신경이 예민해지며 쉽게 짜증을 낸다.
10. 불안 · 초조하고, 불면증도 생긴다.
11. 머리카락이 가늘어진다.
12. 팔과 허벅지의 근육이 약해져서 힘이 빠진다.

성에게 많습니다. 그 중에서도 20~50대 여성에게 흔하며, 보통 출산 후 3개월쯤 지나 항진증이 나타났다가 6개월 뒤 저하증으로 바뀌는 경우가 많습니다.

치료는 갑상선 호르몬의 양을 줄이는 것을 기본 목표로 한, 세 가지 방법이 있습니다. 항갑상선제를 1~2년 복용하는 약물치료와 갑상선만 선택적으로 파괴하는 방사성 동위원소 치료, 그리고 갑상선 절제 수술이 있습니다.

03 갑상선기능저하증

갑상선기능저하증은 갑상선 호르몬의 분비가 적어서 나타나는 증후군으로, 항진증과는 반대로 신진대사가 저하된 상태입니다. 신진대사의 속도가 급격히 떨어져 열의 발생이 줄기 때문에 추위를 많이 타며 심지어 여름에도 이불을 찾으며, 땀도 잘 나지 않고, 맥박과 심박동이 느려지며, 신경도 둔해집니다. 또한 식욕이 없어 음식을 적게 먹지만, 에너지가 소모되지 않으므로 자꾸 살이 찌고, 얼굴과 손발이 붓기도 합니다.

갑상선기능저하증은 선천적으로 갑상선 호르몬 합성에 장애가 있거나, 후천적으로 갑상선염을 앓은 후, 갑상선기능항진증으로 갑상선을 파괴하는 치료나 절제 수술을 받은 후 발생할 수 있고 드물게 육지나 산악지대의 사람이 해조류 섭취를 못해 요드가 결핍된 경우에도 나타날 수 있습니다. 선천적인 경우는 어릴 때 발병하고, 후천적인 경우는 중년 이후 여성에게 많습니다.

치료는 완치가 어려워 대부분 갑상선 호르몬제를 평생 복용해야 합니다. 특히 갑상선기능항진증으로 갑상선을 파괴하는 방사선 치료나 갑상선 절제 수술을 한 후에는 갑상선 호르몬을 보충시켜서 갑상선기능저하증을 예방해야 합니다.

갑상선기능저하증일 때 나타나는 증세

1. 추위를 많이 타고, 땀이 잘 나지 않는다.
2. 식욕이 줄어 잘 먹지 않아도 체중이 는다.
3. 숨이 차고 움직이기 힘들며, 맥박이 느려진다.
4. 눈 주위가 붓는다.
5. 갑상선이 커지기도 한다.
6. 피부가 두꺼워지고, 건조하고 거칠어진다.
7. 변비가 잘 생긴다.
8. 월경량이 늘고, 젖이 분비된다.
9. 얼굴 표정이 둔해지고, 쉽게 피로감을 느끼고 무기력해진다.
10. 기억력과 집중력, 청력도 감퇴된다.
11. 손톱이 얇아지고 잘 부서지며, 머리카락이 부서지거나 빠진다.
12. 손발이 잘 붓고, 저리고 쥐가 자주 난다.

04

갑상선 질환의 생활 및 식이요법

1. 갑상선기능항진증일 때…

① 탄수화물·단백질·지방 위주의 고열량식을 해야 하며, 세끼 식사 외에 수시로 간식을 먹어야 합니다.

② 대사량이 많아지면 비타민과 무기질도 많이 소모되므로 신선한 야채와 과일을 자주 먹도록 하며, 종합영양제를 먹는 것도 좋습니다.

③ 만약 설사가 잦을 경우에는 야채와 같은 섬유소가 풍부한 식품은 피하도록 합니다.

④ 김, 미역, 다시마와 같은 해조류는 제한하는 것이 좋습니다.

⑤ 갑상신을 자극하는 기페인 음료, 알코올, 담배를 금해야 합니다.

⑥ 병이 치료된 후에는 식사량을 줄여서 비만을 예방해야 합니다.

2. 갑상선기능저하증일 때……

① 칼로리가 적은 식사를 하되, 섬유질이 풍부한 야채와 과일을 많이 먹도록 합니다.

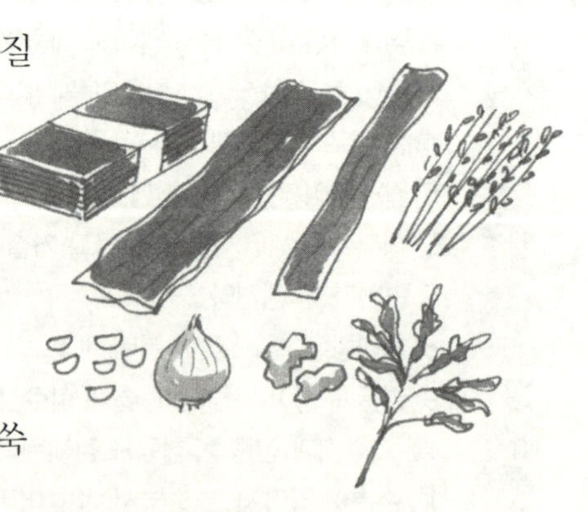

② 요드가 풍부한 김, 미역, 다시마, 미나리 등을 많이 섭취해야 합니다.

③ 성질이 따뜻한 마늘, 양파, 생강, 쑥갓 등을 섭취하는 것이 좋습니다.

④ 지방은 적고, 단백질이 많은 생선, 두부, 콩을 섭취하도록 합니다.

⑤ 매일 규칙적인 운동으로 변비와 비만을 예방해야 합니다.

　갑상선기능항진증 환자들을 보면 속으로는 욕심이 많고 성취욕이 강하며 의지가 강하나 겉으로는 내색하지 못하는 내성적인 사람들이 많습니다. 이런 사람들은 속으로 고민과 생각이 너무 많아 기혈(氣血)이 뭉치고, 그로 인해 화(火)가 위로 떠올라 목이 부어오르는 것입니다. 따라서 갑상선기능항진증은 막힌 기혈(氣血)을 시원하게 소통시켜 주면서 항진된 화(火) 기운을 억제하여 갑상선 기능에 균형을 찾아주는 치료를 해야 합니다.

　이러한 대표적인 처방이 『십육미유기음(十六味流氣飮)』입니다. 십육미유기음은 갑상선기능항진증으로 목이 굵어지고, 가슴이 두근거리며, 열과 땀이 많고, 마음이 불안 · 초조한 환자에게 효과적입니다.

　반면 갑상선기능저하증은 신진대사 기능이 너무 떨어져 있는 상태로, 한의학적으로는 신장(腎臟)이나 비장(脾臟)의 양기(陽氣)가 약해졌다고 볼 수 있습니다. 즉 신장(腎臟)이나 비장(脾臟)의 양기(陽氣)가 약해지면 손발이 차고, 추위를 많이 타며, 기운이 없고, 매사 의욕이 없으며, 식욕이 없고, 몸이 잘 붓습니다. 이 때는 양기를 강화시켜 주는 『팔미지황환(八味地黃丸)』을 복용하면 증세가 많이 호전될 수 있습니다.

십육미유기음(十六味流氣飮)
인삼 · 당귀 · 황기 · 길경 · 방풍 · 목향 · 지각 · 천궁 · 육계 · 백작약 · 빈랑 · 백지 · 후박 · 자소엽 · 오약 · 감초 각 2.4g.

팔미지황환(八味地黃丸)
숙지황 12g, 산약 · 산수유 각 8g, 택사 · 복령 · 목단피 각 6g, 계지 · 부자 각 4g.

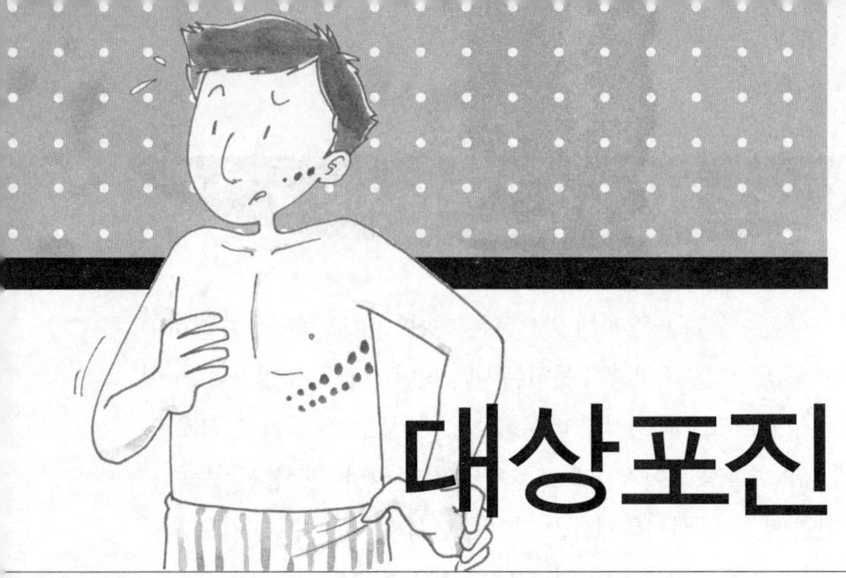

대상포진

    며칠 동안을 계속해서 야근을 한 후, 갑자기 허리와 오른쪽 옆구리가 콕콕 쑤시고 아파서 정형외과를 찾았다는 K씨. 의사선생님이 '디스크가 의심된다'고 하여, 물리치료를 받고 진통제를 복용했으나 날이 갈수록 호전은커녕 통증이 더욱 심해졌답니다. 3~5일쯤 지나자 옆구리로 좁쌀 같은 물집이 빨갛게 다닥다닥 돋아오르자, 걱정되어 피부과로 가보았더니 '대상포진'이라는 진단을 받았답니다.

01 대상포진이란?

    대상포진이란, 이름 그대로 한쪽 얼굴, 한쪽 옆구리, 한쪽 허리 둘레를 따라 띠 모양[帶狀]으로 수포가 생기는 피부 질환입니다. 이처럼 대상포진의 증세가 띠처럼 나타나는 것은 바이러스가 특정 신경절을 감염시킨 결과, 그 신경이 지배하는 영역을 따라서만 증세가 나타나기 때문입니다. 한의학에서는 대상포진이 허리 둘레로 수포가 구슬처럼 이어져 있는 것이 마치 새끼줄과 같다고 하여 '전요화단(纏腰火丹)'이라고도 부릅니다.

대상포진을 일으키는 바이러스는 '배리셀라 조스터 바이러스(Varicella-Zoster virus)'로 어린이의 수두를 일으키는 바이러스와 같은 것입니다. 어릴 때 수두를 한 번 앓고 나면 면역이 되어 다시는 수두에 걸리지 않지만, 대상포진에는 걸릴 수 있습니다. 어릴 때 수두에 걸린 적이 있던 경우 수두 바이러스가 특정 신경 내에 잠복해 있다가는, 성인이 되어 인체의 면역력이 약화되면 다시 활동을 시작해서 수포성 질환을 일으키기 때문입니다.

이 병의 주된 환자층은 면역력이 떨어진 50~60대이지만, 최근 들어서는 젊은 사람들에게서도 쉽게 나타날 수 있습니다. 특히 과로와 스트레스로 인해 피로하거나 면역력이 떨어지면 발병할 수 있습니다.

 대상포진으로 나타나는 증세

1. 통증기 (병의 초기에서 3~5일)

대상포진은 피부 증세보다 바늘이나 칼끝으로 콕콕 찌르는 듯한 통증이 먼저 시작됩니다. 초기에는 마치 감기에 걸린 것처럼 열이 나면서 피곤하기도 하며, 몸의 좌우 중 한쪽의 일부가 화끈거리거나 따갑거나 아니면 흉통이나 요통, 옆구리 결림과 같은 막연한 통증이 나타납니다. 대상포진을 조기 진단하기가 어려운 것은 이 때문입니다. 그래서 환자는 단순한 근육통이나 담결림, 허리디스크로 오인하는 경우가 많습니다.

2. 수포기 (발병 3~5일째에서 2~4주까지)

발병 3~5일 후에는 아픈 부위가 빨개지면서 작은 물집들이 띠를 두른 것같

대상포진에 대한 궁금증 2가지

1. 대상포진은 전염되는가?

대상포진 환자에 의해 대상포진이 전염되는 경우는 거의 없습니다. 다만 대상포진을 일으키는 바이러스가 타인에게 옮겨지면 대상포진이 아니라 수두를 일으킵니다.

대상포진 환자의 수포가 터지면 자신의 몸에 있던 배리셀라 조스터 바이러스를 다른 사람에게 옮기기 쉬운 상태가 됩니다. 이 때 수두를 앓은 적이 없거나 수두 예방접종을 하지 않아 몸에 바이러스에 대한 항체가 없는 사람이 환자와 접촉을 하면 바이러스에 감염이 됩니다.

그런데 배리셀라 조스터 바이러스는 원래 수두를 일으키는 바이러스라서, 환자와 접촉한 사람은 대상포진에 걸리기보다는 수두에 걸리게 됩니다. 특히 신생아나 암 환자와 같이 면역력이 약한 사람의 경우에는 바이러스에 전염될 위험성이 아주 크므로, 대상포진 환자와 격리를 하는 것이 안전합니다.

2. 대상포진은 재발이 되는가?

대상포진의 재발율은 약 4~6% 정도로, 재발되는 경우는 그리 흔치는 않습니다. 하지만 60세 이상의 노약자 또는 젊은 사람이라도 피로하거나 스트레스를 많이 받거나, 암 · 수술 · 외상 · 각종 감염 질환 등으로 면역력이 극도로 떨어지면 다시 재발할 수 있습니다.

바이러스를 완전히 박멸할 수 있는 약이 없기 때문에, 치료를 한 다음에도 바이러스가 몸 속에 잠복해 있는 상태이므로 환자의 몸이 약해지면 언제든 재발할 수 있는 것입니다. 대개는 처음 발병했던 부위에서 재발하기 때문에 발견하기는 쉽습니다.

따라서 한번 대상포진을 앓았던 사람은 바이러스에 대해 잠시라도 방심해서는 안 됩니다. 늘 규칙적인 식사와 운동, 그리고 충분한 휴식으로 몸이 약해지지 않도록 건강관리에 만전을 기해야 할 것입니다.

이 나타납니다. 작은 물집은 점차 확대·융합하여 커지고, 내용물은 처음에는 투명하나 차차 고름이 잡히다가 터지거나 또는 그대로 흡수되어 흑갈색의 딱지가 생깁니다. 보통 발병 2~4주 후면 딱지가 떨어지면서 깨끗이 낫게 되지만, 간혹 흉터가 남는 경우도 있습니다.

수포가 생기는 시기에는 통증이 더욱 심해집니다. 통증은 진통제가 필요할 정도로 아주 극심합니다. 바이러스가 신경절을 침범하기 때문에 통증이 너무나 격심하고, 때로는 남의 살처럼 느껴지거나 벌레가 기어가는 듯한 느낌이 들며 가끔은 마비가 생기는 경우도 있습니다.

대상포진은 적절한 치료를 하면 대부분 한 달 이내에 물집이 없어지면서 통증도 없어집니다. 그러나 환자의 약 10~20% 정도는 수주에서 수개월까지 통증이 계속되는 경우가 있는데, 이를 '대상포진 후 신경통' 이라고 합니다.

플러스 팁

대상포진보다 무서운 합병증!

대상포진은 겉으로 나타나는 포진 자체의 증세보다는 사실 합병증이 더욱 무섭습니다. 대상포진의 가장 흔한 합병증이 '대상포진 후 신경통' 으로 전체 환자의 약 10~20% 정도, 60세 이상 환자의 경우는 50% 정도에서 나타납니다. '대상포진 후 신경통' 이란 피부 증세가 회복된 후에도 극심한 통증이 수개월에서 수년 동안 지속되는 것입니다.

그 외에도 통증이 있었던 부위에 이상한 감각이 느껴질 수 있고, 흉터가 남을 수 있으며, 수포가 짓물러 2차 세균이 감염될 수도 있습니다. 얼굴에 발병한 경우는 합병증이 더욱 심각합니다. 만일 안구를 지배하는 신경에 침범하여 각막에 수포가 형성되면 실명의 위기에 처하게 될 수 있으며, 귀에 침범하면 청력 장애와 구안와사의 합병증이 생길 수 있습니다.

다른 합병증으로는 마치 수두처럼 대상포진이 전신으로 파급되는 경우가 있습니다. 이는 환자의 2~5%에서만 일어나는데, 다른 질환을 앓고 있거나 면역 계통이 약화되어 있는 사람에게 나타나기 쉽습니다. 심하면 대상포진이 내부 장기까지 영향을 미치는 경우가 있습니다.

03 람세이 헌트 증후군

대상포진이 귀에 발생하는 경우를 '람세이 헌트 증후군 (Ramsay Hunt syndrome)' 또는 '이성 대상포진'이라고 합니다. 한쪽 귓구 멍 근처에 물집이 생기고 귀와 뺨이 아프며, 귀가 울리거나 소리가 잘 들리지 않으며 어지럼증이 생깁니다. 그리고 대상포진 바이러스가 귀를 지나는 안면신경을 침범하여 입이 돌아가는 구안와사가 올 수 있습니다. 이 경우에는 반드시 적절한 조기 치료가 시행되어야 합니다.

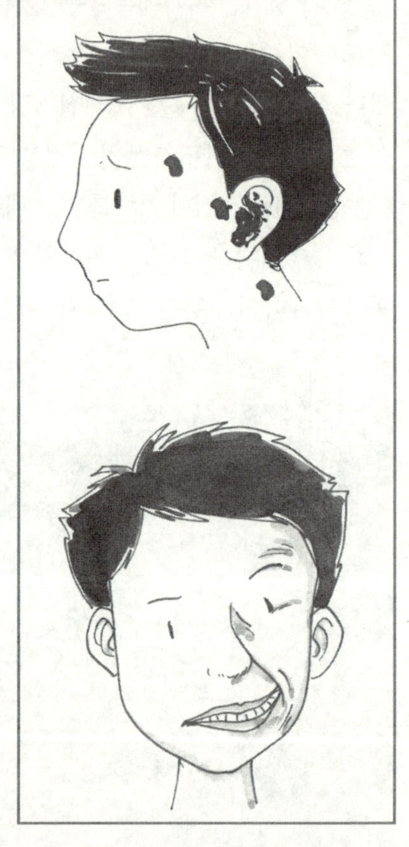

그러나 만약 조기에 치료를 받지 않으면 안면신경의 파괴가 심해져 얼굴이 정상으로 돌아오지 않고, 귀도 잘 들리지 않으며, 심한 대상포진 후 신경통으로 다른 부위에서 발생한 대상포진보다 심각한 후유증으로 고생할 수 있습니다. 따라서 이성 대상포진이 의심될 경우에는 빨리 병원으로 가서 치료를 받도록 합니다.

《동의보감》에서는 람세이 헌트 증후군을 '월식창(月蝕瘡)'이라고 하였습니다. 수포가 생겼다가 점점 작아지는 것을 달이 가득 차고 이지러짐에 비유하여 이름을 지었던 것이지요. 이러한 월식창에는 황련과 백반을 같은 분량으로 준비하여 곱게 가루낸 다음 환부에 붙이면 좋습니다. 이 한방 연고는 이성 대상포진 뿐만 아니라 일반 대상포진에도 좋으며, 피부가 헌데·습진·무좀 등에 응용해도 좋습니다.

 # 대상포진을 예방·치료하는 생활요법

1. 절대적으로 휴식과 안정을 취한다

대상포진은 허약, 과로, 스트레스 등으로 인해 면역력이 떨어지면 유발되는 질병입니다. 따라서 육체적인 활동과 정신적인 스트레스를 피하고 충분한 수면과 안정을 취하고, 영양가 높은 식품을 섭취하도록 합니다.

2. 물집이 생긴 부위를 청결하게 관리한다

가급적 외출은 자제하되, 환부는 가끔씩 바람을 쐬어주는 것이 좋습니다. 물집을 절대 손으로 만지거나 긁지 않도록 하며, 미지근한 물과 저자극성 비누로 하루 2회 정도 씻고, 통증이 심할 때는 냉찜질을 합니다.

3. 대상포진 환자를 어린이와 격리시킨다

대상포진 환자가 어린이와 접촉하면 어린이에게 수두를 전염시킬 수 있으므로, 환자와 어린이는 반드시 격리하도록 합니다.

4. 몸의 한 쪽 부분이 아프다면 피부과 전문의의 진찰을 받는다

갑자기 이유 없이 몸의 한 쪽 부분에 심한 통증이 발생할 경우에는 피부과 전문의의 진찰을 받도록 합니다. 특히 50세 이상이나 만성 피로와 스트레스에 시달리는 사람 · 암 환자 · 백혈병 환자 · 에이즈 환자 등 면역력이 떨어진 환자들은 대상포진에 걸릴 위험이 높으므로, 늘 주의 깊게 관찰해야 합니다.

5. 기름진 음식을 많이 먹지 않는다

기름진 음식이나 맵고 자극적인 음식물은 체온을 높이기 때문에 수포 발생을 촉진할 수 있으며, 통증을 더욱 심하게 합니다. 따라서 평소 담백하고 신선한 야채나 과일, 생선 위주로 식사를 하도록 합니다.

대상포진을 다스리는 처방

　양방에서는 대개 대상포진 증세가 발생한 지 1~2주 이내에는 항바이러스 제와 소염진통제를 사용하고, 치료 시기를 놓쳐 대상포진 후 신경통으로 진행되었을 때에는 통증을 줄이기 위해 교감신경 차단술을 시행합니다. 발병한 지 2개월이 지나 병원을 찾는 경우, 이미 병이 깊어져 치료가 어렵습니다. 이 때는 완치보다는 통증만이라도 줄이기 위해 피부를 절개하고 신경을 자르는 수술을 실시합니다.

　한의학에서는 습열(濕熱)이 몸에 축적되어 대상포진이 생긴다고 봅니다. 즉, 습(濕)으로 인해 수포가 생기는 것이며, 열(熱)로 인해 피부가 붉게 되고 누렇게 고름이 잡히는 것입니다. 병이 좀더 깊어지면 열(熱)이 화(火)로 변하여 타는 듯한 통증이 생기는 것입니다. 따라서 수포가 생길 때는 습열(濕熱)을 없애주는 『용담사간탕(龍膽瀉肝湯)』을 복용하고, 대상포진 후 신경통으로 고생할 때는 화를 내리는 『황련해독탕(黃連解毒湯)』을 복용하면 증세 완화에 도움이 됩니다.

용담사간탕(龍膽瀉肝湯)
초용담 · 시호 · 택사 각 4g, 목통 · 차전자 · 적복령 · 생지황 · 당귀 · 치자 · 황금 · 감초 각 2g.

황련해독탕(黃連解毒湯)
황련 2g, 황백 · 황금 · 산치자 각 5g.

설사

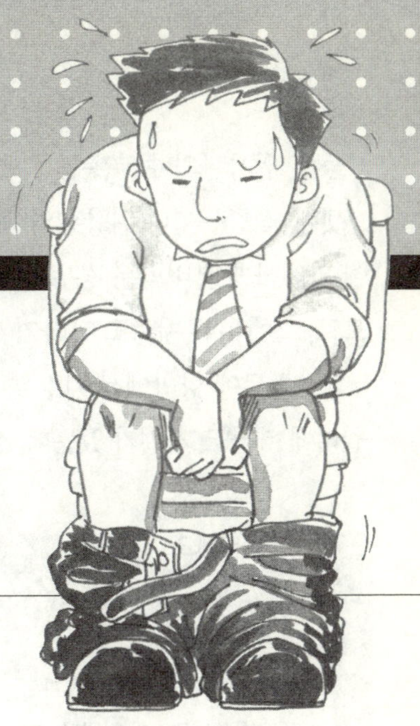

　집을 떠나 다른 곳에서 물갈이를 했을 때, 찬 음식이나 상한 음식을 먹었을 때 밤새 설사로 화장실을 들락거린 경험은 누구나 있을 것입니다. 평소와 달리 묽은 변을 보거나 변을 자주 보면 설사를 한다고 하는데, 의학적으로는 수분이 많은 묽은 대변을 하루 4회 이상 보는 것을 '설사'라고 합니다.

01 설사의 원인에 따른 분류

설사의 원인은 크게 세 가지로 분류할 수 있습니다.

　첫째, 장운동이 너무 빨라진 경우입니다. 정상적으로 음식물이 위장을 통과해 소장·대장을 통과하는 데에는 12~48시간 정도 걸리는데, 대장의 연동운동이 너무 빨라져 대장 통과 시간이 1~2시간으로 단축되면 내용물이 수분을 그대로 머금고 대변으로 나가면 설사가 생깁니다.

둘째, 위장관의 수분흡수 장애로 인한 경우입니다.

셋째, 식중독이나 위장관의 궤양으로 인해 장관 내로 수분과 전해질, 점액
이 과다하게 분비되는 경우입니다. 이렇게 설사의 원인은 여러 가지가 있으
므로, 그에 따른 치료도 여러 가지로 달라집니다.

설사치료에 양방에서 가장 흔히 쓰는 방법은 지사제입니다. 지사제도 그
원리에 따라 몇 가지가 있는데, 장 점막의 표면 조직을 수축시키는 수렴제, 장

대변의 형성 과정

음식물이 소화관을 통과하는 시간을 보면, 음식물에 따라 다르지만 대략 하루 정도 걸린다고 볼 수 있습니다. 음식이 위장에 들어오면 이를 잘게 부수고 소화액을 분비하여 이를 분해하는 데 보통 2~3시간이 걸리며, 위를 지나온 음식물이 소장에서 분해되고 흡수되는 데는 약 4~8시간이 걸리며, 대장을 통과하면서 대변을 형성하는 데에는 약 10~12시간이 걸립니다.

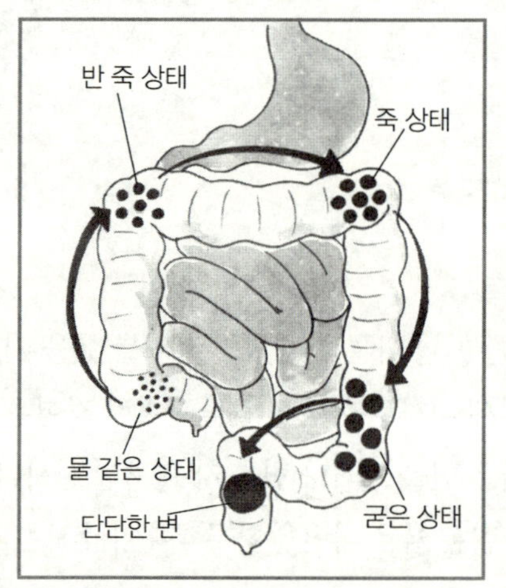

우리가 하루에 실제로 섭취한 수분은 1~2ℓ 정도에 불과하지만, 약 9ℓ의 소화액이 소화관에서 분비됩니다. 이 중 약 8ℓ는 소장에서 흡수되고 1ℓ만이 대장에 도달합니다. 대장에서는 0.9ℓ의 수분이 흡수되고, 0.1ℓ만이 찌꺼기와 함께 대변으로 배설됩니다.

즉, 대장의 시작 부분에서는 내용물이 물 1ℓ와 섞여서 액체 상태이지만 대장을 이동하면서 수분이 줄어들어 반 죽 상태→죽 상태→굳은 상태를 거쳐 직장에서는 단단한 변으로 배출되는 것입니다.

내의 세균·독소·가스 등을 흡착시키는 흡착제, 장내 수분을 흡수하고 변을 단단하게 만드는 점활제, 장운동 억제제 등이 있습니다.

그런데 지사제 사용시 주의할 점은, 식중독이나 이질 등 감염으로 인한 설사에는 함부로 써서는 안 된다는 것입니다. 대장에 세균이나 바이러스가 들어와 감염되었을 때는 설사를 통해 장관 내의 나쁜 세균도 같이 배출되므로, 이 때 무턱대고 지사제를 먹다가는 오히려 장관에 세균과 바이러스를 머물게 하여 치료가 늦어질 수 있기 때문입니다.

지사제 외에도 세균감염으로 인한 설사에는 항생제를, 심한 설사로 탈수와 전해질의 불균형이 초래될 경우에는 수액주사를, 복통이 심할 때는 진경제를 투여하기도 합니다.

02 설사가 있을 때의 식이요법

① 설사를 할 때는 탈수 방지를 위해 수분 공급이 가장 중요합니다. 끓인 보리차 1ℓ에 설탕 2작은술, 소금 1/2작은술을 타서 마시면 탈수 현상도 막을 수 있으며, 전해질 균형도 맞출 수 있습니다. 시중에 나온 이온 음료나 약국에서 파는 전해질 용액을 이용해도 좋습니다.

② 미음이나 죽에 담백하고 따뜻한 반찬 등 소화가 잘 되는 부드러운 음식을 조금씩 꼭꼭 씹어먹도록 합니다.

③ 설사를 자주 하는 사람은 평소 현미잡곡밥과 채식으로 식습관을 바꾸도록 합니다. 섬유질은 정장 작용이 있어 대장을 튼튼히 해주며, 대장에 들어온 나쁜 균들을 머금고 몸 밖으로 배설시켜 주는 역할을 합니다. 따라서 현미·통밀·보리 등

섬유질이 많은 곡식들로 주식을 하고, 야채와 과일을 많이 먹도록 합니다.

03 설사를 멎게 하는 식품

1. 매실차

매실은 살균 작용과 정장 작용이 있어서 배탈을 예방할 뿐만 아니라, 내장 평활근의 이완 작용이 있어서 복통을 진정시키는 데에도 효과적입니다. 잘 익은 매실과 설탕을 같은 분량으로 유리병에 담아 밀봉해서 그늘진 곳에 두면 엑기스가 나옵니다. 설사나 배앓이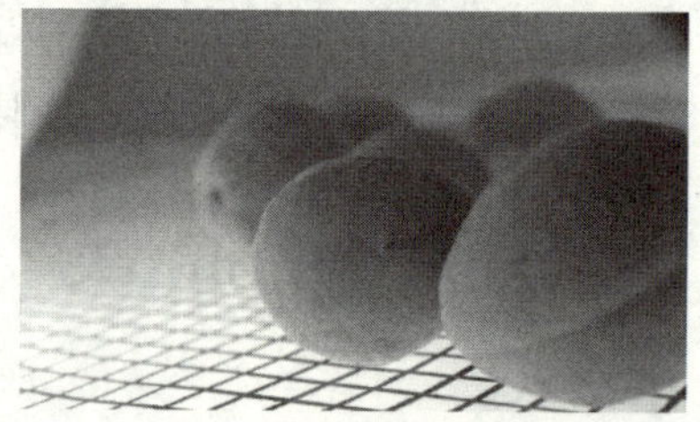를 할 때 매실 엑기스 1큰술을 따뜻한 물에 타서 마시면 도움이 됩니다.

2. '타닌'이 함유된 감, 도토리, 밤

감, 도토리, 밤 껍질의 공통점은 바로 '떫은맛'. 이 음식들의 떫은맛은 '타닌'이라는 성분에서 나오는데, 타닌은 지사 작용이 아주 강해서 일반 가정에서 설사 비상약으로 써도 전혀 손색이 없습니다. 감·감잎·감꽃·감꼭지·곶감 등 감나무에서 나는 것은 모두 설사에 쓸 수 있으며, 도토리는 껍질을 벗겨 볶아서 가루낸 것이나 시중에 파는 도토리가루를 구입하여 1큰술씩 따뜻한 물에 타서 수시로 마셔도 좋습니다.

밤은 하얀 털이 붙어 있는 속껍질에 타닌 성분이 많으므로 명절이나 제사 때 밤을 까고 껍질을 모아서 말려 가루내어 두었다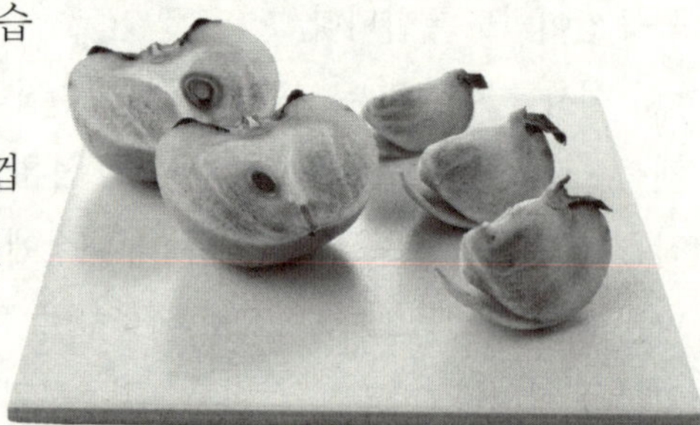

가 설사를 하면 따뜻한 물에 1큰술을 타서 공복에 마시거나, 그냥 군밤을 공복에 5~10개를 먹어도 좋습니다. 그러나 변비가 있는 사람들은 이들 식품을 피하도록 합니다.

3. 생강, 계피

찬 음식을 먹기만 하면 아랫배가 사르르 아파오면서 설사를 하는 사람들에게 생강과 계피가 도움이 됩니다. 생강은 성질이 따뜻하여 내장을 훈훈하게 데워주고 위장으로 혈액순환을 좋게 해 위장관의 수분을 잘 흡수할 수 있도록 도와줍니다. 계피 또한 성질이 따뜻하여 말초혈관의 혈액순환을 촉진시켜 주며, 위장이 찬 사람들의 장 기능을 개선시켜 주는 효능이 있습니다. 생강과 계피 20g을 물 1ℓ로 1시간 30분 정도 달여서 하루 동안 여러 번으로 나누어 마시도록 합니다.

설사에 효과좋은 뜸요법

갑자기 배가 아프고 설사가 날 때는 '이내정(裏內庭)'이라는 경혈에 뜸을 10~15장 뜨거나, 담뱃불로 데지 않도록 조심하면서 뜸을 떠 주는 것도 좋은 응급처치 방법입니다.

이내정은 발바닥에서 엄지발가락과 둘째발가락이 만나는 점에서 조금 더 올라가 움푹 들어가는 점입니다.

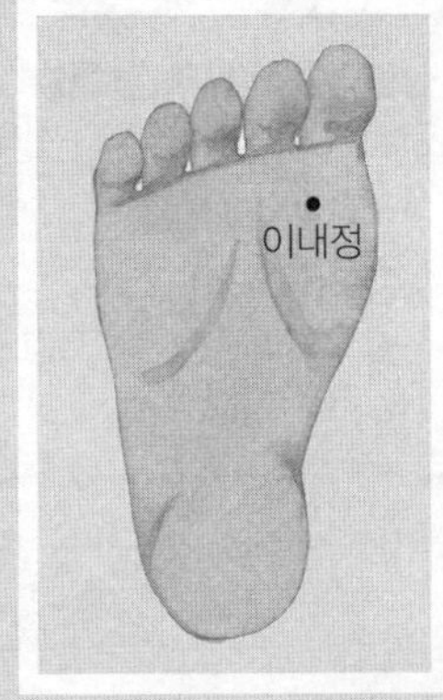

한의학에서는 설사의 원인을 비허(脾虛), 습성(濕盛)으로 보고 있습니다.

습성(濕盛)이란, 습한 환경에 머물러서 몸에 습사(濕邪)가 들어오거나 또는 차고 기름지고 불결한 음식을 먹었을 때 장관에 습기가 넘쳐나게 되어 설사가 발생하는 경우로, 주로 급성 설사에 해당됩니다.

비허(脾虛)란, 섭취한 음식물을 소화 흡수하여 온몸으로 보내주는 비장(脾臟)의 기능이 약해져 음식물이 제대로 소화·흡수되지 못하고 바로 대장으로 흘러가기 때문에 설사를 하는 경우로, 주로 만성 설사에 해당됩니다.

비허(脾虛)로 인한 만성 설사에는 비장(脾臟)의 기운을 보(補)해주는 『삼령백출산(蔘苓白朮散)』을 처방하면 효과적입니다. 비허증의 환자는 기름진 음식이나 찬 음식을 먹으면 대변횟수가 증가하며, 소화 안 된 음식이 대변으로 나오며, 식욕이 없고 밥을 먹어도 속이 더부룩하고 기운이 없습니다.

습성(濕盛)에는 위장관의 잉여수분을 소변으로 배출해 주면서 비위 기능을 보강하는 『위령탕(胃苓湯)』 처방이 효과적입니다. 습성으로 인한 증세는 물 같은 설사를 하며, 몸이 무겁게 느껴져 축 처지고, 배에서 '꾸르륵꾸르륵' 하며 물 흘러가는 소리가 자주 납니다.

삼령백출산(蔘苓白朮散)
인삼 · 백출 · 백작약 · 산약 · 자감초 각 6g, 의이인 · 연자육 · 길경 · 백편두 · 축사인 각 3g.

위령탕(胃苓湯)
창출 · 후박 · 진피 · 저령 · 택사 · 백출 · 적복령 · 백작약 각 4g, 육계 · 감초 각 2g, 생강 3쪽, 대추 2개.

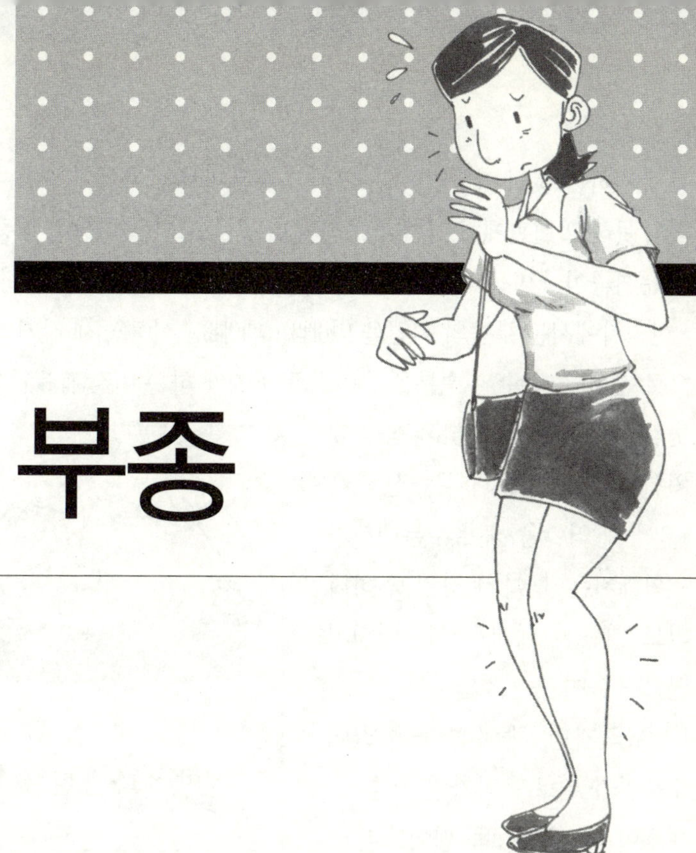

부종

20대 후반의 직장인 김모 양. 저녁을 적게 먹어도 다음 날 아침이면 눈이 퉁퉁 부어올라 짜증이 나고, 오후가 되면 발과 발목이 부어 신발이 조여온다고 하소연입니다. 일시적인 현상이려니 하고 그냥 지내온 것이 벌써 3년째. 혹시 신장에 문제가 있는 것은 아닐까 걱정이 되어 한의원을 찾았다는 그녀를 진찰해 본 결과, 특별한 질환 없이 발생하는 '특발성 부종' 이라는 진단이 내려졌습니다.

01 부종이란?

부종은 혈관 안에 있어야 할 수분이 모세혈관의 작은 구멍을 통해 혈관 밖으로 새어나와 불필요한 곳에 고여 있는 것입니다. 수분이 몸에 들어오면 대사과정을 통해 땀이나 대소변으로 빠져나가서 인체의 약 65% 정도를 유지하는 것이 정상입니다. 그러나 수분대사에 이상이 생겨 수분이 배설되지 못하고 혈관에서 넘쳐나 조직의 한 곳에 고이는 현상이 부종으로, 부종은 눈꺼풀이나 발등과 같이 피부가 얇고 근육이 적은 곳에 잘 생깁니다.

한의학에서는 부종의 원인을 비(脾)·폐(肺)·신(腎), 세 장기의 기능 이상으로 봅니다. 흡수된 수분을 온몸으로 퍼지게 하는 비장(脾臟), 기운을 내려물길을 터주는 폐장(肺臟), 몸을 데워서 수분을 증발시키는 신장(腎臟)이 제 역할을 해야 수분대사가 원활해지는데, 이 세 장기 중 하나라도 기능이 제대로 이루어지지 않으면 몸이 붓는 것입니다.

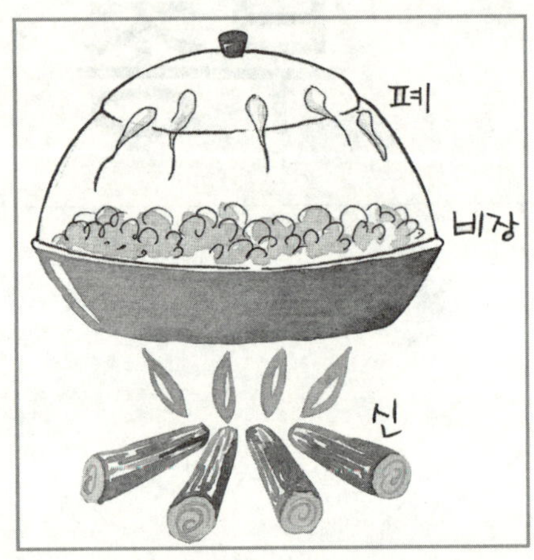

비유하자면, 솥의 밥물이 끓어 수승기가 위로 올라가면, 이를 솥뚜껑이 아래로 똑똑 떨어뜨리고,

부은 게 살이 되나요?

여성들은 몸무게가 늘면 흔히 '나는 부은 것이지, 살이 찐 게 아냐!' 라고 합니다. 물론 살이 찐다는 것은 지방이 늘어나는 것이고, 붓는 것은 물이 고인 것이니 부종 자체가 살이 되는 것은 아닙니다. 그러나 부종도 오래되면 살이 될 수 있습니다. 한 곳의 부기가 오랫동안 빠지지 않으면 그 곳의 혈액순환과 림프순환이 나빠지고 신진대사 기능이 떨어져 서서히 지방이 축적되는 것입니다. 반대로 살이 찐 사람들 역시 신진대사 기능이 떨어져 쉽게 부을 수 있습니다. 즉 부종과 비만은 서로 밀접한 관련이 있는 것이죠. 따라서 부종이 있으면 꾸준한 운동과 마사지로 혈액순환과 신진대사를 촉진시켜, 부종이 오랫동안 지속되지 않도록 노력해야 합니다.

솥 밑에서는 불기가 적당히 타올라야 밥이 제대로 되는 법. 그러나 이 세 가지 조건이 충족되지 못하면 물기가 많아져 밥이 질게 되는 이치와 같습니다.

02 부종의 원인

부종은 특정 질환에 의해 생기기도 하지만, 대개는 생리 현상에 의해 나타납니다. 예를 들면, 직장인들의 경우 오랫동안 앉아 있거나 서 있어서 다리가 붓는다든지, 저녁에 짠 음식 또는 물이나 술을 많이 마신 다음 날 얼굴이 붓게 됩니다. 또한 여름철에 과도한 에어컨 사용과 운동부족으로 인해 피부의 발한(發汗) 기능이 떨어져 피부로 배설되지 못한 노폐물이 쌓여 부종이 되기도 합니다. 특히 여성은 생리 전에 여성 호르몬의 영향으로 아랫배나 얼굴이 붓는 경우가 많은데, 생리가 시작되면 부기가 자연스럽게 빠지므로 크게 걱정할 필요는 없습니다.

03 아침에 일어나면 붓는 여성의 고민거리, '특발성 부종'

여성이라면 누구나 '아침에 거울보기가 두렵다, 아침에는 아무도 만나고 싶지 않다' 는 하소연을 공감하실 것입니다. 아침이면 얼굴이 퉁퉁 부어 화장도 잘 안 먹고 손가락에 반지도 꽉 끼고……. 한창 미용에 신경을 쓰는 젊은 여성들에게는 여간 스트레스가 아닙니다. 혹시 문제가 있는 것은 아닐까 하고 병원에서 검사를 받아봐도 이상이 없다고 하니, 이름하여 '특발성 부종'.

'특발성 부종' 이란 말 그대로 특별한 질환이나 이상 없이 붓는 것입니다. 소변에 이상이 있다든지 숨이 찬다든지 복수가 찬다든지 하는 다른 이상 증세는 전혀 없고, 단지 부종만 있다면 대부분 특발성 부종이라고 생각하면 됩니다. 특발성 부종은 우리 나라 가임 여성 10명 중 1~2명이 가지고 있으며,

부종을 호소하는 여성들의 약 90%를 차지할 정도로 아주 흔합니다.

보통 아침에는 얼굴이 붓고, 저녁에는 다리가 많이 붓습니다. 낮 동안 활동을 하면 얼굴의 부기는 빠지지만 하체로 수분이 몰려 다리가 붓게 됩니다. 그러나 잠을 자는 동안 다리의 수분은 대부분 빠지지만, 남아 있는 약간의 수분이 얼굴에 몰려 아침에는 얼굴이 붓게 됩니다. 그 결과 아침과 저녁의 체중 차이가 0.5kg 이상 나게 됩니다. 체중을 재어 보면 아침보다 저녁에 0.5kg 이상 더 나갑니다. 이런 여성들은 대개 '생리 전 부종'도 가지고 있어서, 생리 전에는 아랫배를 비롯하여 전신의 부종이 더 심해집니다.

특발성 부종의 원인은 정확히 밝혀지지 않았으나 가임 여성, 짜게 먹는 사람, 많이 움직이지 않거나 오래 서 있어야 하는 직업을 가진 사람, 뚱뚱한 사람, 식사가 불규칙적인 사람, 이뇨제를 남용한 사람, 스트레스에 과민한 사람들이 걸릴 위험이 높다고 알려져 있습니다. 따라서 이를 해결하기 위해서는 일상의 생활수칙을 지키는 것이 최선입니다. 이뇨제를 복용하면 일시적으로 부기가 가라앉는 효과는 있지만, 내성이 생겨 더 많은 약을 복용해야 할 뿐만 아니라 신장의 기능이 떨어져 부작용이 생길 수 있으므로 의사의 처방 없이 함부로 복용해서는 안 됩니다.

04 부종의 종류와 원인 질환

부종은 발생 범위에 따라 국소부종과 전신부종으로 나눌 수 있습니다. '국소 부종'이란 신체 일부분의 문제로 인해 그 곳만 붓는 경우로 염증, 화상, 알레르기 반응 등이 일어난 곳이 붓거나 또는 오랫동안 서 있거나 앉아 있을 때 다리가 붓거나 운동한 부위만 붓는 경우에 해당됩니다.

'전신 부종'은 전신 혈액순환 장애 또는 혈중 알부민 농도 감소로 인해 혈관 내 삼투압이 떨어져 전신이 붓게 되는 경우입니다. 대개는 전신 순환에 영향을 미치는 장기의 질병, 예를 들어 신장·심장·간장 질환으로 인한 부종과 그 외 임신, 스테로이드 약물의 장기복용, 영양실조 때의 부종이나 여성들의 특발성 부종이 전신부종에 해당됩니다. 전신부종은 초기에는 눈두덩이가 푸석하다가 발등, 발목, 종아리 등으로 번지는 경우가 대부분입니다.

《전신 부종의 원인 질환별 특징》

구분	질환	부종의 특징
신장 질환	신부전 신증후군 사구체신염	처음에는 눈꺼풀이 붓고, 점점 전신이 다 붓게 된다.
심장 질환	심부전 심장판막 질환	심장 아랫부분부터 붓는다. 예를 들어 서 있으면 다리가 붓고 누우면 등과 허리가 붓는다.
간장 질환	간경화 만성 간염	간경화로 복수가 차게 되고, 그 다음 다리가 붓는다.

부종을 예방·치료하는 생활요법

1. 소금은 하루 5g 이하로 제한한다

부종을 예방하기 위해서는 하루 소금 섭취량을 5g 이하(1작은술)로 제한하도록 합니다. 이는 보통 사람들이 먹기에 아주 싱거운 정도로, 간은 소금·간장 대신 식초나 레몬 등으로 하며, 소금간이 많이 된 김·김치·된장·장아찌·젓갈·인스턴트 식품 등을 줄이도록 합니다. 특히 찌개나 국의 경우 싱겁게 조리되었더라도 국물을 많이 먹으면 소금 섭취량이 늘어나게 되므로, 가급적 국물을 적게 먹도록 합니다.

2. 물은 하루 1,200~1,500cc 이하로 마신다

사람의 하루 평균 물 섭취량은 2,500~3,000cc, 부종이 있는 사람은 이보다 절반인 1,200~1,500cc로 제한해야 합니다. 특히 잠자기 전에 물을 마시면 다음 날 부종을 일으키게 되므로, 가급적 잠자기 전 4시간 동안은 물을 마시지 않도록 합니다.

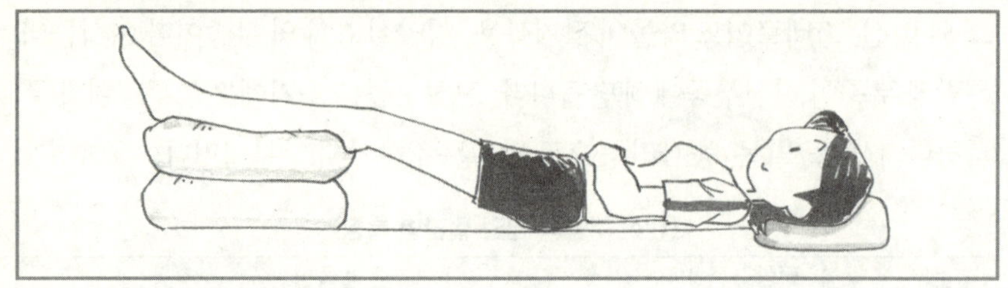

3. 누워서 쉴 때는 다리를 올려준다

오후가 되면 다리에 수분이 몰리므로 다리를 심장보다 높게 올리고 누워서 30분 이상 쉬도록 합니다. 특히 오랫동안 서 있어야 하는 직업을 가진 사람들은 이렇게 쉬어주어야 하며, 여건이 여의치 않다면 다리 마사지나 무릎 굽혔다펴기 운동 또는 발목운동을 1시간마다 하는 것도 도움이 됩니다.

4. 저녁식사는 간소하게 먹는다

저녁에는 활동량이 적고 소화 기능도 떨어지므로, 저녁에 음식을 많이 먹지 않는 것이 좋습니다. 특히 짠 음식, 국물이 많은 음식을 피하고 수분 섭취량을 제한합니다. 또 잠자기 전 4시간 동안은 음식을 먹지 않는 게 좋습니다.

5. 규칙적으로 유산소운동을 한다

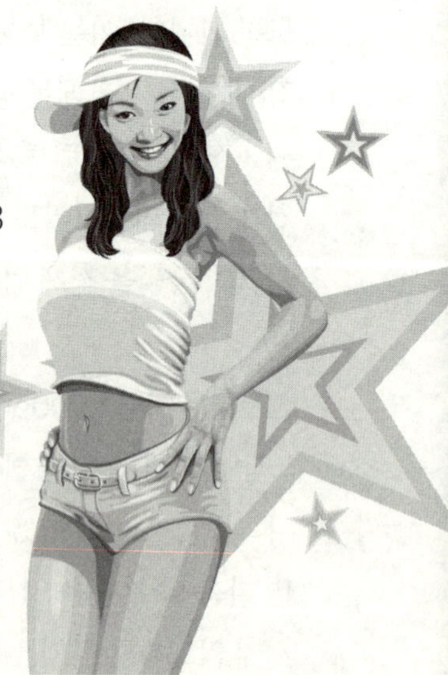

달리기 · 줄넘기 · 수영 · 에어로빅 · 등산 등 다리 근육을 많이 쓰는 유산소운동을 하루 30분, 1주일에 3회 이상 하는 것이 좋습니다. 사무실에서는 틈틈이 다리를 아래에서 위로 마사지해 주는 것도 도움이 됩니다.

6. 비만이거나 과체중인 사람은 체중을 줄인다

비만인 사람은 혈액순환 장애와 신진대사 저하로 부종이 오기가 쉬우므로, 살을 빼면 부종 또한 자연스

부종의 예방 · 치료에 효과적인 반신욕과 족탕요법

부종은 신체의 한 부분에 혈액순환이 잘 이루어지지 않아 발생하는 것입니다. 반신욕이나 족탕의 효과는 '두한족열' 의 원리로, 하체가 데워져 혈관이 확장되면 상체에 있던 혈액이 하체로 내려오게 되고 하체에 혈액이 많이 모이면 혈관의 활발한 수축 작용으로 심장으로 다시 보내주게 되어, 결국 전신적 혈액순환이 촉진될 수 있습니다.

1. 반신욕

① 양파망에 한 단 분량의 파뿌리 또는 양파 1개를 넣어 욕조에 담가둡니다. 또는 청주 1.5ℓ를 타도 훨씬 더 좋은 효과를 볼 수 있을 것입니다.

② 욕조에 체온보다 약간 높은 38~39℃ 정도의 물을 받습니다. 물의 높이는 욕조에 앉았을 때 명치 바로 아래 정도가 적당합니다.

③ 하체만 물에 담그는 것이 원칙으로, 팔은 욕조에 걸치도록 합니다. 상체가 춥다면 수건을 걸쳐도 좋습니다.

④ 20~30분 정도 욕조에 담그고 있되, 간간이 온수를 틀어 물의 온도를 유지하도록 합니다.

⑤ 목욕 후에는 미지근한 물로 샤워를 하고 물기를 깨끗이 닦은 후, 양말을 먼저 신고 하의 내복을 입어 상반신보다 하반신 보온에 신경을 씁니다.

2. 족탕요법

① 세숫대야에 40~42℃의 따뜻한 물을 복사뼈 위 3cm 만큼 채웁니다.

② 20~30분 정도 발을 담그고 있되, 물이 식으면 뜨거운 물을 부어 물의 온도를 유지하도록 합니다.

③ 족탕 후에는 발을 깨끗이 씻고 수건으로 물기를 완전히 닦아줍니다.

④ 손에 로션이나 오일을 듬뿍 발라 발바닥에서 종아리 쪽으로 밀어 올리면서 여러 번 마사지를 해줍니다. 종아리 아래에 정체되어 있던 혈액과 림프액의 흐름이 원활해져 다리가 가벼워질 것입니다.

럽게 줄어들 수 있습니다. 따라서 지방질이 많은 튀김·피자·치킨 등을 줄이고, 섬유질이 많은 야채와 과일을 많이 먹도록 하며 규칙적인 운동으로 살을 빼도록 합니다.

7. 이뇨제를 남용하지 않는다

다이어트를 위해, 또는 부기를 줄이기 위해 습관적으로 이뇨제를 먹는 사람들이 종종 있습니다. 그런데 이런 습관적 이뇨제 복용은 신장 기능을 떨어뜨려 오히려 더 부종을 일으킬 수 있으므로, 의사의 진단 없이 함부로 약물을 복용하지 않도록 합니다.

8. 스트레스를 해소한다

스트레스도 부종의 큰 원인입니다. 정신적 스트레스를 받으면 기운이 정체되어, 기혈(氣血) 순환을 막아 부종을 생기게 하는 것입니다. 따라서 불안한 마음을 줄이고 긍정적인 생각을 하도록 합니다.

06 부종을 가라앉혀 주는 식품

1. 율무

율무는 '의이인'이라는 한약재로 소화 기능 강화와 이뇨 작용이 있어서 부종을 가라앉히는 효과도 높습니다. 시중에 나와 있는 율무차는 첨가물이 많이 들어 있어 큰 효과를 기대할 수 없으므로, 율무밥이나 율무차를 직접 만들어 먹는 것이 좋습니다. 율무를 씻어 껍질을 벗긴 후 볶지 않은 채로 분쇄기에 갈아서 하루 3번 식전에 따뜻한 물에 타서 마십니다. 삶은 율무와 현미를 1:1 비율로 밥을 지어먹거나 보리차처럼 끓여 물대신 마셔도 좋습니다.

단, 임산부에게는 율무가 해로우므로 먹지 않는 것이 좋습니다.

2. 옥수수수염

옥수수수염은 이뇨 효과가 매우 높아 소변이 잘 안 나오고 아침에 얼굴이 잘 붓는 사람들에게 효과 만점입니다. 또한 혈압과 혈당 강하 작용이 있어서 고혈압과 당뇨병 등 성인병 예방 효과도 있습니다.

옥수수수염 30g에 물 1ℓ를 넣고 푹 달인 후 하루에 물대신 여러 번 나누어 마시도록 합니다. 여기에 이뇨 작용이 강한 차전자를 25g 정도 넣고 함께 달여 마시면 더욱 좋습니다. 그러나 옥수수수염은 손·발이 차고 소화가 잘 안 되는 사람과는 궁합이 맞지 않으므로 피하도록 합니다.

3. 팥

팥은 이뇨 작용이 좋아 신장염이나 간경화로 인한 부종 등에도 어느 정도 도움이 됩니다. 또한 곡류 중 비타민 B_1이 가장 많이 함유되어 있어서 피로회복이나 기억력, 집중력 증강에 도움이 됩니다. 섬유질 또한 풍부하여 통변을 돕고 포만감을 주기 때문에 다이어트에도 도움이 됩니다.

팥 100g을 씻은 후 물 1ℓ에 하룻밤 정도 담가둔 후 냄비에 넣어 센 불에 끓이다가 끓기 시작하면 중불로 줄여 팥이 말랑말랑해질 때까지 약 30분 정도 더 삶되, 끓을 때 위에 뜨는 거품을 걷어내도록 합니다. 삶아진 팥을 체에 받쳐 즙을 내거나 믹서기에 간 후, 냉장 보관하여 하루 2~3번에 나누어 먹습니다.

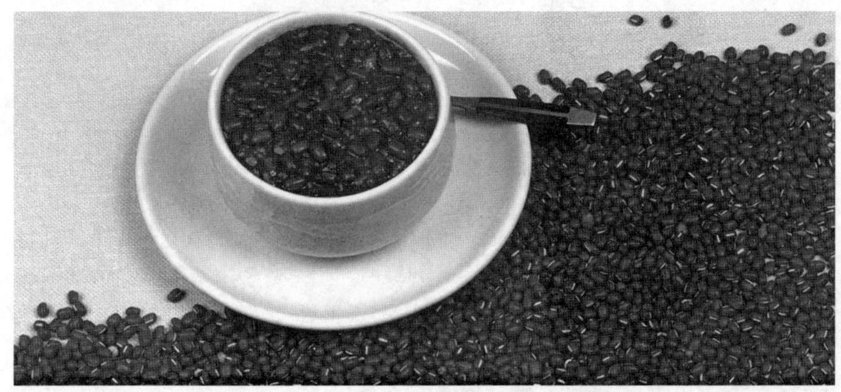

1. 눈두덩 부종

아침에 자고 일어나 눈두덩이 심하게 부을 때는 가운뎃손가락으로 눈 주위의 경혈을 꾹꾹 눌러 지압해 보세요. 5분 정도 실시하면 눈두덩이 아주 가벼워질 것입니다.

눈썹머리 찬죽(攢竹) → 눈썹 중간 어요(魚腰) → 눈썹꼬리 사죽공(絲竹空) → 눈꼬리에서 1cm 떨어진 태양(太陽) → 눈꼬리 동자료(瞳子髎) → 눈동자 아래 승읍(承泣) → 눈머리 정명(精明) 순서로 가운뎃손가락으로 꾹꾹 눌러주면서 지압합니다.

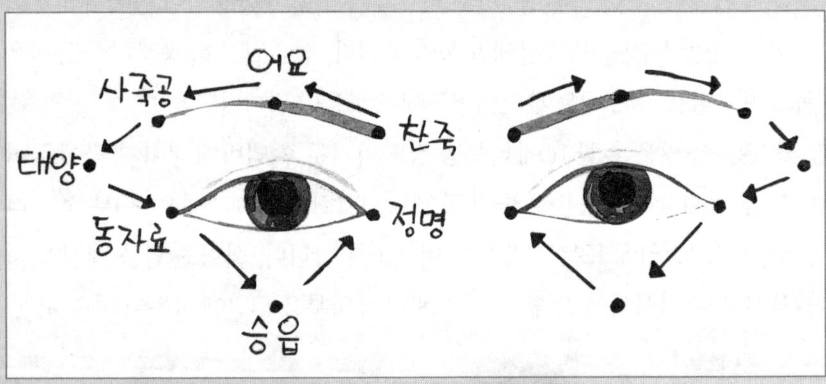

2. 종아리 부종

오후가 되면서 하지가 점점 부어오를 때에는 다리 마사지와 함께 하지 부종을 다스리는 삼음교와 태계를 지압하도록 합니다. 가급적 다리를 위로 올리고 하는 것이 효과적인 지압의 포인트입니다.

바닥에 앉아서 발을 바닥보다 높은 곳에 걸친 후, 부드러운 수건의 양끝을 감아 잡고 발목에서 종아리 쪽으로 쓸어 올리기를 좌우 20번 정도 반복합니다. 그 다음 안쪽 복사뼈의 바로 뒤 움푹 들어간 곳인 태계(太谿)와 안쪽 복사뼈에서 손가락 세 마디 위인 삼음교(三陰交)를 10초 동안 천천히 눌러줍니다.

3. 배 부종

여성들이 생리 전 아랫배가 그득하게 부어올라 불쾌할 때에는 배에 따뜻한 찜질을 하거나 마사지를 해주고, 동시에 다리에 있는 삼음교를 지압하도록 합니다. 생리통, 생리불순, 부종 등의 해결에 큰 도움이 될 것입니다.

손에 오일을 듬뿍 발라 배꼽을 중심으로 시계 방향으로 마사지를 해줍니다. 또는 굵은 소금을 프라이팬에 볶아 주머니에 넣고 15분 정도 배꼽 위에 올려놓으면 배가 한결 가벼워질 것입니다. 이 때 너무 뜨거우면 배에 수포가 생길 수 있으므로 얇은 수건을 밑에 깔아 온도를 조절하도록 하세요.

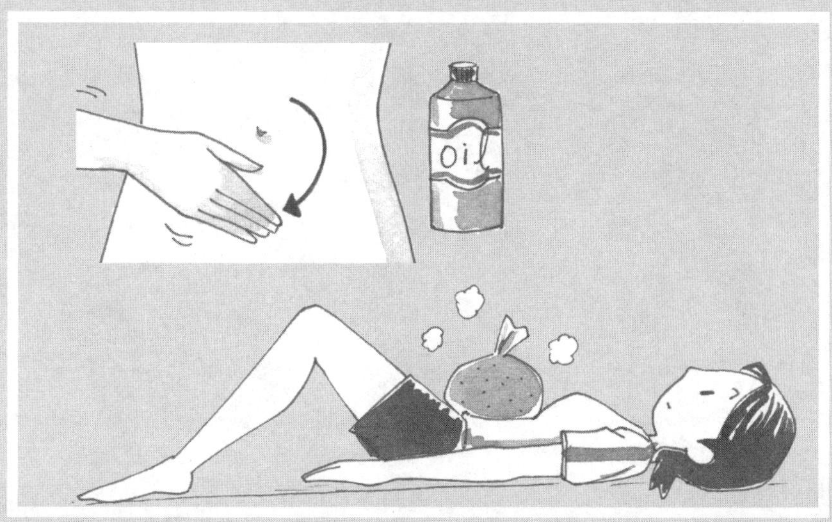

　인체의 수분대사를 촉진시키는 다섯 가지 약재로 구성된 『오령산(五苓散)』
은 체내의 수분이 한쪽에 편재된 상태를 개선하는 부종의 대표 처방입니다.
　사지말단과 체표에 저류된 수분을 혈관으로 끌어들이는 저령, 위장관의 잉
여 수분을 혈관으로 끌어들이는 복령과 백출, 복강과 같이 몸 속 깊은 곳에 고
인 수분을 배출시키는 택사, 그리고 혈관을 확장시켜 비뇨기의 여과 기능을
항진시키는 육계를 배합하여 수분대사가 완벽하게 이루어질 수 있도록 하는
처방입니다.

오령산(五苓散)
택사 10g, 적복령 · 백출 · 저령 6g, 육계 2g.

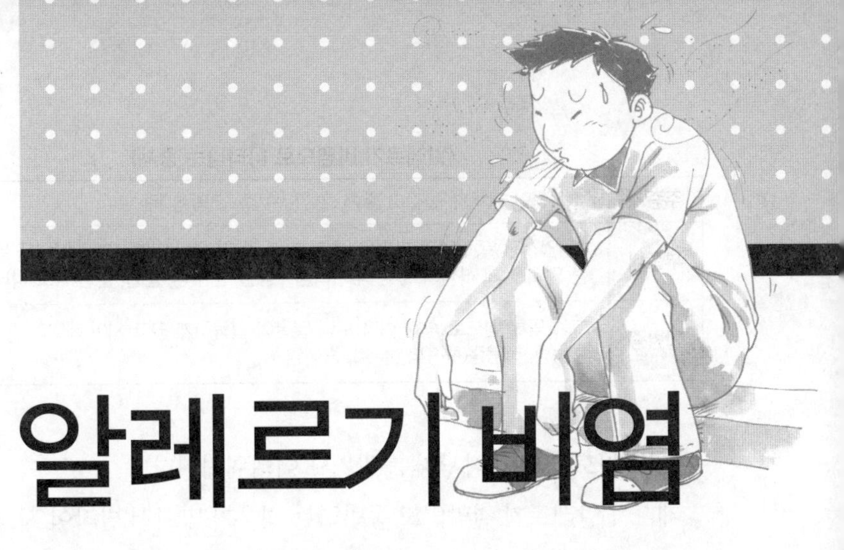

알레르기 비염

꽃가루 날리고 일교차가 심한 봄·가을이 돌아오면 재채기에 콧물이 줄줄 흘러나와 업무는커녕 숨쉬기조차 곤란해지는 등 알레르기 비염 환자에게는 절대 반갑지 않은 계절입니다. 알레르기 비염이 오래되면 축농증으로 발전하여 집중력 저하와 건망증 등이 나타나며, 성격도 예민해지고 신경질적으로 변할 수 있기 때문입니다.

01 알레르기 비염이란?

알레르기 비염은 특정 외부 물질(항원)에 대해 코 점막이 과민반응(항원—항체 반응)을 일으키는 질환입니다. 그 결과 코가 간질간질하면서 재채기가 발작적으로 연속하여 나오고, 물같은 맑은 콧물이 줄줄 흘러내리며, 동시에 코가 막혀 심하면 숨쉬기도 곤란해집니다. 코·입천장·목구멍

《알레르기 비염으로 나타나는 증세》

주증세	발작적인 재채기, 물같이 줄줄 흐르는 콧물, 코막힘 등.
부증세	코, 입천장, 목구멍의 가려움, 후각 기능 감퇴. 흔히 알레르기 결막염을 동반하여 눈 밑이 검게 착색되고, 눈의 가려움 · 충혈, 눈부심, 눈물, 눈곱 등도 나타남.
합병증	코가 막혀 입으로 숨을 쉬다 보니 얼굴이 길쭉하게 되고 치아 배열이 잘 맞지 않음. 축농증, 비용종(콧속의 물 혹), 중이염 등.

이 가렵기도 하며 점점 냄새를 맡기도 어려워집니다.

게다가 알레르기 결막염도 동반하는 경우가 많아서 발작이 시작되면 눈이 가려워지고, 충혈되며, 눈물이 줄줄 흐르고, 눈이 부시고 눈곱이 낍니다. 알레르기 비염이 장기화되면 축농증, 비용종(콧속 물혹), 중이염 등의 합병증이 발생하여 더욱 심한 고통을 받게 됩니다. 또한 알레르기 비염이 10년 이상 되면 눈밑에 검은 색소가 침착되고, 코가 막혀 입으로 숨을 쉬다 보니 얼굴이 길쭉하게 변형되거나 치아의 배열도 틀어질 수 있습니다.

이러한 알레르기 비염은 봄 · 가을 같은 환절기나 날씨가 추운 날에 더욱 심해지는데, 아침 일찍 일어나 찬바람을 쐬거나 찬물에 세수라도 하면 코가 지끈지끈하면서 재채기 · 콧물 발작이 시작되어 거의 오후가 다 되어서야 진정이 되고, 심할 때는 하루종일 지속되는 경우도 있습니다. 또한, 백화점 · 극장 · 지하철 · 지하상가 등 먼지나 사람이 많은 곳에 가거나, 집안에서 청소나 옷 정리를 하다가도 먼지가 날리기만 하면 발작이 시작됩니다.

02 알레르기 비염을 일으키는 원인 물질

알레르기 비염을 일으키는 원인 물질 중 가장 흔한 것은 집먼지 진드기이며 그 외에 먼지, 꽃가루, 곰팡이, 동물의 털과 비듬, 곰팡이, 향수, 담배연기, 찬 공기, 매연 등도 알레르기 비염을 일으킵니다.

또한 알레르기 비염도 다른 알레르기 질환과 마찬가지로 유전적 요인이 크게 작용을 합니다. 그런데 요즘 들어서 부모는 알레르기가 없는데도 자녀에게 알레르기 비염이 발생하는 경우가 상당히 많은데, 그것은 서구화된 의식주 환경 변화 때문입니다.

즉 인스턴트 가공 식품의 과다한 섭취, 환경 오염, 과중한 업무와 스트레스 등이 복합적으로 작용하여 인체 면역력을 저하시키고 면역계의 과민반응이 유발되는 것입니다. 실제로 똑같은 치료를 해도 생활 습관과 환경 관리를 철저히 한 경우에는 증세가 많이 호전되지만, 그렇지 않은 경우에는 호전은커녕 악화되는 경우도 있습니다.

알레르기 질환을 일으키는 주범, '집먼지진드기'

집먼지진드기는 알레르기를 유발하는 제1원인 물질로서, 전체 알레르기 환자의 60~70%가 집먼지진드기에 의해 발병한다고 알려져 있습니다. 정확히 말하면, 집먼지진드기에서 떨어져 나온 몸의 일부나 배설물 등을 사람이 흡입함으로써 알레르기 질환이 유발되는 것입니다.

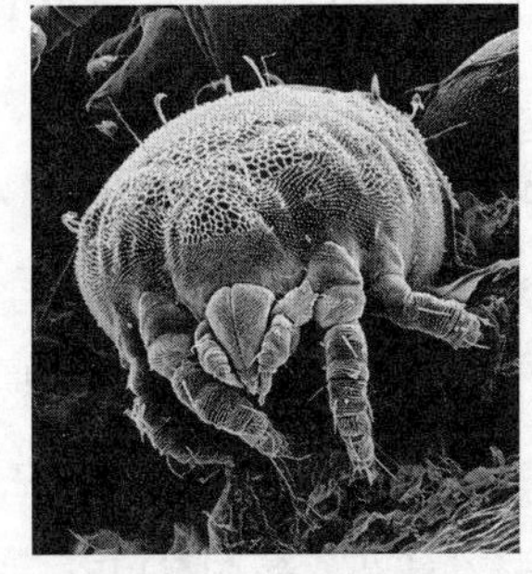

집먼지진드기는 먼지 속에서 사람이나 동물의 피부에서 떨어지는 비듬을 먹고 삽니다. 한 사람이 하루에 약 0.5~1mg의 비듬을 만드는데, 이는 몇 천 마리의 진드기가 몇 달에 걸쳐 먹을 수 있는 양입니다. 따라서 비듬이 많이 쌓이는 이불, 베개, 침대 등 침구류와 카펫, 인형, 의류, 커튼 등이 집먼지진드기의 주된 서식처가 됩니다. 또한 집먼지진드기 생존의 최적온도는 25℃~28℃, 상대습도는 75%인데, 사람이 수면을 취했을 때 침구의 온도는 25~30℃, 습도는 80~90%이므로 이는 집먼지진드기의 번식과 생존에 최적의 환경이 됩니다. 따라서 알레르기 질환을 예방하기 위해서는 집먼지진드기의 서식처인 소파, 카펫 등을 없애고 침구 관리에 세심한 주의를 기울여야 합니다.

03 꽃가루와 알레르기 비염

꽃가루가 날리는 봄이 되면 이비인후과는 알레르기 비염 환자로 발 디딜 틈 없이 만원입니다. 알레르기 비염은 꽃가루와 같은 특정 물질에 과민반응을 보이는 계절성 알레르기, 집먼지진드기와 같은 항원 때문에 발생하는 통년성 알레르기로 나눌 수 있습니다. 특히 봄·가을은 꽃가루에 집먼지진드기로 인한 것까지 한꺼번에 나타나기 때문에 더욱 심각합니다.

알레르기를 일으키는 대부분의 꽃가루는 바람에 실려 먼 거리를 이동하므로 주위에 나무가 없더라도 꽃가루는 얼마든지 접촉할 가능성이 있습니다.

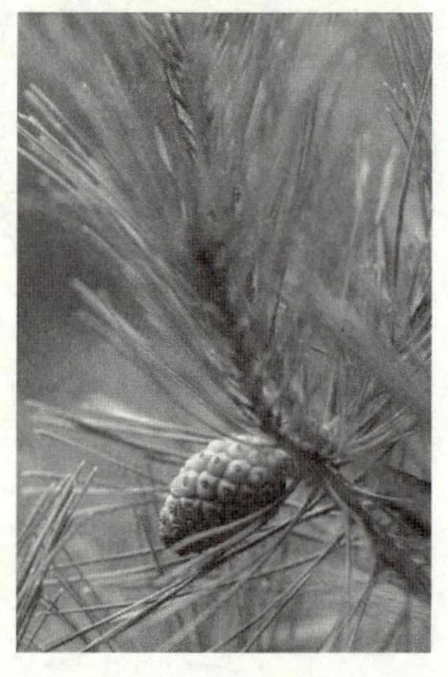

꽃가루에 의한 알레르기 비염은 날씨에 따라 증세가 달라지는데 비가 오면 대기 중의 꽃가루가 감소히므로 증세가 약해지고, 긴조하고 바람이 많이 부는 날이면 대기 중의 꽃가루가 증가하므로 증세도 심해집니다.

대기중에 분포하는 꽃가루의 종류는 계절과 지역에 따라 다릅니다. 우리나라의 3~5월에는 오리나무, 포플러, 버드나무, 참나무, 소나무 등에서 발생하는 꽃가루가 주를 이룹니다.

사람들은 봄에 눈처럼 날리는 솜털을 알레르기의 원인이라고 생각하지만, 이것은 꽃가루가 아니라 씨앗이므로 꽃가루 알레르기와 직접적인 관련은 없습니다.

꽃가루가 많이 날리는 시기엔 가급적 외출을 삼가고, 창문을 닫고 집안에 있는 것이 가장 안전합니다. 외출 후에는 집 밖에서 옷을 완전히 털고 들어오도록 하며, 샤워를 하여 몸에 묻은 것도 제거하는 것이 좋습니다. 또한 꽃가루 알레르기 비염 환자는 꽃가루가 들어 있는 건강식품을 먹고서도 알레르기 증세를 보일 수도 있으므로 아무 것이나 함부로 먹지 않도록 주의하세요.

알레르기비염에 좋은 지압요법

재채기가 날 때 또는 발작 예방을 위해서는 'V자 지압법'이 효과적입니다. 양쪽 둘째손가락을 콧대 양쪽에 대고 뒤집어진 V자 모양(∧)을 만든 후, 손가락을 아래위로 20~30회 정도 왕복하면서 비벼줍니다. 이 때 입은 다물고 코로 숨을 쉬도록 하며, 콧바람 소리가 심하게 날 정도로 숨을 크게 들이쉬고 내쉬도록 합니다.

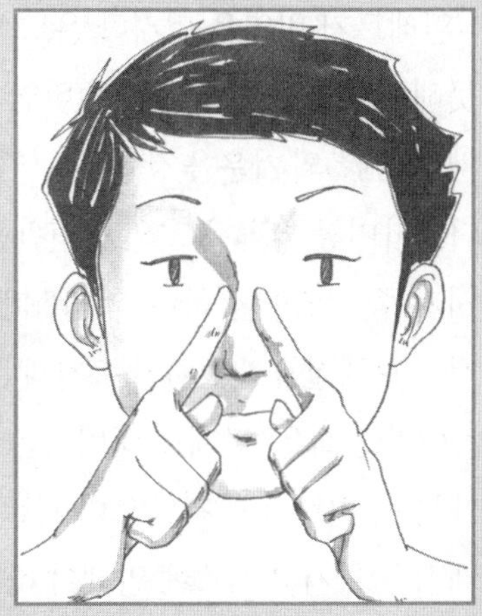

그리고 둘째손가락과 셋째손가락을 V자로 펴서 콧방울 양옆을 20~30회 정도 지긋이 눌러주세요. 이 곳은 '영향(迎香)'이라는 경혈로 알레르기 비염이나 축농증 증세 완화에 도움이 되는 지압점입니다.

알아두세요

알레르기를 일으키는 식품

식품의 성분 중에서도 알레르기를 일으키는 것은 주로 단백질 식품이지만, 항원성이 적거나 아예 없다고 생각되는 식품들도 알레르기의 원인이 될 수 있으며, 각각의 식품은 그다지 알레르기를 일으키지 않지만 여러 종류를 함께 먹으면 강한 알레르기 반응을 나타낼 때가 있습니다. 또한 소량 먹었을 경우에는 증세가 나타나지 않지만 계속해서 먹으면 반응이 일어나는 경우도 있습니다. 그리고 대부분 조리를 하지 않거나 가열을 적게 한 식품이 알레르기 반응을 유발하는 경향이 있습니다.

알레르기 비염은 먼지나 온도 변화 등 외부 환경의 변화에 쉽게 적응하지 못해 발생합니다. 알레르기 비염 환자에게는 코의 과민반응을 가라앉히면서 폐장(肺臟)의 기운을 강화하는『가미통규탕(加味通竅湯)』을 처방하면 좋습니다. 『가미통규탕』은 코의 과민반응을 진정시켜 코막힘과 콧물의 증세를 완화시켜 주는 역할을 하며, 폐장(肺臟) 기운을 강화시켜 환경의 변화에 잘 적응하도록 체질을 개선시켜 주기 때문에 알레르기 비염에 도움이 됩니다.

주의할 점은, 알레르기 비염은 유전과 체질의 영향을 많이 받는 질환이기 때문에, 치료가 쉽지 않으며 치료 기간도 오래 걸린다는 점입니다. 따라서 인내심을 가지고 치료에 임해야 하며, 자신의 일상생활을 잘 관리하지 않으면 치료 효과가 느려지므로 일상생활에서의 관리도 철저히 하도록 합니다.

가미통규탕(加味通竅湯)
방풍 · 강활 · 고본 · 승마 · 갈근 · 천궁 · 창출 · 황기 · 독활 각 4g, 백지 3g,
마황 · 천초 · 석창포 · 세신 · 창이자 · 감초 각 2g, 생강 3쪽, 대추 2개, 파뿌리 2개.

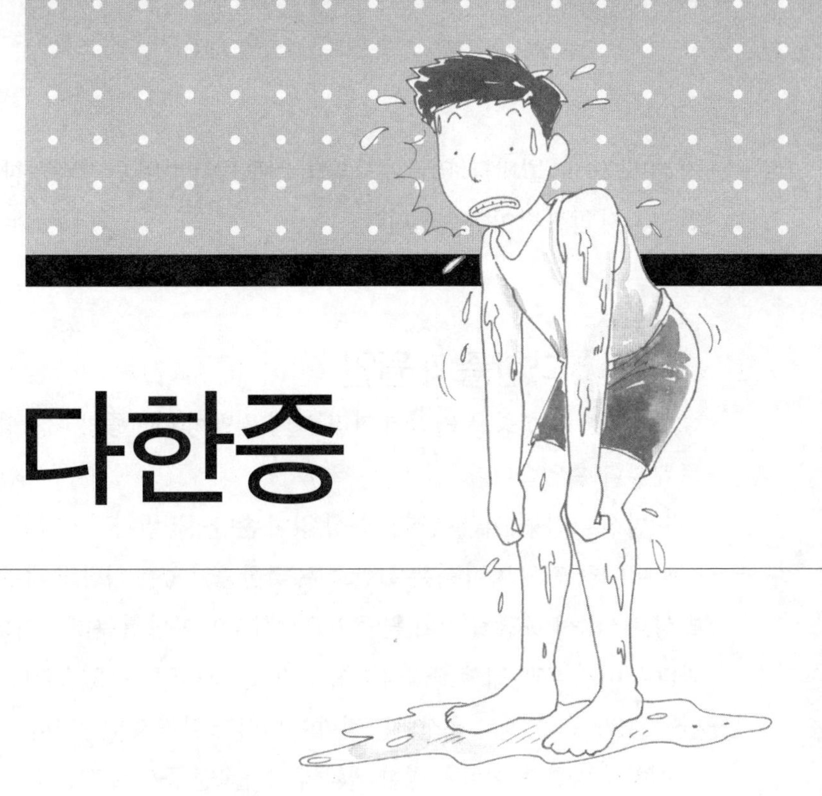

다한증

   땀을 흘리는 것은 정상적인 생리 현상으로, 체온과 감정 등의 변화에 따라 교감신경이 작용하여 한선에서 분비되는 분비물을 '땀'이라고 합니다. 하루에 흘리는 땀의 양은 600~700cc 정도인데 수분이 99% 이상이고, 나머지가 염분·요소·유산 등입니다. 땀은 증발열 발산에 의한 체온 조절을 해주어 우리가 항상 일정한 체온을 유지하도록 해주며, 쓸모 없는 노폐물의 배설 그리고 피지와 함께 피부의 건조를 막아주는 윤활제 역할을 합니다.

01 다한증이란?

   다한증이란 자율신경계의 이상으로 정상보다 과도하게 땀을 많이 흘리는 증세로, 건강한 성인의 1% 내외에서 발생합니다. 병적인 다한증이 있으면 조그만 긴장이나 자극, 더운 환경, 맵거나 뜨거운 음식을 먹을 때 갑자기 손바닥이나 발바닥, 얼굴에서 땀이 비오듯이 나며 한번 시작하면 한참 동안 그치지 않고 땀이 지속됩니다.

02 다한증의 원인

다한증은 원인에 따라 크게 원발성 다한증과 이차성 다한증으로 분류할 수 있습니다.

'원발성 다한증'이란 특별한 이상 없이 손바닥·발바닥·얼굴·겨드랑이에서 유난히 땀이 많이 나는 현상으로, 다한증이 있는 사람의 대부분은 이 원발성 다한증에 해당됩니다. 원인은 교감신경이 이상 흥분하여 아드레날린이 과다 분비된 결과, 땀샘을 자극하여 생긴 것이라고 볼 수 있습니다. 원발성 다한증은 25~50% 정도 유전되는 경향이 있다고 알려져 있습니다.

'이차성 다한증'이란 특별한 질환의 이차적인 증세로 전신에 땀이 많이 나는 것으로서, 원인 질환으로는 갑상선기능항진증·비만·폐경·갈색종 등이 있습니다. 이차성 다한증의 경우 원인 질환이 치료되면 다한증은 저절로 치료됩니다.

03 다한증의 분류

1. 국소성 다한증

신체 일부분(손바닥, 발바닥, 겨드랑이, 머리, 이마, 코끝 등)에서 땀이 많이 나는 증세를 국소성 다한증이라 합니다.

① **손바닥·발바닥 다한증** 긴장하거나 더우면 손, 발에 땀이 많이 나는 경우로, 손·발바닥에 피부염을 유발하거나 통증을 일으킬 수 있습니다. 글씨를 쓸 때 종이가 찢어질 정도로 땀을 흘리기도 하고, 컴퓨터 키보드에 땀이 흘

러들어가고, 물건을 집을 때 어려움이 있는 등 일상생활에 지장을 줄 뿐만 아니라 악수를 할 때 상대방에게 불편함을 줄까 봐 대인 관계에 지장을 초래하기도 합니다.

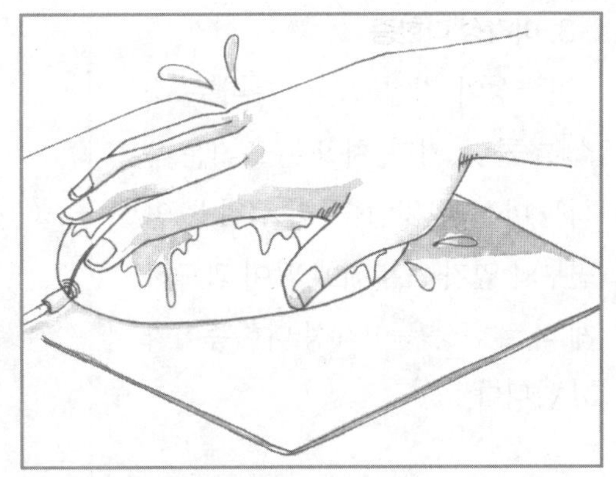

발바닥은 양말이 항상 젖어 여러 번 갈아 신어야 하고, 신을 벗고 들어갈 때 바닥에 물기가 묻어 곤란하거나, 무좀이나 습진이 걸리기 쉽고 미생물이 잘 번식되어 악취로 고통을 겪기도 합니다.

② **겨드랑이 다한증** 겨드랑이에서 유난히 땀이 많이 나는 증세로, 겨드랑이 다한증이 있는 사람의 가장 큰 고민거리는 암내라고도 하는 '액취증' 입니다. 겨드랑이에는 아포크린이라는 땀샘이 많이 분포되어 있는데, 원래 아포크린샘에서 나오는 땀은 냄새가 없으나 땀에 포함된 지방과 단백질 등의 유기물이 모공 주변의 세균들에 의해 분해되면서 생성된 지방산 때문에 암내가 나는 것입니다.

③ **안면 다한증** 긴장을 하거나 스트레스를 받으면 얼굴과 머리카락이 젖을 정도로 땀이 흐르는 증세입니다. 여성의 경우 화장을 하면 땀으로 얼룩져 흉칙하게 되고, 면접이나 사람을 만날 때 곤란을 겪기도 합니다.

2. 전신성 다한증

몸의 일정 부위가 아닌 전신에서 땀이 많이 나는 현상입니다. 전신성 다한증은 갑상선기능항진증, 당뇨병, 폐경기, 울혈성 심부전, 저혈당, 뇌하수체 기능항진증, 흉강 내 종양, 파킨슨씨 병의 이차적인 증세로 발생하는 경우가 가장 흔합니다. 그리고 술이나 약물의 금단 증세, 불안 등이 있을 때에도 전신적으로 다한증이 나타납니다.

3. 미각성 다한증

자극성이 강한 음식, 토마토 소스, 초콜릿, 커피, 차 또는 뜨거운 음식을 마실 때 윗입술, 입 주위 등 안면부와 앞가슴 부위에 땀이 과도하게 나는 현상을 미각성 다한증이라고 합니다.

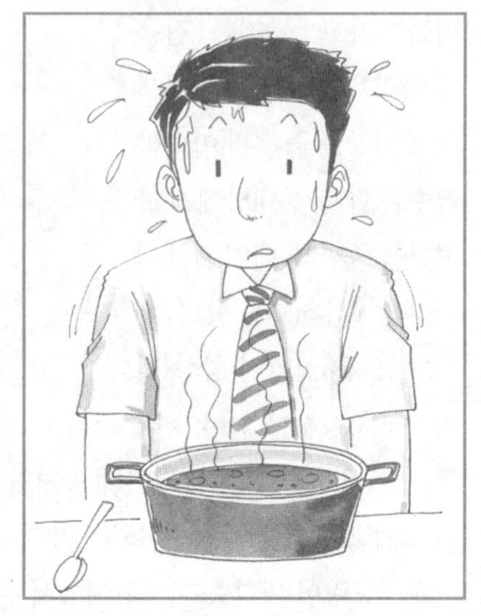

4. 후각성 다한증

특별한 냄새를 맡을 때 땀이 많이 나는 경우입니다.

5. 보상성 다한증

다한증을 치료하기 위해 교감신경 절단 수술을 한 후, 절단 부위에서 나지 못한 땀이 다른 부위에서 대신해서 보상적으로 많이 나는 것을 보상성 다한증이라 합니다. 대개 식사를 할 때 얼굴에 땀이 많이 나며, 또한 절단 범위가 넓을수록 그리고 절단위치가 높을수록 많이 나타납니다.

 다한증 개선에 효과 좋은 약재

1. 조금만 움직여도 땀이 많이 날 때는, 황기

황기는 피부 기능을 강화하는 효과가 뛰어난 약재로, 땀이 많이 나거나 피부에 상처가 생겼을 때 먹으면 아주 좋습니다.

황기 30g을 물 1ℓ로 1시간 30분간 달여 하루 동안 물대신 나누어 마시도록 합니다.

수분을 수렴하는 작용이 있는 모려분 10g을 같이 달여 마시면 더욱 효과적입니다. 여름에 닭에 황기를 넣어 삶아 먹어도 체력이 보강되면서 땀을 줄이는 효과가 있습니다.

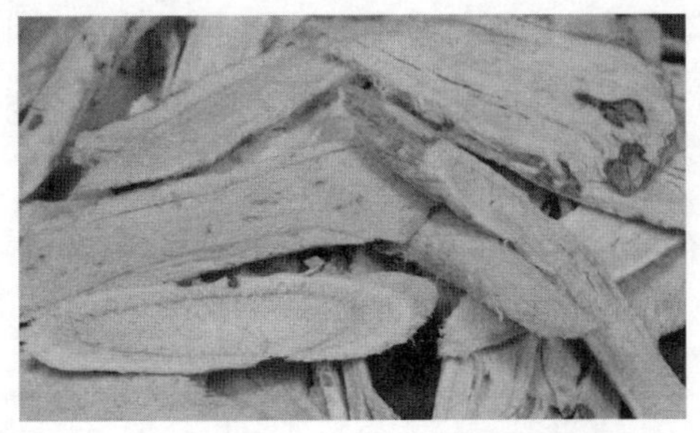

2. 잘 때 식은땀을 흘리는 경우에는, 부소맥

잠자면서 식은땀을 흘리는 경우에는 부소맥(浮小麥)이 아주 좋습니다. 부소맥이란 통밀을 물에 담가 떠오르는 것만 건져낸 것으로, 예로부터 식은땀을 그치게 하는 것으로 아주 유명한 약재입니다. 부소맥에 진액을 보충해 주는 효과가 있는 대추를 함께 달여 마시면, 체력도 보강되면서 식은땀도 줄일 수 있습니다.

부소맥 20g, 대추 8개를 물 1ℓ로 1시간 30분간 달여서 하루에 여러 번 차처럼 마시도록 하세요.

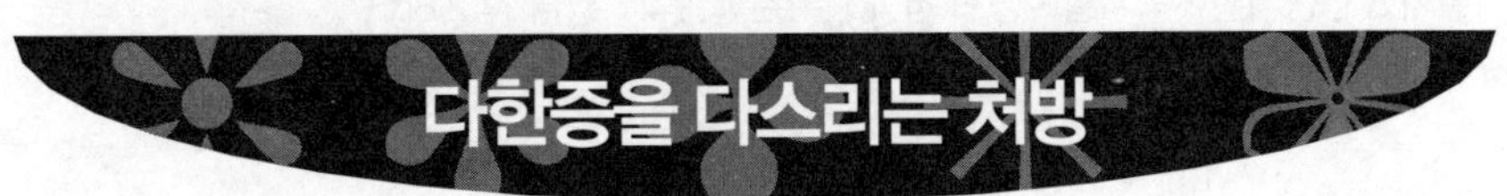

1. 자한(自汗)

무기력하거나 뚱뚱한 사람, 몸살·수술·출산 후에 조금만 움직여도 땀이 나고 피로를 잘 느끼는 경우입니다. 자한의 경우 땀을 흘리고 나면 개운한 느낌이 듭니다. 자한증에 대표적으로 쓸 수 있는 훌륭한 처방으로 『옥병풍산(玉屛風散)』이 있습니다. 옥병풍산은 '피부가 치밀하지 못해 조금만 움직여도 땀이 난다, 감기에 잘 걸린다, 추위를 잘 탄다, 늘 무기력하다'고 호소하는 허증 다한증 환자에게 적합합니다. 이런 환자에게 허약한 피부를 치밀하게 만들어 줌으로써 땀을 줄여주고, 감기나 잔병치레를 하지 않도록 기운을 보강해 주는 효과가 있습니다.

옥병풍산(玉屛風散)
백출 10g, 방풍 · 황기 각 5g.

---

2. 도한(盜汗)

잘 때 땀을 흘리다가 깨면서 멎는 것을 도한(盜汗)이라고 합니다. 도둑을 의미하는 '도(盜)'를 사용하는 것은 자고 있을 때 도둑처럼 우리 몸의 진액을 빼앗아 간다 하여 도한이라 칭하는 것입니다. 도한은 음(陰)의 기운이나 영양이 부족하고 속에 화(火)가 있을 때 나타납니다. 잘 때 기운이 빠져나가기 때문에 자고 나도 몸이 개운치가 않습니다. 특히 아이들이 잘 때 밤을 낳이 흘리는 경우가 바로 도한에 속합니다. 이 때는 『당귀육황탕(當歸六黃湯)』을 대표적으로 사용하게 됩니다.

당귀육황탕(當歸六黃湯)
황기 8g, 생지황 · 숙지황 · 당귀 각 4g, 황련 · 황백 · 황금 각 2.8g.

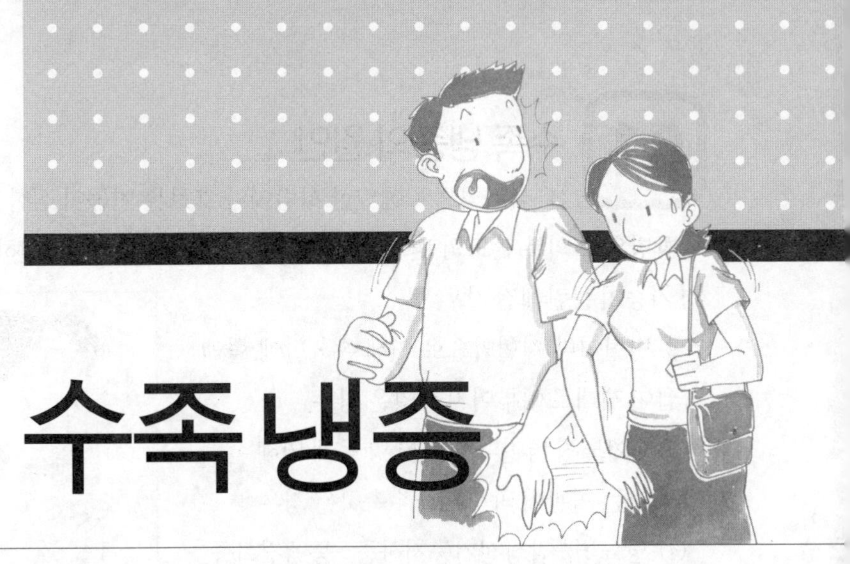

수족 냉증

　'차가운 손'은 로맨틱 소설이나 노래 가사에서 여주인공의 가녀리고 연약한 모습을 상징하기 위해 자주 표현됩니다. 그런데 손·발이 찬 당사자들에게는 로맨틱하다는 것이 그리 썩 와닿는 얘기는 아닙니다. 손이 늘 차갑기 때문에 남들에게 덥석 손을 내밀 수도 없고, 악수라도 할라치면 손바닥을 싹싹 비벼야 하는 고충이 있습니다. 이처럼 손·발이나 신체의 특정 부분이 유달리 찬 증세를 흔히 '냉증'이라고 합니다.

　냉증은 대개 사춘기 여학생, 몸매에 신경쓰는 젊은 여성, 산후 조리를 제대로 하지 못한 여성, 그리고 갱년기 여성에게 많으며, 요즘은 냉방이 잘 되는 사무실에서 일을 하는 경우 냉방병의 한 증세로도 냉증을 호소하는 사람들이 증가하고 있습니다.

　냉증은 병명이 아니라 어떤 원인으로 나타나는 증후이므로, 치료를 위해서는 그 원인을 파악하는 것이 우선입니다.

01

수족 냉증의 원인

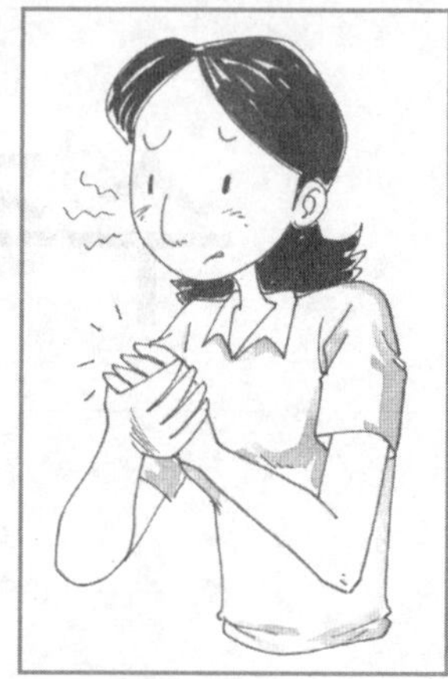

① 심리적으로 예민한 사람이나 호르몬 변동이 심한 사람, 또는 냉방병으로 외부 온도의 변화에 적응이 잘 안 되어 체온을 조절하는 자율신경 기능이 문란해진 경우.

② 빈혈이나 저혈압으로 인해 손·발에 혈액 공급이 제대로 이루어지지 않은 경우.

③ 레이노씨 병이나 버거씨 병 등에 의해 손·발로 가는 혈관이 막히거나 수축하는 경우.

④ 당뇨병, 갑상선기능저하증, 동맥경화증, 심장병, 루프스 등의 질환이 있는 경우.

⑤ 뇌졸중, 척추 디스크, 수근관 증후군 등으로 신경이 눌리거나 손상을 당한 경우 그 이하 부위에 냉증과 더불어 무력감, 감각 둔화 등의 증세가 동반된다.

⑥ 알코올 중독증이나 과도한 흡연으로 손·발의 혈관이 막히거나 신경이 파괴된 경우.

02

수족 냉증일 때의 생활요법

1. 혈액순환을 개선하고 몸을 따뜻하게 하는 식품을 섭취한다

먹어야 할 식품	피해야 할 식품
●마늘, 생강, 양파, 파, 부추, 후추, 산초, 고추, 겨자, 쑥, 달래, 계피, 모과, 들깨, 미나리, 쑥갓, 당근, 찹쌀 등. ●닭고기, 개고기, 염소고기, 소의 간 등. ●뱀장어, 고등어, 미꾸라지 등. ●귤, 오렌지, 레몬, 사과, 매실, 대추 등. ●인삼차, 생강차, 꿀차, 쌍화차, 대추차 등.	●냉면, 녹두나 메밀 식품, 밀가루 음식 등. ●생야채, 빙과류, 덜 익은 과일, 수박, 배, 참외, 멜론 등. ●돼지고기, 회, 초밥 등. ●맥주, 녹차, 보리차, 탄산 음료 및 카페인 음료 등.

2. 청주 목욕, 파뿌리 목욕

37~39℃ 정도의 물을 욕조에 받은 후, 청주 1.8ℓ 나 한 단 분량의 파뿌리 또는 양파 2개를 망에 싸서 넣고 15~30분 정도 반신욕을 합니다.

파뿌리와 양파에는 유화알릴 성분이 함유되어 있어서 자율신경을 자극하여 에너지 대사를 활발하게 해주기 때문에 음식으로 먹어도 좋고, 목욕을 해도 몸이 따뜻하게 됩니다. 반신욕을 할 때 손은 욕조 밖에 걸치고 있는 것이 좋으며, 목욕이 끝나면 바로 양말을 신어야 확장된 혈관이 갑자기 수축하는 것을 막을 수 있습니다.

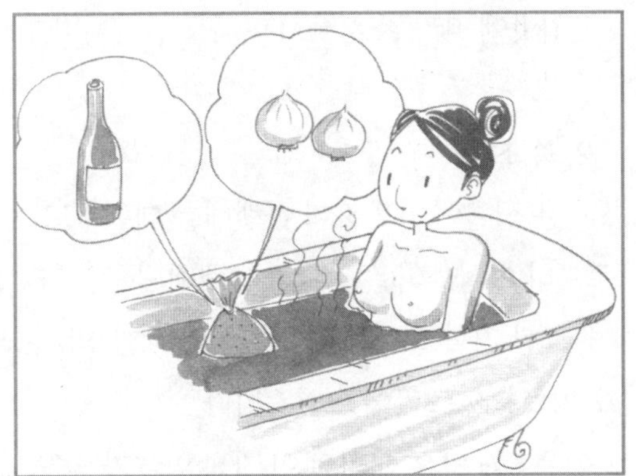

03 수족 냉증을 개선하는 민간요법

1. 익모초고

익모초(益母草)는 '엄마 즉 여성을 유익하게 하는 약초' 라는 이름처럼 여성에게 두루 유익한 약재입니다. 여성들의 냉증은 주로 자궁의 혈액순환 장애로 인한 경우가 많아 대개 생리통과 생리불순, 물 같은 냉ㆍ대하를 함께 호소합니다.

익모초는 자궁과 모세혈관의 혈류를 개선하는 효능이 있어서 꾸준히 장복하면 이 모든 증세들이 크게 호전될 수 있습니다.

익모초가 이처럼 여성들을 위한 약재이지만 수족 냉증이나 저림이 있는 남성들이 이용해도 아주 좋습니다.

‘익모초고’를 만드는 방법은 자잘하게 썬 익모초 600g에 물 5ℓ를 넣고 반으로 줄때까지 끓입니다. 약물만 걸러서 냄비에 부어 주걱으로 저어가면서 약한 불에서 곱니다. 조청처럼 걸쭉해지면 익모초고가 완성된 것입니다.

익모초고를 냉장 보관하고 하루 2~3회, 1회 1큰술씩 온수에 타서 마십니다. 입맛에 따라 꿀을 타서 마셔도 좋습니다.

2. 쑥 조청

쑥은 성질이 따뜻하여 아랫배를 데워주고 혈액순환을 촉진시켜 주므로 예로부터 여성들의 손·발과 아랫배 냉증, 생리 질환, 복통에 많이 애용되었으며, 또한 지혈 효과가 커 허한성(虛寒性)의 자궁출혈이나 유산기가 있을 때에도 치료용으로 많이 쓰였습니다.

쑥은 5월 단오 때의 것이 가장 약효가 좋으므로, 그 때 많이 구해서 조청을 만들어 놓으면 1년 내내 손쉽게 먹을 수 있을 것입니다. 쑥 조청은 ‘익모초고’ 만드는 법과 같습니다.

3. 부추즙

부추는 양기를 돋워준다 하여 ‘기양초(起陽草)’라 불릴 만큼 자양강장 작용이 뛰어납니다. 부추는 신장을 따뜻하게 하고 정기를 갈무리하여 줍니다. 부추의 이런 작용은 매운 맛을 내는 유화알릴 성분 덕분으로, 이것은 자율신경을 자극하여 신진대사를 촉진시키며 혈맥을 소통시키는 효능이 있어 그 결과 몸이 따뜻하게 되는 것입니다. 부추 30g을 믹서기로 즙을 내어 청주 1잔을 타 두고, 취침 전에 소주잔으로 1/2잔 정도를 마십니다.

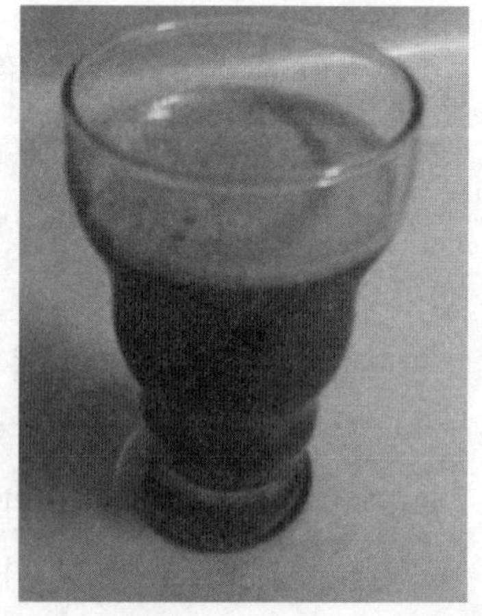

4. 인삼당귀생강계피차

인삼은 보약의 대명사로서 성질이 따뜻하여 몸을 따뜻하게 하고 기운을 북돋워 주며, 진액을 생성시켜 주므로 전신이 쇠약하고 피로할 때, 큰 병 후 원기 회복에, 빈혈이 있을 때 빠지지 않고 쓰이는 약재입니다. 특히 위하수나 위무력증 등으로 소화가 잘 안 되고 식욕이 없을 때 인삼에 들어 있는 사포닌은 비위 기능을 강화시켜 주는 장점이 있습니다.

한방적으로 비기(脾氣)가 허약한 사람은 사지가 영양을 받지 못해 사지가 무력하고 냉하게 되는 것이므로, 이 때 인삼을 먹으면 비기가 강화되면서 손발이 따뜻해지는 것입니다.

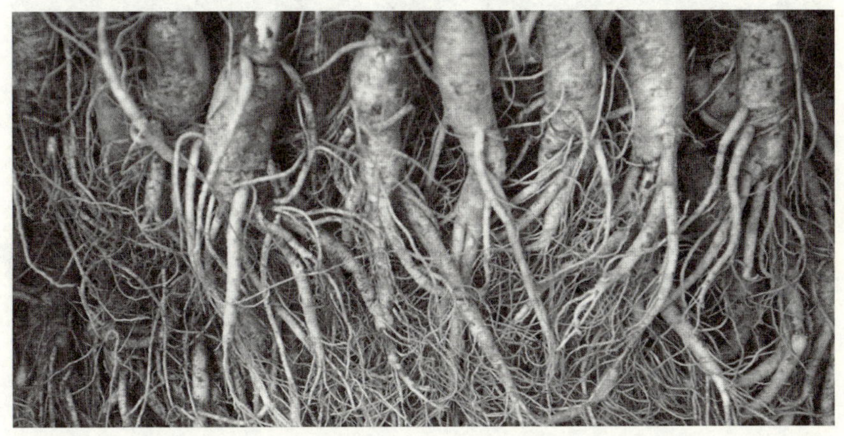

생강의 주요 성분인 징기베롤은 심장의 수축력을 강화시켜 말초혈관까지 혈액이 뻗어나갈 수 있도록 도와주는 역할을 하므로, 손·발을 따뜻하게 해주는 것입니다. 한편 생강은 말리면 그 유효 성분이 농축되어 몸을 데우는 효능이 강화되므로, 생강을 깨끗이 씻어서 동전 크기로 잘라 그늘에서 잘 말린 뒤 두고두고 쓰면 더욱 좋습니다.

계피는 서양에서 음식과 커피 등에 많이 쓰는 시나몬이라는 향신료의 원료입니다. 계피의 정유인 시나몬 오일은 심장의 관상동맥 혈관과 말초혈관을 확장시켜서 많은 혈액이 손끝·발끝까지 뻗어갈 수 있는 길을 터주는 역할을 합니다. 손·발의 혈관이 확장되어 혈액이 공급되면 손·발이 점차 따뜻해지는 것이죠.

따라서 비기(脾氣)를 보강하는 인삼에 심장 박동력을 강화시키는 생강, 혈관을 확장시키는 계피, 그리고 혈액생성을 도와주는 당귀를 더한다면 수족냉증에 최고의 배합이 아닐 수 없습니다. 인삼·당귀·생강·계피 각 10g을 물 1ℓ로 끓여 반으로 줄면 여러 번 나누어 차처럼 마시도록 하세요.

> **플러스 팁**
>
> ### 손·발, 아랫배 냉증에 효과 좋은, 육계삼계탕!
>
> 인삼, 생강, 대추, 마늘 등 양성의 양념과 약재를 넣고 푹 곤 삼계탕이 몸이 찬 사람에게 좋다는 것은 먹어본 사람들은 다 아실 것입니다. 육질이 부드러운 닭고기 또한 한의학적으로 약성이 따뜻하고 비·위장으로 들어가 소화를 촉진시키는 효능이 있습니다. 그래서 닭고기는 체질이 찬 소음인의 음식이라고 하는 것입니다. 여기에 수축되어 있던 혈관을 확장시켜 온몸을 따뜻하게 해주는 육계(계피)를 더하면 금상첨화입니다. 게다가 육계는 성기의 혈관을 확장시켜 성 기능을 향상시키는 효과도 있으므로, 허리나 무릎이 시리면서 정력이 떨어진다는 남성 또는 자궁이 냉한 불감증 여성들에게 꼭 권장할 만한 식품입니다. 요리는 삼계탕 재료에 계피 15g(한 움큼)을 첨가하여 끓이면 됩니다.

손 · 발바닥에 열이 나는, '수족 번열증'

수족 번열증은 손바닥과 발바닥 뿐만 아니라 가슴이 답답하고 얼굴도 화끈화끈 달아오르는 증세로 '오심번열증(五心煩熱證)'이라고도 합니다. 노약자, 갱년기 여성, 중병을 앓은 후나 분만 때 피를 많이 흘린 경우나 신경이 예민한 사람, 다혈질인 사람들이 오심번열증이 잘 생깁니다. 갑상선기능항진증에 걸려도 손 · 발바닥이 뜨거울 수 있습니다.

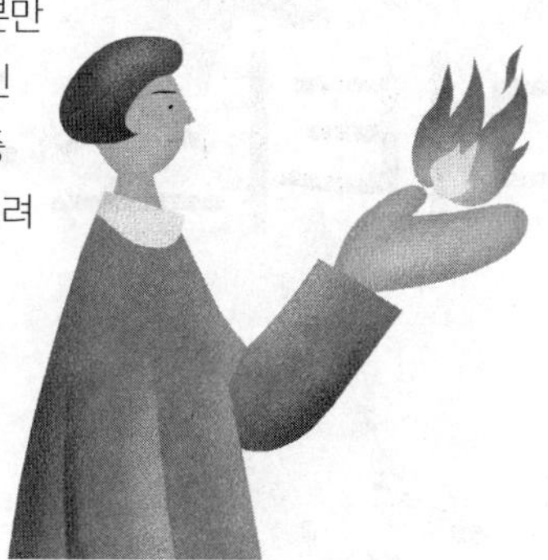

우리 몸의 체온을 조절하는 자율신경이 어떤 스트레스로 인해 고장이 나서 온도를 높여야 하는데도 높이지 못하면 냉증이 생기고, 반대로 낮춰야 하는 데도 낮추지 못하면 번열증이 생기는 것입니다. 이런 자율신경실조 현상을 한의학에서는 '음양의 부조화' 라고 합니다. 차가운 것은 음이고 뜨거운 것은 양이니, 음양이 한쪽으로 치우치지 않고 조화를 이뤄야 너무 뜨겁거나 차가워지지 않겠죠? 그런데 어떤 이유로 손 · 발바닥에 양기가 너무 몰려 흩어지지 않으면 번열증이 생기게 되는 것입니다.

그렇다면 손 · 발바닥에 주체할 수 없이 열이 나는데, 화기(火氣)가 왜 사지에 몰려 퍼지지 않는 것일까요?

첫째는, 찬 음식을 지나치게 먹거나 찬 기운에 침범을 당해, 이 차가운 기운이 양기(陽氣)를 눌러서 가슴과 사지에 몰아 버렸기 때문입니다.

둘째는, 몸이 너무 쇠약해서 양기를 중화시킬 만한 음기가 부족하니, 이를 틈타 열기(熱氣)가 계속 사지에 잠복해 있는 것입니다. 쇠약한 노인들이나 중병 후의 수족 번열증이 대개 이 경우에 속합니다.

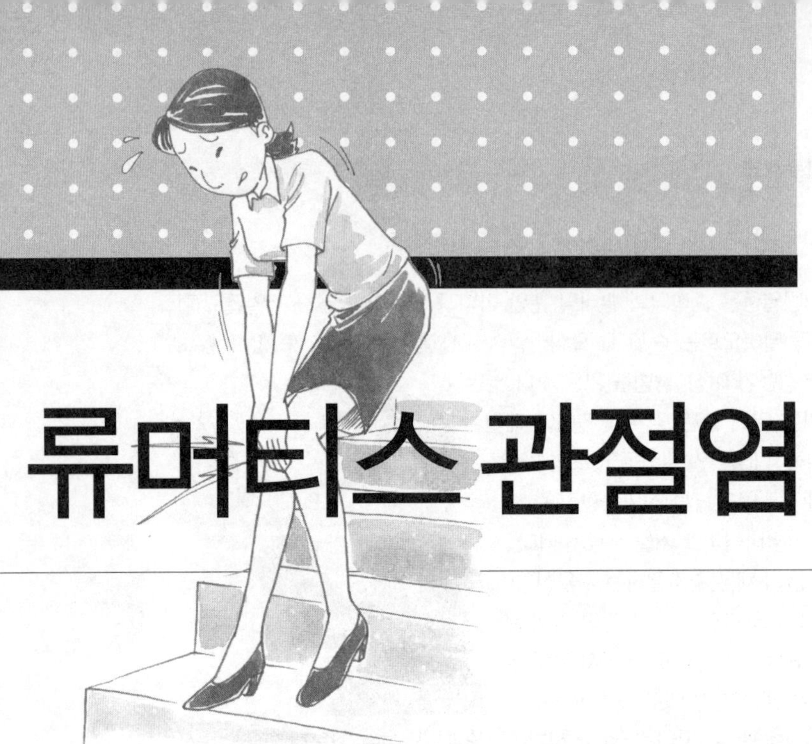

류머티스 관절염

류머티스 관절염은 만성 관절염 중 퇴행성 관절염 다음으로 흔한 질환으로, 전신의 뼈마디가 벌겋게 붓고 쑤시고 갈수록 뼈마디가 툭툭 불거져 나오거나 틀어져, 심하면 관절의 역할도 못하게 되는 고질병입니다.

01 류머티스 관절염이란?

류머티스 관절염이란 손가락, 손목, 무릎, 발 등 여러 관절의 통증과 아침에 일어날 때 관절이 뻣뻣하여 잘 움직이지 못하는 증세를 보이는 질환으로 일종의 자가면역 질환입니다.

류머티스 관절염은 면역 체계가 관절의 활액막(관절낭 안쪽을 싸는 얇은 막)을 공격하여 염증을 일으킨 질환으로, 뼈마디의 비대 · 부종 · 동통 · 변형 · 강직 등 증세를 일으키고 심하면 관절 기능을 소실케 하는 만성 질환으로, 전염되지는 않으나 다소 유전되는 경향이 있어서 부모에게 류머티스 질환이 있으면 자녀도 발생할 가능성이 있습니다.

류머티스 관절염의 유병율은 성인 인구의 대략 2~3% 정도에 해당하며 30대~50대에 많이 발생합니다. 50세 이전에는 남녀비가 1:4로 여성에게서 많이 발생하지만, 50세 이후에는 비슷하게 발생합니다.

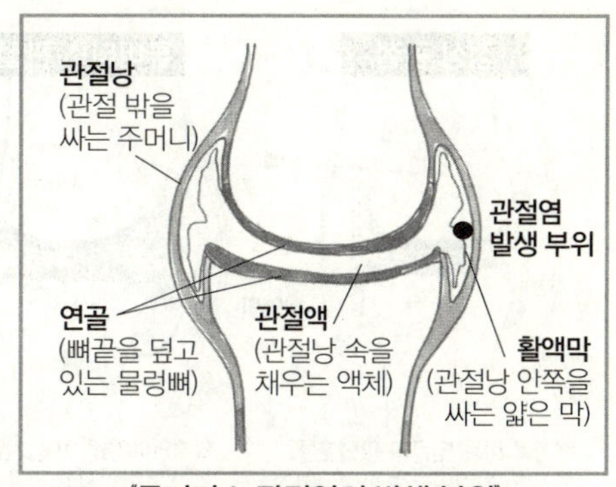

《류머티스 관절염의 발생 부위》

02 류머티스 관절염 vs 퇴행성 관절염

퇴행성 관절염은 한쪽 무릎에 관절염이 먼저 발생했다가 그로 인해 다른 쪽 무릎에 부담이 커지면 관절염이 발생하기도 하지만, 류머티스 관절염은 처음부터 양쪽에서 같이 발생한다는 점이 다릅니다.

	류머티스 관절염	퇴행성 관절염
원인	자가면역, 유전, 감염 등	노화, 노동 등
발병 연령	30~50세	50세 이상 노인
발생 부위	작은 관절에서 시작하여 큰 관절로 번짐(예 : 손가락 → 손목 → 팔꿈치 → 어깨 등)	체중부하가 심한 하지의 큰 관절에서 발생 (예 : 무릎 · 발목 · 엉덩이 관절)
발생 관절수	여러 관절에 좌우 대칭으로 발생	소수 관절에 비대칭적으로 발생
전신 증세	피로, 권태감, 미열, 관절 부종, 체중감소 등	전혀 없음
관절 증세	아침 기상시 뻣뻣하고 통증이 심하고, 낮이 될수록 부드러워짐	관절을 사용할수록 통증이 심해짐
손가락	손가락 둘째, 셋째 마디 잘 발생	손가락 첫째 마디(끝마디)에 발생

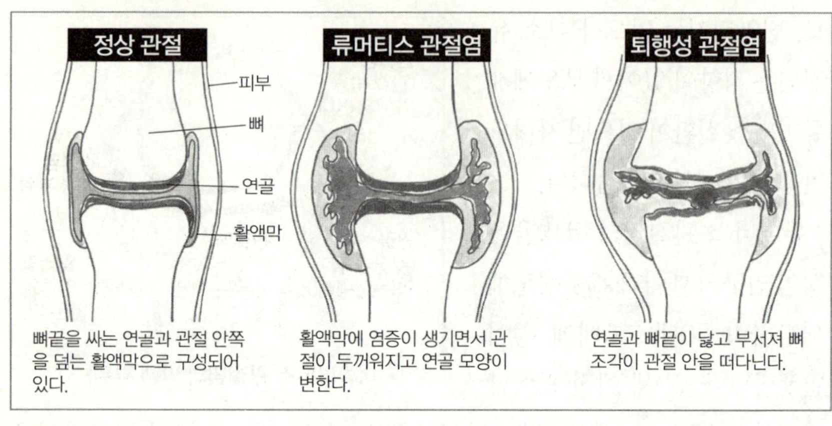

뼈끝을 싸는 연골과 관절 안쪽을 덮는 활액막으로 구성되어 있다.

활액막에 염증이 생기면서 관절이 두꺼워지고 연골 모양이 변한다.

연골과 뼈끝이 닳고 부서져 뼈조각이 관절 안을 떠다닌다.

03 류머티스 관절염일 때 특징적으로 나타나는 증세

① **양쪽 관절에 발병** 류머티스 관절염은 양쪽 관절에 동시에 발병하는 특징이 있습니다. 예를 들면 양쪽 손가락, 양쪽 무릎에 동시에 발병합니다.

② **관절의 조조강직(早朝强直)** 아침 기상시 양쪽 뼈마디가 뻣뻣해서 잘 움직이지 못하다가 1시간 이상 지나면 조금씩 부드러워집니다. 관절염이 진행될수록 강직의 지속 시간이 길어져 심하면 오후까지 계속되기도 합니다.

③ **관절의 통증** 관절이 벌겋게 부어올라 열이 나기도 하며, 쑤시고 아파서 잘 쓸 수가 없습니다.

④ **관절의 변형** 점차 진행될수록 관절 마디가 튀어나오고 손가락이 옆으로 휘거나 무릎이 휘어지는 등의 관절 변형이 생겨 제 기능을 못하게 됩니다.

⑤ **전신 증세** 입이 마르고 눈이 충혈되면서 귀가 울리는 증세가 나타납니다. 또한 편도가 붓거나 목·가슴이 아프다는 증세 등을 호소하기도 합니다.

⑥ **다른 장기 침범** 류머티즘이 전신성 자가면역 질환이기 때문에 관절 이외 부위에도 침범하여 피부결절(덩어리), 폐결절, 신부전, 심장판막 질환 등을 일으키기도 합니다.

류머티스 관절염의 진행 과정

류머티스 관절염은 다음의 순서로 진행해 나갑니다. 병이 진행될수록 관절이 비가역적으로 손상되어 기능이 약해지므로, 가능한 한 초기에 발견하여 치료하는 것이 좋습니다.

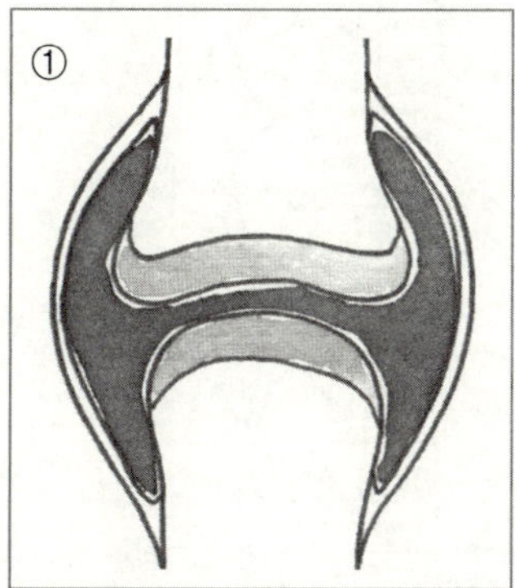

① 제일 먼저 활액막에 염증이 생겨, 주변의 관절낭 → 인대 → 건으로 퍼지게 됩니다.

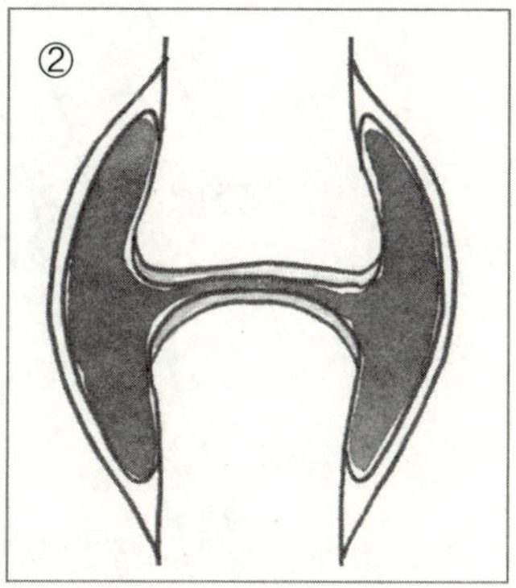

② 연골이 점차 파괴되어 관절 간격이 좁아지고 관절낭과 인대의 힘이 약해집니다.

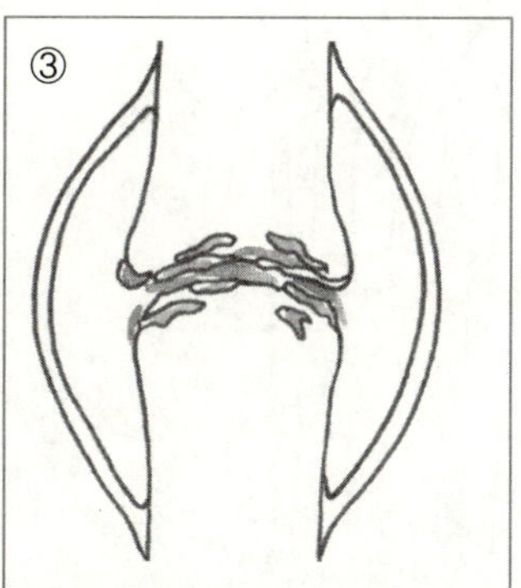

③ 염증이 뼈를 침범하여 뼈가 점차 깎이게 됩니다.

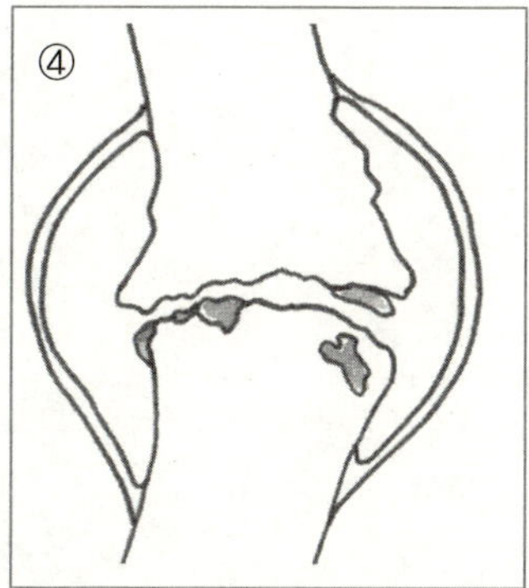

④ 결국 관절 기능을 잃게 됩니다.

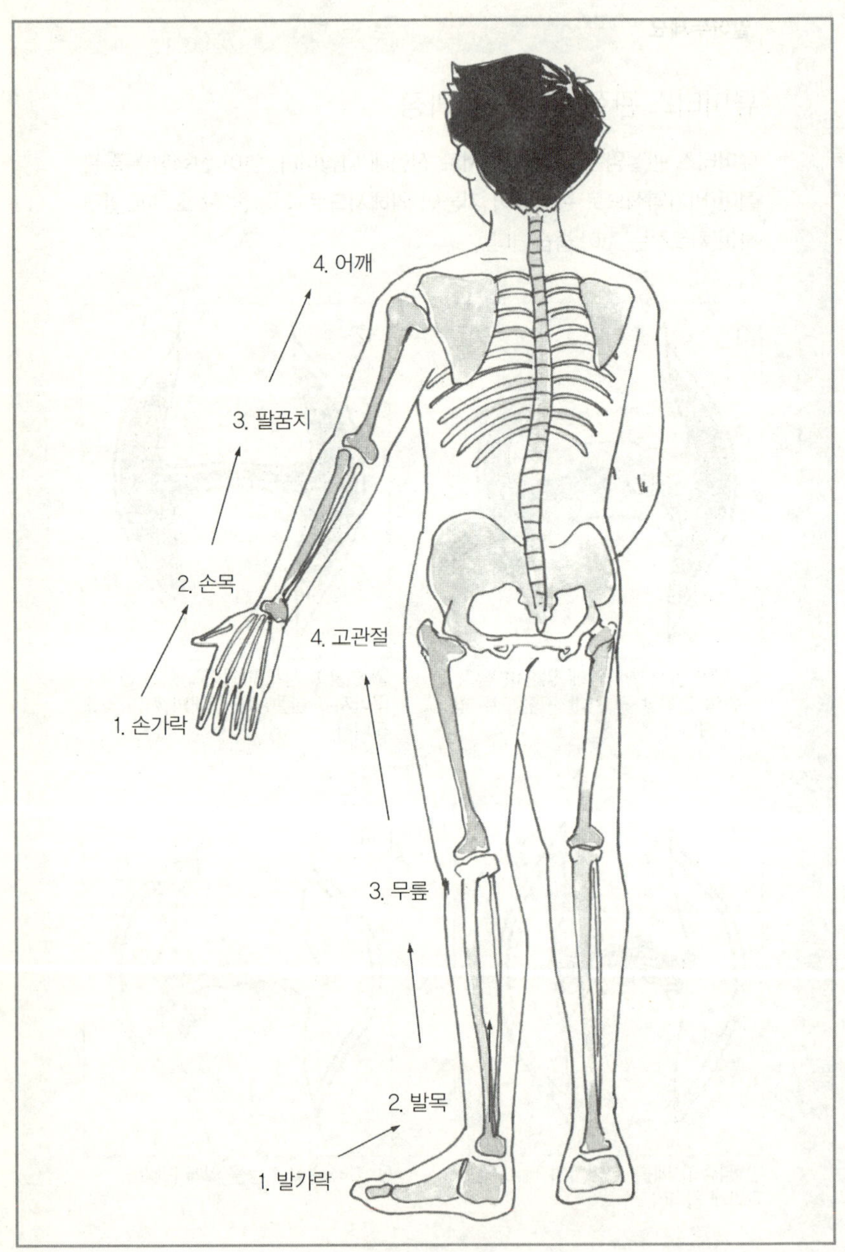

《류머티스 관절염의 발생 부위》

 류머티스 관절염의 치료

1. 약물요법

 일반적으로 초기에는 약물요법을 시행하는데, 양방에서는 비스테로이드성 소염제나 스테로이드, 심한 경우는 항류머티스 약제를 사용하게 됩니다. 이 약물은 한번 복용하기 시작하면 장기적으로 복용하게 되므로 약물의 부작용이 있을 수 있으므로 꼭 의사선생님과 상의한 후에 복용하고 필요한 검사도 받아야 됩니다.

2. 수술요법

 약물요법에도 불구하고 증세가 계속 진행되고 관절 변형이 심한 경우 최후의 수단으로 수술을 고려할 수 있습니다. 류머티스 관절염이 한두 관절에만

알아두세요

류머티스 관절염에 좋은, '패장금은화의이인차'

패장(敗醬)이란 약재에서 썩은 된장 냄새가 난다고 하여 지어진 이름으로, 그 이름처럼 몸 속에 고여 있는 썩은 피나 부패한 물을 밖으로 배출시키는 효능이 아주 강력합니다. 그래서 관절에 나쁜 피나 물이 차서 퉁퉁 부은 류머티스 관절염에 특효가 있는 것입니다. 자궁에 나쁜 피가 고여 몸이 붓는 여성과 산모에게도 역시 좋습니다.

류머티스 관절염에는 패장에 금은화(金銀花)와 의이인(薏苡仁)을 함께 끓여 마시면 더욱 좋습니다. 금은화(金銀花)는 양약의 아스피린에 비할 수 있는 한방 진통 소염제입니다.

의이인은 우리 몸의 관절 부위로 가서 염증을 가라앉히고, 염증 물질을 몸 밖으로 배설시키는 작용을 합니다. 패장, 금은화, 의이인(율무) 각 20g을 물 4컵으로 끓여 반으로 줄면 하루 2~3번 나누어 마십니다.

오는 것이 아니므로, 증세가 아주 심한 관절만 선택하여 수술합니다. 수술은 환자의 상태에 따라서 여러 방법이 있을 수 있는데, 염증을 일으키는 관절 내 활액막을 제거하는 수술·변형된 관절을 성형하는 수술·관절이 거의 다 망가졌을 경우는 인공관절 치환술을 시행합니다.

3. 물리치료

물리치료를 병행하면 약물 사용량을 줄일 수 있고 증세 완화에 큰 도움이 됩니다. 관절에 열이 나고 벌겋게 붓고 통증이 심한 급성기에는 냉찜질을 하여 염증을 줄여주고, 그 외에는 온찜질과 목욕, 파라핀욕, 자외선치료 등 따뜻한 물리치료를 실시하는 것이 좋습니다. 가정에서는 아침 기상시 37~40℃의 따끈한 물에 약 20분 정도 반신욕을 하거나, 아픈 부위를 담그고 있으면 관절이 뻣뻣한 것을 풀어주는 데 도움이 됩니다.

05 류머티스 관절염일 때의 생활요법

1. 관절의 변형을 일으키는 자세를 피한다

손가락이나 손목을 돌리는 동작은 손의 변형을 일으킬 수 있습니다. 예를 들면 병 따기, 문고리 돌리기, 드라이버 돌리기, 수도꼭지 돌리기, 행주 짜기 등은 손가락이나 손목 관절의 변형을 초래하므로 가급적 피하는 것이 좋습니다. 그렇지 못할 경우에는 돌려야 하는 물건 위에 수건을 올려놓고 손바닥을 대어,

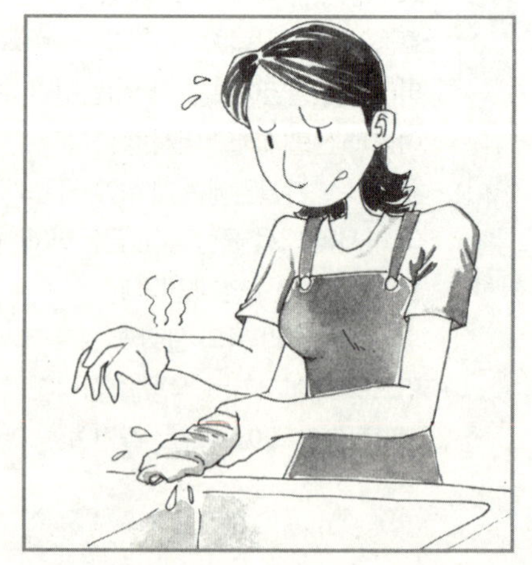

손이나 손목은 돌리지 말고 몸을 빙빙 돌리는 것이 좋습니다. 그리고 문고리나 수도꼭지는 위·아래로 올리고 내리는 것으로 바꾸고, 빨래는 세탁기를 이용하며 행주는 눌러서 짜도록 합니다.

2. 큰 관절, 힘 센 관절을 이용한다

손가락, 손목, 발가락, 발목 등 작은 관절보다는 팔꿈치, 어깨, 무릎 등을 이용하도록 합니다. 예를 들면 가방이나 장바구니는 손으로 들지 말고 팔이나 어깨에 걸도록 합니다.

3. 무릎이 상하지 않도록 주의하고, 편한 신발을 신는다

쪼그려 앉기, 양반다리 등은 무릎 관절에 해로운 자세이므로 가급적 의자나 소파를 이용하도록 합니다. 산이나 층계를 급히 내려오면 무릎 연골이 심하게 손상되므로, 층계를 내려올 때는 엘리베이터를 이용하도록 하며 그렇지 못할 경우에는 난간이나 나무를 잡고 아주 천천히 조심스럽게 내려오도록 해야 합니다. 등산을 할 때는 아주 낮은 언덕, 흙길을 걷는 게 좋습니다.

또한 굽 높은 구두, 앞이 뾰족한 신발, 바닥이 딱딱한 신발은 절대 피하도록 하며, 운동화나 효도신발과 같이 굽이 낮고 볼은 넓으며 바닥이 부드러운 신발을 선택하도록 합니다.

4. 급성기에는 냉찜질·휴식을, 만성기에는 온찜질·운동을······

관절에 열이 나면서 벌겋게 붓고 통증이 심한 급성기에는 냉찜질로 염증을 가라앉히고, 그 후에는 따뜻한 찜질·온탕·파라핀욕으로 뻣뻣한 관절을 부드럽게 해줍니다.

급성기에는 관절을 쉬게 하여 염증을 완화해야 하며, 만성기에는 적당한 운동으로 관절을 부드럽게 풀어주어야 합니다. 만약 운동을 하지 않으면 근육과 인대가 약해지고 관절에 변형이 와서 뻣뻣하게 굳어 버리게 됩니다.

5. 적절한 휴식을 취하면서, 항상 몸을 따뜻하게 한다

하루 8~9시간 정도 충분히 수면을 취하도록 하며, 낮에도 2시간 이상 휴식 시간을 갖도록 합니다. 심한 활동이나 정신적 충격을 피하고, 운동은 몸에 무리가 가지 않을 정도로 합니다. 관절에 차가운 기운이 들어가게 되면 관절 내에 기혈 순환이 잘 되지 않아 증세가 악화되므로 항상 따뜻하게 해주어야 하며, 외출 후에는 따뜻한 물로 목욕을 하거나 찜질을 하도록 합니다.

6. 금연 · 절주하고, 담백한 음식을 먹는다

흡연과 음주는 혈관을 탁하게 하여 관절 내에 찌꺼기가 침착되게 할 수 있고, 또한 진통제과 상호 작용하여 부작용을 일으킬 수 있으므로 제한하는 것이 좋습니다. 동물성 단백질이나 지방질은 혈액과 관절액을 탁하게 하여 관절염의 증세를 악화시킬 수 있습니다. 가능한 한 야채 · 과일 · 해조류를 많이 먹고, 요리는 식물성 기름을 이용하도록 합니다.

06 류머티스 관절염 환자를 위한 운동요법

1. 등척성 근력 강화 운동

6초 동안 근육을 수축한 후 20초 동안 쉬고, 다시 수축과 이완을 반복하기를 5~10회 실시합니다.

또는 뒤의 그림과 같이 다리를 의자에 묶고 앞으로 들어올리는 노력을 6초 동안 하고 20초 동안 쉬기를 5~10회 정도 반복합니다.

2. 등장성 근력 강화 운동

무리가 되지 않을 정도의 물건을 해당 관절에 달고 천천히 굽혔다 펴기를 피로가 올 때까지 반복합니다.

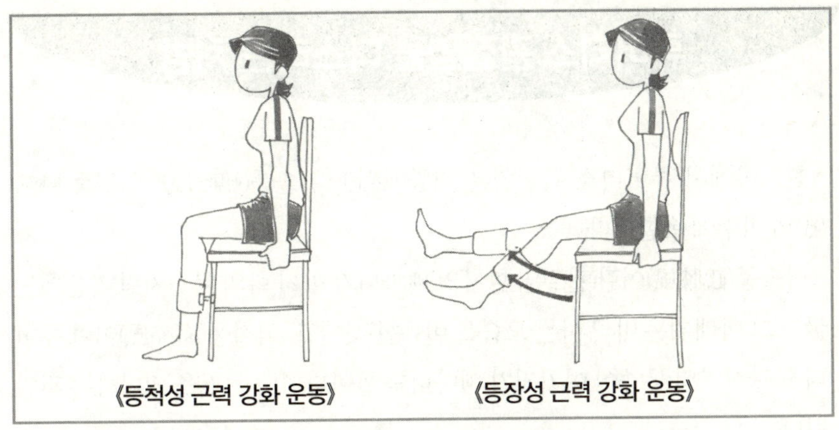

3. 수중 운동요법

30~33℃ 정도의 물에서 다음의 순서에 따라 운동을 실시합니다.

① 벽에 등을 붙이고 한쪽 다리를 수평으로 들어올린 채, 무릎을 구부렸다 펴기를 반복합니다. 이 때 양쪽 손으로 허벅지를 받쳐주면 편합니다.

② 벽에 한쪽 손을 짚고, 반대쪽 손으로 발목을 잡아 발뒤꿈치가 엉덩이에 닿도록 당겨줍니다.

③ 수영장 계단을 오르내립니다.

④ 한쪽 발을 앞으로 내밀고, 벽을 밀어줍니다.

⑤ 벽을 짚고, 점프를 하는 것처럼 발끝으로 위 · 아래로 튀어 올라 내리기를 반복합니다.

⑥ 벽을 짚고 걷습니다.

⑦ 벽을 짚고 한쪽 다리를 바깥으로 들어올리고 내리기를 반복합니다.

⑧ 벽을 짚고 한쪽 다리를 앞뒤로 왕복합니다.

4. 여가활용운동

수영, 빨리 걷기, 자전거 타기 등을 하루 30분씩 하도록 합니다. 그 외의 운동은 관절에 무리를 줄 수 있으므로 피하는 것이 좋습니다.

한의학에서 류머티스 관절염은 비증(痺症), 학슬풍(鶴膝風), 역절풍(歷節風)의 범주에 속합니다.

학슬풍(鶴膝風)이란 관절염 환자의 뼈마디가 마치 학의 무릎처럼 가운데는 굵고 그 아래위는 바싹 마른 모습을 비유한 것이고, 역절풍(歷節風)이란 류머티스 관절염의 통증이 여기저기 뼈마디를 돌아다닌다는 것을 의미하는 것입니다.

이 질환의 원인은 풍(風), 한(寒), 습(濕), 어혈(瘀血)로 볼 수 있는 데, 각각의 특징과 치료법은 다음과 같습니다.

종류	특징	민간요법
풍(風)	뼈마디가 여기저기 돌아다니며 아프다. 바람을 쏘이면 통증이 심해지며, 바람과 차가운 기운을 싫어한다.	방풍10g, 파뿌리 2대를 물 1,000cc로 끓여 하루 2~3번으로 나누어 마신다.
한(寒)	뼈마디에서 찬바람이 나온다고 할 정도로 관절이 차고, 따뜻한 곳에 가면 통증이 줄어든다.	독활 · 계피 · 말린 생강 각 5g을 물 1,000cc로 끓여 하루 2~3번으로 나누어 마신다.
습(濕)	뼈마디가 벌겋게 붓고 열이 나며, 온몸이 무겁다.	율무나 팥을 자주 먹는다.
어혈 (瘀血)	오래된 관절염에서 뼈마디가 툭툭 튀어나오고 구부리고 펴기가 힘들다. 콕콕 쑤시는 통증이 밤이면 심해진다. 관절 마디가 청자색을 띠고, 실지렁이 같은 실핏줄이 얼키설키 엉켜 보이기도 한다.	홍화 · 복숭아씨 · 계피 각 5g을 물 1,000cc로 끓여 하루 2~3번으로 나누어 마신다.

류머티스 관절염에는 이러한 한약요법과 함께 침구요법을 병행하는 것이 아주 효과적입니다. 침구요법은 병변 부위 · 증세 · 원인 등을 모두 고려하여 해당 관절이나 경락을 따라 경혈에 침이나 뜸을 놓아 기혈순환을 원활하게 해줍니다.

최근에는 해당 관절에 한약제제를 직접 주입하는 약침(藥針)요법과 벌의 독소를 정제하여 만든 약물을 주입하는 봉독(蜂毒)요법을 이용하여 더욱 많은 효과를 얻고 있습니다.

독활기생탕(獨活寄生湯) : 풍(風)이 원인일 때
독활 · 당귀 · 백작약 · 상기생 각 3g, 숙지황 · 천궁 · 인삼 · 백복령 · 우슬 · 두충 · 진교 · 세신 · 방풍 · 육계 각 2g, 감초 1.2g, 생강 3쪽.

대방풍탕(大防風湯) : 한(寒)이 원인일 때
숙지황 6g, 백출 · 방풍 · 당귀 · 백작약 · 두충 · 황기 각 4g, 부자 · 천궁 · 우슬 · 강활 · 인삼 · 감초 각 2g, 생강 5쪽, 대추 2개.

영선제통음(靈仙除痛飮) : 습(濕)이 원인일 때
마황 · 적작약 각 4g, 방풍 · 형개 · 강활 · 독활 · 위령선 · 백지 · 창출 · 황금 · 지실 · 길경 · 건갈 · 천궁 각 2g, 당귀미 · 승마 · 감초 각 1.2g.

소풍활혈탕(疎風活血湯) : 어혈(瘀血)이 원인일 때
당귀 · 천궁 · 위령선 · 백지 · 방기 · 황백 · 남성 · 창출 · 강활 · 계피 각 4g, 홍화 1.2g, 생강 5쪽.
※부자는 독성이 강한 약재로 반드시 한의사 선생님의 지시에 따라 써야 합니다.

알아두세요

류머티스 관절염 환자가 운동을 할 때 주의사항

① 급성기에는 관절을 쉬게 하며, 급성기가 지나면 운동을 실시합니다.
② 운동은 매일, 되도록 같은 시간에 합니다.
③ 준비 운동으로 관절과 근육을 부드럽게 한 후 운동을 실시합니다. 관절에 따뜻한 찜질을 한 후 운동하는 것도 좋은 방법입니다.
④ 아침 일찍 운동하는 것은 절대 피하고, 아침에 관절의 강직이 풀린 후, 약을 먹고 난 후, 하루 중 통증이 가장 적을 때 실시합니다.

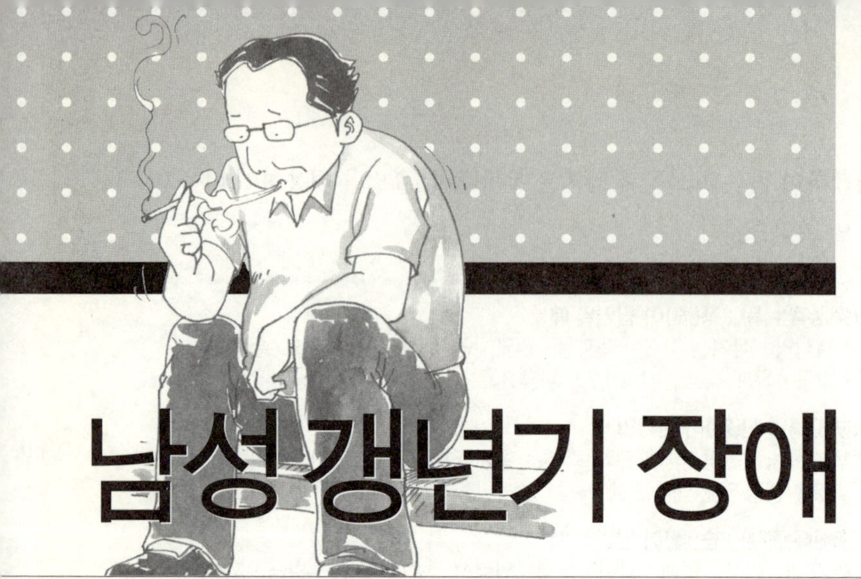

남성 갱년기 장애

남성은 여성처럼 급격하게 나타나지는 않는다 하더라도, 남성 또한 신체 기능이 점차 저하되고 그에 따라 심리적으로도 크게 위축이 됩니다. 이처럼 40대 이후 남성들에게 나타나는 신체적·정신적·심리적 변화를 포괄적으로 '남성 갱년기'라고 합니다.

01 남성 갱년기는 '남성 호르몬 감소'가 원인

여성의 갱년기 장애가 난소 기능 저하로 인한 여성 호르몬 에스트로겐 감소가 원인이라면, 남성의 갱년기 장애는 고환의 기능 저하로 인한 남성 호르몬 테스토스테론 분비 감소가 원인입니다.

남성 호르몬은 일반적으로 20대 이후부터 서서히 줄기 시작하여, 40~55세가 되면 상대적으로 빠르게 감소합니다.

남성 호르몬 감소의 주요인은 노화입니다. 그와 더불어 음주, 흡연, 스트레스, 비만, 영양 결핍, 수면 부족, 운동부족 등과 고혈압, 당뇨병, 고지혈증, 간 질환과 같은 각종 만성 질환이 남성 호르몬의 감소를 더욱 부추기면서 그에 따라서 심한 갱년기 장애를 초래할 수 있습니다. 이러한 요인들 중에서도 유난히 과다한 음주와 흡연은 남성 호르몬 수치를 낮추는 주범입니다.

알아두세요

남성 갱년기 vs 여성 갱년기 차이점

여성의 갱년기는 폐경 전후에 여성 호르몬의 농도가 급격히 감소하기 때문에 증세 또한 급격하게 나타나며, 대부분의 여성들이 그 증세를 확연하게 경험합니다.

그러나 남성들은 여성과는 달리 남성 호르몬이 점진적으로 감소하기 때문에 증세를 확연하게 느끼지 못하고, 호르몬 감소 정도에 따라 증세의 개인차가 큽니다.

또 다른 차이점은 생식 능력의 차이입니다. 여성은 폐경과 동시에 더 이상 자식을 낳을 수 없게 됩니다. 그러나 남성은 갱년기 이후에도 생식 능력이 떨어지기는 하나 완전히 소멸되는 것은 아닙니다.

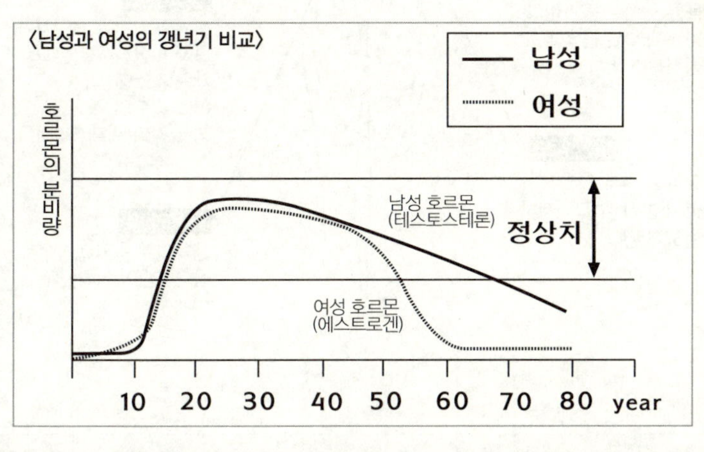

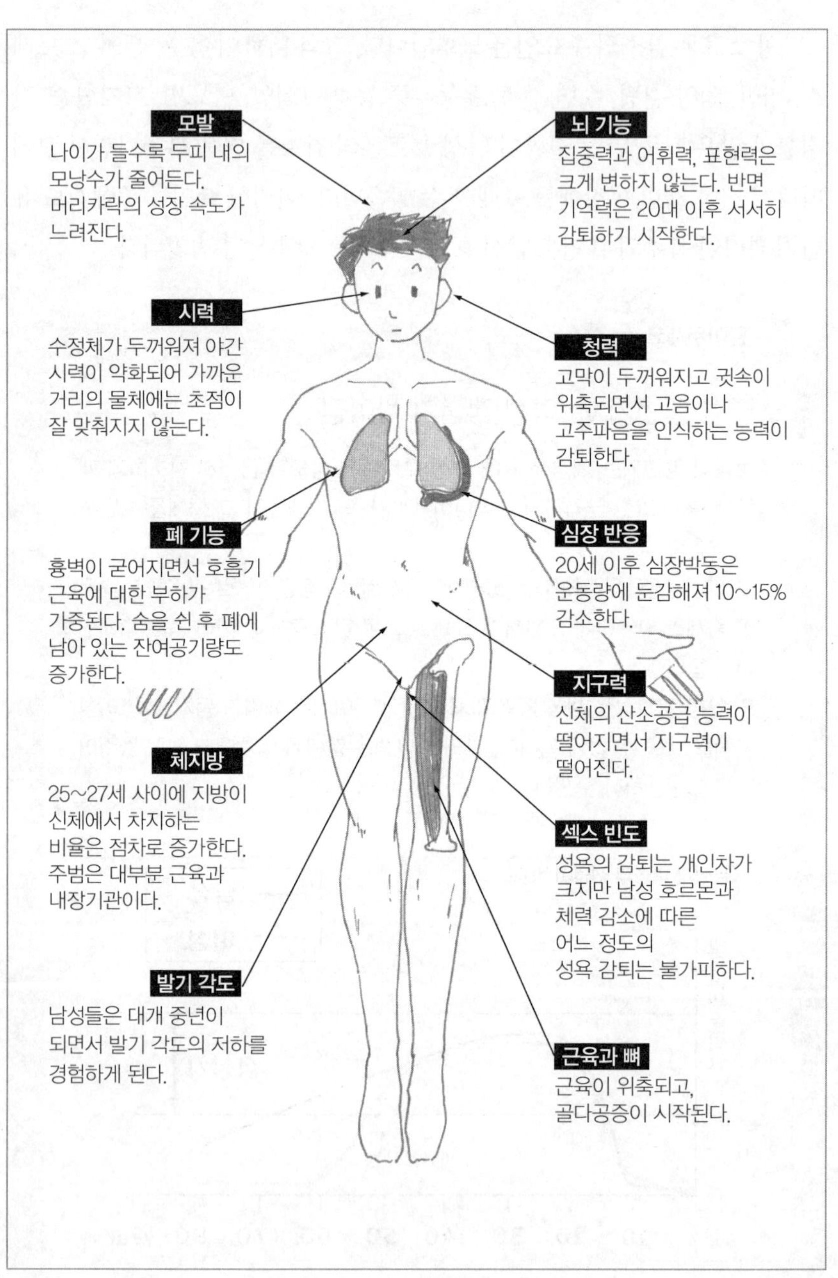

《남성의 갱년기 이후 신체적 변화》

<table>
<tr><th colspan="6">남성 갱년기의 자가진단 체크리스트</th></tr>
<tr><th>구분</th><th>항상
그렇다(5점)</th><th>대부분
그렇다(4점)</th><th>반 정도
그렇다(3점)</th><th>가끔
그렇다(2점)</th><th>전혀
아니다(1점)</th></tr>
<tr><td>1. 몸이 축 처지고 피곤하다.</td><td></td><td></td><td></td><td></td><td></td></tr>
<tr><td>2. 잠이 잘 오지 않는다.</td><td></td><td></td><td></td><td></td><td></td></tr>
<tr><td>3. 근육량과 근력이 떨어지고,
　 피부의 탄력이 떨어졌다.</td><td></td><td></td><td></td><td></td><td></td></tr>
<tr><td>4. 굽은 자세, 등 · 목이 땅긴다.</td><td></td><td></td><td></td><td></td><td></td></tr>
<tr><td>5. 뼈마디가 아프고 시큰거린다.</td><td></td><td></td><td></td><td></td><td></td></tr>
<tr><td>6. 얼굴이 화끈거리곤 한다.</td><td></td><td></td><td></td><td></td><td></td></tr>
<tr><td>7. 가슴이 두근거리곤 한다.</td><td></td><td></td><td></td><td></td><td></td></tr>
<tr><td>8. 식은땀을 흘린다.</td><td></td><td></td><td></td><td></td><td></td></tr>
<tr><td>9. 건망증이 있다.</td><td></td><td></td><td></td><td></td><td></td></tr>
<tr><td>10. 계산 · 학습 능력이 떨어졌다.</td><td></td><td></td><td></td><td></td><td></td></tr>
<tr><td>11. 기분이 가라앉고 울적해진다.</td><td></td><td></td><td></td><td></td><td></td></tr>
<tr><td>12. 평소 즐기던 일도 흥미없다.</td><td></td><td></td><td></td><td></td><td></td></tr>
<tr><td>13. 신경이 예민하고, 짜증난다.</td><td></td><td></td><td></td><td></td><td></td></tr>
<tr><td>14. 이유없는 불안감이 밀려온다.</td><td></td><td></td><td></td><td></td><td></td></tr>
<tr><td>15. 감정 변화가 심하고, 불안정하다.</td><td></td><td></td><td></td><td></td><td></td></tr>
<tr><td>16. 성욕이 떨어졌다.</td><td></td><td></td><td></td><td></td><td></td></tr>
<tr><td>17. 성적 자극을 받을 때 발기에 문제가 있다.</td><td></td><td></td><td></td><td></td><td></td></tr>
<tr><td>18. 성교횟수가 줄어들었다.</td><td></td><td></td><td></td><td></td><td></td></tr>
<tr><td>19. 성행위 중 발기 유지에 문제가 있다.</td><td></td><td></td><td></td><td></td><td></td></tr>
<tr><td>20. 성행위 후 만족감을 느끼지 못한다.</td><td></td><td></td><td></td><td></td><td></td></tr>
<tr><td>총합계 : (　)점</td><td colspan="5">30~40점 남성 갱년기 가능성 있음.
40~60점 남성 갱년기 증세가 뚜렷함.
60점 이상 남성 갱년기 증세가 심화되고 있음.</td></tr>
</table>

02 남성 갱년기의 증세

남성 갱년기의 신호탄은 바로 성생활에서 나타납니다. 40대 이후 남성의 80% 이상은 성욕 감퇴를 경험할 정도로, 이 시기에는 성 관계횟수가 줄어드는 것은 물론이고 성적 상상력이나 관심도 시들해집니다. 심하면 발기부전이나 불능으로 인해 성행위에 대한 두려움을 갖기도 합니다.

그 외 질병 회복에 시간이 오래 걸리며, 활동력이 저하되고, 체중 증가(특히 복부비만), 피부 탄력 감소, 식욕 저하, 불면증, 가슴이 두근거림, 얼굴이 달아오름, 식은땀 등의 증세가 나타납니다. 또한 근력이 떨어지고, 체모가 줄며, 유방이 불룩해지는 등 체형의 여성화 현상을 보이며, 골다공증이 발생하기도 합니다.

일반적으로 골다공증은 여성에게 생기는 질환으로 알려져 있지만 전체 골다공증 환자의 약 20%가 남성이며, 골다공증에 의한 사망률은 남성이 여성보다 약 2~3배 높다고 보고되고 있으므로 각별한 주의가 요구됩니다.

또한 평소 강인했던 남성도 심약해져 과감한 결단을 내리지 못하고 우유부단함을 보이기도 하며, 인생의 허무함을 느끼기도 하며 우울증이 생기기도 합니다. 매사에 자신감과 의욕이 결여되고, 집중력과 기억력이 저하되어 깜빡깜빡 건망증도 생겨 일의 능률도 오르지 않습니다.

03 남성 갱년기를 극복하는 방법

1. 갱년기를 긍정적으로 받아들인다

갱년기 극복의 관건은 '갱년기는 누구나 거치는 삶의 과정이라 생각하고 자연스럽게 받아들이는 자세' 입니다. 갑작스레 나타나는 성 기능 저하나 여타의 증세들에 처음에는 당황스럽겠지만, '나이가 들어 신체 기능이 떨어지는 것은 당연하다' 고 받아들인다면 쉽게 극복할 수 있습니다.

2. 규칙적인 운동을 한다

체지방이 줄어들면 남성 호르몬 수치가 높아지므로, 갱년기 장애를 극복하기 위해서는 운동이 필수입니다. 특히 복부지방을 빼기 위해서 빨리 걷기, 조깅, 에어로빅, 자전거 타기, 수영, 등산 등과 같은 유산소운동이 좋습니다.

강도는 본인이 느끼기에 '적당하다' 와 '힘들다' 사이가 합리적이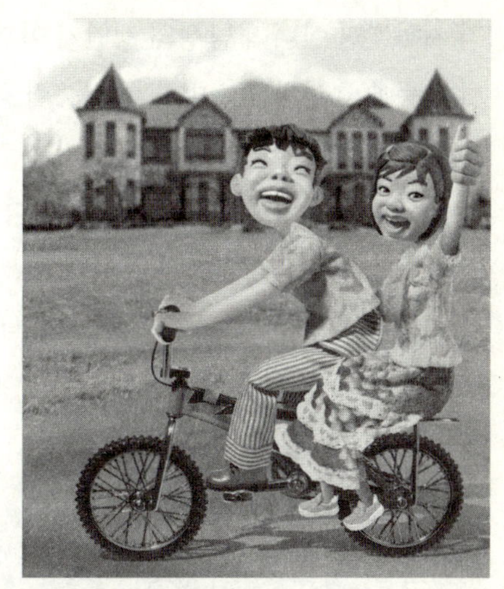며, 1주일에 4회 이상, 시간은 하루 30~40분 정도가 좋습니다. 단, 나이가 들면 뼈가 약해지기 쉬우므로 운동 전에는 준비운동으로 충분히 몸을 풀어주도록 하고, 절대 과격한 운동을 해서는 안 됩니다.

3. 금주, 금연한다

노년에도 윤택한 성생활을 지속하려면 과음과 담배는 금해야 합니다. 만성적인 음주와 흡연은 남성 호르몬 수치를 낮추는 주범으로, 특히 성 기능 저하에 한몫을 단단히 하기 때문입니다.

4. 충분한 휴식과 규칙적인 생활을 한다

과로를 피하고 충분한 휴식을 취해야 하는데, 특히 하루 6시간 이상의 숙면을 취하는 것이 중요합니다. 또한 적절한 성 생활도 삶의 질 향상에 중요한 비중을 차지합니다.

5. 항문 조이기 운동을 생활화한다

항문 조이기 운동은 여성의 산후 생식기 탄력 저하로 나타나는 요실금, 성감 저하뿐만 아니라 남성의 갱년기 이후 전립선 질환, 정력 감퇴, 조루, 치질, 탈항 등에 효과가 있으며 또한 집중력 증진, 졸음 퇴치의 효과도 있습니다. 이 운동은 장소와 시간에 구애를 받지 않고 쉽게 할 수 있으면서도 그 효과는 아주 좋으므로 생활화하는 것이 좋습니다.

천천히 숨을 들이쉬면서 동시에 항문을 조인 채로 숨을 최대한 들이쉰 다음, 3~5까지 헤아릴 때까지 숨을 멈추었다가 다시 천천히 숨을 길게 내쉬고 나서 항문을 서서히 풀어줍니다.

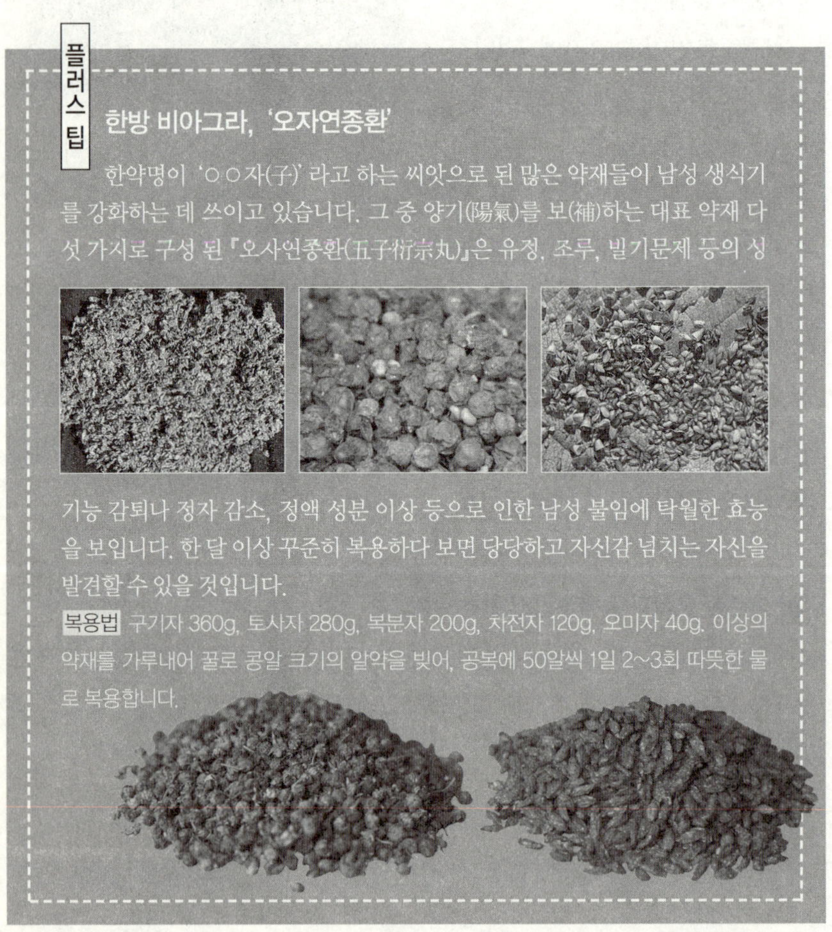

한방 비아그라, '오자연종환'

한약명이 'OO자(子)'라고 하는 씨앗으로 된 많은 약재들이 남성 생식기를 강화하는 데 쓰이고 있습니다. 그 중 양기(陽氣)를 보(補)하는 대표 약재 다섯 가지로 구성 된 『오자연종환(五子衍宗丸)』은 유정, 조루, 발기문제 등의 성 기능 감퇴나 정자 감소, 정액 성분 이상 등으로 인한 남성 불임에 탁월한 효능을 보입니다. 한 달 이상 꾸준히 복용하다 보면 당당하고 자신감 넘치는 자신을 발견할 수 있을 것입니다.

복용법 구기자 360g, 토사자 280g, 복분자 200g, 차전자 120g, 오미자 40g. 이상의 약재를 가루내어 꿀로 콩알 크기의 알약을 빚어, 공복에 50알씩 1일 2~3회 따뜻한 물로 복용합니다.

1. 정력 감퇴

갱년기 증세는 여러 가지가 있지만, 무엇보다도 남성들이 갱년기를 가장 실감하는 때는 바로 아내와의 잠자리에서입니다. 성 관계를 할 때 발기가 잘 되지 않거나, 발기가 되어도 이내 수그러드는 것을 한방에서는 '양위(陽委)'라고 하는데, 이 때 주로 쓰이는 처방이 『양위회춘탕(陽委回春湯)』과 『고본건양단(固本健陽丹)』입니다.

『양위회춘탕』은 말 그대로 양위증을 이겨내고 회춘하도록 해준다는 의미로, 중국 한나라 성제가 성교를 즐기기 위해 평소 탐닉하던 약에서 지나치게 강한 약물을 빼고 만든 처방입니다. 『고본건양단』은 혈기가 왕성한 젊은 시절 지나치게 정력을 과시하다가 양기와 음기가 모두 쇠약해져 갱년기가 일찍 찾아온 임포텐츠 환자를 위한 처방입니다.

두 처방은 그야말로 정력 감퇴에 특효하지만 과유불급(過猶不及)이므로, 정력이 너무 강하거나 쉽게 발기하고 쉽게 성적인 흥분을 느끼는 남성들에게는 오히려 독이 될 수 있다는 점을 명심해야 할 것입니다.

양위회춘탕 (陽委回春湯)
인삼 · 구기자 각 10g, 파고지 · 파극 각 8g, 육종용 15g.

고본건양단 (固本健陽丹)
숙지황 · 산수유 각 6g, 인삼 4g, 토사자 · 속단 · 원지 · 사상자 각 3g, 백복신 · 산약 · 우슬 · 두충 · 당귀 · 육종용 · 오미자 · 익지인 · 녹용 각 2g.

---

2. 불안 · 초조, 불면증

'초조하고 우울하며, 조그만 일에도 신경질이 난다. 기억력과 집중력이 떨어져 일의 능률이 오르지 않는다. 밤에 자려고 누우면 이런저런 생각에 잠들

기가 어렵다’

　갱년기에 접어들어 심적 나약함에서 오는 이런 증세들에 좋은 처방이 바로 『가미귀비탕(加味歸脾湯)』입니다. 또한 사회에서 자신의 자리를 박탈당할 위기감이 누적되어 아내와의 잠자리조차도 자신이 없어진 ‘심인성 임포텐츠’에도 아주 큰 도움이 됩니다.

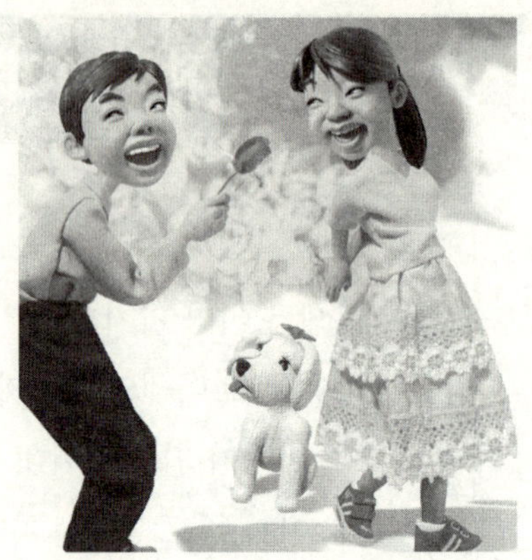

가미귀비탕(加味歸脾湯)

반하 · 진피 · 지실 · 인삼 · 백출 · 백복신 · 당귀 · 원지 · 산조인 · 황기 · 용안육 각 4g, 천마 · 우담낭성 · 죽여 각 3g, 목향 · 감초 각 2g, 생강 3쪽, 대추 2개.

잘못된 생활 습관, 병을 부른다

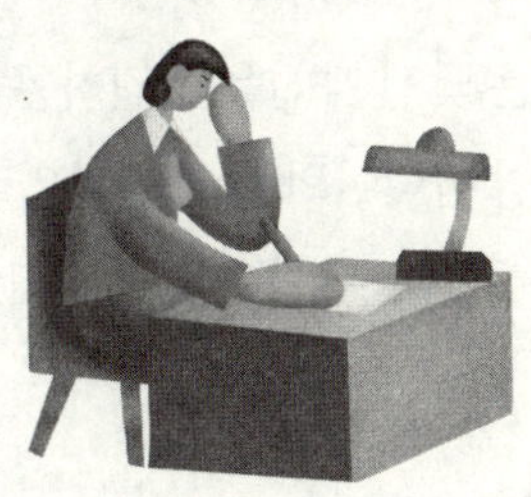

항강증과 일자목

출근부터 퇴근까지 반복되는 인터넷 정보 검색과 서류 작성, 신문 스크랩, 심지어 귀가 후에도 독서와 승진을 위한 준비에 여념이 없습니다. 그러다 보니 목과 어깨는 천근만근이고, 뒷목에 무거운 추를 달아 놓은 듯 무거워 고개를 옆으로 돌리기도 힘들며, 가끔은 팔꿈치와 손목이 바늘에 찔린 듯 쑤시기까지 합니다. 어느 날 우연히 들여다본 거울에서는 마치 거북이처럼 목이 쑥 빠져 있는 낯선 자신을 발견하곤 놀라움을 금치 못합니다. 이는 최근 들어 컴퓨터 게임 마니아와 컴퓨터 작업량이 많은 화이트칼라를 중심으로 급격히 늘고 있는 항강증 및 일자목의 증세입니다.

항강증을 부르는 일자목이란?

사람의 정상적인 경추(목뼈)는 앞으로 튀어나온 C자형 곡선을

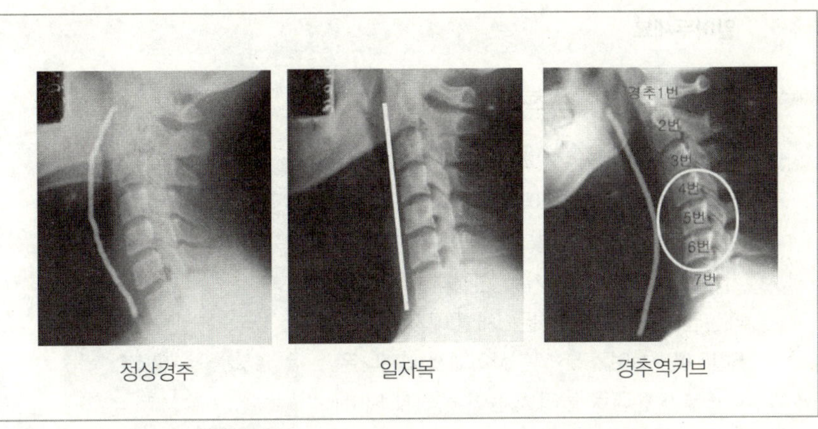

| 정상경추 | 일자목 | 경추역커브 |

이루고 있습니다. 경추의 이러한 곡선구조 덕분에 4~5kg에 달하는 머리 무게가 여러 방향으로 분산되어, 하루종일 고개를 들고 있어도 그리 힘들지 않은 것입니다. 그런데 컴퓨터 작업을 하는 직장인이나 컴퓨터 마니아, 수험생, 사무원과 같이 장시간 고개를 앞으로 빼거나 숙이고 있어야 하는 사람들은 시간이 지날수록 목뼈의 정상 곡선은 사라지고 점차 일(1)자로 서게 되는 '일자목' 입니다.

목뼈가 직선이 되면 머리의 무게를 분산시키지 못해 목뼈와 목을 둘러싼 근육이 그 부담을 안게 되고, 그로 인해 목 주위의 근육이 긴장하여 항강증이 생기게 됩니다. 증세로는 뒷목이 뻣뻣해서 좌우로 고개를 돌리기가 힘들며, 뒷골이 당기거나 만성 두통에 시달리게 되며, 심하면 목과 어깨의 통증으로 인해 잠을 이루기조차 힘들게 됩니다.

일자목이 더욱 진행되면 자칫 경추 디스크로 이어질 수 있습니다. 앞서 얘기한 것처럼 경추(목뼈)가 일자로 서게 되면 무게 분산이 안 되기 때문에 목뼈 사이에 쿠션 역할을 해주는 디스크가 지속적인 압박을 받아 납작하게 눌려, 결국 경추 디스크가 나타나거나 경추(목뼈)의 퇴행화가 촉진됩니다. 경추 디스크가 생기면 뒷목에 만성적인 통증이 생기고, 팔로 나가는 신경이 눌려 어깨에서 팔, 손까지 저리거나 뻐근해지며 팔에 힘이 빠지기도 합니다.

경추 디스크 (경추 추간판탈출증)

경추 디스크는 목·어깨·팔·손끝까지 아
픈 것이 특징인데, 그 이유는 신경계가 목에
서부터 손끝까지 연결되어 있어 목 디스크
가 튀어나오면 팔로 가는 신경까지 누르기
때문입니다. 경추 신경은 8개 중에서 대부분
5번~6번 사이와 6~7번 사이에서 삐져나온
디스크가 신경을 눌러 통증이 생기게 되며,
눌리는 신경에 따라 증세가 나타납니다.

① 경추 5번 신경 : 뒷목에서 어깨가 저리고
아프다.

② 경추 6번 신경 : 목에서 어깨와 팔을 지나
엄지손가락까지 저리고 아프다.

③ 경추 7번 신경 : 목에서 어깨와 팔 가운데
를 지나 가운데 손가락까지 저리고 아프다.

④ 경추 8번 신경 : 목에서 어깨와 팔꿈치를
타고 내려오면서 새끼손가락까지 저리고 아
프다.

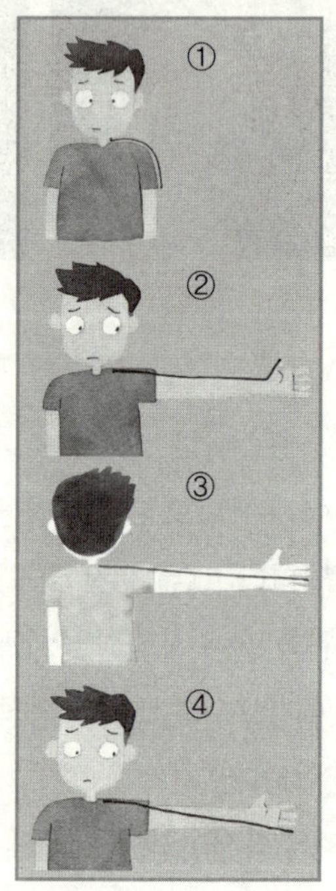

02 뒷목이 뻣뻣해지면서 통증이 오는, 항강증

항강증은 인체에서 발생한 '병목 현상' 이라고 할 수 있습니다.
병목 현상이란 폭이 넓은 도로에서 좁은 도로로 진입시 교통의 흐름이 정체
되는 현상으로, 많은 자동차들이 좁은 도로에 멈춰 옴짝달싹하지 않고 아주
혼잡스럽습니다.

인체 기혈(氣血)의 흐름은 몸통에서 머리로 집중되어 있습니다. 그런데 머
리로 가는 입구인 목으로 갈수록 점차 혈관이 좁아지기 때문에 기혈(氣血)의

경추 디스크 진단법

고개를 뒤로 젖혔을 때 목과 팔이 심하게 아프거나 저려온다면 경추 디스크를 의심할 수 있습니다.

또 다른 방법으로는 머리를 위에서 아래로 눌렀을 때 증세가 심하고, 반대로 머리를 위로 들어올렸을 때 증세가 줄어들면 경추 디스크를 의심할 수 있습니다.

이처럼 경추 디스크 증세가 의심되면 병원에 가서 전문의의 진단과 전문 검사를 받아보도록 해야 합니다.

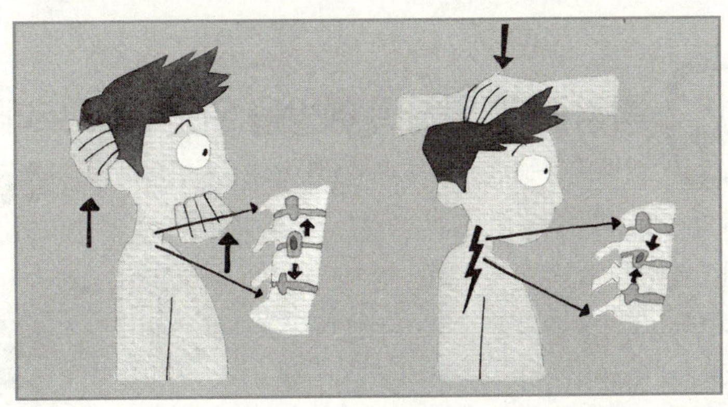

정체가 일어나기 쉬운 것은 당연한 것입니다. 더구나 일자목이나 거북목증후군이 나타나는 경우에는 근육의 긴장으로 인해 기혈의 흐름이 더욱 막힐 수밖에 없고, 이로 인해 점차 증세가 나빠지는 것입니다. 이처럼 목 주위의 기혈 정체로 발생하는 증세가 바로 항강증입니다. 항강증이 있으면 뒷목이 뻣뻣해지면서 통증이 생기는 것은 물론이고, 머리로 맑은 기운이 공급되지 못하기 때문에 두통·어지럼증, 귀울림, 안구 충혈, 불면증 등이 나타납니다. 심지어는 집중력 저하로 업무 능력도 떨어지게 됩니다.

03 항강증과 일자목의 원인

일자목의 가장 큰 원인은 목을 앞으로 숙이거나 빼고 있는 잘못된 생활 습관 때문입니다. 예를 들어 직업운전자, 컴퓨터 사용자, 사무원, 학생들처럼 목을 숙이고 작업을 해야 하는 사람들에게 가장 많이 생깁니다. 또한 너무 높은 베개를 사용하거나 베개를 뒤통수에 베고 자는 것이 습관이 된 사람, 목침을 사용하는 어르신들에게도 잘 발생합니다. 이 외에도 운전중 접촉 사고가 나거나 학생들이 체육시간에 앞구르기나 뒤구르기를 하다가 일시적인 충격으로 목 근육이 긴장하여 발생하는 경우도 흔히 볼 수 있습니다.

04 항강증과 일자목 예방을 위한 목 스트레칭

아래 운동을 순서대로 하루 1회 이상 실시합니다.

① 턱 당기기

시선은 정면을 보고, 이마와 턱을 당겨서 머리를 최대한 뒤로 밀어냅니다. 양손으로 턱을 밀어주면 더욱 효과적입니다. 이 자세에서 10까지 셉니다.

② 머리 뒤로 젖히기

①과 같이 턱을 당겨준 후, 가슴을 들어올리는 동시에 머리를 뒤로 젖힌 상태로 10까지 셉니다.

③ 머리 옆으로 굽히기

①과 같이 턱을 당겨준 후, 머리를 오른쪽으로 기울여 가능한 한 귀가 어깨로 향하게 하고, 이 자세에서 5까지 셉니다. 무리가 되지 않는다면 오른팔을 머리의 왼쪽에 갖다대고 부드럽게 눌러주어도 좋습니다. 왼쪽도 똑같이 시행합니다.

④ 머리 좌우로 돌리기

①과 같이 턱을 당겨준 후 머리를 오른쪽으로 돌려 뒤를 바라보고, 이 자세

로 5까지 셉니다. 무리가 되지 않는다면 오른손으로 턱을
잡고, 왼손을 머리 뒤로 돌려 오른쪽 머리를 잡고 돌려도
좋습니다. 왼쪽도 똑같이 시행합니다.

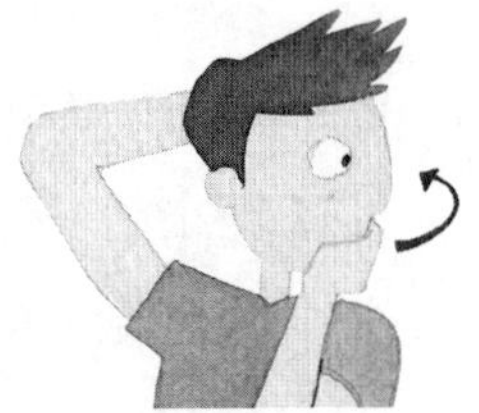

⑤ 머리 앞으로 숙이기

양손을 머리(목이 아님) 뒤에서 깍지를 끼고 부드럽게 그
러나 최대한 머리를 가슴으로 끌어당깁니다. 이 자세에서
10까지 셉니다.

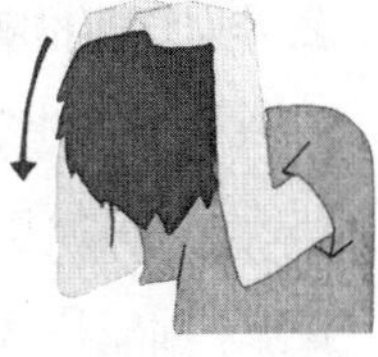

⑥ 머리 회전하기

목에 힘을 빼고 천천히 목을 돌립니다. 이 때 머리가 어깨, 가슴, 등에 닿는
다는 기분으로 가능한 한 크게 돌려줍니다. 좌우 3바퀴씩 돌려줍니다.

05 항강증의 한방 치료

1. 부항 · 지압 · 마사지요법

항강증에는 침구요법과 부항요법의 효과가 탁월합니다. 부항요법은 근육
에 고인 혈액을 배출시킴으로써 새로
운 혈액이 소통되게 하고, 근육의 피로
를 유발하는 젖산을 배설시켜 주기 때
문에 근육통에 아주 효과적입니다.

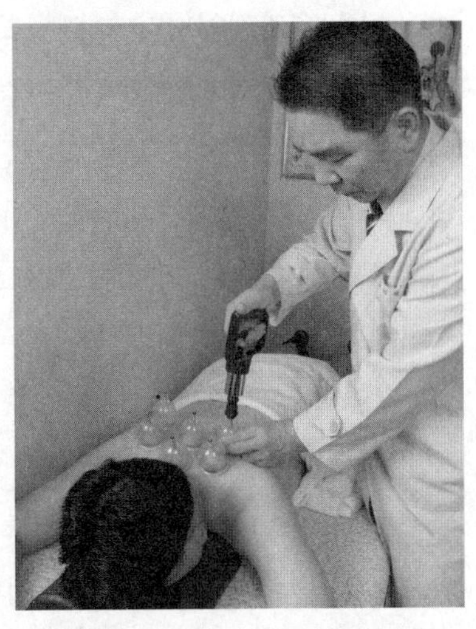

그리고 일반 가정에서는 침구치료 대
신 경혈 부위를 정확히 찾아 지압과 마
사지를 해준다면 통증과 결림은 어느
정도 해소될 수 있습니다. 일단 뒷목에
서 어깨에 걸쳐 온찜질을 한 후 소시지
처럼 덩어리진 근육을 따라 가볍게 주

물러 주세요. 특히 눌렀을 때 바늘처럼 찌르는 듯한 통증이 생기는 점(압통점)을 찾아, 손가락 끝이나 테니스 공으로 꾹꾹 눌렀다 풀어주기를 반복하는 것이 마사지의 포인트입니다.

2. 추나요법(推拿療法 : 척추교정요법)

추나요법이란 인체의 비뚤어진 뼈와 근육을 밀고 당겨서 정상 위치로 돌아오도록 하는 교정치료입니다. 일자목 환자의 경우 목에 일정한 압력을 가해서 정상 배열을 벗어난 목뼈를 재배열함으로써 정상적인 곡선이 만들어지도록 도와주고, 또한 목 주위의 긴장된 근육을 이완시킴으로써 뒷목의 통증을 덜어줄 수 있습니다.

그런데 경추(목뼈)는 뇌로 연결되는 신경과 혈관이 통과하는 곳이기 때문에 작은 실수로도 큰 위험이 따를 수 있습니다. 따라서 교정은 반드시 숙련된 추나 전문 한의사에게 시술받도록 합니다.

3. 테이핑 요법

근육에 이상이 온 질환에는 테이핑 요법이 아주 효과적입니다. 테이핑 요법이란 근육과 인대의 모양을 따라 기능성 테이프를 붙이는 방법으로, 약화된 근육과 인대의 기능을 강화 · 재정렬시키고 테이프를 붙인 피부 아래의 혈액과 조직액 순환을 촉진시켜 통증을 줄여주는 효과가 있습니다.

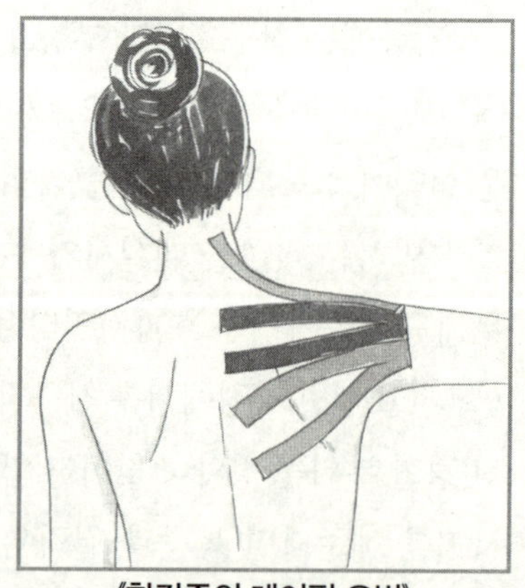

《항강증의 테이핑 요법》

한 번 붙인 테이프는 3~4일 후에 떼내야 효과가 있습니다. 테이프의 접착력이 강하여 그냥 떼내면 피부가 상할 수 있으므로 비누칠을 하여 살살 떼내도록 하세요.

항강증과 일자목 치료를 위해 풍부, 풍지, 천주, 대추, 견정, 거골, 곡원을 지압해 주도록 하세요.

뒷머리 정중선에서 위로 올라가면 뼈에 부딪치는 오목한 부분이 풍부이며, 풍부에서 양옆으로 3cm 정도 나가면 옴폭 들어가는 점이 풍지입니다.

천주는 뒷머리 정중선의 머리카락 시작 부위에서 양옆으로 2cm 정도 나가면 만져지는 오목한 점입니다.

대추는 고개를 앞으로 숙였을 때 가장 튀어나오는 목뼈 바로 아래에 위치합니다.

대추혈과 어깨 최고점의 중간 지점이 견정이며, 견정에서 어깨 끝으로 나가다 보면 뼈에 걸리는 지점이 거골입니다.

곡원은 어깨뼈(견갑골)의 안쪽 모서리에서 위쪽을 더듬어 보면 뼈의 끝에 이르는 지점입니다.

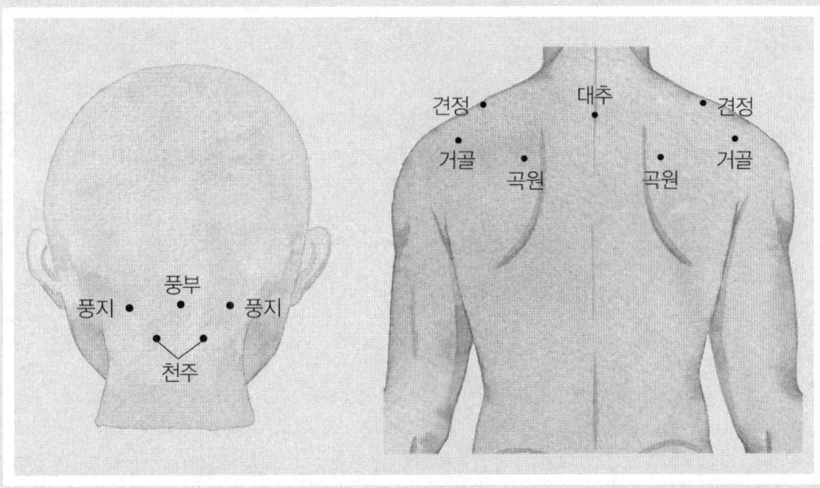

《동의보감》에는 항강증을 다스리는 처방으로 『회수산(回首散)』을 소개했습니다. 『회수산』이란 '머리를 돌리게 한다' 는 의미를 지닌 처방으로, 뒷목이 뻣뻣하고 아플 때 목 주위 경락을 소통시켜 근육을 부드럽게 풀어주는 효능이 있습니다. 그와 함께 머리로 맑은 기운을 공급해 주니 두통과 어지럼증 해소의 효능도 있습니다.

『회수산』은 일자목이나 경추 디스크로 인한 항강증 뿐만 아니라 잠을 잘 못 자서 고개가 잘 돌아가지 않을 때, 고혈압으로 뒷목이 뻣뻣할 때에 복용을 해도 아주 효과적입니다.

회수산(回首散)

마황 · 진피 · 오약 각 6g, 천궁 · 백지 · 백강잠 · 지각 · 길경 · 강활 · 독활 · 모과 각 4g, 건강 2g, 감초 1g, 생강 3쪽, 대추 2개.

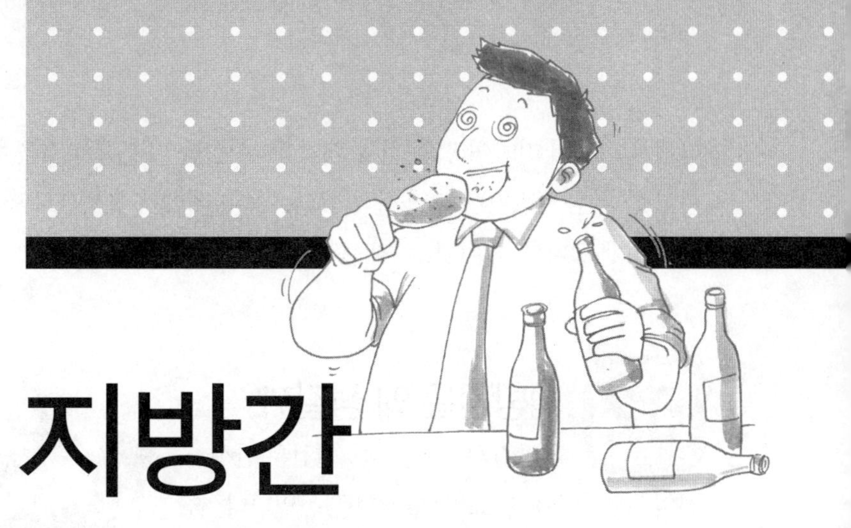

지방간

　30~40대 남성들이 직장 건강검진에서 지방간을 통보 받고는 병원을 방문하는 경우가 많습니다. 직장인들은 사업상, 직무상 음주를 피할 수 없는 경우가 많아서 검사를 해보면 정도의 차이는 있더라도 대부분 간이 손상된 소견이 나옵니다. 요즘은 어린이들도 운동이 부족한 데다 햄버거, 피자, 치킨, 스테이크 등으로 점차 식생활이 서구화되면서 비만인의 수가 늘어나고, 그에 따라 '지방간'의 발생도 점차 증가하는 추세입니다.

01 지방간이란?

　건강한 사람의 간 속에는 지방이 간 무게의 5% 이하를 차지하고 있습니다. 그런데 지방을 과도하게 섭취하거나, 또는 간에 들어온 지방의 대사 과정에 결함이 생겨 지방이 간 밖으로 충분히 배출되지 못하고 간에 과다

하게 축적되어 지방이 전체 간 무게의 5% 이상을 차지하는 것을 '지방간' 이라고 합니다. 지방간이 되면 간의 색깔은 붉은 색에서 황색으로 변하고, 크기도 커지게 됩니다. 그야말로 '간 큰 사람' 이 되는 것입니다.

02 지방간은 왜 생길까?

지방간의 가장 흔한 원인은 만성적인 음주, 비만, 당뇨병, 고지혈증 등입니다. 술로 인한 지방간을 흔히 '알코올성 지방간' 이라고 하는데, 상습 음주자의 50% 이상은 지방간이 발견됩니다. 그리고 비만인 사람들의 약 70~80%에서 지방간이 발견되는데 이들은 대개 당뇨병, 고지혈증 등 성인병을 동반하므로 건강을 위해서는 체중감량이 필수적입니다. 이와 함께 성인 당뇨 환자의 약 50%에서도 지방간이 발견됩니다. 그 외 스테로이드나 항생제와 같이 간 기능을 떨어뜨리는 약물을 많이 복용한 경우도 지방간이 발생할 수 있습니다.

03 알코올과 지방간

간은 인체의 화학공장과 같습니다. 간장은 위장에서 흡수된 영양소를 대사한 다음 혈액을 통해 영양분을 필요로 하는 곳으로 내보내고, 그 나머지를 저장하는 역할을 합니다. 그런데 술을 많이 마시면 간의 이러한 기능이 떨어집니다. 그 중에서도 간의 지방 분해 능력이 떨어지면, 간에 지방이 축적되기 때문에 그 결과 지방간이 유발됩니다.

하지만 간은 회복 능력이 빨라 한 달 정도 술을 끊으면 지방간이 없어질 수 있습니다. 그러나 계속해서 술을 마시면 간의 기능이 점점 떨어져 알코올성 간염으로 발전하고, 심하면 알코올성 간경변으로 진행되어 회복될 수 없는 지경에 이를 수 있습니다. 국내 보고에 따르면 알코올성 지방간으로 진단된 환자 중 최고 50%가 알코올성 간경변으로 진행할 가능성이 있다고 합니다. 따라서 지방간으로 진단될 경우 치명적인 간 질환에 대한 경고로 여기고 금주와 함께 정기적으로 간 기능 검사를 받는 것이 좋습니다.

04 지방간의 진단

지방간은 대개 증세가 뚜렷하지 않지만 피로감과 함께 오른쪽 갈비뼈 밑의 불쾌감이나 무거운 느낌이 나타나기도 합니다. 이처럼 특징적인 증세가 나타나지 않기 때문에 잘 모르고 있다가, 지방간이 서서히 진행된 후 건강검진에서 우연히 알게 되는 경우가 대부분입니다.

혈액검사 소견도 그리 확연한 변화는 없는데, 간 효소치인 GOT(AST)·GTP(ALT)가 약간 상승하고, 콜레스테롤이나 중성지방이 정상보다 약간 올라가 있는 정도입니다. 이러한 혈액 소견과 함께 만약 환자가 애주가이거나 비만하거나, 당뇨병이나 고지혈증이 있으면 지방간을 의심할 수 있습니다.

지방간이 의심되면 확진을 위해 초음파검사를 시행합니다. 초음파검사에서 정상보다 간이 더 밝게 보이고, CT 검사에서는 더 어둡게 보이면 지방간을 확진할 수 있습니다.

05 지방간의 치료

지방간 치료의 대원칙은 지방간의 원인을 제거하는 것입니다. 즉 애주가는 술을 끊고, 비만인은 운동과 저지방식으로 체중을 줄이고, 당뇨병과 고지혈증 환자는 기존의 질환을 철저히 관리해야 합니다.

지방간 자체가 건강을 위협하거나 간염, 간경변, 간암으로 발전하는 경우는 흔치 않습니다. 하지만 알코올성 지방간이 있는 경우에는 음주를 계속하면 알코올성 간염과 심하면 알코올성 간경변으로 진행할 수 있으므로 술을 끊는 것이 급선무입니다.

알코올성 지방간은 한 달 가량 금주를 하면 간 세포 안의 지방질이 사라지고, 피로감과 오른쪽 상복부의 불쾌감도 말끔히 없어질 수 있습니다. 그러나 술과 함께 기름지고 푸짐한 안주를 즐긴 사람들의 경우 오랫동안 누적된 지방질을 제거하는 데는 상당한 시간이 걸립니다.

따라서 알코올 섭취, 과식, 비만, 당뇨 등 여러 가지 원인들이 혼합된 경우에는 운동과 식이요법을 통한 체중감량이 필수입니다. 특히 지방간 유발인자인 중성지방이 함유된 단 음식과 기름기가 많은 음식은 삼가며, 간 세포 재생을 돕는 양질의 단백질을 충분하게 섭취하는 것이 좋습니다. 그 외 간장의 대사 작용에 도움이 된다고 알려진 우유, 유제품, 채소, 야채 등도 함께 섭취하기를 권장합니다.

시중에서 간장약이나 지질 개선제가 판매되고 있지만, 이들 대부분은 의학적으로 효과가 증명되지 않아 단지 보조적으로 사용하고 있습니다. 따라서 지방간이 있다면 약물에 의존하기보다는 지방간의 근본 원인을 제거하도록 노력하는 것이 가장 바람직합니다.

 지방간이 있는 환자의 생활수칙

① 금주는 필수입니다.

② 비만하다면 운동과 식이요법을 통해 표준 체중으로 감량해야 합니다.

③ 지방간 환자는 운동중 쉽게 피로할 수 있으므로, 처음에는 무리가 가지 않도록 가벼운 운동으로 시작하여 점차 강도를 높이는 것이 바람직합니다. 조깅, 빨리 걷기, 등산, 사이클 등 유산소운동이 적당하며 1주일에 4~5회, 하

루 30~40분 이상은 실시해야 효과적입니다.

④ 지방간의 원인이 되는 단 음식, 동물성 지방 섭취를 줄이도록 합니다. 또한 빵, 밥, 국수, 떡, 설탕, 사탕, 초콜릿, 닭 껍질, 버터, 튀김, 육류를 줄여야 합니다.

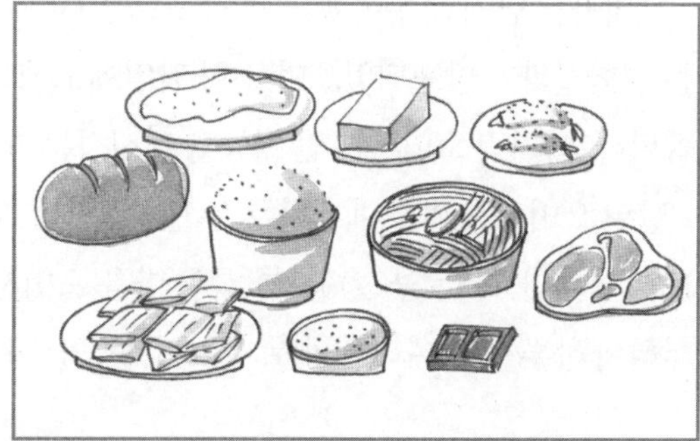

⑤ 고단백·고비타민 식사를 합니다. 등푸른 생선, 달걀, 우유와 유제품, 콩류, 신선한 채소와 야채 위주의 식사를 하도록 합니다.

⑥ 하루 세 끼 정량의 규칙적인 식사를 하도록 합니다. 과식과 폭식은 간에 무리를 줄 수 있으므로, 늘 정량으로 먹도록 노력합니다.

 지방간에 도움이 되는 식품

1. 녹즙

녹즙이 간장에 좋다는 것은 이미 널리 알려진 사실입니다. 녹황색 채소에 들어 있는 베타카로틴은 지방간의 악화를 방지하는 역할을 하는데, 이것이 조리 과정에서 파괴되는 것을 막으려면 녹즙으로 먹는 것이 좋습니다. 지방간이 있는 환자에게는 쑥, 미나리, 당근, 호박, 토마토, 브로콜리, 시금치, 양배추 등이 좋습니다.

단, 주의할 점은 채소만으로 녹즙을 만들어 먹으면, 한 잔으로 섭취하는 양이 너무 많아져 오히려 간에 부담을 준다는 점입니다. 따라서 요구르트나 주스를 혼합하여 녹즙을 만드는 것이 좋으며 한 번에 100cc 정도, 하루 한 잔이 적당합니다.

2. 오미자

오미자를 단기간 투여했을 때 간 효소인 GOT · GTP 수치가 정상화되었다는 실험결과가 발표되었으며, B형 간염에도 효과가 좋다는 결과가 보고되었습니다. 이처럼 오미자는 간 기능을 개선하는 효과가 있습니다.

말린 오미자를 가루내어 하루 두 번, 한 번에 1작은술씩 따뜻한 물로 복용하도록 합니다. 또는 물 800cc를 끓인 다음 오미자 20g을 넣어 한소끔 끓인 뒤 식혀서 하루 동안 여러 차례로 나누어 물대신 마셔도 좋습니다.

3. 등푸른 생선

단백질은 간에서 중성 지방의 함량을 낮추는 데 필수적인 영양소이므로, 지방간 환자는 양질의 단백질을 먹는 것이 좋습니다. 육류보다는 등푸른 생선의 단백질이 부드럽고 흡수가 잘 되므로 꽁치, 고등어, 참치 등을 먹도록 합니다.

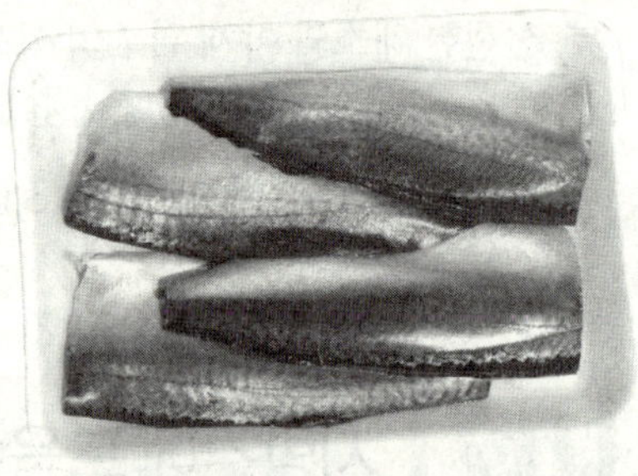

다만 알코올성 지방간이 간경변으로 진행되어 간성 혼수에 빠졌을 때 단백질을 먹으면 뇌에 나쁜 영향을 미칠 수 있으므로, 간성 혼수의 증세가 있을 때는 단백질을 섭취하지 않도록 합니다.

4. 매실

매실은 간의 크레이브스 사이클을 원활히 돌아가도록 도와주는 효과가 있습니다. 따라서 간에 있는 알코올을 해독시키고 지방 분해를 촉진시켜 주므로 매실은 지방간 환자에게 이롭습니다.

술을 마신 다음 날 매실즙을 물에 타서 마시면 간의 부담이 덜어지고 숙취 해소에도 좋습니다. 그리고 지방간 환자는 매실차를 하루에 2~3잔씩 음료수처럼 마시도록 합니다.

5. 다슬기, 재첩, 모시조개

조개류에 들어 있는 타우린이라는 성분은 간의 피로를 풀어주고 해독 능력을 북돋아 주는 효과가 뛰어납니다. 타우린이 많이 함유된 식품으로는 다슬기·재첩·모시조개 등의 조개류로, 담즙 분비를 촉진하고 간 기능을 회복시키는 능력이 뛰어납니다. 조갯살뿐만 아니라 조개의 껍질도 간 기능 회복에 좋으므로, 조개를 껍질째 끓여 그 국물을 자주 마시도록 합니다.

지방간을 다스리는 처방

장기간의 음주로 오심, 소화 장애, 설사 등의 증세가 있는 비만한 사람의 지방간에는 『청간해주탕(淸肝解酒湯)』이 좋습니다. 청간해주탕은 말 그대로 간을 맑게 해주고, 주독을 풀어주는 효능이 있어 알코올성 지방간의 간 세포 내 지방 제거에 도움을 줍니다. 과음으로 인한 간 기능 이상이 뚜렷하고 주독으로 인해 번열감, 상복부 팽만감, 황달, 복통 등의 증세가 심할 경우에는 『생간건비탕(生肝健脾湯)』에 갈근·울금·황금·황련·황백·치자 등 해독 작용이 강한 약물을 가미한 처방이 효과적입니다. 생간건비탕은 담즙 배설, 이뇨 작용, 지방대사 촉진을 통해 저하된 간 기능을 보조해 주는 역할을 합니다.

청간해주탕(淸肝解酒湯)
인진 20g, 갈근 15g, 적양(붉은 버드나무)·진피 각 12g, 백출·택사·백복령·후박 각 8g, 사인·초두구·감초 각 6g.

생간건비탕(生肝健脾湯)
인진·택사 각 15g, 백출·산사육·맥아 각 7.5g, 진피·백복령·저령·후박 각 4g, 곽향·나복자·지실·삼릉·봉출·청피·목향·사인·감초 각 3g, 생강 3쪽.

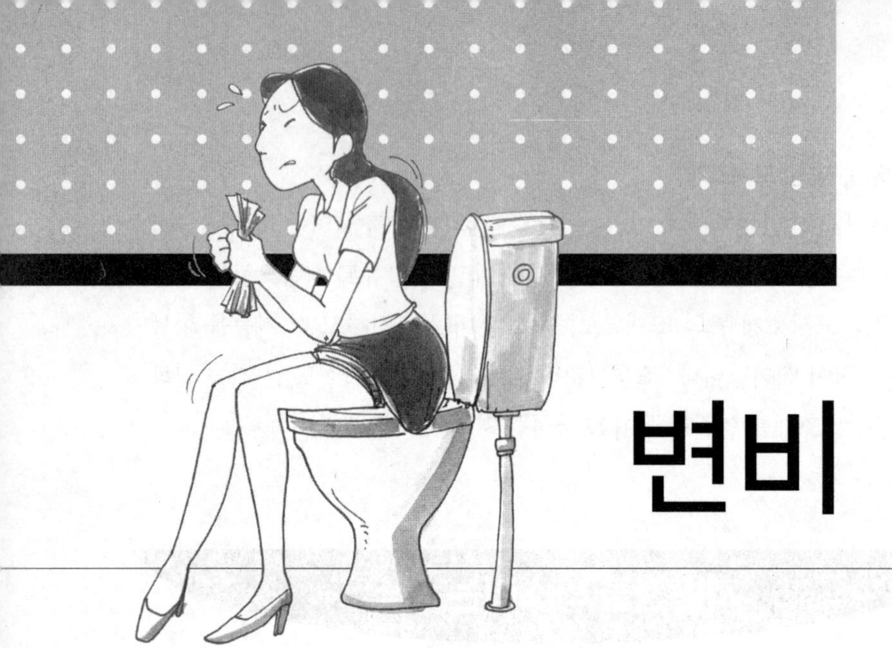

변비

하루 종일 운동과는 담을 쌓은 채 사무실에 앉아 일하고, 자동차와 인스턴트 식품에 길들여진 현대인에게 쾌변은 쉽지 않은 과제일 수밖에 없습니다. 실제로 한 조사에서 1주일에 2회 이하의 배변을 변비로 정의할 때, 국내 인구의 8%가 변비 환자이며 그 중에서도 여성이 남성보다 3~4배 정도 많다고 보고되었습니다. 이는 여성들이 무리한 다이어트나 정신적 스트레스로 인해 배변에 더 많은 장애를 받기 때문이라 여겨집니다.

01 변비란?

위장과 소장을 거친 즙 상태의 내용물은 대장을 지나면서 수분이 흡수되어 덩어리진 변이 형성됩니다. 그런데 대장의 움직임이 느려지거나 대변을 참으면 내용물이 장시간 대장 안에 머물면서 필요 이상의 수분이

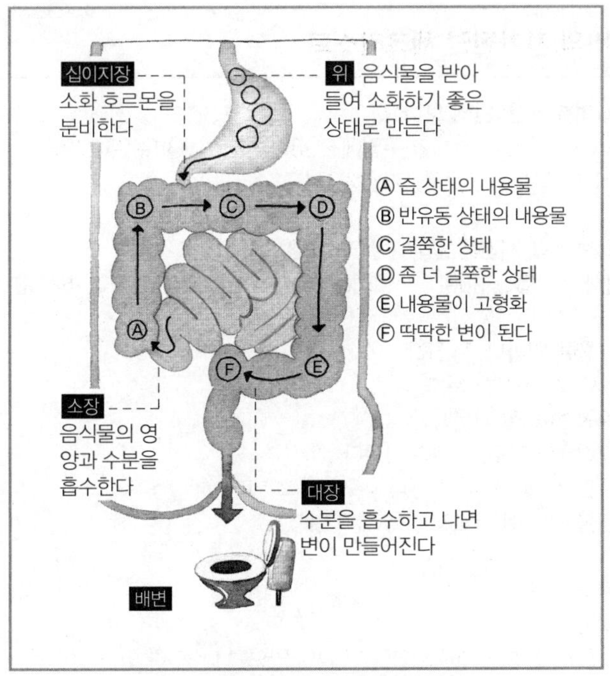

《음식물이 소화되기까지의 과정》

대장으로 흡수되어, 변이 단단하게 굳어져 변비가 되는 것이죠.

　의학적으로는 배변횟수가 1주일에 2회 이하로 줄고, 날마다 배변을 하더라도 배변시 힘들거나 배변 후 시원치 않은 경우를 변비라고 합니다. 그러나 어떤 사람들은 어렸을 때부터 2~3일에 한 번 보는 것이 습관이 되어 자신은 전혀 불편하지 않는데도 변비냐고 물어보는 경우가 있는데, 이처럼 변을 매일 보지 않더라도 배변시 고통이 없고 배변 후 잔변감이 없이 시원하다면 정상으로 볼 수 있습니다.

 현대인의 변비 원인

나물 반찬에 보리밥 먹던 시절에는 변비라는 걸 모르고 살았습

☑ 변비의 자가진단 체크리스트

1. 대변을 며칠에 한 번씩 보나요?
①1일 1회　　　　　　②1주일에 2~3회　　　　③1주일에 1회
④1개월에 2~3회　　　⑤1개월에 1회

2. 대변을 보는 데 시간은 얼마나 걸리나요?
①5분 이하　　②5~10분　　③10~20분　　④20~30분　　⑤30분 이상

3. 배변시 힘을 얼마나 주나요?
①힘들이지 않아도 잘 나온다.
②힘을 주면 변이 잘 나온다.
③힘을 많이 줘야 조금씩 계속 나온다.
④힘을 주면 가스나 변이 조금씩 나오다가 그친다.
⑤애써 힘을 줘도 잘 나오지 않을 때가 많다.

4. 배변 후 느낌은?
①시원하다.
②시원하긴 하나, 화장실에 조금만 더 앉아 있으면 다 볼 수 있을 것 같은
미련이 남는다.
③배변 전보다는 시원하지만 변이 많이 남아 있는 듯한 느낌이다.
④시원하지 않고, 항문에 뭔가 걸려 있는 듯한 느낌이다.
⑤여전히 그대로 남아 있는 듯한 느낌이다.

5. 대변을 보기 위해 쓰고 있는 다른 방법은?
①없다
②변비약을 1주일에 1회 복용
③변비약을 1주일에 2회 복용
④변비약을 1주일에 3회 복용
⑤관장

평가	(①은 1점, ②는 2점, ③은 3점, ④는 4점, ⑤는 5점) **8점 이하**　정상. **9~14점**　경미한 변비 – 생활요법을 잘 지켜나가면 개선할 수 있다. **15~18점**　변비 – 병원에 가서 의사의 도움을 받는 것이 좋다. **19점 이상**　아주심한 변비 – 반드시 병원에 가서 검사와 치료를 받아야 한다.

니다. 아침을 먹고 나면 수저 놓기가 무섭게 뒷간으로 달려가 줄을 서고, 행여나 뒷간을 몇 번이라도 드나드는 놈은 금세 허기진다고 어른들께 야단맞기 일쑤였습니다.

그런데 요즘처럼 바쁜 현대인들은 거의 매일 아침식사를 거르다시피 하고, 먹는다 해도 여유 있게 대변을 볼 시간이 없어 자주 참게 되니 결국 대장 기능이 약화되어 변비가 생기는 것입니다. 더구나 신경이 예민한 여성들은 집 밖에서 대변보는 것을 꺼려서 장시간 참는 일이 허다합니다. 또한 패스트푸드와 육류 중심의 외식 문화와 다리의 기능을 퇴화시킨 자동차 문화, 밤낮 주기가 뒤바뀐 올빼미 문화, 운동부족, 스트레스 등도 변비 형성에 지대한 몫을 차지합니다.

또 하나, 여성들의 '몸매 콤플렉스'. 날씬한 몸매를 위해서 단식도 불사한 결과 지독한 변비로 고생하는 여성들이 많습니다. 떡방아에 쌀도 넣지 않고 가래떡을 뽑아낼 수는 없는 일. 그러나 장청소를 운운하며 습관적으로 변비약을 먹거나 관장을 하는 바람에 대장 스스로의 운동 기능을 상실함으로써 증세가 더욱 악화되는 것입니다.

그리고 현대인에게 많은 변비의 원인 중 하나로 '좌변기 문화'를 빼 놓을 수 없습

대변을 보는 자세에 따른 항문 직장각	
좌변기에 앉음	95°
좌변기에서 양발을 들어올림	99°
재래식 화장실에서 완전히 웅크림	118°

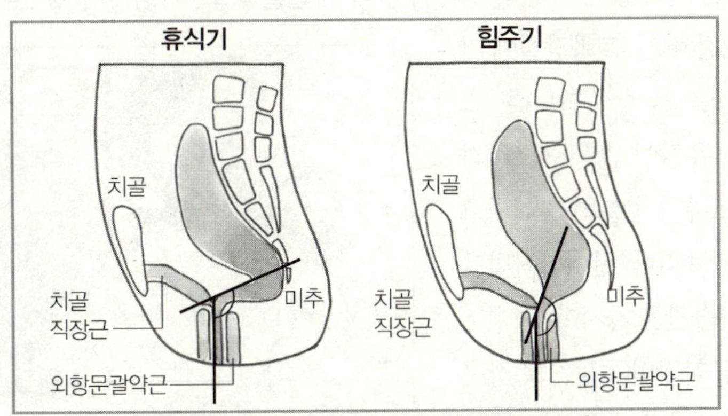

《대변을 보는 자세에 따른 항문 형태와 직장각》

니다. 우리가 화장실에서 힘을 주면 항문직장각(직장과 항문관 사이의 각도)이 펴지고, 항문이 열리면서 변이 배출됩니다.

이 과정에서 항문직장각이 클수록 배변은 순조로워지는데, 웅크리고 앉아서 볼일을 보는 재래식 화장실에 비해 좌변기에서는 항문직장각이 적게 펴져서 배변이 쉽지 않은 것입니다.

03 변비의 종류에 따른 대처법

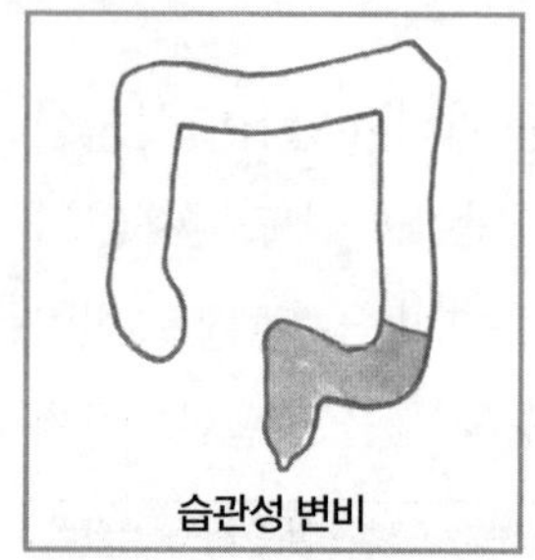

습관성 변비

1. 습관성 변비

가장 일반적인 형태로 변의를 참아서 발생합니다. 인체는 음식물이 위로 들어오면 대장 운동이 강하게 일어나 내용물이 직장으로 이동하면서 변의를 느끼게 됩니다. 그러나 변의를 참으면 곧 변의가 사라지고, 이것이 반복되면 습관적으로 변의가 사라져 변비가 됩니다. 변이 단단하고 굵어서 치질을 일으키는 경우가 많습니다. 노인이나 전신 쇠약자 또는 관장을 반복한 사람에게 많습니다.

습관성 변비일 때는 변의가 생기면 꼭 배변을 하고, 아침마다 냉수나 우유를 1~2컵 마신 후 화장실에 가는 습관을 들여야 합니다. 그리고 섬유질이 많은 채소, 과일, 해조류를 충분히 섭취하고 주식은 보리나 현미잡곡밥을 먹는 식습관을 가져야 합니다. 또한, 규칙적인 운동으로 장운동을 활성화합니다.

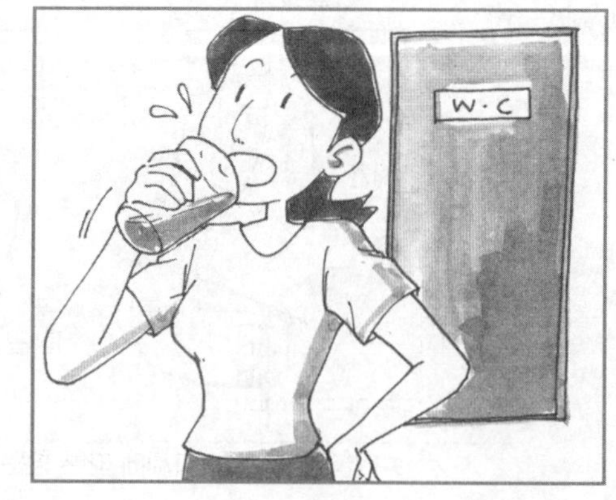

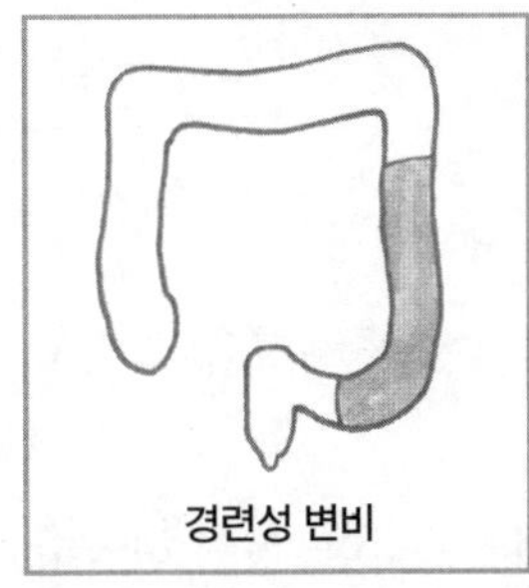

경련성 변비

2. 경련성 변비

스트레스로 장의 자율신경이 비정상적으로 긴장함으로써, 장에 경련이 일어나 변이 앞으로 나가지 못해서 발생합니다. 정신적 긴장을 많이 하는 직장인이나 신경 과민인 사람과 특히 여성들에게 많습니다.

변의가 있고, 배에 가스가 차고 아프지만 힘주어도 잘 나오지 않습니다. 나와도 토끼똥 같은 덩어리가 떨어지고, 나중에는 무르고 가는 변이 나옵니다. 과민성 대장염인 경우 변비와 설사를 교대로 하기도 합니다.

경련성 변비는 스트레스 해소가 치료의 지름길입니다. 그리고 장에 자극이 적어야 하므로, 습관성 변비와는 달리 섬유질이 적은 부드러운 음식을 먹는 것이 좋습니다. 가능하면 설사약은 먹지 않는 것이 좋습니다.

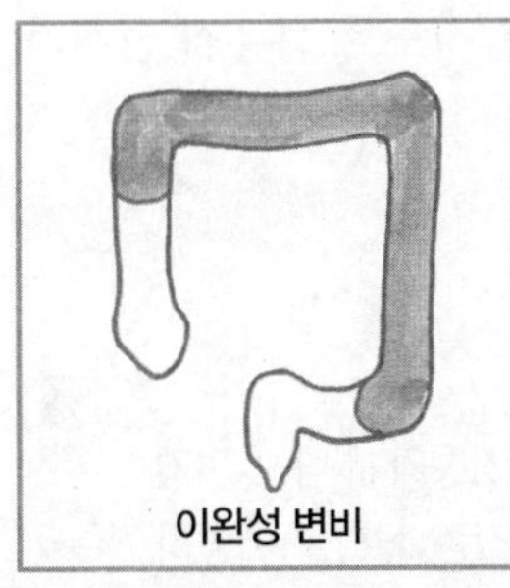

이완성 변비

3. 이완성 변비

대장운동이 약해서 변을 항문으로 밀어내지 못하고 장 속에 담고 있는 상태입니다. 노인이나 오래 누워지내는 환자, 허약 체질 등 대장 기능이 저하된 사람이나 갑상선 호르몬 부족, 부교감신경을 억제하는 약물을 복용하는 경우에도 생깁니다. 며칠 동안 변을 보지 못해도 불편함을 모르고 변이 굵고 딱딱하며, 배를 만져보면 좌측 복부에서 변이 만져지기도 합니다. 이완성 변비는 습관성 변비와 동반되는 경우가 많습니다.

이완성 변비는 습관적으로 약물을 지속하여 복용하다 보면 장의 운동 기능이 더욱 떨어지게 되므로 습관성 변비와 같이 올바른 식사 습관과 배변 습관을 갖는 것이 습니다. 또한 복부 마사지와 규칙적인 운동으로 장 기능을 활성화시켜주는 것이 효과적입니다.

 변비를 극복하는 생활요법

1. 규칙적인 식사 습관

① 규칙적으로 하루 세 끼 식사를 하며, 특히 아침식사는 꼭 빼지 않고 먹도록 합니다.

② 기상 후 냉수나 우유 한 잔으로 잠자는 대장을 깨워줍니다. 몸이 허약하거나 차가운 체질인 사람들의 냉비(冷秘)나 경련성 변비에는 따뜻한 물이 더 좋습니다. 그리고 하루에 적어도 8컵 이상의 물을 마시는 것이 좋습니다.

③ 유산균 요구르트를 하루에 한 개 이상 마십니다. 단, 요구르트만 많이 먹으면 변비가 없어진다는 믿음은 금물입니다. 요구르트로 배를 채워 밥을 먹지 않으면 오히려 변비가 심해질 수 있으므로, 밥은 밥대로 먹어야 합니다.

④ 섬유질이 많은 식품을 섭취하고, 빵·과자·고기·인스턴트 식품은 삼가야 합니다. 정상적인 대장 기능을 위해 하루 25~30g의 섬유소가 필요한데, 우리 국민 평균 섬유소 섭취량이 7g밖에 되지 않을 정도로 섬유질 섭취가

알아두세요

변비일 때, 왜 섬유소가 필요한가?

섬유소는 인체에서 소화·흡수되지 않아 영양소로서 가치가 없다고 여겨졌지만, 섬유소가 장내의 청소부 역할을 해줌으로써 각종 질환을 예방하는 효과가 있는 것으로 알려지면서 '제6의 영양소'로 주목받고 있습니다. 섬유소는 마치 스펀지와 같아 대장에서 수분과 노폐물, 각종 유해균을 흡착합니다. 그런 것들을 잔뜩 머금은 섬유소로 인해 변의 양이 증가되고 대변의 통과 속도도 빨라져 변비가 예방되는 것입니다. 또한 대장이 깨끗하게 청소되어 대장암, 대장 게실증, 각종 세균성 질환이 예방되며, 음식물 소화관 통과시간이 평균 41시간에서 26시간으로 단축됨으로써 비만·동맥경화증·당뇨병 등의 예방 효과도 얻을 수 있습니다.

'커피 관장법'의 허와 실

요즘 다이어트와 변비에 효과가 있다고 해서 커피를 이용한 관장법이 성행하고 있습니다. 대장의 정맥으로 흡수된 카페인이 간으로 들어가 담즙의 배설을 촉진시켜 소화 기능과 신진대사를 촉진시키고, 대장에서는 숙변과 함께 독소가 배출시킴으로써 간이 독소를 처리할 부담이 줄어들어 간 기능과 건강

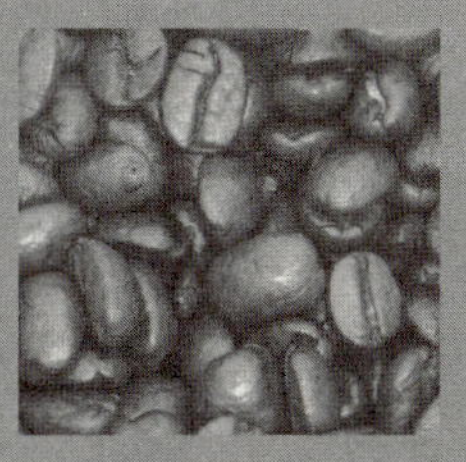

이 좋아지게 된다는 것이 커피 관장법의 원리입니다. 실제로 이 방법을 통해 체중감량과 변비 해소에 효과를 봤다는 경험자들이 많습니다.

그러나, '과유불급'이니, 관장을 너무 자주 하면 카페인 중독으로 불면증과 신경과민 및 불규칙한 심장 박동 현상 등을 일으킬 수 있고, 장내 유익균까지 배설됨으로 인해 장 기능이 떨어지고 그로 인해 대장 질환이 생길 수도 있습니다. 특히 가정에서 시행하는 사람들이 많아지면서 비위생적 과정으로 인해 장 질환이 발생하기도 합니다. 따라서 커피를 이용해서 관장을 시행할 때에는 횟수와 방법을 전문의에게 문의한 후 시행하는 것이 바람직합니다.

부족합니다. 그러므로 매끼마다 야채, 과일과 함께 주식으로는 현미, 보리잡곡밥을 먹는 것이 좋습니다.

2. 규칙적인 배변 습관

① 아침식사 후 30분 이내에 규칙적으로 변기에 앉는 습관을 들입니다. 왼쪽 아랫배를 문지르는 것도 변의를 일으키는 데 도움이 됩니다. 그래도 변이 나오지 않으면 무리하게 힘을 주지 말고, 그냥 나오도록 합니다.

② 대변이 보고 싶어지는 시간은 불과 2~3분으로 짧습니다. 이 시간을 놓치지 않도록 변의가 생기면 즉시 화장실로 가야 합니다.

③ 화장실에서 신문이나 책을 읽지 않도록 합니다. 화장실에 갈 때마다 읽을거리를 챙기는 사람들이 있는데, 이는 배변에 신경쓰지 못하고 신문이나 책을 읽는 데 골몰하여 배변 시간과 습관에 좋지 않은 영향을 주게 됩니다.

④ 재래식 화장실처럼 변기 양옆에 발판을 설치하여 다리를 높이면, 항문 직장각이 커져서 배변이 어느 정도 수월해질 수 있을 것입니다.

3. 규칙적인 운동 습관
① 누워서 자전거 타기
똑바로 누워서 두 손으로 허리를 받치고 마치 자전거를 타는 듯이 공중에서 다리를 회전시켜 줍니다. 한 번에 30회 정도 실시합니다.

② 윗몸일으키기, 훌라후프
윗몸일으키기를 매일 20~30회 정도 실시하거나, 훌라후프를 하루에 10분 정도 실시합니다.

③ 풀무운동
이 동작은 아랫배가 풀무질하듯 빠르게 나왔다 들어갔다 반복하는 빠른 복식호흡으로 대장운동을 강력히 촉진하는 효과가 있습니다.

배를 부풀려 코로 숨을 크게 들이쉰 후, 탄성력으로 배를 쏙 밀어 넣으면서 숨을 내쉽니다. 이 동작을 빠르게 '후후후' 3번을 한 단위로 하여 여러 번 반복합니다.

④ 의자에 걸터앉아 무릎 당기기
이 동작은 사무실에서 식후에 실시하면 좋습니다. 엉덩이가 의자 끝에 걸리게 하여 상체를 뒤로 젖힌 후, 다리를 앞으로 쭉 뻗었다가 무릎을 굽혀 가슴으로 잡아당기는 동작을 10회 정도 반복합니다.

변비를 예방·해소하는 약죽

1. 오자죽
재료 깨·잣·호두·복숭아씨(볶아서 껍질을 깐 것)·살구씨 각 10g, 쌀 70g.
만드는 법 ① 모든 재료를 깨끗이 씻어 30분 정도 불린다.
② 불린 재료를 믹서기에 갈아서 물을 넣고 중간 불에서 서서히 끓인다.
③ 죽이 잘 퍼지면 소금으로 간을 해서 먹는다.

2. 소자·욱리인·호두죽
재료 소자·욱리인·호두 각 10g, 쌀 70g.
만드는 법 ① 쌀을 씻어 30분 정도 불린다.
② 불린 쌀과 소자, 욱리인, 호두를 믹서기에 넣고 물을 부어 곱게 간다.
③ 모든 재료를 냄비에 넣고 중간 불에서 서서히 끓인다.
④ 죽이 잘 퍼지면 참기름 1작은술과 소금을 조금 넣어 먹는다.

3. 고구마죽
재료 고구마 1개, 쌀 70g, 설탕 조금.
만드는 법 ① 쌀을 씻어 30분 정도 불린다.
② 고구마를 씻어서 껍질째 1cm 크기로 깍뚝썬다.
③ 불린 쌀과 고구마를 믹서기에 넣고 물을 부어 곱게 간다.
④ 모든 재료를 냄비에 넣고 중간 불에서 서서히 끓인다.
⑤ 죽이 잘 퍼지면 설탕을 조금 넣어 먹는다.

4. 검은깨현미죽
재료 검은깨·현미 각 70g, 잣·소금 조금씩.
만드는 법 ① 검은깨는 물에 깨끗이 씻어서 일어 건진 다음 프라이팬에 재빨리 볶는다.
② 현미는 물에 씻어서 30분 정도 불린다.
③ 볶은 검은깨와 불린 현미를 믹서에 넣고 물을 부어 곱게 간다.
④ 검은깨와 현미가 갈아지면 고운 체에 걸러 즙만 받는다.
⑤ ④의 검은깨즙, 현미즙을 냄비에 넣고 중간 불에서 서서히 끓인다. 죽이 잘 퍼지면 소금으로 간을 심심하게 하고 잣을 띄워 먹는다.

05

변비를 예방하는 식품

1. 고구마

고구마는 섬유질이 풍부하여 변비 예방에 가
장 좋은 식품으로 알려져 있습니다. 특히 날고
구마를 잘라보면 나오는 하얀 진의 성분인 세
라핀은 대장에서 윤활유 기능을 하여 통변을
촉진시키는 역할을 합니다. 고구마는 껍질에 섬유질과 세라핀이 많으므로
껍질째 먹는 것이 더욱 좋습니다.

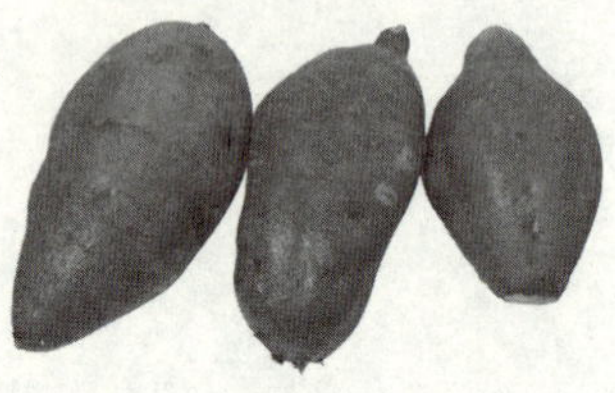

2. 사과

'아침에 먹는 사과는 금, 점심 때 먹
으면 은, 저녁에 먹으면 청동' 이란 서
양 속담처럼 아침의 사과는 배변에도
아주 유익합니다. 사과의 식물성 섬유질인 펙틴은 소화기관의 운동을 촉진
시켜 변비와 소화불량 등을 개선시킵니다. 이러한 펙틴은 사과껍질에 매우
풍부하므로 껍질째 먹어야 100% 효과를 볼 수 있습니다. 변비를 예방하기 위
해 매일 아침에 사과 2개를 껍질째 갈아 공복에 마시도록 합니다.

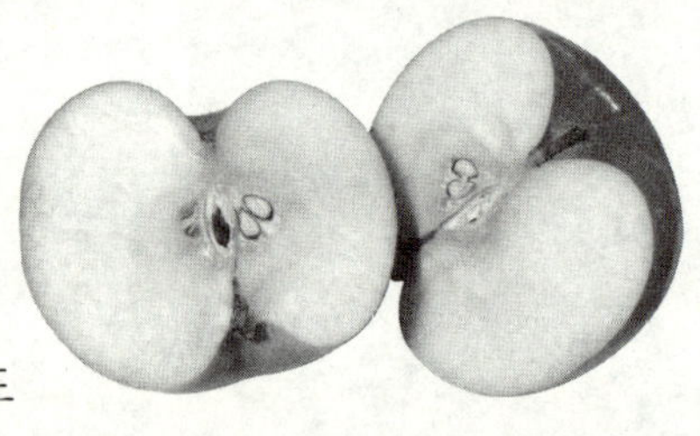

3. 알로에

알로에는 식이섬유가 풍부하고 점액질이 많아
원활한 배변을 도와줍니다. 알로에 가시를 제거
하고 껍질째 갈아 꿀 1큰술을 타서 한 달 정도 마
시면 대변을 시원하게 볼 수 있습니다. 그러나 알
로에는 성질이 차므로, 몸이 찬 냉성 체질이나 임
신, 생리중인 여성은 복용을 금하도록 합니다.

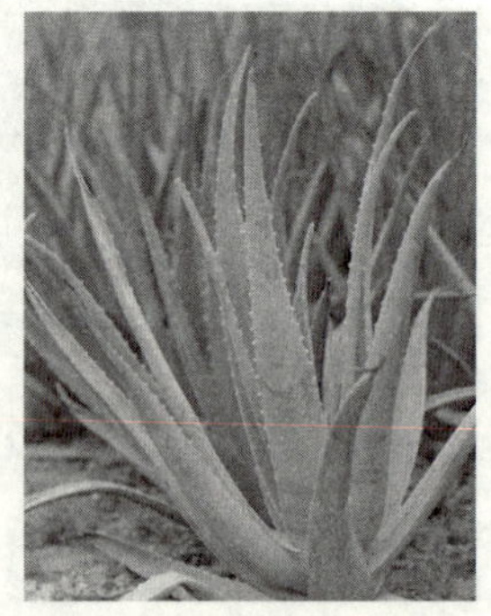

변비에 효과 좋은 지압요법

변비에는 복부의 중완(中脘), 천추(天樞)와 손에 있는 합곡(合谷)을 지압하는 것이 도움이 됩니다. 중완은 명치와 배꼽의 중점으로 대장의 횡행결장을 자극할 수 있으며, 천추는 배꼽 양옆 4cm 지점으로 대장의 상행·하행결장을 자극할 수 있는 혈자리입니다.

특히 변비가 있는 사람들의 대부분은 좌측 결장에 변이 차 있으므로 좌측 천추혈을 자주 지압하는 것이 도움이 됩니다. 엄지손가락과 둘째손가락 사이의 오목한 부분인 합곡혈은 대장경락의 원혈(原穴)로서 대장 운동을 원격 조정하는 기능이 있습니다.

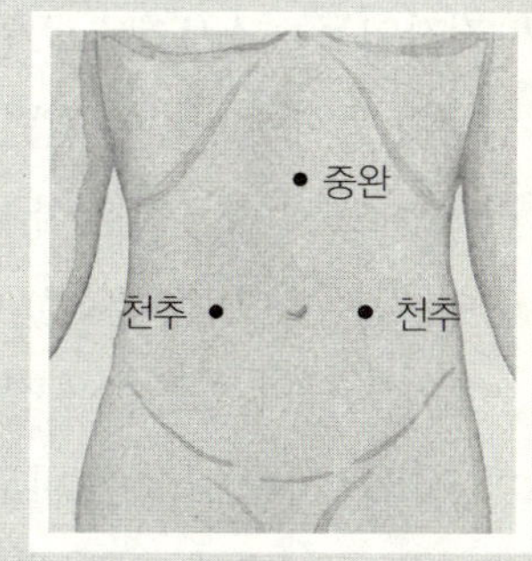

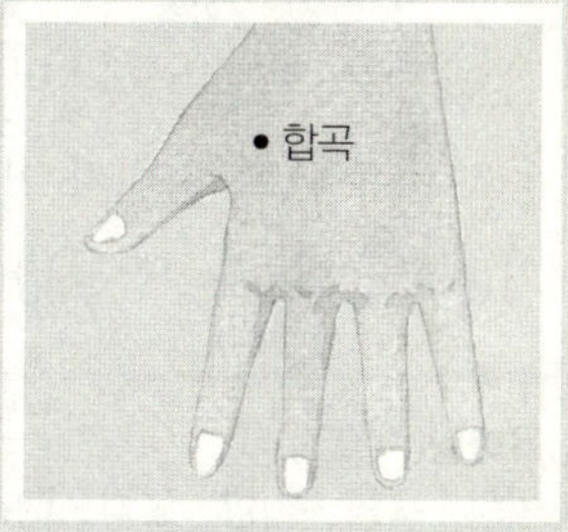

플러스 팁

변비 해소를 위한 대장 마사지법

변비가 있을 때는 대장의 주행 노선대로 마사지해 주면 대장의 연동운동이 촉진됩니다. 두 손을 비벼서 열을 낸 후 손바닥으로 배꼽 주변을 대장의 주행 방향인 시계 방향으로 문질러 주세요. 특히 왼쪽 아랫배에는 직장이 있으므로 더욱 강하게 문지르도록 합니다. 한 번에 5분씩 하루 2회 정도 시행하되, 변의가 생길 때나 화장실 변기에 앉아 있을 때는 꼭 마사지를 해주도록 합니다.

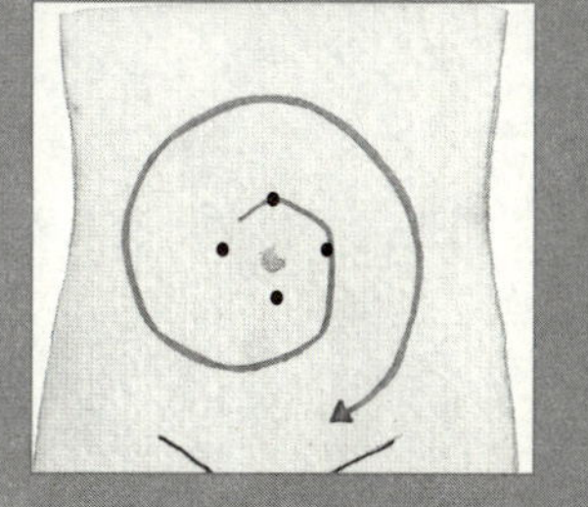

직장인들은 스트레스로 인해 변비가 많은데, 특히 신경이 예민한 여성들은 입사와 동시에 변비에 걸렸다는 경우가 많습니다. 이 때는 대변뿐만이 아니라 소변도 잘 나오지 않아 배가 탱탱하게 되는데, 이 때 막힌 기운과 대장을 뚫어주는 『육마탕(六麻湯)』이 효과적입니다.

그와는 달리 평소 물을 잘 먹지 않는 사람, 빈혈이 있는 사람, 땀을 너무 많이 흘리는 사람, 소변을 너무 자주 보는 사람들은 대장으로 갈 수분이 없어 자연히 변이 마르게 되고 배변이 어렵게 됩니다. 이런 허증(虛證) 변비는 장시간 변이 몸 속에 머물러 더러운 기운이 위로 떠올라 입냄새가 심하고, 눈의 흰 동자가 누렇고, 머리가 어찔거리고, 입도 마르게 됩니다. 이 때는 대장에 윤기를 공급해 주는 『윤조탕(潤燥湯)』이 아주 효과적입니다.

육마탕(六麻湯)
빈랑 · 목향 · 침향 · 오약 · 대황 · 지각 각 같은 분량.

윤조탕(潤燥湯)
당귀 · 대황 · 숙지황 · 도인 · 생감초 각 4g, 생지황 · 승마 각 3g, 홍화 1g.

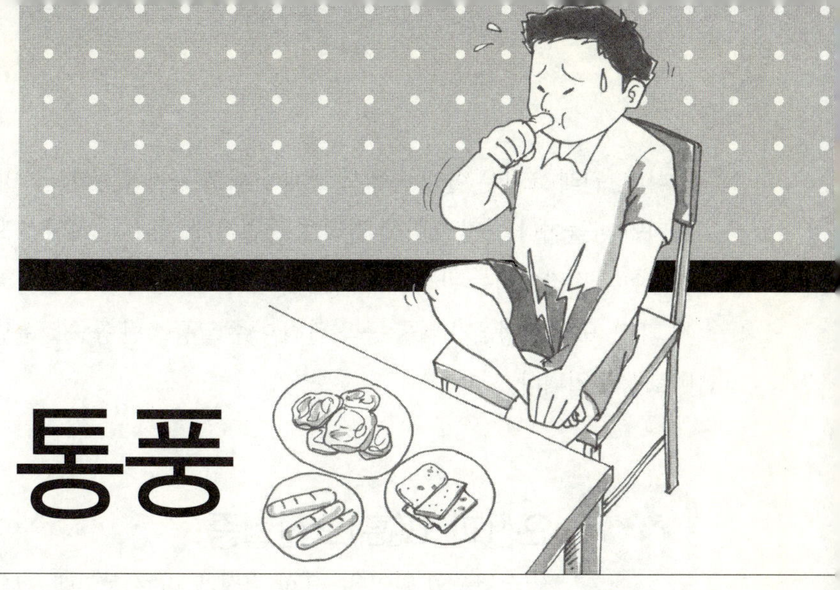

통풍

바람이 스치기만 해도 아프다는 '통풍'. 세기의 황제 프랑스의 루이 14세, 마케도니아의 알렉산더 대왕이 모두 이 병으로 고생했다고 하여 일명 '황제병'이라고 불리기도 합니다. 황제나 귀족처럼 고량진미를 즐기는 계층에서만 통풍이 빈번하게 발생하는 것을 보면, 식사 습관과 통풍의 발병 사이에 밀접한 관계가 있으리라 추측을 할 수 있습니다. 제2차 세계대전 중 식량이 부족해짐에 따라 통풍 환자가 급감했다는 역사적 사실이 이를 확실하게 증명해 주고 있습니다. 그러나 요즘은 풍족한 식량 덕에 서민의 발병률이 높아져 '서민의 병'으로 전락하고 있는 실정입니다.

 **통풍이란?**

통풍은 요산 결정체가 관절 주위에 침착되어 염증이 생긴 상태

입니다. 원래 요산은 혈액 속에서 액체 상태로 녹아 있는데, 그 양이 과다 축적되면 바늘이나 솔잎 모양의 결정체로 변하게 됩니다. 이처럼 뾰족한 요산 결정이 관절강이라는 관절 사이의 틈으로 들어가면 염증을 일으켜 벌겋게 붓게 되고, 요산 결정체가 뼈를 콕콕 찔러 아주 고통스런 통증을 유발하는 것이 바로 통풍입니다.

# 요산과 고(高)요산혈증

결국 통풍의 원인은 '요산 결정체' 라는 것인데, 그렇다면 요산은 어떻게 생성되는 것일까요?

우리 몸에서 요산이 생성되는 과정은 두 가지 경로가 있습니다.

하나는, 우리 몸에서 자체적으로 생성되는 경로입니다. 우리 몸의 세포는 세포질과 핵으로 구성되어 있는데, 핵에는 퓨린이라는 단백질이 함유되어 있습니다. 그런데 노화된 세포가 죽게 되면 핵 속의 퓨린이 분해되면서 최종적으로 요산이 생기게 됩니다.

다른 하나는, 식품으로 섭취하는 경로입니다. 즉 간, 콩팥 등 동물의 내장이나 생선과 같이 퓨린이 함유된 식품을 섭취하면 그것이 분해되면서 요산이 생성됩니다.

이렇게 만들어진 요산의 대부분은 신장을 통해 소변으로 배설되고, 일부는 대변으로 배설됩니다. 이처럼 요산의 생산과 배출이 서로 균형을 이루어 혈중 요산이 남성은 7mg/dl, 여성은 6mg/dl 이하로 유지되는 것이 정상적입니다. 그런데 요산의 생산이 많아지거나 배설이 잘 되지 않으면 혈액에 과도하게 넘치게 되는데, 이러한 상태가 '고(高)요산혈증' 입니다.

고요산혈증이 지속되면 요산 덩어리가 관절에 쌓여 통풍을 일으키기도 하며, 피부와 신장에 쌓여 신장결석 등의 질병이 발생하기도 합니다.

그러나 혈중 요산의 농도가 높다고 모두 통풍에 걸리는 것은 아닙니다. 요산농도가 높은 사람 중 통풍이 발병되는 확률은 5% 정도입니다. 다만 '고요산혈증'이 몇 년 동안 지속되면 몸 속에 요산 결정이 생기게 됨으로써 통풍 발생 가능성이 점점 높아지게 되는 것입니다. 따라서 고요산혈증이라는 진단을 받으면 퓨린이 많이 든 음식을 제한하고 생활 습관을 고쳐서 요산 수치를 낮추도록 신경을 써야 할 것입니다.

03 통풍이 있을 때 나타나는 증세

1. 통풍 발작

통풍은 보통 한두 개의 관절, 특히 엄지발가락 관절 부위에 극심한 통증으로 시작합니다. 이것을 급성 통풍 발작이라고 합니다. 통증의 정도가 아주 극심하여, 환자들은 '너무나 아파서 밤새 울었다, 옷깃만 스쳐도 아프다, 이불이 스쳐도 아프다, 평생 살아오면서 이렇게 아픈 적은 없었다' 등을 호소합니다. 그리고 갑자기 관절이 붓고 벌겋게 되며 관절을 잘 움직일 수 없게 되는데, 이러한 증세는 수 시

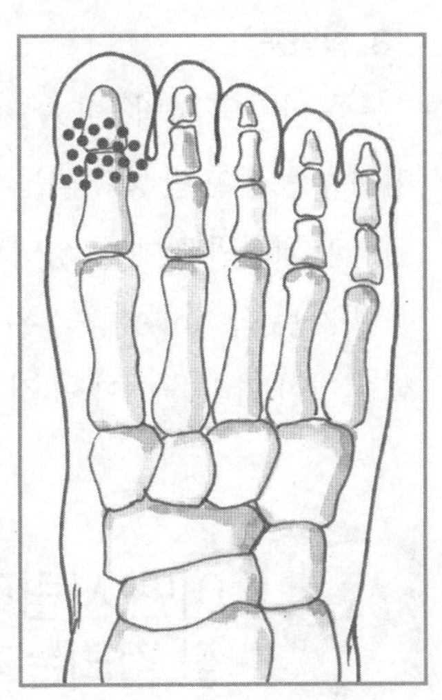

간에서 수일 후에 사라집니다. 이처럼 혹독한 눈물의 '신고식'을 치르고 나서는 수개월에서 수년 동안은 씻은 듯이 아무 증세가 없는 것도 이 병의 특징입니다.

그런데 한참 지나서 기억에서 잊혀져 버릴 때쯤 갑자기 두 번째 발작이 찾아옵니다. 두 번째 발작이 시작되고 나서는 발작 횟수와 증세는 점점 더 증가하게 되고, 결국 손가락·손목·발목·무릎관절 등 여러 관절에까지 침범하게 됩니다.

2. 통풍 결절

이러한 통풍성 관절염을 치료하지 않고 방치하면 요산 결정이 덩어리를 이루어서, 피하조직에 침착하여 통풍 결절이라는 딱딱한 혹을 만들게 됩니다. 통풍 결절은 관절 주위뿐만 아니라 귓바퀴, 신장, 심지어 심장 판막에까지 생기게 됩니다. 통풍 결절이 관절에 침착하면 만성 관절염이 되어 통증과 운동 장애, 관절의 변형이나 탈구가 초래됩니다. 신장에 침범할 경우 신장결석의 형성이나 신장의 기능 저하를 초래할 수 있으며, 방광까지 내려갈 경우 방광 결석이 생길 수도 있습니다.

3. 합병증

통풍 환자의 사망 원인은 신장 기능 상실로 인한 요독증이 대부분입니다. 이처럼 통풍이 만성화되면 신장의 합병증이 가장 심각하게 발생하고, 그 외 심장과 뇌혈관 장애 등 생명과 직결된 합병증이 생길 수 있습니다. 따라서 통풍 환자는 단순히 통증을 완화시키는 차원이 아니라, 합병증을 예방하기 위해 철저한 관리를 해야 할 것입니다.

04 어떤 사람이 통풍에 잘 걸리는가?

BC 400년 무렵 히포크라테스는 '거세한 남성과 생리중의 여성은 통풍이 생기지 않고, 남성은 사춘기 이후부터 통풍이 생긴다.' 라고 했습니다. 그만큼 통풍은 남성에게 많이 발생하는데, 통풍의 남녀 발생 비율은 20:1로 남자에게서 월등히 많이 발생함을 알 수 있습니다. 여성은 발병을 하더라도 대개 폐경 이후에 발생합니다. 평균 발병 연령은 44세로 주로 30~40대에 많이 발생합니다. 그리고 통풍은 유전되는 경향이 있어서, 가족 중 통풍 환자가 있다면 자신이 통풍에 걸릴 확률이 높으므로 평소 규칙적으로 혈액검사를 통해 혈중 요산 수치 검사를 할 필요가 있습니다.

우리 나라 통풍 환자는 약 30만 명 정도이며, 통풍의 가능성이 있는 고(高)요산혈증 환자가 300만 명 정도이니 잠재된 통풍 환자를 약 300만 명 정도로 추정할 수 있습니다.

05 호랑이가 무는 것같이 아픈 통증

《동의보감》에서는 '통풍은 팔·다리의 뼈마디를 왔다갔다 돌아다니면서 아프기 때문에 〈역절풍(歷節風)〉이라고 하는데, 심해지면 범이 무는 것과 같이 몹시 아프기 때문에 〈백호역절풍(白虎歷節風)〉이라고도 한다.'고 하였습니다.

한의학에서는 통풍의 원인을 풍(風)·한(寒)·습(濕)으로 보고 있습니다. 《동의보감》에서는 '몸이 허약하고 피부의 저항력이 약해졌을 때 풍(風)·한(寒)·습(濕)의 사기가 온몸의 뼈마디로 돌아다니면서 혈기와 엉켜 싸우기 때문에 아픈 것이다.' 라고 하였습니다. 즉 관절이 당기듯이 아픈 것은 한사(寒邪)가 많기 때문이고, 관절이 부어서 빠질 것같이 아픈 것은 습사(濕邪)가 많기 때문이며, 관절에서 땀이 나는 것은 풍사(風邪)가 많기 때문입니다.

실제로 바람을 쐬거나 차고 습한 곳에 노출되었을 때 통풍 발작이 시작되었다는 환자들도 있고, 이러한 환경에 접했을 때 통증이 심해진다는 환자들도 있습니다.

따라서, 통풍 환자들이나 고(高)요산혈증 환자들은 이러한 환경에 노출되지 않도록 각별한 주의를 해야 합니다.

06

통풍을 예방·치료하는 생활요법

1. 요산 생성의 주범인 퓨린 함유식품을 피한다

퓨린 함량에 따른 식품 분류		퓨린함량(100g 당)
엄격히 금해야 하는 식품 (150~180mg)	가끔 먹어도 되는 식품 (50~150mg)	먹어도 되는 식품 (0~15mg)
●육류의 내장(간, 콩팥, 심장, 지라, 뇌, 혀 등), 육즙, 베이컨 등. ●등푸른 생선(고등어, 멸치, 정어리, 청어, 참치, 송어). ●홍합, 가리비 등. ●술, 메주, 효모 등.	●쇠고기, 돼지고기, 닭고기, 오리고기, 햄(하루 100g으로 제한) 등. ●게, 가재, 굴, 새우 등. ●흰살생선 등. ●시금치, 아스파라거스, 버섯, 콩 등.	●곡류(쌀, 보리, 옥수수, 국수, 빵 등). ●달걀, 치즈, 우유, 유제품 등. ●과일, 설탕 등. ●시금치를 제외한 대부분의 야채. ●해조류(미역, 다시마 등).

2. 술은 절대 금한다

술, 특히 맥주와 와인은 퓨린이 많아 통풍 발작을 악화시키므로 절대 금해야 합니다. 부득이하게 술을 마실 경우에는 맥주나 와인보다는 소주가 낫고, 소주도 3잔 이상을 넘기지 말아야 합니다.

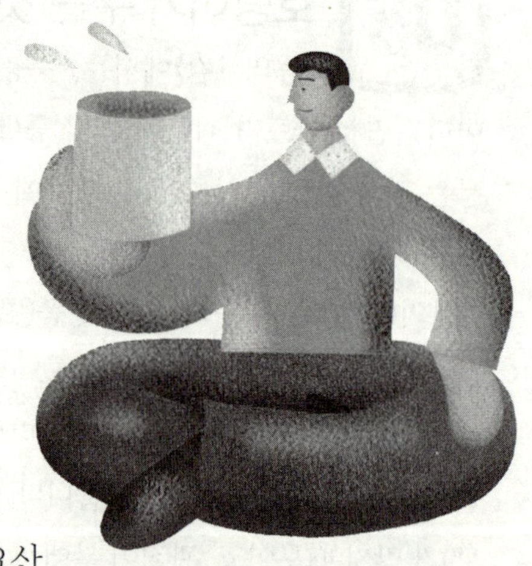

3. 하루 8~10잔의 물을 마신다

물을 많이 마시면 이뇨 작용에 의해 요산이 배설될 수 있으므로, 하루 8~10잔 이상의 수분을 섭취하도록 합니다.

4. 저염, 저지방 식사를 한다

짠 음식에 들어 있는 나트륨은 수분의 배설을 방해하여 체내에 요산을 축적할 수 있습니다. 하루 소금 섭취량을 5g 이하(1작은술)로 제한하도록 합니다.

이는 보통사람들이 먹기에 아주 싱거운 정도로, 조리할 때에는 소금·간장

대신 식초나 레몬 등으로 간을 하며, 소금간이 많이 된 김 · 김치 · 된장 · 장아찌 · 젓갈 · 인스턴트 식품 등의 섭취를 줄이도록 합니다.

특히 찌개나 국의 경우 싱겁게 조리되었더라도 국물을 많이 먹으면 소금의 섭취량이 늘게 되므로, 가급적 국물을 적게 먹도록 합니다.

5. 고혈압과 고지혈증은 철저히 관리한다

고혈압과 고지혈증은 요산 생성을 촉진하는 중요한 요인입니다. 따라서 규칙적으로 약을 복용하면서 식이요법과 운동요법으로 관리하도록 합니다.

6. 가족 중 고(高)요산혈증이나 통풍 환자가 있으면 자신도 주의한다

통풍 역시 다른 질환과 마찬가지로 대물림하는 경향이 있습니다. 즉 전체 환자 중 가족적으로 발생하는 경향이 30~40%입니다. 따라서 가족 구성원이 통풍이나 고(高)요산혈증이 있다면, 다른 가족들도 반드시 정기적으로 혈중 요산치를 검사하도록 합니다.

알아두세요

갑작스럽게 통풍 발작이 발생할 때는……

통풍 발작이 시작되면 일단 안정을 취하고, 관절의 휴식을 위해 통증 부위를 고정하는 것이 가장 좋습니다. 그리고 아픈 부위를 높이 올리고 냉찜질을 해주면 통증 감소에 도움이 될 것입니다. 얼음이 관절 부위를 압박하면 통증을 증가시킬 수 있으므로, 냉찜질 팩을 구입하여 냉장고에 넣어둔 후 말랑말랑한 상태로 찜질을 하는 것이 좋습니다. 또한 하루 2ℓ 이상의 물을 섭취하여 요산을 빨리 배설시키도록 합니다.

단, 아플 때는 관절을 문지르거나 마사지하는 것은 통증을 증가시킬 수 있으므로 가급적 손을 대지 않도록 하며, 가급적 그 관절을 사용하지 않도록 합니다.

그리고 고(高)요산혈증이나 통풍에 걸리지 않았더라도, 평소 통풍의 생활 요법을 실천하여 미연에 예방하는 것이 좋습니다.

7. 족탕요법이나 온천욕으로 통풍 발작을 예방한다

통풍 발작이 있을 때에는 냉찜질을 해주는 것이 통증 감소에 도움이 되지만, 통풍 발작이 없을 때에는 따뜻한 찜질을 하는 것이 발작 예방에 도움이 됩니다.

통풍은 요산 결정이 관절강에 걸려 통증이 생기는 것이므로, 관절 부위를 따뜻하게 함으로써 그 주위에 혈액 순환을 좋게 하면 요산 결정이 관절에 끼는 것을 막을 수 있습니다.

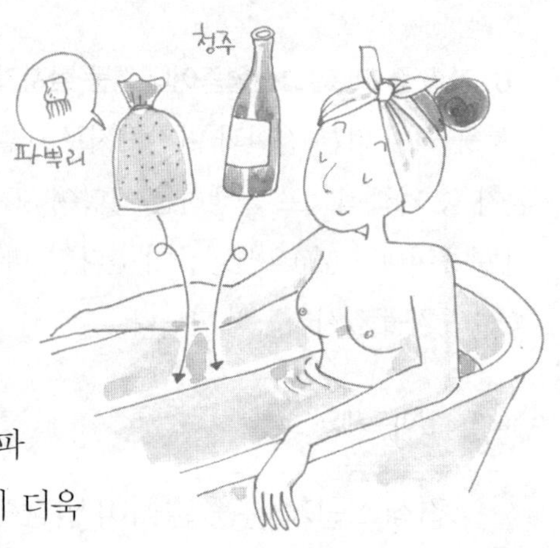

이 방법으로는 족탕요법이나 온천욕이 제격입니다. 욕조에 받아 놓은 물에 청주를 타거나 망사에 파뿌리를 넣어 담가주면 혈액순환이 더욱 좋아질 수 있습니다.

8. 평상시에 운동을 꾸준히 한다

평상시 관절을 꾸준히 움직여 주면 요산의 침착을 어느 정도 막을 수 있고, 몸 안의 노폐물도 잘 배출됩니다. 따라서 수영, 조깅, 등산, 자전거 타기 등을 무리하지 않을 정도로 실시하도록 합니다.

그러나 유도, 씨름, 골프와 같이 발가락을 자주 사용해야 하는 운동은 오히려 통풍을 유발할 수 있으므로, 통풍 체질인 사람은 이런 운동은 삼가도록 합니다.

한방에서 통풍의 치료는 풍(風)·한(寒)·습(濕)을 제거하는 것을 원칙으로 시행하는데, 침구요법과 한약요법을 병행합니다.

한약요법은 증세에 따라 다음과 같이 처방합니다.

원인	증세	처방
풍습 (風濕)	풍습이 원인인 경우는 팔·다리의 뼈마디 여기저기가 통통 붓고 아파서 굽혔다 폈다 할 수 없는 것이 특징입니다. 몸에 물살이 많아서 몸이 처지고 무거우며 기운이 없습니다.	대강활탕 (大羌活湯)
어혈 (瘀血)	어혈이 원인인 경우는 팔·다리 뼈마디가 벌겋게 붓고 통증이 한 곳에 고정되어 있는데, 특히 밤에 증세가 심합니다. 통풍이 반복해서 발작한 결과 관절이 굵어지고 뻣뻣하게 굳거나 기형이 되기도 합니다. 관절을 누르면 통풍 결절이 만져지기도 합니다.	소풍활혈탕 (疎風活血湯)

대강활탕(大羌活湯)
강활·승마 각 6g, 독활 4g, 창출·방기·위령선·백출·당귀·적복령·택사·감초 각 3g.

소풍활혈탕(疎風活血湯)
당귀·천궁·위령선·백지·방기·황백·남성·창출·강활·계피 각 4g, 홍화 1.2g, 생강 5쪽.

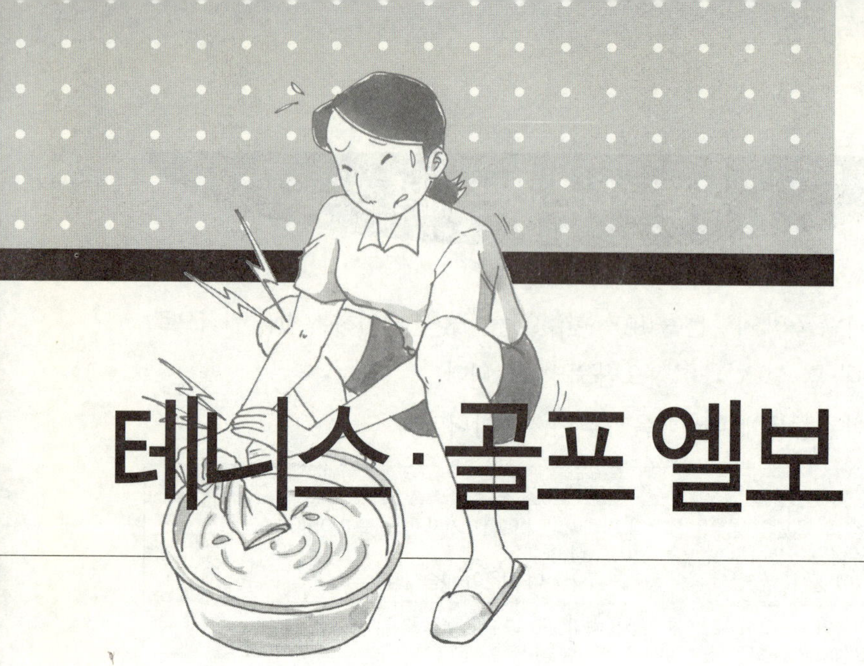

테니스 · 골프 엘보

오른쪽 팔꿈치 뼈가 아파서 한의원을 찾았다는 전업주부 K씨. 무거운 물건을 많이 드는 것도 아닌데, 요즘은 걸레조차 짜기 힘들다고 하소연합니다. 진찰 결과 '주관절 외측상과염' 일명 '테니스 엘보' 라는 진단이 나왔습니다. 이를 들은 K씨는 '테니스 엘보라뇨? 저는 테니스를 칠 줄도 모르는데요?' 라며 황당한 표정을 짓습니다. 하지만 팔꿈치의 통증을 호소하는 환자의 95%는 전업주부 K씨와 같이 테니스와 전혀 상관이 없는 사람들입니다.

01 테니스 엘보와 골프 엘보란?

주관절 외측상과염 즉, 테니스 엘보란 팔꿈치 바깥의 툭 튀어나온 뼈(주관절 외측상과) 주위에 생긴 염증으로 팔꿈치 통증의 가장 흔한 원인입니다. 한편 팔꿈치 안쪽에도 툭 튀어나온 뼈(주관절 내측상과)가 있는데,

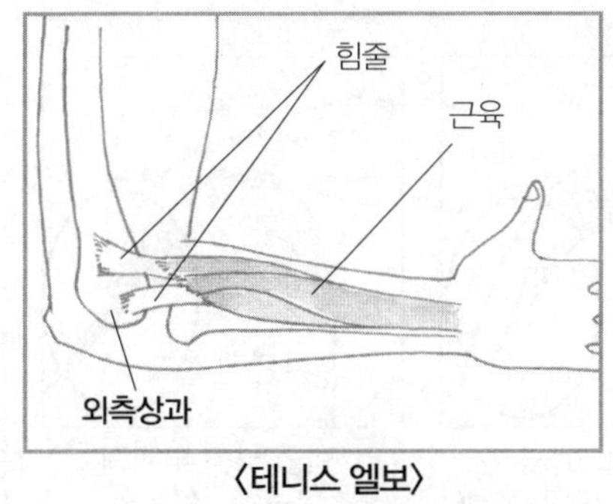

〈테니스 엘보〉

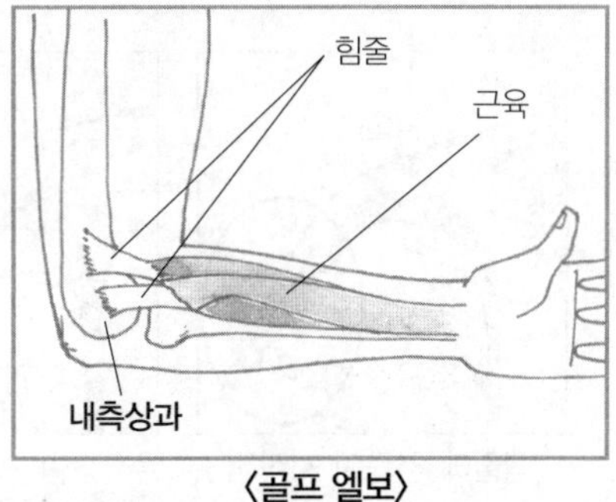

〈골프 엘보〉

이 내측상과 주위에 염증이 생겨서 통증이 발생하는 것을 '주관절 내측상과염' 또는 '골프 엘보'라고 합니다.

　운동의 특성상 테니스를 치는 사람들이 팔꿈치 바깥쪽에 부상을 많이 당하고 골프를 치는 사람들은 팔꿈치 안쪽에 부상을 많이 당하기 때문에, 팔꿈치 바깥쪽 염증은 '테니스 엘보' 안쪽 염증은 '골프 엘보'라고 별명을 붙였습니다. 그러나 골프를 치는 사람들도 팔꿈치 바깥쪽에 부상을 입는 경우가 있으며, 테니스를 치는 사람이 팔꿈치 안쪽에 부상을 입는 경우도 흔히 볼 수 있으므로, 운동의 종류와 부상의 부위를 엄격하게 구별할 필요는 없습니다. 그러니 팔꿈치 안쪽이나 바깥쪽에 염증이 일어나는 질환을 통틀어 '주관절 상과염'이라고 합니다.

02 주관절 상과염이 발생하는 원인

　팔에서 팔꿈치 안쪽과 바깥쪽에 툭 튀어나온 뼈에는 손목을 움직이는 근육이 붙어 있습니다. 안쪽 뼈에는 손목을 손바닥 쪽으로 구부리는 근육의 힘줄과 팔을 안쪽으로 틀어주는 근육의 힘줄이 붙어 있습니다. 그리고 바깥쪽 뼈에는 손목을 손등 쪽으로 구부리는 근육의 힘줄과 팔을 바깥쪽으로 틀어주는 근육의 힘줄이 붙어 있습니다.

　따라서 손목을 무리해서 사용하거나 팔을 안팎으로 트는 일을 반복하면 힘

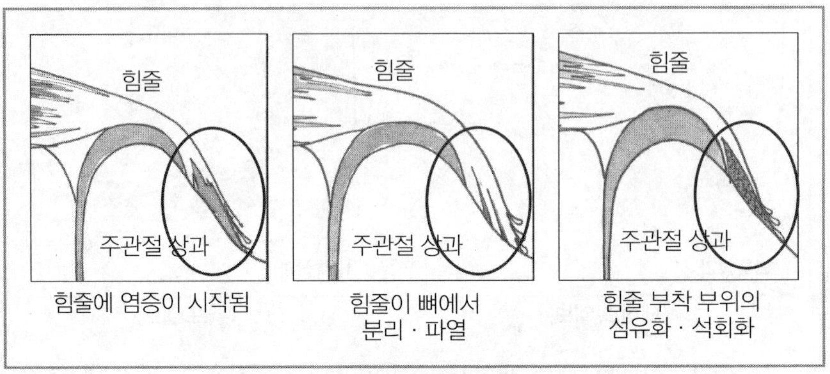

힘줄에 염증이 시작됨	힘줄이 뼈에서 분리 · 파열	힘줄 부착 부위의 섬유화 · 석회화

줄이 붙어 있는 뼈에 염증이 생기게 되는데, 심하면 힘줄이 뼈에서 들뜨거나 힘줄에 미세한 파열이 발생하기도 합니다. 좀더 진행하면 힘줄이 붙는 부위가 석회화되거나 섬유화되어 불룩해지고 단단해지기도 합니다. 그 결과 팔꿈치 안쪽이나 바깥쪽 뼈에 통증이 발생하는데, 이를 각각 '골프 엘보' 와 '테니스 엘보' 라고 합니다.

03 주관절 상과염의 주요 증세

팔꿈치 안쪽이나 바깥쪽에 툭 튀어나온 뼈 부위가 아픈 것이며, 주먹을 꽉 쥐거나 손을 틀 때, 물건을 들거나 밀 때 통증이 심합니다. 통증이 아주 심할 때에는 팔꿈치가 빨갛게 부어오르거나 만져보면 열이 나기도 하며, 심하면 팔의 위 · 아래로 통증이 퍼져 팔 전체가 아프거나 손까지 저려오면서 통증이 오는 경우도 있습니다. 병이 진행되면 악수를 하거나, 컵을 들 때, 열쇠를 돌릴 때, 머리를 빗을 때와 같이 가벼운 일에서도 통증이 생기게 되며, 손목의 힘이 떨어져 물건을 드는 데 지장이 오게 됩니다.

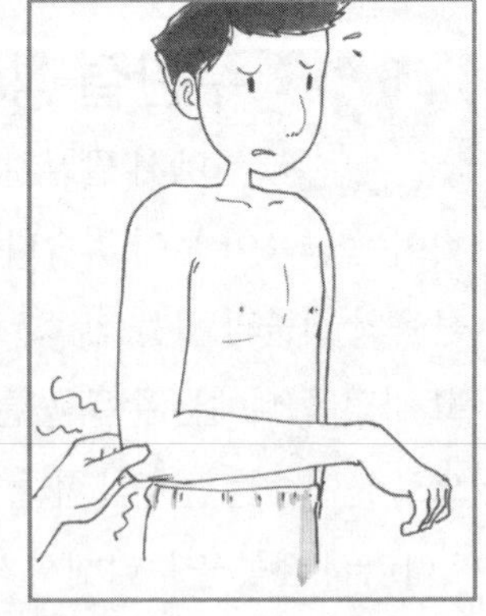

04 주관절 상과염일 때의 생활요법

주관절 상과염은 휴식을 취하는 것이 가장 중요합니다. 이 병의 자연 회복기간은 보통 1년이지만, 휴식을 취하지 않고 팔을 계속 사용하면 재발이 반복되고 힘줄이 약해져 치유가 힘들어질 수 있습니다. 따라서 주관절 상과염이 생겼을 때는 완치될 때까지 무리하게 사용하지 말아야 합니다.

1. 제1단계

①**휴식** 초기 4~6주 동안은 무조건 팔의 사용을 자제해야 합니다. 특히 손목을 젖혔다 구부리거나 비트는 등 팔꿈치에 부담을 주는 동작을 피하도록 합니다. 팔의 사용을 제한하기 위해 팔걸이를 착용해도 되고, 손목과 팔목에 압박 밴드를 감거나 테이핑 요법을 실시해도 도움이 됩니다.

②**얼음찜질** 통증이 심한 초기 2일 동안은 한 번에 10분 정도, 하루 두 번 이상 얼음찜질을 해주도록 하세요. 얼음찜질은 통증 부위의 혈관을 수축시키고 염증을 줄여 통증을 감소시켜 주는 효과가 있습니다. 부상이 있은 지 2~3일이 지나서는 하루에 2회 이상, 10분 정도 따뜻한 찜질을 해주도록 하세요. 그리고 아픈 부위를 손가락으로 부드럽게 마사지하는 것도 좋은 효과가 있습니다.

2. 제2단계

4~6주 동안 휴식과 치료로 통증이 가라앉으면 재활운동으로 근육을 강화시켜 재발을 막아야 합니다. 재활운동은 등척성 운동과 등력성 운동을 순서대로 실시하도록 하세요.

①**등척성 운동(스트레칭)** 아픈 팔을 손바닥이 아래로 향하도록 앞으로 쭉 뻗고는 손목을 최대한 아래로 구부려 줍니다. 더 이상 구부릴 수 없을 때는 다른 손으로 손등을 더 눌러줍니다. 팔꿈치가 기분 좋게 당겨지면 10초 동안 멈추었다가 힘을 뺍니다. 같은 동작을 10회 정도 반복합니다.

그 다음에는 반대로 손바닥이 위로 향하도록 팔을 뻗고서 다른 손으로 손바닥을 아래로 젖혀 잡아당기고는 10초 동안 멈추었다가 힘을 뺍니다. 같은 동작을 10회 정도 반복합니다.

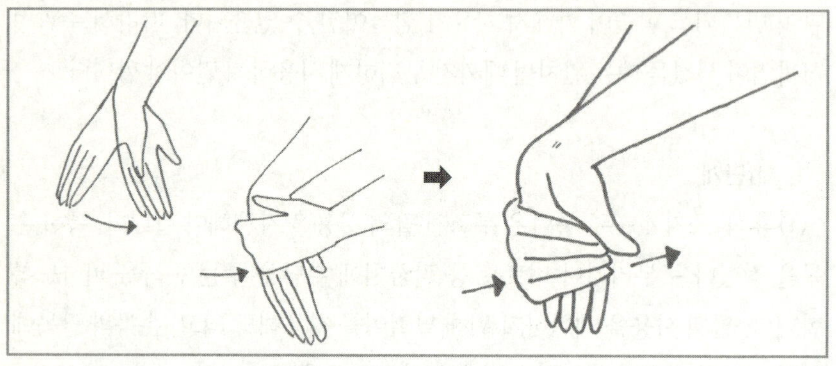

②등력성 운동(웨이트 트레이닝) 팔을 의자의 팔걸이나 책상에 의지하고 손목이 팔걸이나 책상 바깥으로 나오게 합니다. 손바닥을 밑으로 향하게 하고 손목을 구부렸다 펴는 동작을 10회 정도 반복합니다.

같은 요령으로 손바닥을 위로 향하게 하여 손목 구부렸다 펴기를 10회 반복합니다. 처음에는 맨손으로 하다가 10번 이상 반복해도 부담이 안 되면 가벼운 아령을 들고 하며, 이 중량에도 부담이 안 될 정도가 되면 중량을 조금씩 증가시킵니다.

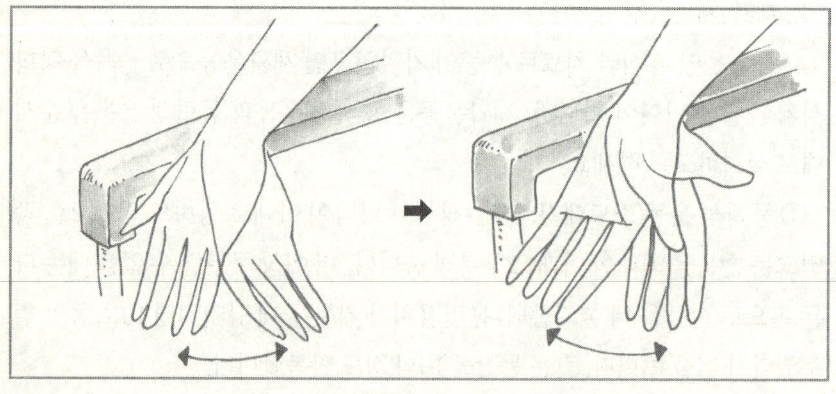

주관절 상과염을 다스리는 처방

한의원에서는 침구치료, 사혈요법, 초음파치료, 전기치료, 테이핑 요법을 병행합니다. 침구치료는 통증이 있는 부위와 그 주변 경혈인 곡지(曲池), 천정(天井), 소해(小海), 수삼리(手三里), 주료(肘髎) 등을 자극합니다. 침구치료와 사혈요법을 시작한 처음 2~5번 동안은 통증이 더 심해질 수도 있으나, 그 후에는 점차 증세가 호전됩니다.

거기에 사지의 혈액순환을 촉진시키면서 염증을 가라앉히고, 그럼으로써 힘줄의 재생을 도와주는 『소풍활혈탕(疎風活血湯)』을 같이 병행하면 치유 속도가 훨씬 더 빨라질 것입니다.

소풍활혈탕(疎風活血湯)

당귀 · 천궁 · 위령선 · 백지 · 방기 · 황백 · 남성 · 창출 · 강활 · 계피 각 4g, 홍화 1.2g, 생강 5쪽.

플러스 팁

나쁜 운동 자세로 인한 부상

① 테니스

백 스트로크를 할 때 팔꿈치가 구부러진 자세로 공을 치면, 팔을 쭉 폈을 때보다 공에서 팔꿈치로 전해지는 충격량이 2배 이상 커져서 무리를 주게 됩니다. 그로 인해 테니스 엘보가 잘 생기게 되므로, 테니스를 처음 배우는 사람은 바른 자세를 익혀 부상을 예방해야 할 것입니다.

② 골프

무리한 스트로크로 볼을 가격하거나 뒤땅을 치게 되면 팔꿈치 관절과 힘줄에 손상이 와 주관절 상과염이 생길 수 있습니다. 따라서 골프 초보자는 부상을 줄이려면, 처음부터 욕심을 내지 말고 올바른 자세를 정확하게 익히는 데 중점을 두어야 할 것입니다.

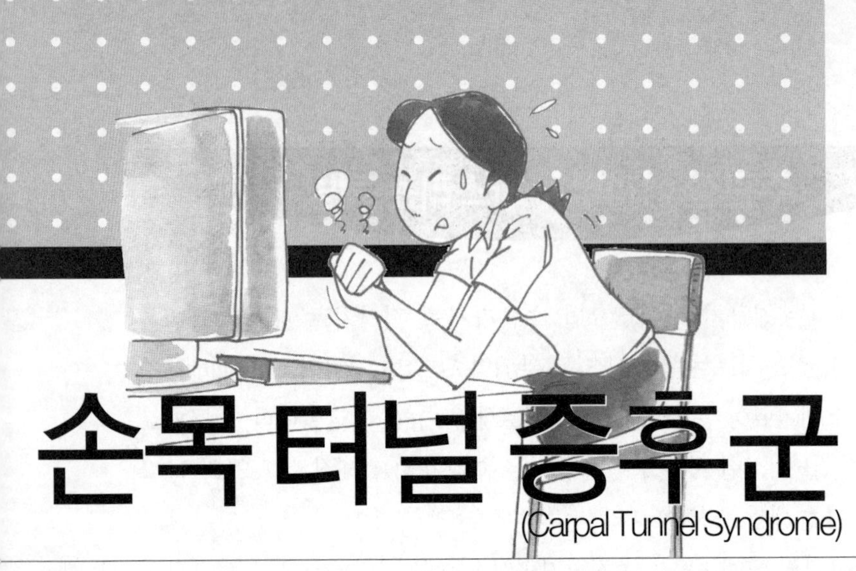

손목 터널 증후군
(Carpal Tunnel Syndrome)

일반적으로 손가락이 저리면 '혈액순환이 안 되나 봐요.' 또는 '혹시 중풍이 오는 건 아닐까요?' 라며 걱정하는 환자들이 많습니다. 그러나 이것은 '손 저림증' 에 관한 잘못된 상식 중의 하나입니다. 물론 혈액순환 장애나 중풍 초기에도 손 저림증이 있을 수 있지만, 이 경우에는 인체 다른 부위에도 여러 증세들이 함께 나타납니다. 그러나 단지 손만 저리다면 '손목 터널 증후군' 일 확률이 높습니다.

01 손목 터널 증후군이란?

손목 터널은 손목뼈들을 가로로 연결하는 인대(가로손목 인대) 아래의 터널 같은 부위로, 그 속으로 손가락을 구부리는 힘줄과 손으로 가는 정중신경이 지나갑니다. 그런데 어떤 이유로 인해서 손목 터널을 둘러싸는 인대나 손목 터널 속의 힘줄이 굵어지게 되면 손목 터널의 공간이 점점 좁아져 정중신경이 눌리게 됩니다. 그 결과 정중신경이 지배하는 부위(손바닥과 첫째에서 넷째 손가락)가 저리게 되는데, 이것이 바로 손목 터널 증후군입니다.

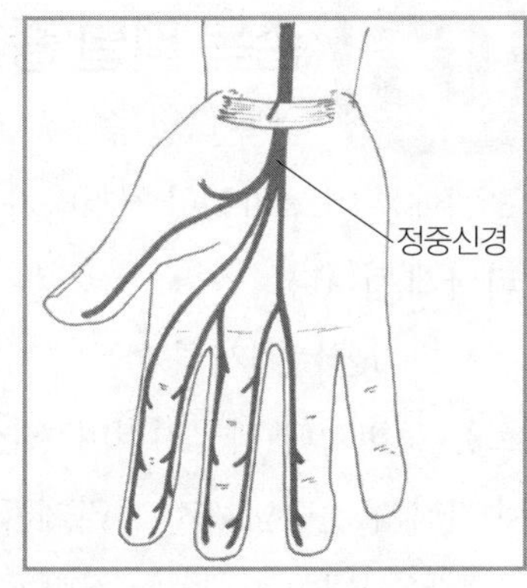

02 손목 터널이 좁아지는 이유

가장 흔한 이유는 손의 지나친 사용으로 인대나 힘줄이 두꺼워졌을 때입니다. 반복적으로 손을 움직여야 하는 직업이나 취미를 가진 사람에게 이 병이 흔합니다. 예를 들면, 걸레질 등으로 손목을 많이 사용해야 하는 주부들에게 가장 많이 발생하고, 그 외 망치질을 많이 하는 노동자나 목수, 컴퓨터를 많이 사용하는 사람, 미용사, 요리사, 피아니스트 등에게서 흔히 발생합니다. 임산부나 비만인, 갑상선기능저하증이 있는 사람들은 부종으로 인해 손목 터널이 좁아져 저림증이 나타나기도 하며, 일부에서는 당뇨병, 손목 관절염, 손목의 외상 등과 동반하여 발생하는 경우도 있습니다.

알아두세요

왜 여성에게 손 저림증이 많을까?

손 저림증은 여성이 남성에 비해 5배 정도 많이 발생합니다.
첫번째 이유는, 반복적으로 손목을 사용해야 하는 가사일 때문입니다.
두 번째 이유는, 중년 여성이 여러 가지 이유로 몸이 잘 붓기 때문입니다.
그래서 몸이 많이 붓는 임신과 출산을 계기로 손 저림증이 시작되는 경우가 많습니다.

03 손목 터널 증후군이 있을 때 나타나는 증세

손목 터널 증후군은 30~50대 중년 여성에게서 많이 발생하며, 초기에는 어느 한쪽만 저리다가 시간이 지나면서 양손 모두에서 저림증이 나타나게 됩니다.

① 초기에는 서서히 손끝이 저리고 달아오르는 듯하거나 따끔거리며, 진행이 될수록 손가락과 손바닥까지 저리게 됩니다. 증세는 정중신경이 지배하는 첫번째~네 번째 손가락과 손바닥에 감각 장애가 나타납니다.

② 손을 심하게 구부리면 신경이 눌리게 되어 저림증은 더 심해집니다.

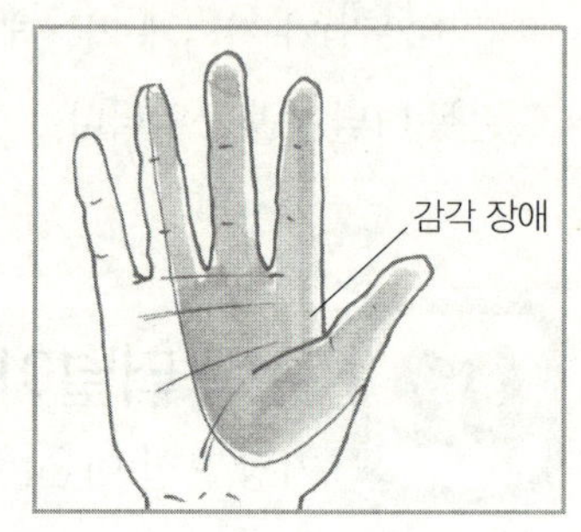

③ 손 저림증은 특히 밤에 잘 때 더욱 심해져서, 잠에서 깨어 손을 주무르거나 털게 되는 경우도 있습니다. 그리고 아침에 일어나면 손가락과 손이 부어서 손가락을 움직이기가 불편하지만 시간이 지나 부기가 빠질수록 점점 좋아집니다.

④ 병이 점점 진행되면 엄지두덩이 근육이 위축되어 납작해지며 결국에는 엄지손가락 기능 장애로 젓가락질, 손가락 끝으로 물건 잡는 일, 단추 잠그기 등의 일상생활에 지장을 받게 됩니다.

⑤ 심하면 저리고 아픈 증세가 팔꿈치나 어깨 및 팔 전체로 확대될 수도 있습니다.

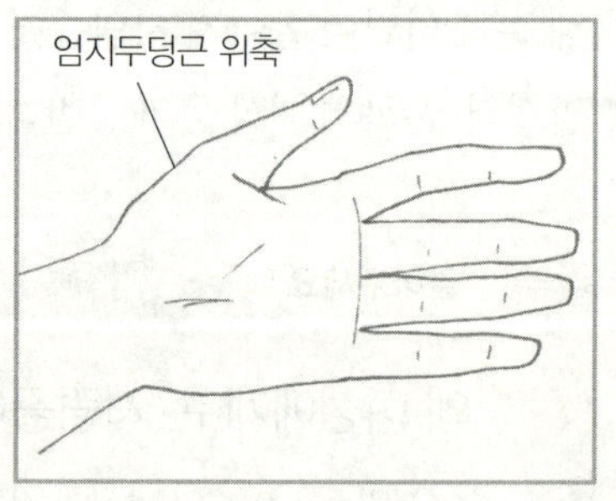

04 손목 터널 증후군의 진단법

여성들 중에서 잠을 자다가 손에 따끔한 통증과 무감각을 느껴

깨어났는데, 손을 털거나 많이 움직였을 때 통증이 가라앉는 증세가 반복되면 일단 손목 터널 증후군을 의심할 수 있습니다. 손목 터널 증후군이 의심이 된다면 팔렌씨 검사(Phalen Test)를 통해 자가진단할 수 있습니다.

〈팔렌씨 검사법(Phalen Test)〉

그림과 같이 양쪽 손목을 90°로 구부린 후 양쪽 손등을 마주 붙인 채로 1분 동안 유지하였을 때, 손 저림증이 심해진다면 손목 터널 증후군을 의심할 수 있습니다.

팔렌씨 검사에서 양성 반응이 나왔다면, 병원에서 신경전도검사 및 근전도검사를 통해 확진해야 합니다. 손목 터널 증후군은 한쪽 손에만 증세가 있더라도 검사에서는 대부분 양손에서 모두 이상 소견이 관찰됩니다.

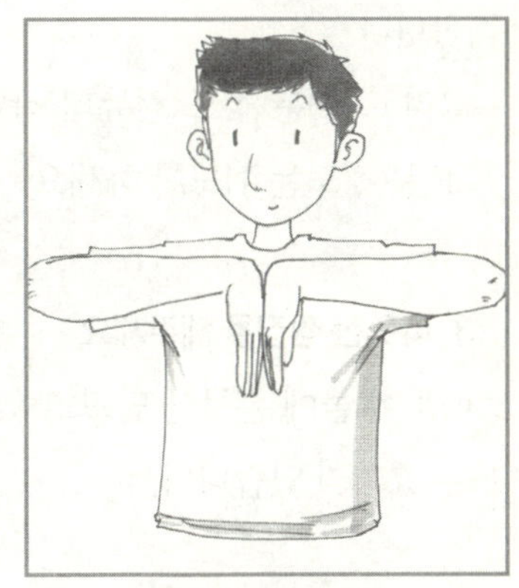
《팔렌씨 검사법》

05 손목 터널 증후군을 예방하는 생활요법

1. 팔과 어깨로 손목의 부담을 분산시키세요

직업 특성상 손목을 계속 사용해야 한다면, 손목의 부담을 팔과 어깨로 분산시키는 것이 좋습니다. 물건을 들 때는 양손을 사용하고, 손목은 최대한 펴진 상태로 유지하세요.

2. 컴퓨터를 사용할 때는 손목과 손가락을 평형이 되게 하세요

컴퓨터를 사용하는 사람이 손목 터널 증후군이 발생하는 이유는 키보드나

마우스를 만지는 손가락보다 손목이 낮은 자세로 계속 유지되
기 때문입니다. 따라서 손목 밑에 스펀지
같은 것을 받쳐서 손목과 손가락을 평
형을 유지하도록 하며, 키보드도 팔꿈
치와 비슷한 높이로 낮추는 것이 바람
직합니다.

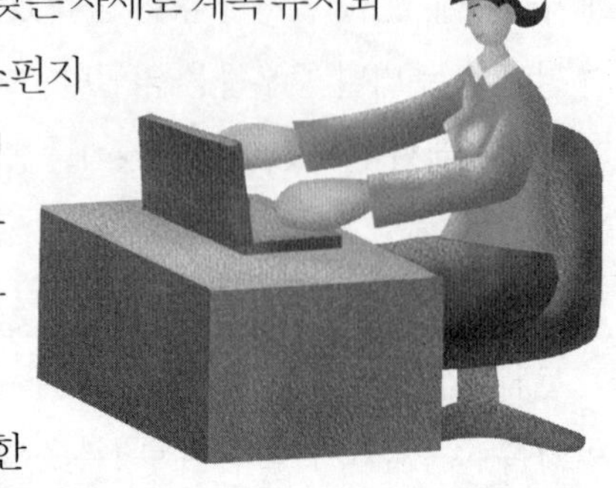

　그리고 50분 정도 컴퓨터 작업을 한
후 10분 정도는 쉬도록 하세요.

3. 따뜻한 찜질을 해주세요

　따뜻한 물에 손목을 담그고 있거나, 따뜻한 찜질을 하면 증세가 많이 줄어
드는 효과가 있습니다.

4. 자주 손을 풀어주세요

　손가락이 저리거나 뻐근할 때는 주먹을 꽉 쥐었다가 5초 정도 천천히 푸는
동작을 반복하면 증세가 줄어듭니다. 또는 손에 힘을 빼고 손을 여러 번 빠르
게 털어주어도 효과가 있습니다.

06 손목 터널 증후군을 예방·치료하는 운동법

　다음의 운동을 하루 5회 이상 실시해 줍니다. 이 운동을 꾸준히 실시하면 손
목 터널 증후군을 예방할 수 있으며, 증세가 심하지 않은 경우에는 치료의 효
과도 볼 수 있습니다.

　그리고 수술을 받고 나서도, 이 운동으로 재활훈련을 해주어야 빨리 회복
될 수 있으며 재발을 막을 수도 있습니다.

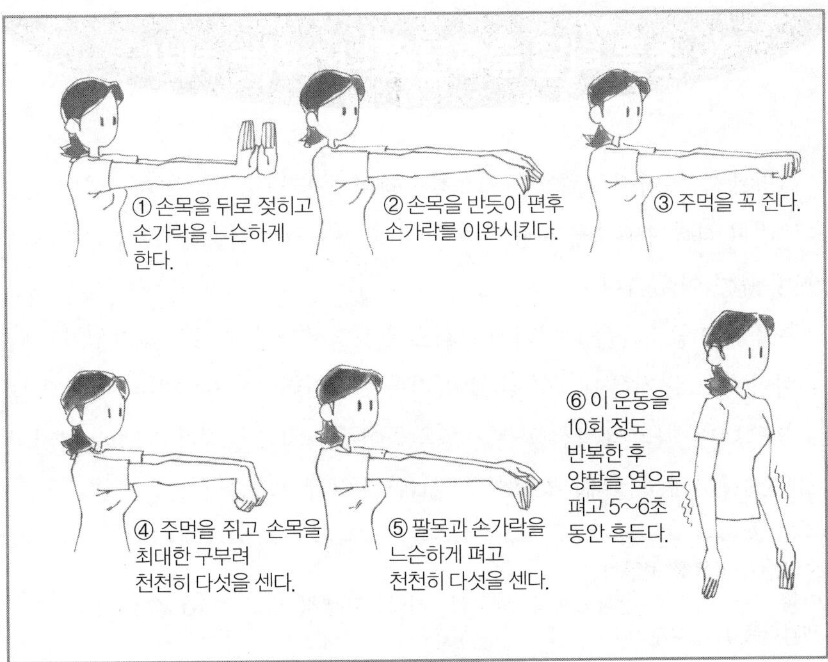

알아두세요

손목 터널 증후군의 저림증과 구별해야 할 '손 저림증'

1. 뇌졸중에서 비롯되어 나타나는 손 저림증

뇌졸중으로 인한 경우에는 증세가 갑자기 발생하며, 한쪽에만 나타납니다. 그리고 이 경우에는 손만 저린 것이 아니라 그 쪽의 다리와 발도 저리며, 입술 주위가 저리거나 말이 어눌해지고 마비 증세도 동반될 수 있습니다.

2. 혈액순환 장애로 인한 손 저림증

이 경우는 저리다기보다는 통증을 더 많이 호소하며, 손가락과 발가락 끝이 아주 찹니다. 그리고 찬물에 넣으면 발가락과 손가락 끝이 하얗게 변합니다. 그리고 손목과 발목의 맥박이 뛰는 곳을 눌러보면 맥박이 아주 약해져 있고, 손발에 땀이 잘 나지 않게 됩니다.

한방에서는 1차적으로 침구 치료를 통해 손목 터널 증후군을 치료합니다.

그리고 겸하여 한약을 사용하는데, 이 때 활용되는 처방에 『오약순기산(烏藥順氣散)』이 있습니다.

손목 터널 증후군을 한의학적 관점으로 설명하자면, 손목에서 기운이 막혀 손바닥 쪽으로 기운이 통하지 않아 저림증과 마비감이 발생하는 것이라 볼 수 있습니다. 따라서 막혀 있는 기운을 뚫어주는 치료를 해야 하므로, 사지의 기운을 통하게 하는 데는 『오약순기산』만한 처방이 없습니다.

오약순기산(烏藥順氣散)
마황 · 진피 · 오약 · 천궁 · 백지 · 백강잠 · 지각 · 길경 각 4g, 건강 2g, 감초 1.2g,
생강 3쪽, 대추 2개.

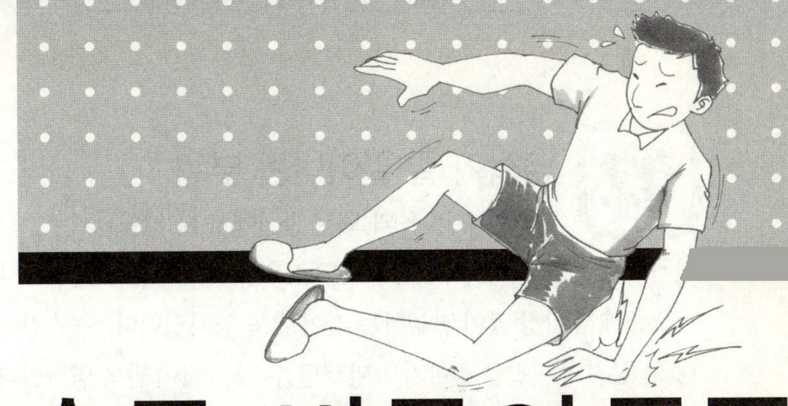

손목·발목의 통증

　　손목 · 발목의 염좌나 인대 손상은 우리가 일상생활에서 가장 흔하게 접할 수 있는 질환 중 하나인데, 감기와 마찬가지로 별로 신경쓰지 않는 경우가 대부분이지만 바로 치료하지 않으면 평생 고통으로 이어질 수도 있습니다.

01 염좌와 인대 손상이란?

　　우리 몸은 여러 개의 뼈로 골격을 이루고 있는데, 이 뼈들을 붙잡아 이어주고 있는 것이 '인대' 이고, 뼈와 근육이 이어지는 부위를 '건' 이라고 합니다. '염좌' 는 관절에 정상 가동범위를 넘은 힘이 가해졌을 경우에 일어나는 외상으로, 주로 인대와 건이 손상을 받게 됩니다. 갑작스런 외력이나 같은 동작의 반복으로 인해 인대나 건이 늘어나기도 하고 혹은 파열되기도 합니다. 이런 경우들을 모두 포함하여 '인대 손상' 이라고 합니다.

02 염좌가 잘 일어나는 부위

염좌는 우리 몸의 모든 관절에서 다 일어날 수 있습니다. 손목, 발목과 무릎, 팔꿈치, 척추 중에서도 경추와 요추에 많이 발생합니다.

그 중에서 가장 많이 발생하는 것이 발목 염좌입니다. 축구 같은 운동을 하다가, 심지어는 길을 걷다가도 발생할 수 있는 것이 발목 염좌입니다. 손목도 가끔 염좌가 발생하는데 발목에 비해선 드문 편이지만, 손은 가장 자주 쓰기 때문에 인대가 늘어나는 인대 손상이 잘 발생합니다.

1. 손목 염좌

손목은 여러 개의 뼈로 이루어져 있고, 이 뼈들이 각각 인대로 연결되어 있습니다. 손목 염좌는 주로 이 인대들의 손상으로 발생하는데 예를 들면, 넘어지면서 손으로 바닥을 짚다가 손목이 너무 많이 꺾일 때, 갑자기 무거운 물건을 들어올릴 때, 싸우다가 손이 꺾일 때, 오락실 펀치를 잘못 쳤을 때, 운동하다가 잘못된 자세로 팔목이 심하게 꺾였을 때 많이 발생합니다.

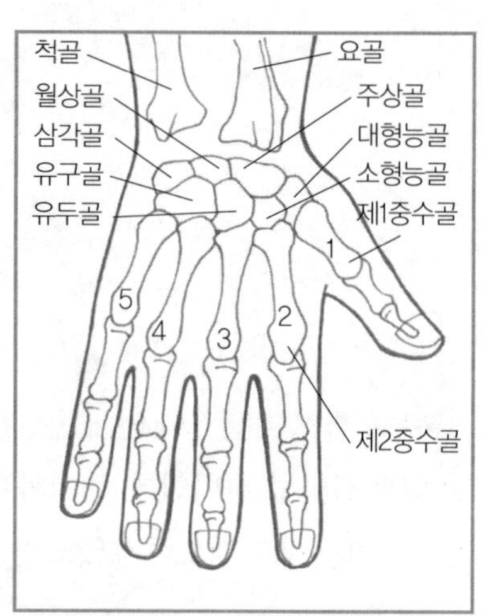

《손목 염좌가 있기 쉬운 부위》

한편 손목 염좌가 갑작스런 동작에 의해 삐끗하여 인대가 손상되는 것이라면, 오랫동안 팔을 무리하게 사용하여 인대가 차츰차츰 손상되어 어느 날 통증이 시작되는 경우도 있습니다. 주로 가정에서 걸레질·설거지·빨래 등으로 손목을 많이 사용하는 가정주부나 식당에서 설거지를 많이 하는 사람, 칼질을 많이 하는 조리사, 망치질을 많이 하는 목수, 골퍼, 테니스 선수 등 손을 많이 쓰는 사람이 손을 삐끗하지 않았는데도 손목 또는 손가락이 아프다고 하면 십중팔구 손목이나 손가락 인대가 늘어난 것입니다.

2. 발목 염좌

발목 염좌란 발을 잘못 디디거나 운동중 발이 비틀리거나 안으로 겹쳐져, 소위 '발목을 삐끗했다', '발목을 접질렸다' 고 하는 것입니다. 정확히 말하면, 위와 같은 갑작스러운 동작에 의해 뼈와 뼈를 단단히 연결해 주는 인대가 늘어나고 또는 일부가 끊어지는 경우를 말합니다. 인대의 손상과 동시에 주변의 혈관도 손상을 입어 혈액과 조직액이 스며나오게 되므로, 발목이 삐면 빨갛게 붓고 열이 나는 것입니다.

03 염좌로 나타나는 증세

삐끗한 부위는 내출혈로 인해 붉게 붓고, 열이 나고, 만지면 심한 통증이 있으며, 움직일 때 제한을 받게 됩니다. 뼈가 어긋난 경우는 다 나은 후에도 손목 관절의 변형이 있을 수 있으며, 그로 인해 운동범위에 제한이 올 수 있습니다.

치료를 제대로 받지 않고 계속 사용할 경우에는 시간이 지난 후에도 그 부위가 시큰거릴 수 있으며, 같은 부위를 반복해서 삐끗할 수 있습니다. 왜냐하면 인대는 한번 손상을 받으면 점성이 늘어나고 탄력성이 떨어져, 회복 후에도 손목의 안정성이 떨어질 수 있기 때문입니다.

04 손목 염좌의 원인별 통증

① 넘어지면서 손으로 땅을 짚은 경우 → 손목의 손등쪽 관절 한가운데가 시큰거리고 아프다.

② 권투선수들이 주먹을 쥘 때 → 새끼손가락 골절이나 염좌가 흔하다.

③ 골프 스윙동작을 하다가 뒤 땅을 때렸을 때 → 새끼손가락 쪽 손목이 시큰거린다.

④ 테니스 그립이 잘 맞지 않는 경우 → 새끼손가락쪽 손목이 시큰하고, 아프다.

⑤ 펀치볼 → 엄지손가락쪽 손목의 염좌나 골절(주상골, 중수골)이 잘 일어난다.

⑥ 친구끼리 장난을 치거나 싸울 경우 → 대체로 엄지손가락쪽 손목을 다치는 경우가 많다.

⑦ 설거지, 주방 일, 식당에서 가위로 고기를 잘라주는 일 → 엄지손가락과 엄지손가락쪽 손목이 아프다.

05 발목의 구조와 잘 다치는 부위

발목은 7개의 발목뼈로 구성되어 있는데, 이 7개의 뼈들은 서로 인대로 연결되어 있고 하지의 정강이뼈(경골)와 비골과도 인대로 연결되어 있습니다. 이 인대들은 탄력이 있어서 발목뼈의 관절운동 범위를 조절해 주며, 또한 과도한 운동시 너무 늘어나지 않도록 보호해 주는 역할을 합니다.

발목의 외측은 전·후거비인대(Anterior and Posterior Talofibular Ligament)와 종비인대(Calcaneofibular Ligament)로 이루어져 있으며, 이

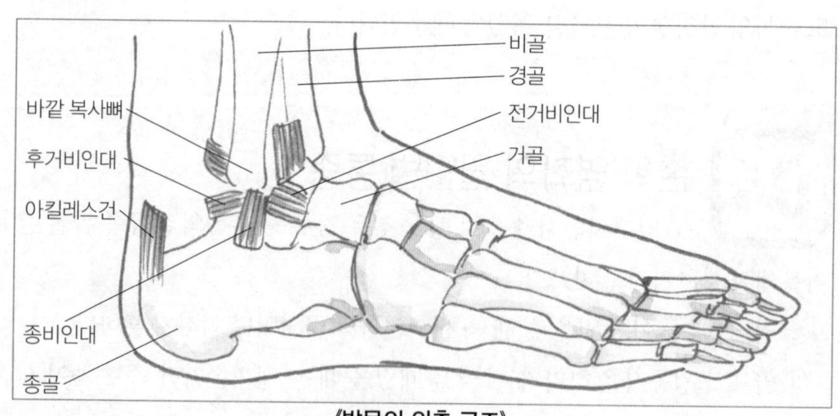

《발목의 외측 구조》

세 인대를 발목의 외측 인대라고 하기도 합니다.

발목 염좌는 내번(발목이 안쪽으로 꺾임)된 상태에서 무리하게 체중이 실려서 외측 인대의 일부가 손상되는 경우가 가장 흔한데, 이 경우가 전체 발목 염좌의 90%를 차지합니다. 이 때는 바깥쪽 복사뼈의 앞쪽과 아랫쪽이 심하게 붓고, 누르면 극심한 통증이 있습니다.

발목의 내측 인대는 세 부분으로 나뉘어져 삼각인대(Deltoid Ligament)라고도 불립니다. 외측 인대는 약해서 손상을 잘 당하는 반면, 내측의 삼각인대는 아주 두껍고 강하므로 외번(발목이 바깥으로 꺾임)된 상태에서 무리한 힘이 가해져도 여간해서는 손상되지 않습니다.

오히려 인대가 붙어 있는 복사뼈의 일부가 떨어져 나오는 경우도 있는데, 이를 '포트 골절(Pott's Fracture)'이라고 합니다.

06 염좌일 때 가정에서의 응급처치

손목이나 발목의 염좌시에는 다음의 응급처치를 철저히 해주고, 증세가 심하면 병원이나 한의원에서 적절한 치료를 받도록 합니다. 첫 2~3일 동안 치료는 다음의 R, I, C, E 원칙에 따릅니다.

안정 (Rest)	인대 손상의 가장 훌륭한 약은 휴식입니다. 적어도 1주일 동안은 삔 손을 쓰지 않도록 하며, 1~2개월 동안은 무리해서 움직이는 것을 피합니다.
얼음찜질 (Ice)	처음 2~3일 동안은 얼음찜질을 한 번에 15~20분 동안 하루 4회 실시합니다. 그 후에는 뜨거운 찜질을 해 줍니다.
압박 (Compression)	인대가 늘어나는 것을 방지하기 위해 손목에 압박붕대나 테이핑을 해주도록 합니다. 너무 세게 압박을 하면 혈액순환에 장애가 생기므로 주의합니다.
손·발 올리기 (Elevation)	●손목 염좌일 때는 팔 밑에 베개나 쿠션을 받쳐서 하루 2~3시간 정도 손을 심장보다 높게 들어올리고 있습니다. 손을 올리고 있으면, 부종을 빨리 가라앉힐 수 있습니다. ●발목 염좌일 때는 발 밑에 베개나 쿠션을 받쳐서 하루 2~3시간 정도 발을 심장보다 높이 들어올리고 있습니다. 발을 올리고 있으면 부종을 빨리 가라앉힐 수 있습니다.

발목을 자주 삐는 사람을 위한 발목강화운동

1. 평형 잡기

균형감각이 떨어진 사람들은 평탄하지 않은 길을 걸으면 균형을 잡지 못해 발목이 삐끗하는 경우가 많습니다. 따라서 균형 잡기 운동은 발목 염좌 예방의 필수운동입니다.

우선 다친 발로만 서 있는 연습을 합니다. 양치질할 때, 설거지할 때, 휴식을 할 때 등 서 있는 기회가 되면 다친 발로 서 있도록 합니다. 그렇게 하여 다리에 힘이 생기면 일직선으로 달리기, 좌우로 달리기, 점프하기, 한쪽발로 점프하기 등으로 균형감각을 기르도록 합니다.

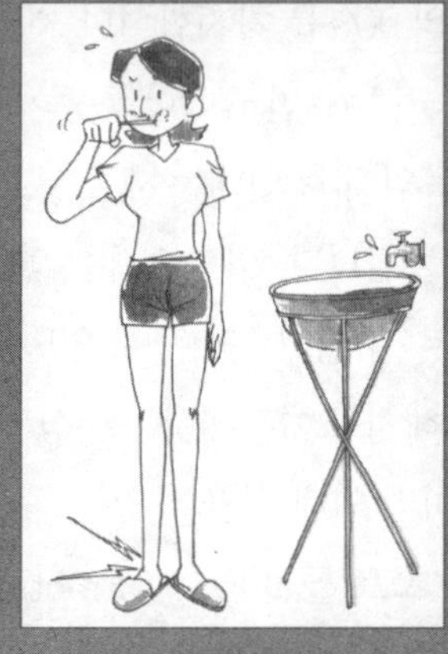

2. 벽보고 가슴 닿기

벽에서 한 발짝 뒤로 물러서서 벽에 손을 짚고서, 가슴이 벽에 닿도록 상체를 밀어줍니다. 이 때 발바닥이 바닥에서 떨어지지 않도록 주의합니다.

이 자세를 하면 종아리가 당겨지는 느낌이 드는데, 이 운동을 통해 발목 주변의 조직이 강화되는 효과가 있습니다. 한 번에 10회를 반복하고, 하루에 3회 이상 실시합니다.

3. 발가락으로 글씨 쓰기

의자에 앉아서 다친 발을 들고 발가락이 붓끝이라 생각하고, 발목을 움직여 글씨를 쓰는 연습을 합니다.

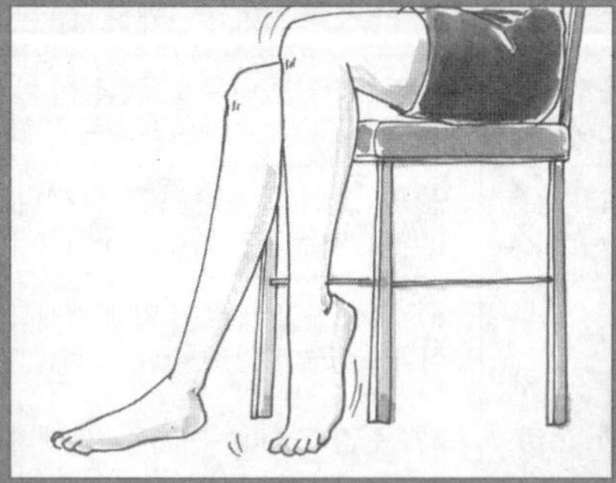

07 염좌의 분류에 따라 나타나는 증세

염좌는 초기 치료의 여부가 회복에 중요한 영향을 미치며, 한 군데 이상의 인대가 손상되면 증세가 더욱 심각하며 회복도 느립니다. 더구나 치료를 받지 않고 관절을 계속해서 사용할 경우, 변형이 오거나 습관적 재발의 위험이 있으므로 반드시 한의원이나 병원에 가서 치료를 받도록 합니다.

등급	인대 손상	증세	경과 · 치료
제1도 염좌	인대가 늘어나고, 파열되지 않음.	염좌 부위가 약간 붓고 통증이 있지만, 정상적인 운동 범위를 유지하고 있으며 기능의 장애는 거의 없다.	2~6주. 휴식과 치료.
제2도 염좌	인대의 부분 파열	인대가 파열되면서 출혈로 인한 부종이 생긴다. 심한 경우 퍼렇게 멍이 들고, 퉁퉁 부으며, 통증이 극심하여 심한 운동 제한이 있을 수 있다.	6~8주. 휴식과 치료.
제3도 염좌	인대가 완전히 파열되는 심각한 손상	인대 완전파열로 부종과 멍이 심하며 오랫동안 잘 가라앉지 않으며, 통증이 극심하다. 운동에 심한 제한을 받고, 관절이 불안정하며 마음대로 움직여지지 않는다.	8~10주. 석고 깁스나 파열이 심한 경우 수술도 필요.

08 발목 염좌의 진단과 주의사항

손목의 염좌는 손상 방향이 단순한 데 비해, 발목은 접질린 방향에 따라 인대의 손상 부위를 추측하게 됩니다. 예를 들어 발목이 안쪽으로 꺾였다면 외측 인대의 손상, 발목이 바깥쪽으로 꺾였다면 내측 인대의 손상입니다. 그리고 발을 앞뒤로 움직여 보고 발뒤꿈치를 양옆으로 움직여 보아서 정상 운동범위보다 많이 움직여지면 인대의 파열을 의심할 수 있습니다.

확진을 위해 X-RAY 촬영을 실시하여, 골절 여부를 확인합니다. 특히 아이나 노인은 약간 접질려도 뼈에 금이 가거나 골절이 일어날 수 있으므로 반드시 X-RAY 촬영을 해야 합니다. 골절이 있다면 정형외과에서 깁스를 하여 뼈를 고정시켜야 하며, 골절이 아니라면 정형외과에서 물리치료를 받거나 한의원에서는 침구치료와 물리치료를 받으면 됩니다.

인대가 늘어나는 염좌의 경우는 찜질과 침치료로 쉽게 치료가 됩니다. 그러나 뼈에 금이 가거나 인대가 완전히 파열되었을 경우에는 수술과 깁스가 필요한데, 문제는 외관상으로 단순 염좌인지, 골절인지, 인대 파열인지 확실한 구분이 안 된다는 점입니다. 따라서 손목이나 발목을 접질렀다면 일단 X-RAY 촬영으로 골절 여부를 확인하고, 골절이 아닐 경우에는 침치료를 받도록 합니다.

다만 여기서 주의할 점은 뼈에 가볍게 금이 간 경우, 초기에는 X-RAY에 그 결과가 잘 나오지 않는 수가 있으므로 침치료와 물리치료를 3일 정도 했는데도 전혀 호전이 없다면 한번 더 X-RAY 촬영을 해볼 필요가 있습니다.

X-RAY 재촬영에도 뼈의 이상은 나타나지 않고, 증세가 아주 심하다면 인대의 파열이 의심됩니다. 이 때는 MRI 검사를 통해 인대 파열 부위를 확인한 후, 필요한 경우 인대재건 수술을 하기도 합니다.

1. 손목 염좌의 한방 치료

손목을 삐었을 경우, 우선 X-RAY 촬영으로 골절 여부를 확인해야 합니다. 특히 아이나 노인은 가볍게 접질려도 뼈에 금이 가거나 골절이 일어날 수 있으므로 반드시 X-RAY 촬영을 해야 합니다. 골절이 있다면 정형외과에서 깁스를 하고, 골절이 아니라면 한의원에서 침과 찜질, 물리치료를 실시합니다.

인대의 완전 파열이나 골절이 동반되지 않는 1도, 2도의 염좌와 단순한 인대 늘어짐은 한방 치료로 완치가 가능합니다. 손상된 인대 주위에 침 자극을 하면, 인대를 증식시켜 인대를 강화시키는 효과가 있습니다. 특히 인대가 약해져서 반복되는 염좌로 괴로운 사람은 침치료를 통해 인대를 강화시킬 필요가 있습니다.

　손목이나 발목 염좌의 초기에는 사혈요법(부항)이 필수입니다. 내출혈로 인해 부종과 멍이 심한 초기에는 어혈을 제거함으로써 부종과 통증을 가라앉힐 수 있으며, 어혈이 제거되고 신선한 혈액이 순환·공급되므로 인대의 재생이 촉진될 수 있습니다.

　골절이나 인대 파열로 깁스를 했을 경우에는 한방 치료로 마무리를 해주는 것이 바람직합니다. 깁스는 단지 손상된 부분을 고정시키는 역할만 하므로, 그것을 풀고 나면 팔의 힘이 떨어지고 심지어 멍과 부종이 여전한 경우가 있습니다. 이 때는 사혈요법으로 어혈을 제거하고, 침치료로 인대를 강화시켜 주어야 회복이 빨라지며 재발을 막을 수 있습니다.

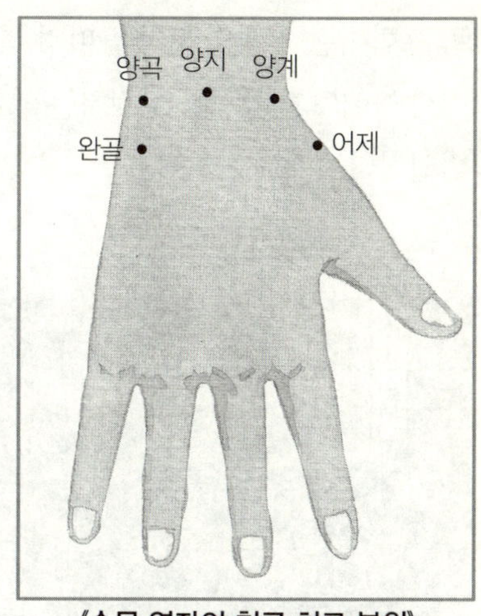

《손목 염좌의 침구 치료 부위》

2. 발목 염좌의 한방 치료

　인대의 완전 파열이나 골절이 동반되지 않는 1도, 2도의 염좌와 단순한 인대 늘어짐은 한방 치료로 완치가 가능합니다. 손상된 인대 주위에 침 자극을 하면, 인대를 증식시켜 인대를 강화시키는 효과가 있습니다.

　특히 인대가 약해져서 반복되는 염좌로 괴로운 사람은 침치료와 테이핑 요법를 통해 인대를 강화시킬 필요가 있습니다. 테이

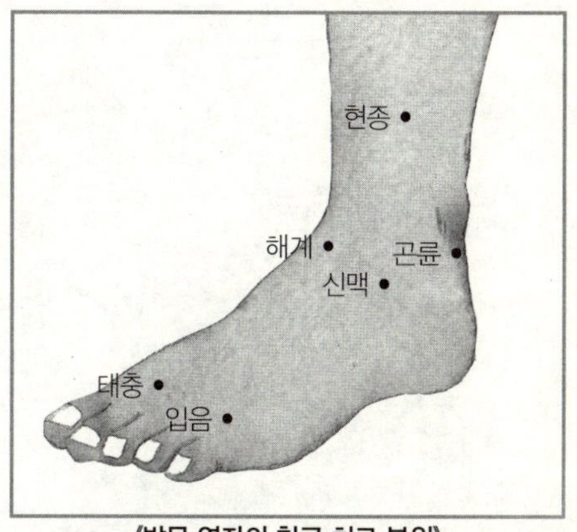

《발목 염좌의 침구 치료 부위》

핑 요법이란 인대의 모양을 따라 특수 테이프를 붙이는 방법으로, 인대가 더 이상 늘어나지 않도록 고정하는 역할을 하기 때문에 염좌에는 필수적인 치료법입니다.

염좌시 효능이 탁월한 한약 분말!

생지황, 치자, 대황 등의 한약재를 갈아서 밀가루에 개어 붙이는 것도 큰 도움이 됩니다. 이들 약재는 해열, 소염, 지혈의 효과가 있기 때문에 초기에 열 나고 붓고 멍든 데 탁월한 효능을 발휘합니다.

한약 분말 붙이는 방법

대황과 치자 각각 같은 양을 가루내어 대황·치자가루 : 밀가루 : 물의 비율을 2:1:1로 개어서 다친 부위에 붙입니다. 또는 생지황즙을 밀가루에 개어 붙여도 됩니다.

요통

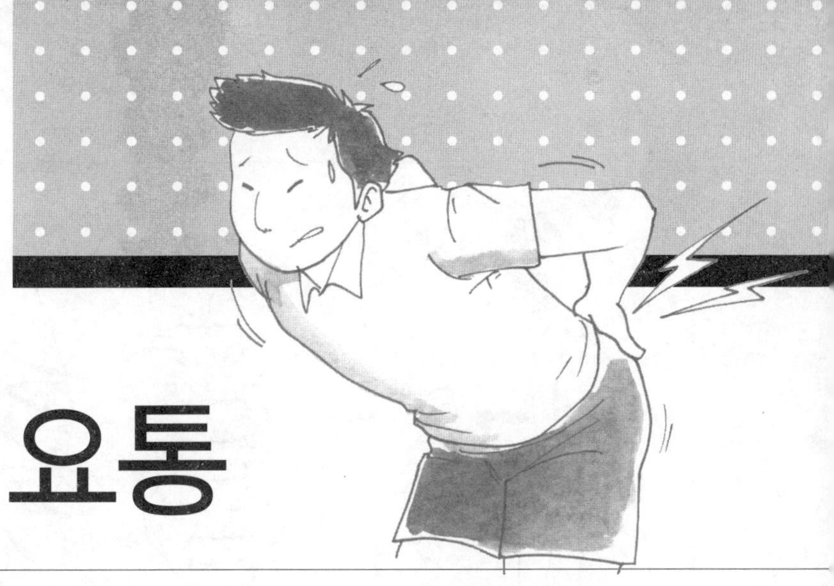

인간의 80%는 평생 동안 한 번쯤은 요통을 경험하며, 전국민의 20~25%인 1,000만 명 정도가 요통을 앓는다고 할 정도로 요통은 사람들에게 아주 흔한 증세입니다.

01 요통의 원인과 종류

1. 비특이성 요통

요통은 지속되는데 특별한 원인을 발견하기 어려운 경우가 비특이성 요통으로, 요통 환자 중 많은 이들이 여기에 해당됩니다. 대개는 근육의 문제로 잘못된 자세나 무리한 운동이 그 원인이 됩니다. 이런 경우 중 가벼운 경우는 일단 허리에 부담이 되지 않도록 하고, 안정과 운동요법을 취하는 것만으로

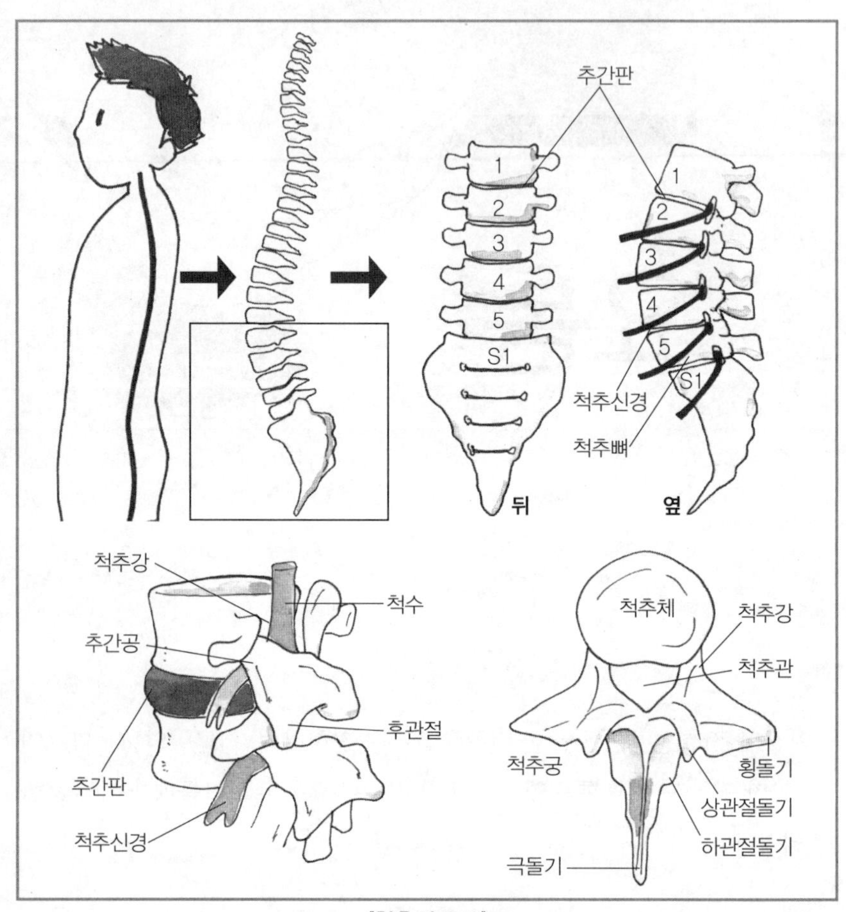

《척추의 구조》

호전이 되지만, 통증이 심하거나 증세가 오래가게 되면, 한의원이나 병원을 찾아 정확한 원인을 찾고 치료를 받는 것이 좋습니다.

2. 요추 염좌

요추 염좌란 무거운 물건을 들거나 몸을 돌리는 순간 갑자기 '허리가 삐끗' 하여 움직일 수 없는 경우를 말합니다. 평소 운동부족 등으로 허리 주변의 근육과 인대가 약해져 있는 상태에서 허리에 무리가 가해져 주변 근육이나 인대가 늘어나거나 파열되어 발생합니다. 대개의 요추 염좌 즉, 단순히 근육이나 인대가 늘어난 경우에는 침과 물리치료 등 보존적 치료만으로 수일 안에 좋아지는 경우가 대부분이지만 일단 인대가 한번 늘어나면 재발이 잘 되기 때문에 관리를 잘해주지 않으면 만성 요통으로 발전하기가 쉽습니다.

3. 허리디스크(추간판탈출증)

척추와 척추 사이에서 쿠션 역할을 하는 디스크가 어떤 원인에 의해 밖으로 삐쳐 나와 다리로 가는 신경을 누르는 것이 소위 디스크(추간판탈출증)로 활동성이 많은 20~50대 남자에게서 주로 발병합니다. 디스크의 가장 큰 특징은 통증이 허리에만 국한되는 것이 아니라 다리까지 뻗치는 것입니다.

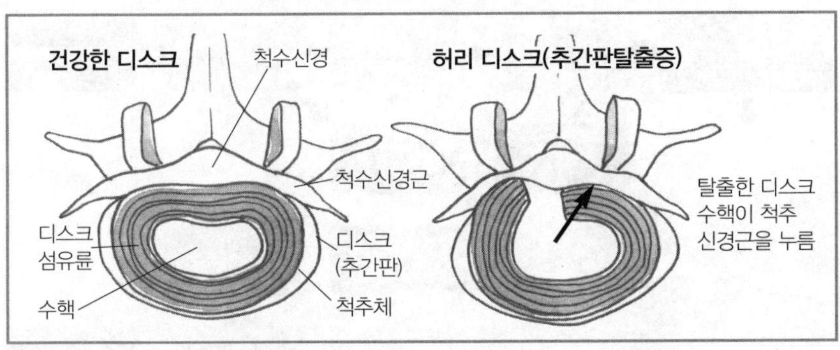

4. 척추관협착증

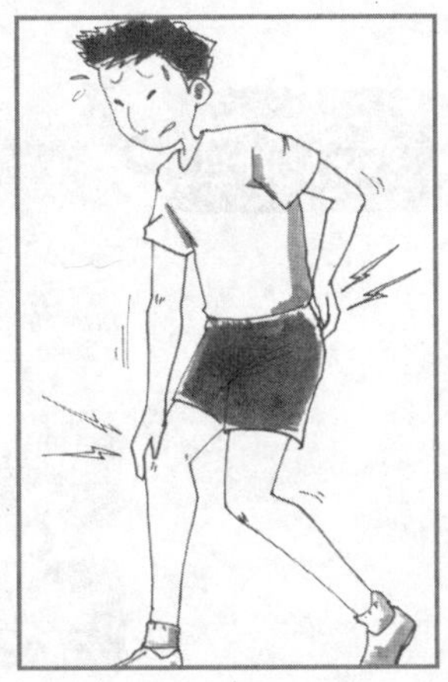

뇌에서 빠져나온 척수신경이 경추에서부터 요추까지 척추를 통과하는 파이프 같은 긴 관이 척추관입니다.

디스크(추간판탈출증)를 오래 앓거나 척추뼈에 가시(골극)가 발생하는 퇴행성 변화로 인해 척추관이 점점 좁아지면 척수신경이 전반적으로 눌리게 되는데, 이를 '척추관협착증' 이라고

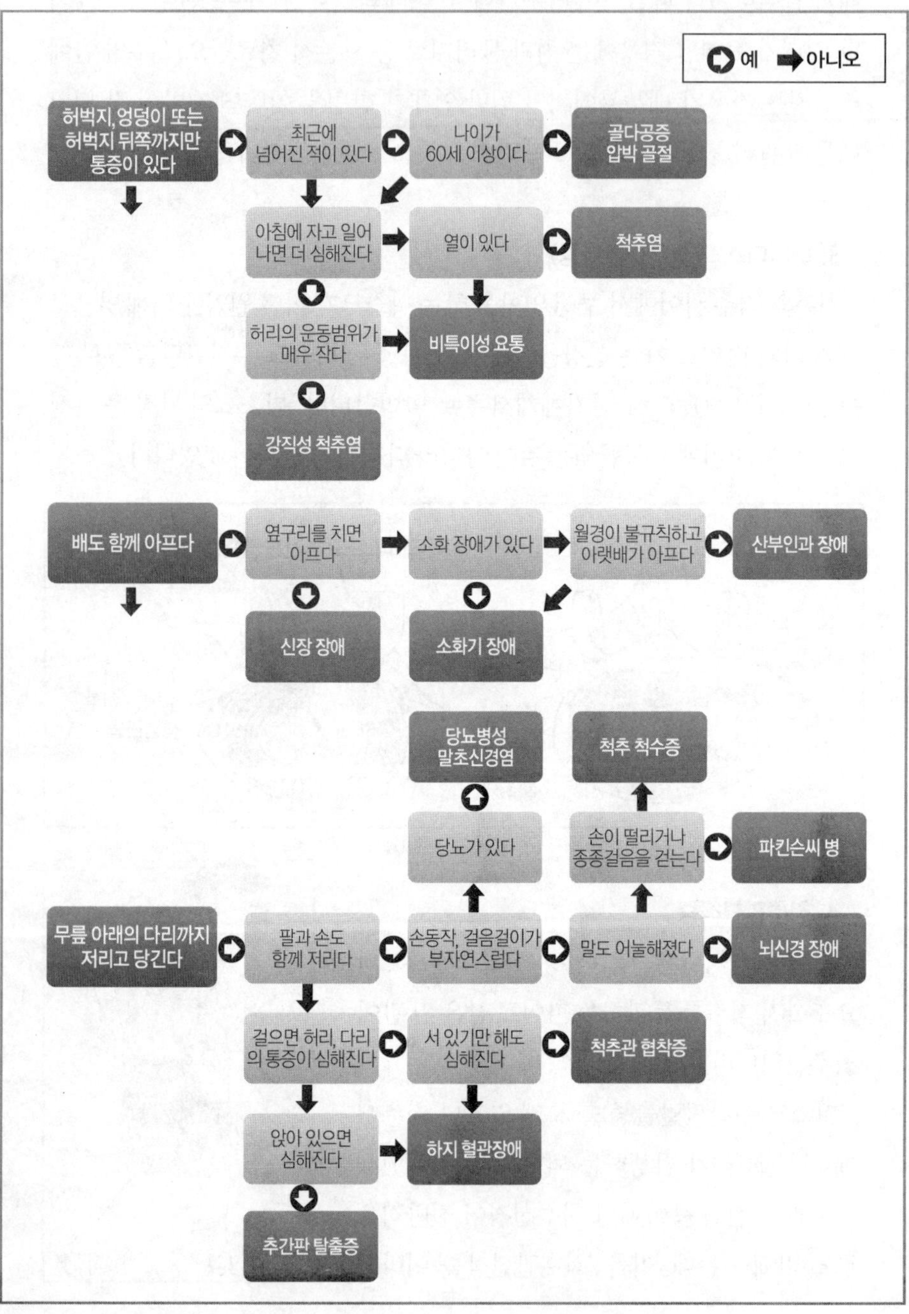
예 아니오

허벅지,엉덩이 또는 허벅지 뒤쪽까지만 통증이 있다
최근에 넘어진 적이 있다
나이가 60세 이상이다
골다공증 압박 골절
아침에 자고 일어나면 더 심해진다
열이 있다
척추염
허리의 운동범위가 매우 작다
비특이성 요통
강직성 척추염

배도 함께 아프다
옆구리를 치면 아프다
소화 장애가 있다
월경이 불규칙하고 아랫배가 아프다
산부인과 장애
신장 장애
소화기 장애

당뇨병성 말초신경염
척추 척수증
당뇨가 있다
손이 떨리거나 종종걸음을 걷는다
파킨슨씨 병
무릎 아래의 다리까지 저리고 당긴다
팔과 손도 함께 저리다
손동작, 걸음걸이가 부자연스럽다
말도 어눌해졌다
뇌신경 장애
걸으면 허리, 다리의 통증이 심해진다
서 있기만 해도 심해진다
척추관 협착증
앉아 있으면 심해진다
하지 혈관장애
추간판 탈출증

합니다. 엉덩이와 다리가 대칭적으로 저린 것이 특징으로 서면 증세가 심해
지고 허리를 구부리면 증세가 줄어듭니다.

5. 척추분리증

위·아래 척추가 만나는 부분(척추
후궁)에 금이 간 상태가 척추분리증
인데, 100명 중 5명꼴로 발견됩니다.

허리에 계속적인 부담이 가해져 척
추 골절이 일어나는 경우도 있으나,
대부분 선천적인 문제로 생기게 되며
이 경우에는 10세 이후에 증세가 확
연하게 나타납니다.

여성보다 남성이 2배 정도 많으며,
요추 5번에서 80% 정도 나타나며 요
추 4번은 15% 정도 나타납니다.

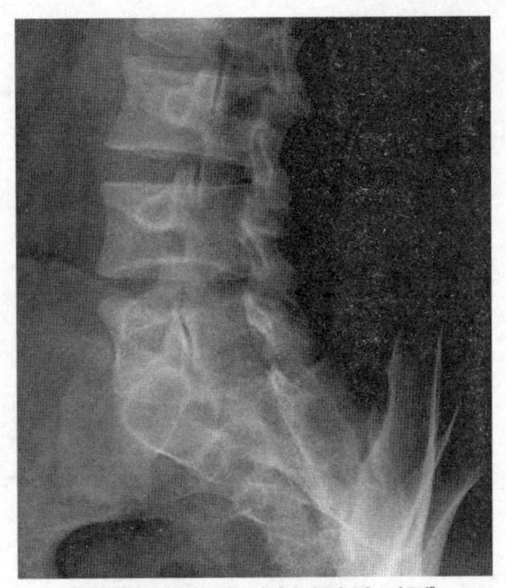

《척추분리증의 단순방사선 사진》

척추의 안정성이 약해짐으로 인해 주변 근육의 부담이 늘어 만성 요통이 발
생합니다. 만약 척추를 잡아주는 근육과 인대의 힘이 약해지면 위쪽에 위치
한 척추가 앞으로 밀려나오는 '척추 전방전위증' 으로 진행하게 됩니다.

6. 척추 압박 골절

척추 압박 골절의 가장 주요한 원인은 골다공증입니다. 뼈가 약해져 별다
른 충격이 없어도 척추뼈가 내려앉는 것으로, 주로 60세 이상의 노년층에서
많이 발생하고 남성보다는 여성에게 많습니다.

일반적인 요통이 허리 아래쪽과 엉덩이쪽으로 발생하는 것에 비해 압박 골
절이 생기면 허리 위쪽부터 아래쪽까지 척추가 아프며, 허리를 바로 펼 수 없
어 구부정한 자세를 취하게 되는 것이 특징입니다.

7. 척추측만증

척추를 뒤에서 봤을 때 곧지 않고 S자로 휘어진 것으로 흔히 잘못된 자세로부터 비롯됩니다.

척추가 휘어짐으로 인해 등과 허리의 통증이 나타나고 각종 척추 질환으로 발전될 가능성이 높으며, 좌우 균형있는 성장에 장애가 되기도 합니다.

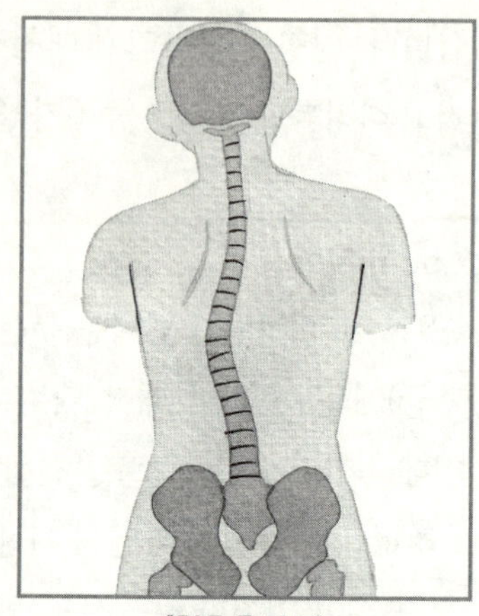

《척추측만증》

8. 척추염

특별한 외상이나 무리를 한 일이 없는데도 심한 요통이 발생하고 열까지 동반된다면 척추염을 의심해 볼 수 있습니다. 척추염은 말 그대로 척추 관절과 주변 조직에 염증이 생기는 것으로, 초기에는 디스크와 유사한 증세를 보이기 때문에 정밀진단을 하지 않으면 혼동하기 쉽습니다.

외부로부터 세균에 감염되어 발생할 수도 있고, 결핵에 의해 발생할 수도 있습니다. 척추염은 방치하면 세균이 척추를 파괴하기 때문에 관절이 굳어 척추를 앞뒤로 구부릴 수 없게 되고 만성 요통으로 발전할 가능성이 있으므로 반드시 병원을 찾아 적절한 치료를 받아야 합니다.

02 허리디스크(추간판탈출증)란?

허리디스크란 척추 사이의 디스크가 튀어나와 다리로 가는 신경을 눌러서 다리가 저리고 허리가 아픈 질환으로, 정식 의학명칭은 '척추 추간판탈출증' 입니다.

척추뼈 사이에는 몸에 작용하는 중력과 충격을 흡수해 주고 완충 역할을 담당하는 추간판, 즉 디스크가 있습니다. 디스크는 찹쌀떡과 같은 모양으로, 가운데에는 80% 정도가 물로 된 물렁물렁한 젤 타입의 수핵이 있고, 이 수핵의 바깥을 섬유륜이 감싸 수핵이 탈출하지 못하도록 보호하고 있습니다.

나이가 들면서 수핵은 점차 단단해지고 섬유륜은 약해져 결국 디스크 전체의 탄력이 떨어지고 충격을 흡수하는 능력이 감소합니다. 이런 상황에서 디스크에 과다한 충격이 가해지면 굳어진 수핵이 약해진 섬유륜을 밀거나 뚫고 튀어나오게 됩니다. 또는 나쁜 자세나 사고 등으로 목에 자극이 가해져 척추뼈가 삐뚤어지면, 마치 고무 풍선의 한쪽을 누르면 다른 한쪽이 밀려 부푸는 것과 같이 뼈 사이 디스크가 눌려 찌그러져 반대쪽으로 밀려나고 벌어진 뼈 사이로 튀어나오게 됩니다.

이렇게 밀려나온 디스크는 다리로 가는 신경근(척수에서 빠져 나오는 신경의 뿌리)을 자극하여 통증과 저림증 등을 일으키는데, 이것이 흔히 말하는 허리디스크입니다. 30세와 50세 사이의 남자에게서 많이 발생하고, 제4~5요추 사이 및 제5요추~제1천추 사이의 디스크 탈출이 가장 흔합니다.

03 허리디스크일 때 나타나는 증세

디스크 증세는 서서히 나타나는 경우가 대부분이지만, 허리를 삐끗하거나 교통사고 등으로 갑자기 나타나기도 합니다. 허리디스크에 걸리면 일반적으로 허리 통증과 함께 다리가 저리고 땅기는 증세가 나타납니다.

그 외에도 운동신경과 감각신경의 마비 증세가 나타날 수 있습니다. 운동신경에 마비가 오면 다리에 힘이 없어지고 가늘어지거나 또는 굵어지기도 합니다. 걸을 때 다리를 절룩거리거나 다리가 마음대로 움직여지지 않아 잘 넘어질 수도 있습니다. 감각신경에 마비가 오면 다리를 누르거나 꼬집어도 감각을 잘 느끼지 못하게 됩니다.

그러나 같은 허리디스크라도 신경이 눌리는 위치에 따라 통증과 운동신경 마비, 그리고 감각신경 마비가 나타나는 부위는 다음과 같이 달라집니다.

《디스크 탈출 부위별 증세》

부위	감각이상 부위 (통증, 저림)	근력 저하 부위
제3~4 요추 사이	허리-허벅지 바깥쪽-무릎 위-종아리 안쪽-발 안쪽	전경골근 그림처럼 발목을 안쪽으로 굽히면서 발등 쪽으로 들어올리는 힘이 떨어진다.
제4~5 요추 사이	허리-엉덩이-허벅지 바깥쪽-무릎 바깥쪽-발등-다섯 발가락 등	장지신근과 장무지신근 발가락을 발등 쪽으로 들어올리는 근육이 약화된다. 따라서 발가락을 발등으로 들어올리고 발뒤꿈치로 걷는 것이 어렵다.
제5요추 ~ 제1천추 사이	엉덩이-허벅지 뒤쪽-오금-발뒤꿈치 바깥쪽-바깥 복사뼈-발 바깥쪽	비복근과 가자미근 발뒤꿈치를 위로 당겨주는 근육이 약해져, 발뒤꿈치를 들고 발끝으로 걷는 것이 어렵다.

자세에 따라 허리디스크에 미치는 압력

디스크 탈출증을 예방하기 위해서는 허리디스크에 미치는 부담을 최소화해야 합니다. 자세에 따라 허리디스크에 미치는 압력은 다음 표와 같습니다. 평소 이 표를 참고하여 디스크에 부담이 많이 되는 자세를 피한다면 디스크 예방에 큰 도움이 될 것입니다.

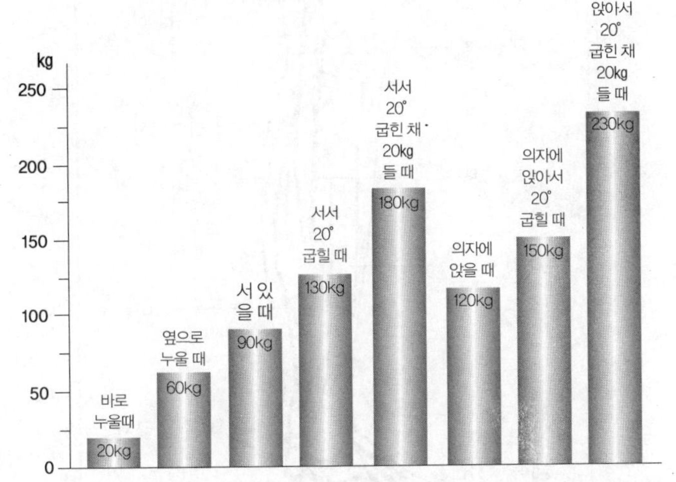

《체중이 60kg일 때 자세에 따라 허리의 디스크에 가해지는 하중》

04 좌골신경통이란?

허리가 아픈 환자들이 한의원에 와서 '어떤 병원에서는 좌골신경통이라 하고 또 다른 병원에서는 디스크라고 하는데, 내 병은 정확히 뭐예요?'라고 하는 분들이 많습니다. 정답부터 말하자면 '둘 다 맞다' 입니다.

허리에서 빠져나온 제4, 5요추신경과 제1, 2, 3 천추신경이 엉덩이에서 만나 좌골신경이 이루어지는데, 좌골신경은 엉덩이 뒤를 통해 허벅지 뒤쪽과

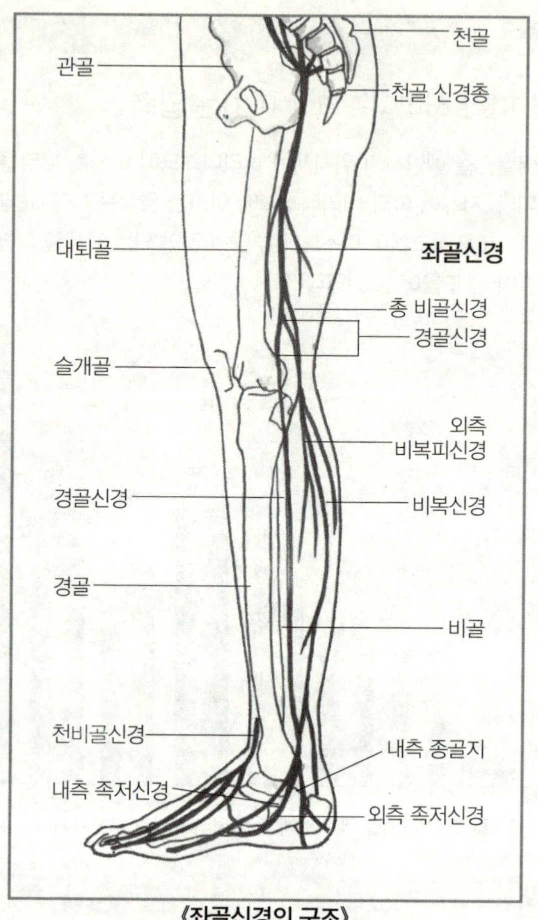

《좌골신경의 구조》

종아리를 지나 발바닥에서 발끝까지 주행하면서 잔가지를 뻗고 있습니다. 그런데 어떤 원인으로 인해 좌골신경에 문제가 생기면 좌골신경이 통과하는 부위인 엉덩이–다리 뒷면–발끝까지 저리거나 땅기고 아픈 증세들이 나타나는데, 이것이 바로 좌골신경통입니다. 좌골신경통의 가장 흔한 원인은 허리디스크로, 좌골신경을 구성하는 척추신경 중 하나가 디스크에 눌려 좌골신경통이 유발되는 것입니다. 이 경우 정확히 말하자면 병명은 허리디스크이고, 그 증세 중 하나가 좌골신경통인 것입니다.

허리디스크 진단을 위한 특수검사법

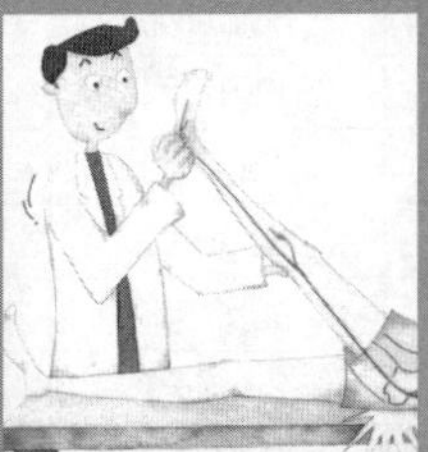

S.L.R Test

환자를 똑바로 눕혀서 아픈 다리를 80˚까지 들어 올립니다. 허리에서 종아리, 발까지 통증이 퍼져나가면 허리 디스크를 추측할 수 있으며, 만약 허벅지 뒤쪽만 당기면 근육이 긴장된 것입니다.

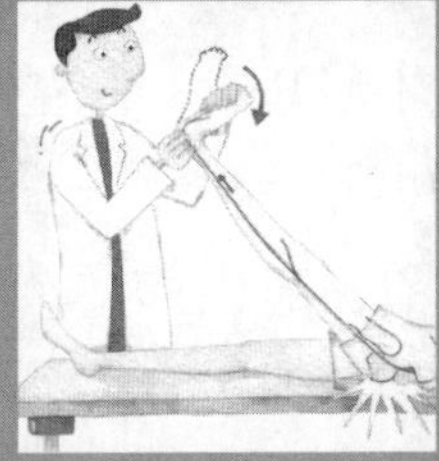

Bragard Test

환자를 똑바로 눕히고 아픈 다리를 들어올리다가, 통증이 오는 지점에서 다리를 약간 내린 후 발을 등쪽으로 구부립니다. 이 때 허리에서 다리, 발까지 통증이 퍼져나가면 허리디스크일 수 있습니다.

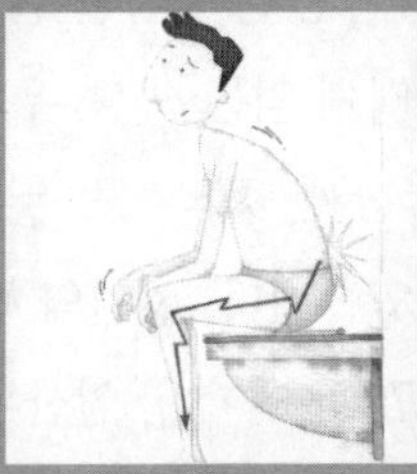

Valsalva Test

환자를 의자에 앉혀 대변을 볼 때처럼 아랫배에 힘을 주게 합니다. 허리와 다리 아래쪽으로 통증이 퍼져나가면 허리디스크가 의심됩니다.

05 요통 예방을 위한 식이요법

1. 칼슘 함유 식품

나이가 들수록 요통 환자가 늘어나는 것은 뼛속 칼슘 성분이 부족해져 뼈가 약해지기 때문입니다. 따라서 평소 뼈를 튼튼히 하기 위해 칼슘 함유 식품을 꾸준히 섭취해야 하며, 특히 폐경기가 다가오

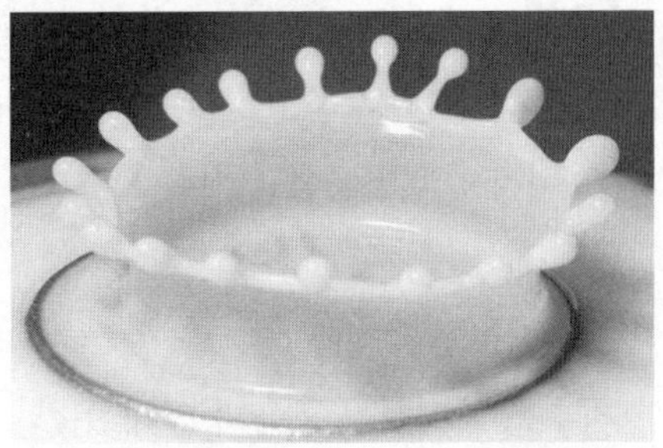

는 여성들은 골다공증의 위험을 줄이기 위해서라도 충분한 양의 칼슘 섭취가 권장됩니다. 더구나 칼슘은 근육의 수축과 이완, 신경의 흥분과 자극전달에

관여하기 때문에 요통 예방에 필수영양소인 것입니다.

칼슘이 많은 식품은 멸치나 뱅어포와 같은 뼈째 먹는 생선, 우유, 치즈, 요구르트, 참깨, 곰국, 콩, 두부, 미역, 무청 등이 있습니다. 성인의 하루 칼슘 권장량은 700mg이며, 임산부나 수유부 그리고 폐경기가 지난 여성이나 노인들은 1,000mg으로 옆의 표를 참고하여 섭취하면 됩니다.

《식품 1단위의 칼슘 함량》

식품명	1단위 분량	칼슘(mg)
우유	200㎖(1컵)	224
아이스크림	80㎖(1개)	104
잔멸치	15g(1작은접시)	196
뱅어포	15g(1장)	158
두부	80g(1모)	145
순두부	200g(1봉지)	240
치즈	20g(1장)	122
생미역	70g(1접시)	320
무청	50g	115
고등어	50g(1조각)	126
동태	50g(1조각)	170
굴	80g	118

2. 비타민 D 함유 식품

칼슘의 흡수를 도와주고 칼슘이 뼈에 침착되도록 도와주는 비타민 D도 요통 예방에 필수입니다. 가다랭이, 멸치, 장어, 뱅어포 등 생선에 풍부합니다. 표고버섯도 좋습니다. 표고버섯에는 에르고스테롤이라는 비타민 D 전구 물질이 있는데, 이것은 햇볕에 쪼이면 비타민 D로 변합니다. 따라서 표고버섯을 조리하기 전에 1~2시간 동안 햇볕에 쪼여야 비타민 D가 많이 생성될 수 있습니다. 그런데 사람의 피부 밑에도 비타민 D 전구 물질이 있는데, 햇볕을 쬐면 비타민 D로 변해서 그것이 필요한 곳으로 이동하게 됩니다. 피부가 흰 사람은 하루 30분 정도, 피부가 검은 사람은 3시간 정도 햇볕을 쬐면 충분한 양의 비타민 D가 생성됩니다.

3. 단백질 함유 식품

척추를 지지하는 근육과 인대 또한 튼튼해야 요통을 예방할 수 있습니다. 따라서 근육과 인대, 뼈 형성에 꼭 필요한 단백질을 충분히 섭취해야 합니다. 단백질이 풍부한 식품으로는 콩, 생선, 살코기 등이 있습니다.

4. 비타민 C 함유 식품

비타민 C는 추간판(디스크)과 뼈의 구성 성분인 콜라겐 형성을 돕는 물질로, 척추 건강을 위해 필수적인 영양분입니다. 따라서 비타민 C가 풍부하게 함유된 감귤류, 딸기, 감, 무청, 양배추, 토마토 등 신선한 과일과 야채를 많이 섭취하도록 합니다.

5. 비타민 B 함유 식품

비타민 B군은 '신경 비타민'이라는 별명이 있을 정도로 중추신경과 말초신경에 모두 작용하여 통증을 완화시켜 주는 역할을 합니다. 따라서 요통이 심한 환자는 비타민 B군이 풍부하게 함유된 식품을 많이 섭취하는 것이 좋습

알아두세요

요통의 원인에 따른 식이요법

1. 연로하거나 신체가 허약하여 발생하는 퇴행성 요통 → 돼지콩팥을 씻은 후 찜통에 쪄서 먹는다.

2. 감기·몸살로 인한 요통 → 두릅나물·생강·파뿌리 각 20g을 물 700cc로 끓여 반으로 줄면 하루 동안 세 번으로 나누어 마신다.

3. 생리 전이나 생리중 요통 → 부추술이나 수정과를 따뜻하게 데워 자주 마시거나, 『익모초고』를 따뜻한 물에 타서 마신다.(『익모초고』를 만드는 법은 p.394 참고)

4. 자궁근종이나 자궁용종, 자궁내막증에 의한 요통 → 전문 한의사와 상의하여 율무·금은화 각 20g씩을 준비하여 물 700cc를 붓고 끓여 반으로 줄면 하루 동안 세 번으로 나누어 마신다.

5. 담낭 질환에 의한 잔등과 허리의 통증 → 북어국, 복어국, 조기 등을 자주 먹는다.

6. 신장이나 방광의 염증에 의한 요통 → 호박이나 팥을 이용하여 죽을 끓여 먹거나 푹 고아 건더기와 함께 그 물을 자주 먹는다.

니다. 또한 비타민 B군은 섭취한 당질을 에너지로 전환시켜 주는 역할을 하므로, 체력회복을 위해서도 많이 섭취하도록 합니다. 비타민 B₁은 현미 · 돼지고기 · 참깨 · 콩류 · 땅콩 · 마늘 · 부추 · 파 등에 많이 함유되어 있고, 비타민 B₂는 달걀 · 우유 · 장어 · 멸치 · 동물의 간 등에 많이 함유되어 있습니다.

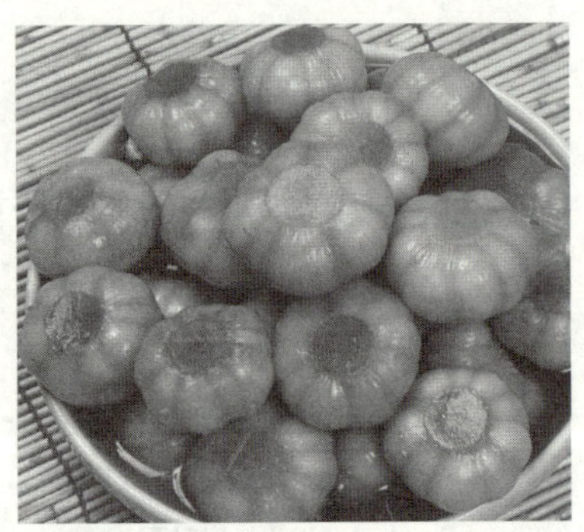

06 요통을 예방·치료하는 약술

1. 가시오가피술

2002년 한·일 월드컵 때 한국 축구를 4강으로 이끈 일등공신으로 더욱 많이 알려진 가시오가피. 가시오가피에 근골격계를 강화하는 효능이 있음은 이미 많은 실험을 통해서 의학적으로도 입증된 바 있습니다.

가시오가피는 단순한 요통에서부터 디스크로 인한 좌골신경통, 다리 저림이나 마비 증세를 완화시키는 데 특히 효험이 있습니다. 더구나 가시오가피는 성질이 열(熱)하거나 냉(冷)하지도 않고 온화하기 때문에 일반인들이 부작용 걱정 없이 안전하게 복용할 수 있는 장점이 있습니다.

가시오가피 300g을 깨끗이 씻은 후 잘게 썰어 황설탕 600g과 함께 항아리에 골고루 재어 담고 소주 3.2ℓ를 부어 밀봉하여 그늘에서 저장합니다. 40일 후 가시오가피를 체에 걸러내고 술만 병에 넣어둔 후 하루 2~3번 식후에 소주잔 한 잔 분량으로 복용합니다.

2. 부추술

부추는 성질이 따뜻하며 신장으로 들어가 허리를 강화시키기 때문에 양기가 약해진 노인들의 요통에 좋으며, 또한 혈액순환을 촉진하여 어혈을 풀어주므로 여성의 생리통으로 인한 요통에도 도움이 됩니다.

부추생즙 20cc에 따끈하게 데운 청주 1컵을 부어 마시거나, 물 6컵에 부추 60g을 넣고 중불에서 푹 달여 물이 1컵 정도로 줄면 불을 끄고 체로 부추를 건져낸 후 청주 1/4컵을 섞어서 마십니다. 취침 전에 마시면 숙면을 도와주며, 전신에 온기를 불어넣어 말초혈액순환을 좋게 하므로 부부가 함께 마시면 성기능 증진에도 도움이 됩니다.

요통을 다스리는 처방

1. 요통일 때의 양방 치료

디스크의 경우 일반인들은 수술을 제일 먼저 생각하지만, 디스크 수술은 완치법이 아니기 때문에 증세가 아주 심각한 경우 최종적으로 고려되어야 합니다. 왜냐하면 디스크 환자 중 수술이 필요한 경우는 10% 정도이며, 50~60%는 안정을 취하는 것만으로도 증세가 호전되기 때문입니다.

보존치료는 약물요법과 척추교정술(카이로프락틱)과 요추견인술, 물리치료 등이 있습니다.

요추견인술은 허리를 인위적으로 늘려서 좁아진 척추 사이의 간격을 벌려 줌으로써 튀어나온 디스크의 수핵을 제자리로 돌려놓거나, 신경이 눌리지 않도록 하여 통증을 경감시켜 주는 방법입니다.

2. 요통일 때의 한방 치료

한방에서는 요통 환자 치료시 침구요법을 기본으로 합니다. 침의 자극을 통해 척추 주변의 기혈순환이 원활해지고, 근육과 인대가 강화되는 효과를 볼 수 있습니다. 그 외에도 척추 교정이 필요한 환자는 추나요법, 허리 주변의 근육과 인대를 지지해 주거나 강화할 필요가 있는 환자는 테이핑 요법, 그리고 장부(臟腑)와 기혈(氣血)의 허실(虛實)에 따라 약물요법을 시행합니다. 요통의 원인과 증세, 환자의 체질에 따라 치료법은 달라지지만, 임상에서 가장 기본적으로 시행되는 방법은 다음과 같습니다.

1) 침구 · 지압요법

요통에는 기본적으로 척추 주변의 신수(腎俞), 기해수(氣海俞), 대장수(大腸俞), 관원수(關元俞), 소장수(小腸俞), 방광수(膀胱俞), 명문(命門), 요양관(腰陽關)을 지압합니다. 다리까지 저리고 통증이 전달되는 증세가 있다면 다리에 있는 위중(委中), 곤륜(崑崙)을 함께 지압합니다.

① **대장수, 요양관** 양쪽 옆구리를 더듬으면 만져지는 골반뼈의 위 끝과 같은 높이에 있는 척추가 제4요추로 척추 주위의 경혈점을 찾는 기준점입니다. 제4요추 가운데 있는 점이 요양관이며, 제4요추 양쪽으로 손가락 2마디만큼 떨어진 곳이 대장수입니다.

②**기해수** 제4요추 바로 위의 제3요추에서 양쪽으로 손가락 2마디만큼 떨어진 곳입니다.

③**신수, 명문** 제3요추 바로 위 제2요추의 가운데 점이 명문이며, 제2요추 양쪽으로 손가락 2마디만큼 떨어진 곳은 신수입니다.

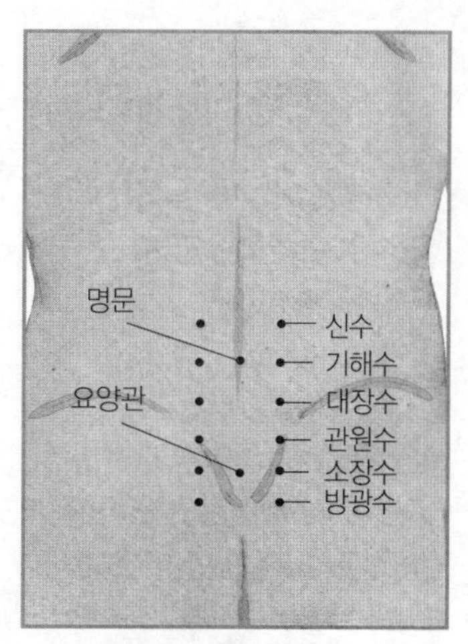

④**관원수, 소장수, 방광수** 기준점인 제4요추 바로 아래의 제5요추에서 양쪽으로 손가락 2마디만큼 떨어진 곳은 관원수, 제5요추 아래 제1선골에서 양쪽으로 손가락 2마디만큼 떨어진 곳은 소장수, 그 아래 제2선골에서 양쪽으로 손가락 2마디만큼 떨어진 곳은 방광수입니다.

⑤**위중** 무릎 뒤 오금 부위에 통통하게 살이 오른 부위의 중점이 위중으로, 이 점을 누르면 찌릿한 느낌이 종아리 아래로 전달되는 것이 느껴집니다.

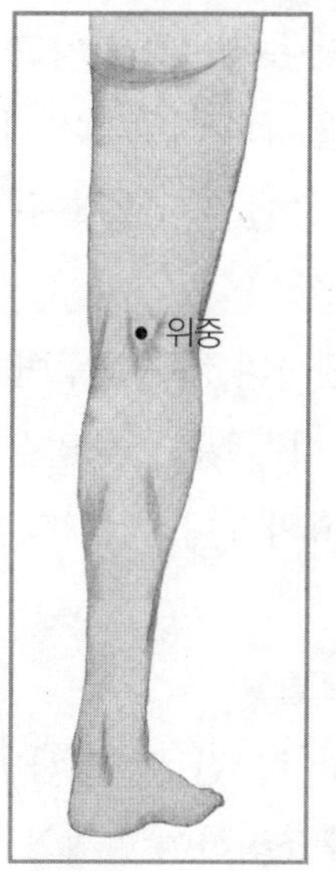

⑥**곤륜** 바깥쪽 복사뼈와 아킬레스건 사이에 오목하게 들어간 부분입니다.

⑦**요추 지압** 주먹을 쥐고 허리를 두드려 주거나 요추 양측을 지압해 줍니다. 척추뼈에서 양쪽으로 3cm 정도 나간 곳을 위아래로 꾹꾹 눌러주며, 눌렀을 때 특별히 통증이 심한 곳은 병변이 있는 곳이므로 더욱 세심하게 지압을 해주도록 합니다.

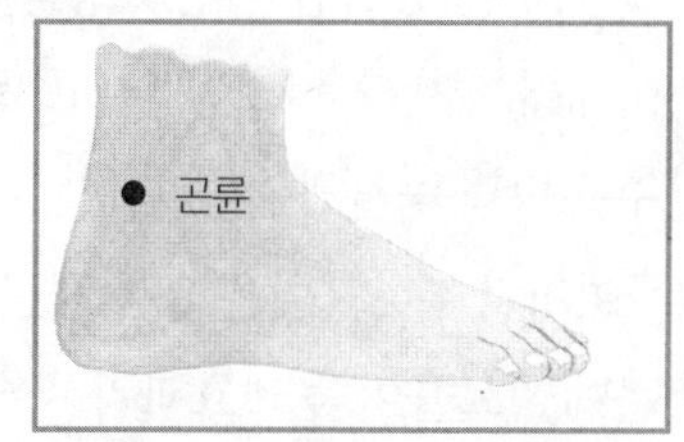

2) 테이핑 요법

테이핑 요법이란 피부에 특수 테이프를 붙여 근육을 강화하고 혈액순환을 활발히 하여 통증을 줄여주는 요법입니다. 요통이 있을 때, 문제가 되는 근육을 찾아 그 근육을 강화시키고 교정하기 위해 근육의 방향에 따라 테이프를 붙여주면 통증이 줄어들게 됩니다. 허리 주변에는 많은 근육이 있으나, 대표적으로 허리를 수직으로 받치고 있는 척추기립근 강화 테이핑을 시행하면 많은 요통에 효과를 볼 수 있습니다.

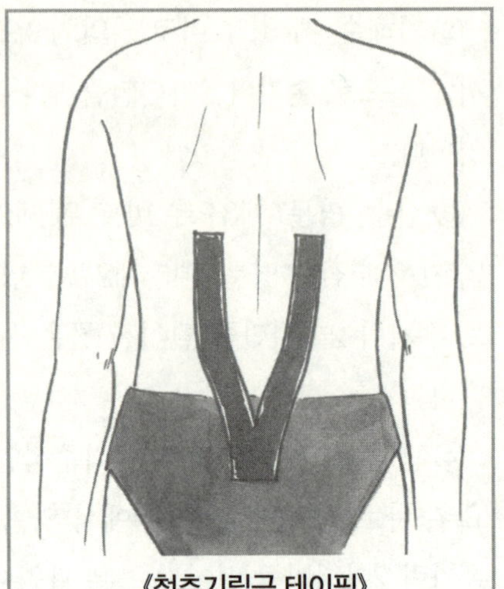

디스크 환자의 경우 그 주변 근육이 긴장되어 요통이 발생하는 경우가 많기 때문에, 테이핑으로 근육의 뭉침을 풀어주고 혈액순환을 촉진시키면 통증이 줄어드는 효과가 나타납니다.

3) 추나요법

추나요법이란 전문 한의사의 손으로 환자의 특정 부위(경혈, 압통점, 척추, 관절 등)를 조작하여 인체의 생리·병리적 상황을 조절함으로써 치료 효과를 거두는 방법입니다. 요통 환자에게 있어서는 틀어진 척추뼈를 손으로 찾아내어 제자리로 정렬시키고, 뭉쳐진 근육을 풀어줌으로써 통증을 완화시켜주는 방법을 시행합니다.

이처럼 추나요법은 요통의 근본적인 원인을 바로잡는 것을 목표로 하기 때문에 치료율이 높고 효과가 지속적인 장점이 있습니다.

4) 부항요법

급·만성 요통에 모두 부항이 도움이 됩니다. 통증 부위에 부항을 붙이면 음압으로 인해 혈액이 모여 자가치유 물질이 모이고, 그로 인해 치유가 빨라지게 됩니다. 뭉친 근육이 풀어지고 허리가 유연해지며, 통증이 확연히 줄어드는 효과가 있습니다. 피부가 상하지 않게 하기 위해 부항을 붙일 부위에 로션이나 크림을 바르고, 붙이는 시간은 5~10분 정도가 적당합니다.

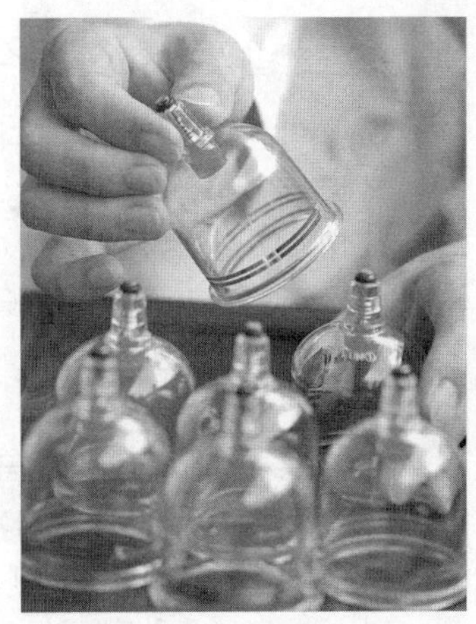

5) 약물요법

수많은 요통의 종류를 원인에 따라 10가지로 집약하여 한방에서는 '십종요통(十種腰痛)'으로 분류하였습니다. 따라서 그 치료 처방 또한 원인과 증세에 따라 여러 가지로 달라질 수 있습니다. 일반적으로 요통에 많이 쓰이는 약재는 속단, 두충, 우슬, 모과, 파고지, 토사자 등으로 이들은 척추를 주관하는 신장(腎臟)과 근육을 주관하는 간장(肝臟)을 보(補)하는 효능이 있습니다.

임상에서 요통에 자주 쓰이는 처방은 이들 약재를 가감한 『건요사륙탕(健腰四六湯)』으로 말 그대로 허리를 건강하게 하는 처방입니다. 즉 허리 주변의 근육과 인대, 디스크를 강화하고 척수를 보충해 주는 역할도 하기 때문에, 나이가 들어 허리의 근력이 떨어지고 디스크에서 영양분이 빠져 퇴행성 디스크질환이나 좌골신경통이 생길 때 또는 골다공증으로 압박 골절이 생겨 등에서 허리까지 통증이 심한 경우 적합합니다.

건요사륙탕(健腰四六湯)
숙지황 6g, 산약·산수유·백복령·목단피·택사·당귀·천궁·우슬·속단·모과·두충 각 4g, 파고지·구척·사인·진피·감초 각 2g.

잘못 알려진 허리 건강 상식

1. 딱딱한 바닥이 허리에 좋다?

너무 푹신한 침대나 두꺼운 요에 누우면 허리가 푹 꺼져 정상적인 곡선을 흐트러지게 하므로 척추 건강에 좋지 않습니다. 하지만 너무 딱딱한 침대나 방바닥에 그냥 누우면 허리 주변의 근육을 긴장시켜 오히려 요통을 악화시킬 수 있으므로, 침대는 적당한 쿠션이 있는 것이 좋습니다.

2. 요통 환자에게 성행위는 금물?

흔히들 '남자는 허리가 강해야 남자구실을 제대로 할 수 있다'고 합니다.

이 말을 반대로 한 번 생각해 보면 허리가 약한 사람은 남자구실도 제대로 못한다는 말인데……. 하지만 허리가 약해도 성생활은 충분히 가능하며, 증세가 심한 경우가 아니라면 오히려 규칙적인 성생활은 허리 강화에 도움이 됩니다.

부드럽게 성행위를 하면 허리 근육이 이완되면서 마사지 효과까지 볼 수 있기 때문입니다. 또한 성행위를 하면 여성은 에스트로겐, 남성은 테스토스테론이라는 성호르몬이 분비되어 뼈와 근육이 강화되는 효과까지 기대할 수 있습니다. 성행위 도중 분비되는 엔돌핀은 몰핀보다 강한 진통제의 역할을 할 뿐만 아니라 면역력까지 강화시켜 줍니다.

3. 허리가 아플 땐 누워서 쉬는 것이 최고?

많은 사람들은, 허리가 아플 땐 '일단 누워서 쉬는 것이 상책'이라고 조언을 합니다. 물론 허리가 아프면 움직일 때마다 통증이 따르기 때문에 환자 입장에서도 누워 있는 것이 가장 편안하게 느껴지는 것이 당연합니다. 특히 디스크 환자의 경우 허리를 움직일수록 튀어나온 디스크가 신경을 건드려 부종을 일으키고 통증을 일으키기 때문에, 이를 방지하기 위해 누워서 안정을 취하는 것이 증세 완화에 도움이 됩니다. 하지만 디스크 환자라도 3일만 안정을 취하면 디스크의 돌출 정도가 약해지고 신경과 마찰을 일으키지 않아 부기가 웬만큼 빠지기 때문에, 그 이상 누워 있을 필요는 없습니다.

의사들이 요통 환자에게 당분간 안정을 취하라고 권하는 것은 누워서 꼼짝하지 말라는 뜻이 아니라 일정 시간 동안 허리에 무리가 되는 업무나 행동을 자제하라는 의미라고 할 수 있습니다. 그리고 허리를 꼼짝할 수 없을 정도가 아니라면 움직일 때마다 통증이 따르더라도 서서히 운동을 시작해야 합니다. 규칙적으로 꾸준하게 산책이나 가벼운 스트레칭을 하면 증세가 빨리 호전될 뿐 아니라 재발도 막을 수 있습니다.

척추수술 후 열심히 운동을 한 환자는 누워만 있었던 환자보다 회복속도도 빠르고 재발이 적다는 임상 연구결과도 많이 보고되고 있습니다. 누워만 있으면 뼈에서 칼슘이 빠져나가 뼈가 약해질 뿐 아니라 허리근육이 약해져 허리를 삐끗하기 쉽기 때문입니다. 꾸준히 운동을 해야 섭취한 칼슘이 뼈로 갈 수 있으며, 근육의 탄력이 증가하고 민첩성도 발달하여 척추를 건강하게 보호할 수 있습니다.

4. 허리가 아프면 무조건 병원 치료를 받아야 한다?

대개의 사람들은 허리가 아프면 '혹시 디스크?'라며 병원을 찾아갑니다. 그러나 요통 환자의 70~80%는 스트레스나 과로 등으로 인한 단순요통으로 특별한 치료 없이도 시간이 지나면 자연 치유되기 때문에, 요통이 발생하면 집에서 안정을 취하면서 경과를 지켜보는 것이 좋습니다.

예를 들어 평소에는 허리에 전혀 이상이 없었다가 갑자기 요통이 발생했거나, 무거운 물건을 들다가 허리를 삐끗했을 경우, 평소보다 운동을 무리하게 한 후 통증이 발생했을 경우, 또는 오랫동안 앉아 있거나 고스톱을 치고 나서 허리가 뻐근할 경우에는 안정과 간단한 허리 스트레칭으로도 좋아질 수 있습니다.

5. 디스크일 때는 수술이 만능?

전체 요통 환자 중 디스크로 인한 경우는 10% 정도이고, 전체 디스크 환자 가운데 수술이 필요한 경우는 고작 10%에 불과합니다. 일상생활에 큰 지장이 없는 경우에는 허리에 무리가 되는 행동을 피하고 운동요법을 실시하는 것만으로도 좋아질 수 있기 때문에 굳이 수술을 할 필요까지는 없습니다.

일반적으로 수술이 고려되는 경우는 일상생활에 지장을 받을 만큼 통증이나 기능 장애가 심한 경우, 신경 장애가 심해 다리를 쓰지 못하거나 대·소변을 볼 수 없는 경우, 그리고 물리치료와 약물치료를 한 달 이상 해도 별 차도를 보이지 않을 경우 입니다.

일상생활에서 요통을 예방하는
바른 자세

1. 의자에 앉을 때

무릎은 엉덩이 높이와 같도록 하며, 의자가 높은 경우 발받침을 사용하여 발바닥이 바닥에 닿도록 합니다. 엉덩이를 의자 뒤까지 바짝 붙여 앉고, 허리 뒤에는 쿠션을 받쳐서 허리가 곧게 펴지도록 합니다.

책상 높이는 팔꿈치보다 5cm 정도 높은 것이 좋으며, 책상에 앉을 때는 책상에 다가앉아 허리를 등받이에 대고 곧게 펴도록 노력합니다. 아무리 좋은 자세라도 오랜 시간 동안 그 자세를 유지하는 것은 좋지 않으므로, 30분에 한 번씩 자세를 바꿔주거나 가볍게 움직이도록 합니다.

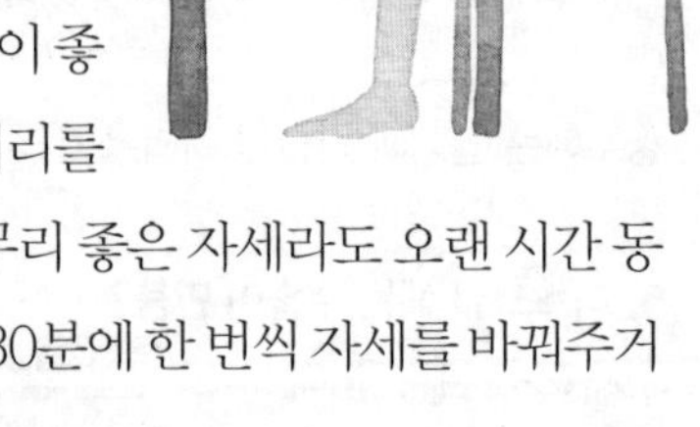

2. 운전할 때

무릎이 엉덩이 높이와 같도록 하고, 등과 다리가 직각이 되도록 운전석을 앞으로 당깁니다. 허리를 편안하게 할 수 있는 쿠션을 받쳐서 허리가 곧게 펴지도록 하면 더욱 좋습니다.

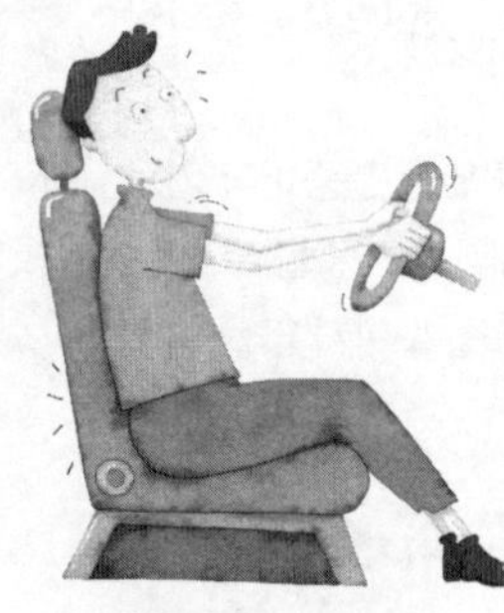

3. 잠잘 때

침대나 요는 너무 푹신한 것보다 약간 딱딱한 것이 좋습니다. 옆으로 잘 때는 무릎을 구부리고 무릎 사이에 베개를 고이는 것이 좋고, 똑바로 잘 때는 무릎 밑에 베개를 넣어서 무릎을 약간 구부리는 것이 좋습니다.

엎드리거나, 높은 베개를 베고 무릎을 편 상태로 자면 허리에 부담을 주므로 피하도록 합니다.

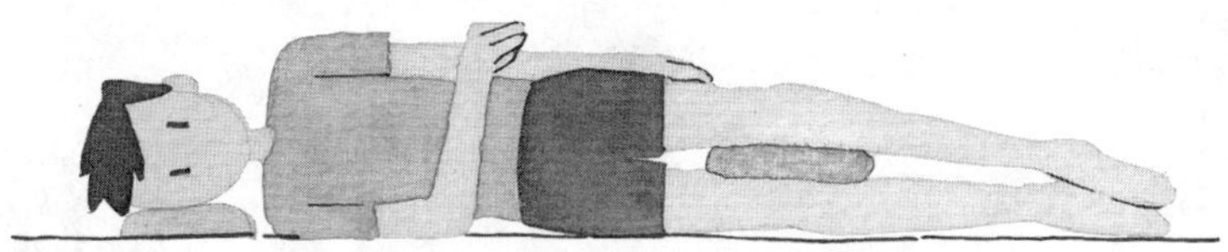

4. 자고 일어났을 때

자고 일어났을 때는 굳어진 몸을 풀어주기 위해 누운 상태에서 기지개를 켜듯이 팔과 다리를 쭉쭉 펴주거나 간단한 스트레칭을 하고 나서 움직이는 것이 좋습니다. 일어날 때도 똑바로 누운 자세에서 곧바로 일어나지 말고 옆으로 누웠다가 허리에 무리를 주지 않게 일어나는 것이 좋습니다. 세수나 양치를 할 때 허리를 구부리면 허리에 부담을 주므로, 허리는 펴고 무릎을 살짝 구부리도록 합니다.

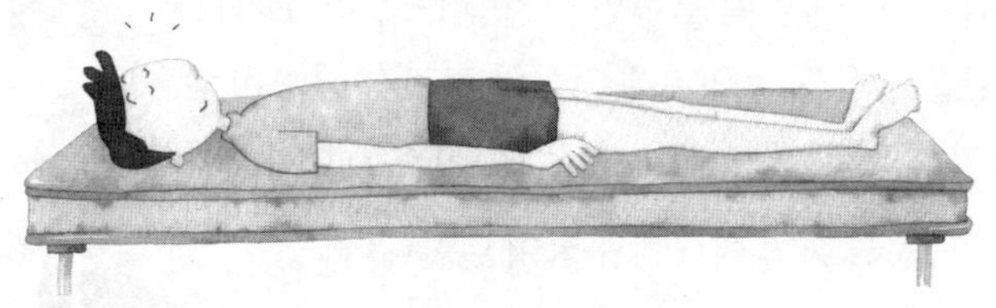

5. 물건을 들 때

물건을 들 때 허리를 구부리면 허리에 부담이 커지므로 좋지 않습니다. 허리는 펴고 무릎을 굽히도록 하며, 물건을 몸에 바싹 붙여서 드는 것이 허리에 부담이 적습니다.

　그리고 물건을 어깨보다 높이 들 때는
반드시 의자나 받침대를 이용하
도록 하여 허리가 뒤로 젖혀지지
않도록 주의합니다. 무거운 물건을 이
동해야 할 때에는 짐을 앞에서 당기지
말고, 뒤에서 미는 것이 허리에 부담이
적습니다.

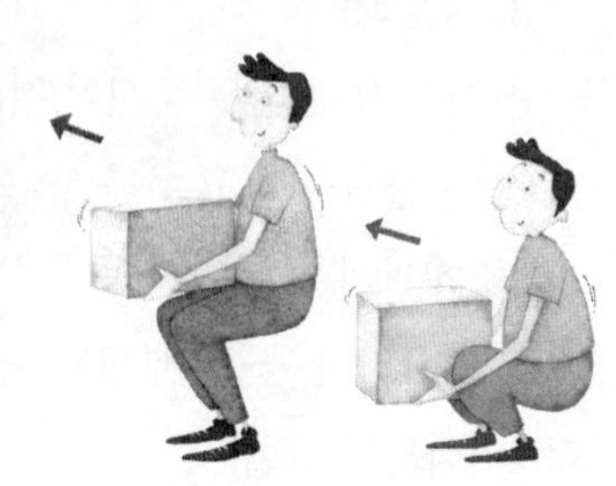

6. 걸을 때

　걸을 때는 턱을 가슴으로 끌어당기고, 시선은 앞을 향하며 고
개를 떨구지 않도록 합니다. 그리고 배와 엉덩이에 힘을 주
어서 배나 엉덩이가 너무 튀어나오지 않도록 합니다. 발은
발뒤꿈치, 발바닥, 발가락의 순서로 바닥에 닿도록 하며, 양
쪽 발은 가능한 한 수평을 이루도록 노력합니다. 신발은
쿠션이 좋고, 굽이 낮은 신발(4cm 이하)이 좋습니다.

7. 서서 일할 때

　장시간 허리를 구부리고 일을 하면 허리에 큰 무리가 가므
로 작업대가 낮을 경우에는 의자에 앉거나 무릎을 구부리도
록 합니다. 작업대 높이가 키에 맞더라도 받침을 사용하여
교대로 발을 올려놓는 것이 허리에 부담이 덜합니다.

8. 몸을 돌릴 때

　허리만 틀어 뒤를 보면 허리에 무리를 주므로,
가급적 발을 옮겨 돌거나 또는 발목을 돌리도록
합니다.

요통 예방과 척추 건강을 위한 운동요법

척추는 근육과 인대에 의해 지지되기 때문에, 근육이 튼튼하고 관절의 유연성이 유지되면 척추 건강이 보장될 수 있습니다. 1주에 3회 이상 꾸준한 척추 운동으로 근육과 인대를 강화시키고 관절의 유연성을 증가시켜 요통을 예방하고 균형 잡힌 척추 곡선을 유지하도록 합니다.

1. 위를 보고 누운 자세 I

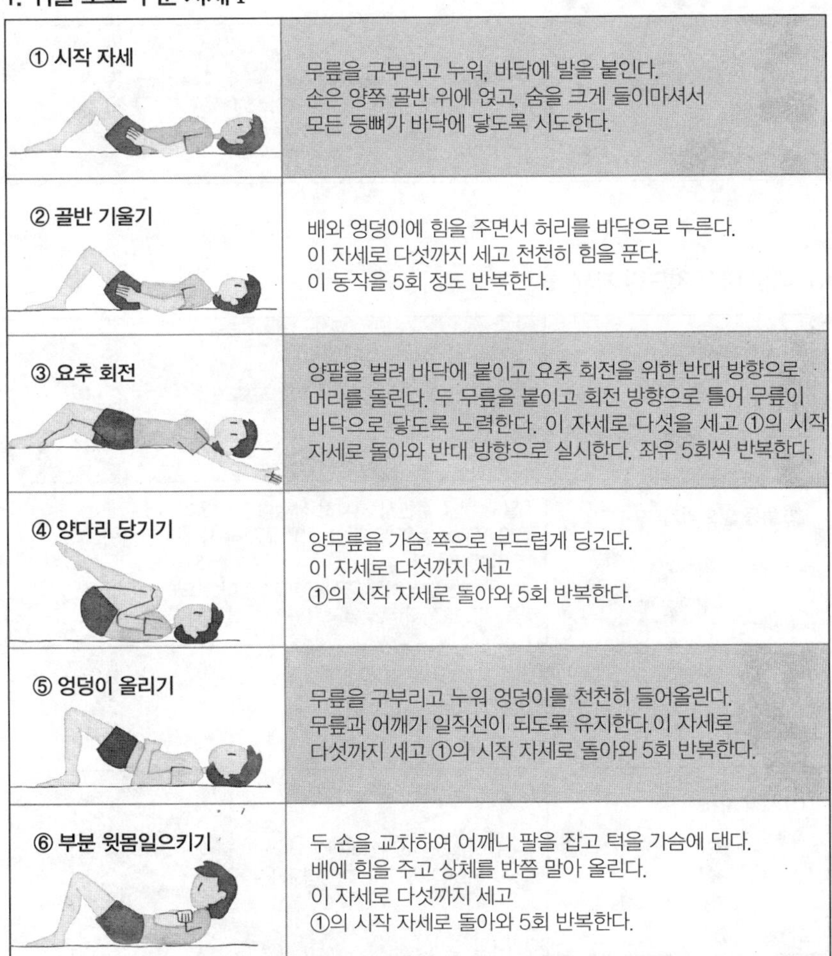

① 시작 자세	무릎을 구부리고 누워, 바닥에 발을 붙인다. 손은 양쪽 골반 위에 얹고, 숨을 크게 들이마셔서 모든 등뼈가 바닥에 닿도록 시도한다.
② 골반 기울기	배와 엉덩이에 힘을 주면서 허리를 바닥으로 누른다. 이 자세로 다섯까지 세고 천천히 힘을 푼다. 이 동작을 5회 정도 반복한다.
③ 요추 회전	양팔을 벌려 바닥에 붙이고 요추 회전을 위한 반대 방향으로 머리를 돌린다. 두 무릎을 붙이고 회전 방향으로 틀어 무릎이 바닥으로 닿도록 노력한다. 이 자세로 다섯을 세고 ①의 시작 자세로 돌아와 반대 방향으로 실시한다. 좌우 5회씩 반복한다.
④ 양다리 당기기	양무릎을 가슴 쪽으로 부드럽게 당긴다. 이 자세로 다섯까지 세고 ①의 시작 자세로 돌아와 5회 반복한다.
⑤ 엉덩이 올리기	무릎을 구부리고 누워 엉덩이를 천천히 들어올린다. 무릎과 어깨가 일직선이 되도록 유지한다. 이 자세로 다섯까지 세고 ①의 시작 자세로 돌아와 5회 반복한다.
⑥ 부분 윗몸일으키기	두 손을 교차하여 어깨나 팔을 잡고 턱을 가슴에 댄다. 배에 힘을 주고 상체를 반쯤 말아 올린다. 이 자세로 다섯까지 세고 ①의 시작 자세로 돌아와 5회 반복한다.

2. 위를 보고 누운 자세 II

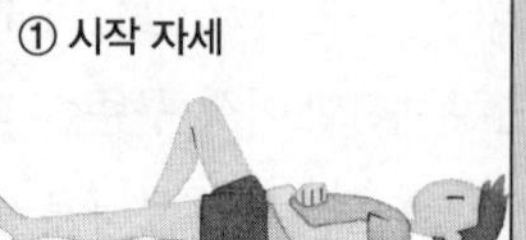

① 시작 자세

바닥에 누워 한쪽 다리를 구부리고, 다른 쪽 다리는
곧게 펴서 모든 척추뼈가 바닥에 닿도록 한다.
양손은 배 위에 올려놓는다.

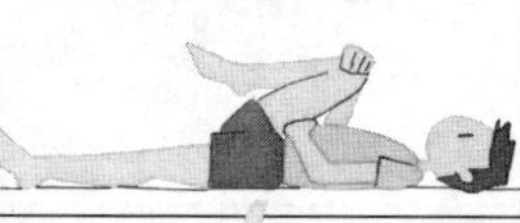

② 한쪽 다리 당기기

한쪽 무릎을 가슴 쪽으로 천천히 당긴다.
이 때 다른 쪽 다리와 허리는 바닥을 밀어준다.
이 자세로 다섯까지 세고 ①의 시작 자세로 돌아와
양다리를 번갈아 5회씩 반복한다.

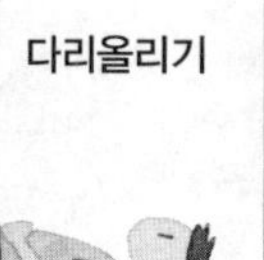

③ 일직선 다리올리기

허리를 바닥에 붙이도록 밀어주고, 한쪽 다리는 구부리고
반대편 다리는 일직선으로 들어올려서 다섯까지 센다.
①의 시작 자세로 돌아와 양다리를 번갈아 5회씩 반복한다.

3. 배를 대고 엎드린 자세

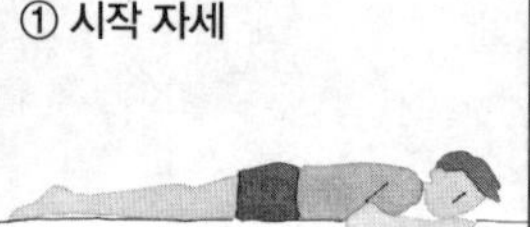

① 시작 자세

양다리를 약간 벌리고 엎드려 누워, 손바닥은
얼굴 옆의 바닥에 댄다.

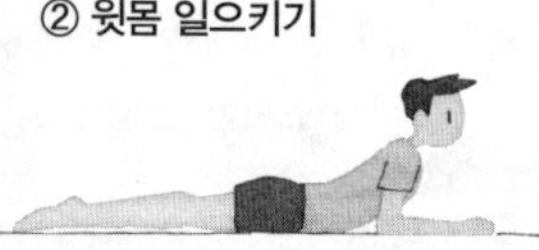

② 윗몸 일으키기

팔에 힘을 주면서 서서히 상체를 들어올려서
20~30초 동안 유지한다. ①의 시작 자세로 돌아와
5회 반복한다.
처음에는 팔꿈치를 완전히 펴지 않아도 되며,
증세가 호전될수록 팔꿈치를 펴도록 한다.

4. 등 운동

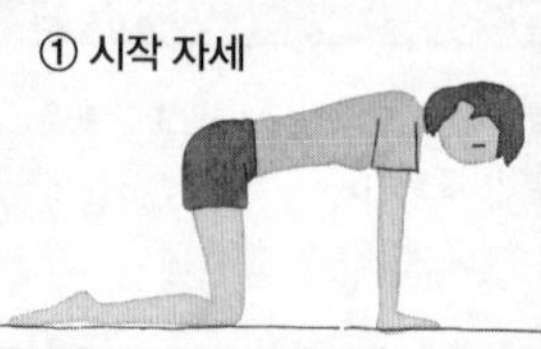

① 시작 자세

무릎과 팔을 어깨너비만큼 벌리고, 넓적다리와
팔이 수평이 되도록 그림과 같은 자세를 취한다.

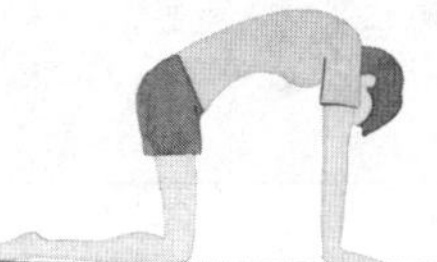

② 고양이 등 – 낙타 등	●**고양이 등** 고개를 천천히 아래로 향하는 동시에 숨을 내쉬면서 무릎과 손을 바닥으로 밀면서 등을 최대한 둥글게 만든다. 이 때 시선은 배꼽 쪽을 향하고, 다섯을 센다. ●**낙타 등** 고개를 천천히 위로 들어올리는 동시에 숨을 들이쉬면서 배가 아래로 부풀어지고 허리는 아래로 축 처지게 한다. 이 자세로 다섯을 센다. 고양이 등과 낙타 등 동작을 교대로 5회씩 반복한다.
③ 팔 늘리기 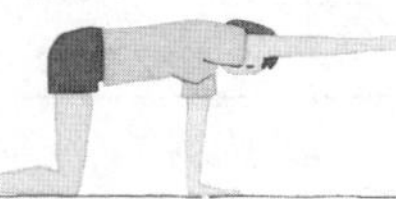	한쪽 팔을 일직선으로 늘려주면서 다섯까지 센다. 이 때 고개를 숙이지 말고, 몸통도 한쪽으로 기울지 않아야 한다. 양쪽 팔을 교대로 5회씩 반복한다.
④ 다리 늘리기 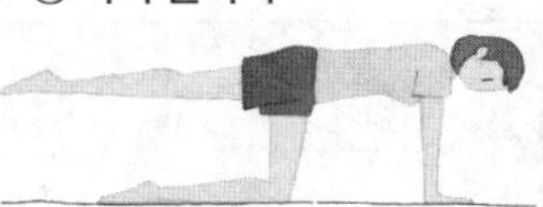	다리를 뒤로 일직선으로 들어올려 바닥과 수평을 유지하여 다섯까지 센다. 이 때 몸통이 한쪽으로 기울거나 허리, 머리, 다리가 처지지 않아야 한다. 양쪽 다리를 교대로 5회씩 반복한다.

5. 의자에 앉은 자세

① 시작 자세 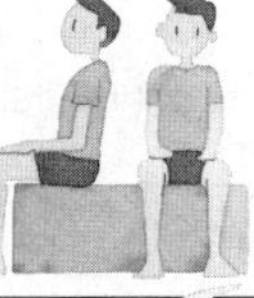	발바닥이 바닥에 닿게 하고 의자에 앉는다.
② 측면 늘리기 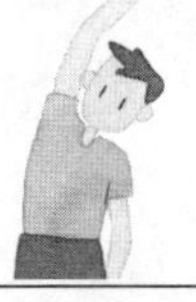	한쪽 팔을 들어올려 반대쪽으로 늘려주고 다섯까지 센다. 이 때 몸통을 비틀지 않도록 주의한다. 양쪽을 교대로 5회씩 반복한다.
③ 척추 늘리기 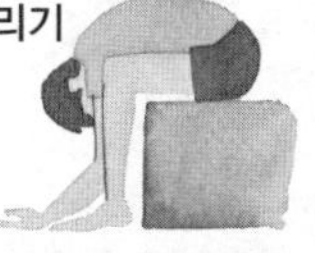	목의 긴장을 풀고 몸통을 천천히 아래로 구부려 다섯까지 센다. ①의 시작 자세로 되돌아와 5회 반복한다.
④ 목 돌리기 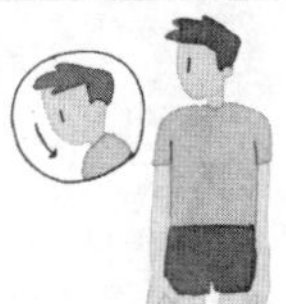	턱을 약간 아래로 당기고 머리를 옆으로 돌린다. 이 때 몸통은 그대로 두고 고개만 돌리도록 하며, 시선은 돌리는 방향의 어깨너머를 향한다. 이 자세로 다섯까지 세고, ①의 시작 자세로 되돌아와 5회 반복한다.

| ⑤ 목 굽히기 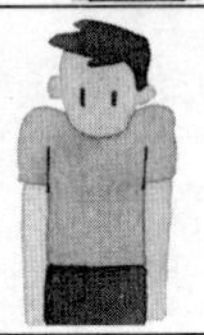 | 턱을 약간 아래로 당기고, 귀가 한쪽 어깨에 닿도록
머리를 옆으로 굽힌다. 이 자세로 다섯까지 세고,
①의 시작 자세로 되돌아와 5회 반복한다. |
| ⑥ 어깨 으쓱 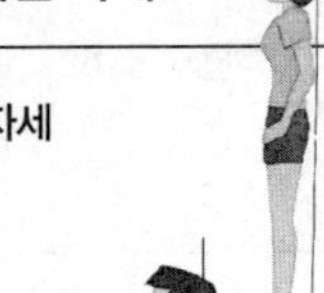 | 양쪽 어깨가 귀에 닿을 때까지 최대한 위로 들어올린다.
이 자세로 다섯까지 세고,
①의 시작 자세로 되돌아와 5회 반복한다. |

6. 벽에 기댄 자세

| ① 시작 자세 | 벽에서 20~30cm 정도 앞에 서서 어깨, 등, 엉덩이를
벽에 편히 기댄다.
양쪽 발은 엉덩이너비만큼 벌린다. |
| ② 미끄러지기 | 등과 허리를 벽에 대고서 천천히 내려와
반쯤 앉은 자세에서 멈춘다.
이 자세에서 다섯을 세고,
천천히 ①의 시작 자세로 돌아와 5회 반복한다. |

작지만 큰 병이 되는 여성병

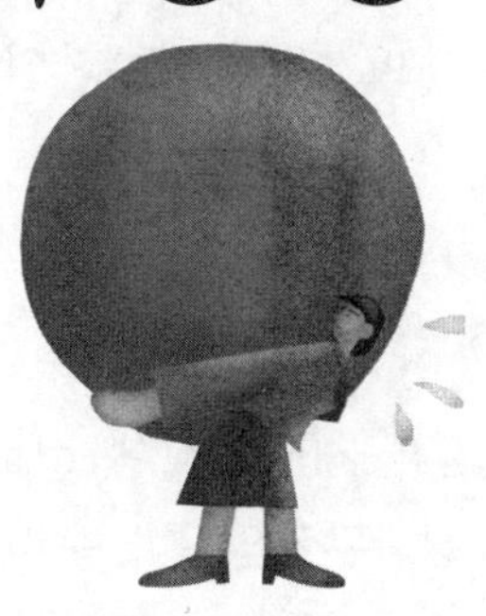

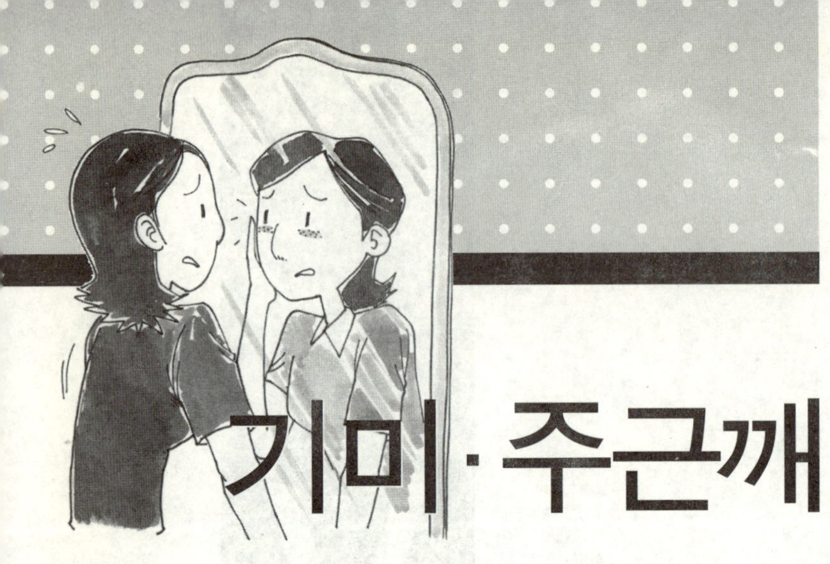

기미·주근깨

    보통 여성들이 20대 후반이 되면 눈 밑에 작고 연한 기미가 생기기 시작하여, 임신을 하면 범위가 점점 넓어지고 커집니다. 각고의 노력 끝에 조금씩 연해지는 것 같다가도 여름철 피서 한번 갔다오면 원상복구는커녕 더 심해지지 않으면 천만다행입니다. 예로부터 미녀의 조건으로 '삼백(三白)' 즉 피부, 치아, 손이 희어야 한다고 했거늘. 커피 한 방울 떨어진 블라우스를 입고 다녀도 종일 낯이 뜨거운데, 얼룩진 얼굴을 평생 들고 다니는 사람의 심정이야…….

01 기미란?

    기미란 갈색을 내는 멜라닌 색소가 과잉 생산되어 피부에 불규칙하게 침착된 것입니다. 우리 나라에서는 20대 후반에서 40대 사이 가임기 여성들에게 비교적 흔하며, 사춘기 이전이나 폐경기 후의 여성들에게서는 거의 발생하지 않습니다. 최근에는 경구피임약을 복용하는 여성의 30%에서 기미가 나타난다고 하므로, 여성 호르몬이 기미의 발생에 영향을 미친다고 볼 수 있습니다. 한 번 생긴 기미는 햇볕에 가장 큰 영향을 받기 때문에 여름에 짙어졌다가 겨울이면 흐려집니다. 인종별로 보면 멜라닌세포에서 멜라닌을 많이 생산하는 황인종이 백인종보다 더 잘 생깁니다.

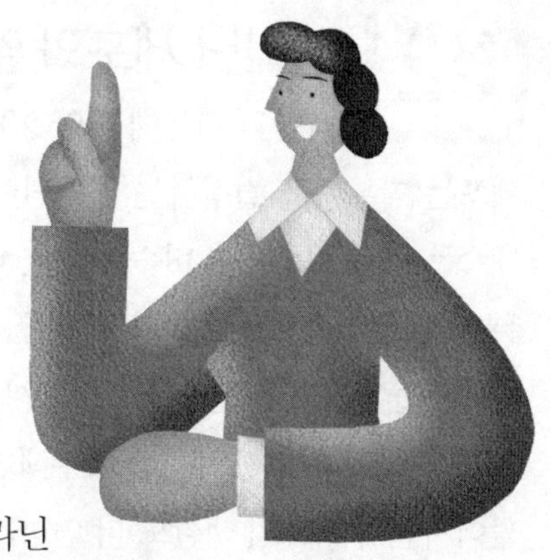

알아두세요

기미·주근깨의 차이점 & 공통점

주근깨는 마치 작은 깨를 확 뿌려 놓은 듯이 불규칙한 모양을 형성하는 황갈색 반점으로, 기미에 비해 어린 나이에 발생합니다. 어릴 때 생긴 주근깨가 햇볕을 쬐거나 나이가 들면서 더 많아지기도 하는데, 성년이 된 이후에는 점차 줄어드는 경향을 보입니다.

	주근깨	기미
나이	주로 어린 나이에 발생, 성인이 되어 줄어듦.	20대 후반~40대 가임기
성별	남녀 모두.	주로 여성
형태	경계가 분명한 작은(대개 5mm 이하) 갈색 반점들이 분리되어 뭉쳐지지 않는다.	주변 피부와 경계가 명확한 것도 있고 흐릿한 것도 있으며, 처음에는 작게 생겼다가 점차 커져 여러 개가 뭉쳐진다.
공통점	햇볕을 많이 받으면 더욱 진해지거나, 새로 생기기도 한다. 따라서 여름에 짙어지고 겨울에 연해진다.	

02 멜라닌 세포와 멜라닌 색소

사람의 피부에는 약 20억 개 정도의 멜라닌 세포가 있는데, 이 세포는 피부색을 결정하는 멜라닌이라는 색소를 만듭니다. 멜라닌 세포의 개수는 모든 인종들이 비슷하지만, 다만 멜라닌 세포가 멜라닌을 만들어 내는 양에 따라 피부색이 결정됩니다.

예를 들어 흑인은 멜라닌 세포에서 멜라닌 색소를 많이 생산하고 색소 자체가 더 진하고 어둡기 때문에 피부색이 검은 것이며, 백인은 멜라닌이 적게 만들어지면서 색소의 색깔도 더 연하기 때문에 피부색이 하얀 것이며, 황인종은 그 중간이어서 피부색이 황색인 것입니다.

알아두세요

일광욕과 피부 건강

매력적이고 건강미 넘치는 피부를 만들기 위해 일광욕이나 인공 선탠을 즐기는 사람들이 많습니다. 그러나 이는 잘못된 생각으로, 일광욕이나 인공 선탠은 오히려 피부 건강에 해롭습니다. 햇볕을 쬐면 피부에서 비타민 D가 합성되어 뼈를 튼튼히 하는 효과가 있지만, 이런 효과는 하루 30분 정도 평상복을 입고 외출을 해도 충분합니다. 요즘은 프레온 가스와 환경오염 때문에 오존층이 파괴되어 자외선 유입량이 늘어나 햇볕을 많이 쬐는 것이 오히려 피부 건강에 해롭습니다. 자외선은 주근깨 · 기미는 물론 피부 노화를 촉진시키고, 피부암과 백내장을 유발할 수 있다는 사실이 밝혀지고 있습니다.

이런 피해는 햇볕 반사가 강한 바닷가의 모래사장이나 스키장에서 심하게 나타납니다. 따라서 여름에 외출을 할 때에는 반드시 자외선 차단제를 바르고 긴소매 옷을 갖고 다니며 가급적이면 오전 11시에서 오후 3시 사이에는 30분 이상 햇볕을 쬐는 것을 피하도록 합니다. 또한 겨울철에 스키장에 갈 때에도 반드시 자외선 차단제를 바르고, 자외선 차단 효과가 있는 고글을 끼도록 합니다.

03 기미가 생기는 원인

자외선	자외선은 피부노화, 기미, 주근깨의 가장 큰 원인입니다. 피부가 햇볕에 노출되면 자외선이 내부로 침투되는 것을 막기 위해 멜라닌 세포에서는 멜라닌 색소를 많이 생성합니다. 피부에 멜라닌 색소가 침착되면 피부가 검게 되고 기미, 주근깨가 생기는 것입니다.
여성 호르몬	여성은 배란 후~월경 때까지 약 2주 동안 황체 호르몬이 분비되는데, 이 호르몬은 피부를 햇빛에 민감하게 만들고 뇌하수체의 멜라닌 세포 자극 호르몬의 분비를 촉진시킵니다. 분비된 멜라닌 세포자극 호르몬은 멜라닌 세포의 멜라닌 생산을 촉진시키므로 기미가 잘 생기는 것입니다. 특히 황체 호르몬은 임신 4~5개월에 많이 분비되기 때문에 임신 기간에 기미가 많이 생기며, 경구피임약도 황체 호르몬 분비를 유도하기 때문에 기미의 원인이 됩니다.
유전	인종적으로 기미 발생의 차이가 있으며 부모 중에 기미가 있을 때 자녀의 기미 발생 빈도가 높은 것으로 보아, 기미 발생에 유전적 요인도 작용함을 알 수 있습니다.
피부 상처	피부에 자극이 심한 화장품이나 연고를 사용한 후 접촉성 피부염이 생겼을 때, 여드름과 같은 피부 트러블이 생겼을 때 이것이 치유되는 과정에서 자외선을 쬐면 기미가 발생할 수 있습니다. 또 얼굴에 화상이나 심한 찰과상을 입어서 피부가 얇고 민감해졌을 때에도 자외선을 쬐면 멜라닌 세포의 색소 생산이 빨라져 기미나 주근깨가 생깁니다.
스트 레스	스트레스를 받으면 우리 몸에서 아드레날린이라는 호르몬이 분비되는데, 이 호르몬이 분비되면 우리 몸은 외부의 자극에 방어할 자세를 취하게 됩니다. 그 방어과정의 하나로 우리 몸을 자외선으로부터 보호하기 위해 멜라닌 색소의 분비를 증가시키고, 그 결과 기미 · 주근깨가 생기는 것입니다.
피부 자극	박피술, 레이저, 인위적 각질 제거 등 과도한 피부 자극은 피부층을 얇게 하여, 멜라닌 세포가 더욱 빨리 자외선을 감지할 수 있게 합니다. 자외선에 자극을 받은 멜라닌 세포에서는 멜라닌 분비가 왕성해지므로 기미가 생길 수 있는 것입니다.
열	체온이 높아지면 멜라닌 세포는 멜라닌 색소를 더 많이 만들어 낸다는 보고가 있습니다. 따라서 찜질방이나 사우나에서 오래 있으면 기미가 심해질 수도 있으므로, 주의하도록 합니다
약물 복용	피부를 자외선에 민감하게 만드는 약을 복용할 때 햇볕을 쬐면 기미가 발생할 수 있습니다. 따라서 약물 복용시에는 그 약물이 피부를 자외선에 민감하게 하는지 알아보고, 자외선 차단에 신경을 쓰도록 합니다
내장 질환	간, 난소, 자궁에 이상이 있으면 기미가 생길 수 있습니다.

04 기미의 증세와 종류

주로 눈밑, 광대뼈 부위, 뺨, 입술, 턱선을 따라서 불규칙한 모양의 연갈색이나 암적색 혹은 검은색 반점이 얼굴 좌우에 대칭으로 나타납니다. 기미는 주변 피부와 경계가 명확한 것도 있고 흐릿한 것도 있으며, 처음에는 작게 생겼다가 점차 커져 여러 개가 뭉쳐집니다. 햇빛에 노출될수록 색은 더욱 짙어집니다. 그리고 기미는 멜라닌 색소 침착 부위에 따라 표피형, 진피형, 혼합형으로 나눌 수 있습니다. 동양인은 진피형과 혼합형이 많습니다.

표피형	표피에만 색소가 옅게 깔려 있으며, 비교적 경계가 명확하고 갈색을 띱니다. 색소의 침착이 깊지 않아 쉽게 치유되는 반면 재발 또한 잘 됩니다.
진피형	표피보다 깊은 진피에 색소가 퍼져 있으며, 경계가 불명확하고 약간 회색이나 흐린 갈색을 띱니다. 색소의 침착이 깊어 치유가 쉽지 않습니다.
혼합형	멜라닌이 표피와 진피에 모두 있는 경우를 혼합형 기미라 합니다. 따라서 전체적으로 기미의 색조가 균일하지 않으며, 치유도 잘 되지 않습니다.

05 기미를 예방하는 생활법

1. 자외선을 피한다

자외선은 피부에 기미를 발생·악화시키는 가장 큰 원인입니다. 외출시에는 반드시 자외선 차단제를 바르되, 자외선 차단제의 작용 시간이 3시간 정도이므로 장시간 외출할 때에는 3시간 간격으로 덧바릅니다. 자외선 차단지수(SPF)가 15~30인 제품을 피부 타입에 맞게 선택하여 꼼꼼하게 바릅니다.

2. 스트레스를 적절히 조절한다

정신적 스트레스와 긴장은 체내 호르몬과 자율신경 계통을 변화시켜 각종 질병의 원인이 됩니다. 따라서 스트레스를 적절히 해소하거나 즐기도록 하며, 항상 즐거운 마음가짐을 갖도록 합니다.

3. 피부 미백제 사용시 주의한다

과거에 미백 효과가 뛰어나다고 알려진 화장품이나 약품 속에는 수은이 들어간 제품이 많았는데, 아직도 이를 기미 연고로 사용하는 사람들이 있습니다. 수은이 들어간 제품을 오래 쓰면 수은이 침착되어 은회색 반점이 생길 수 있고, 중금속 중독을 유발할 수 있으므로 미백제를 구입할 때에는 성분을 꼼꼼히 살펴보고 선택하도록 합니다.

4. 경구피임약 대신 다른 피임법을 이용한다

경구피임약에 들어 있는 여성 호르몬이 기미 생성을 촉진시킬 수 있으므로, 다른 피임법을 이용하도록 합니다.

5. 비타민 C가 함유된 식품을 많이 먹고, 균형 있게 식사한다

비타민 C는 멜라닌 색소의 생성을 예방하는 효능이 있으므로, 음식으로 먹거나 피부에 직접 발라도 좋습니다. 그리고 소화 기능이 떨어지거나 영양분이 제대로 섭취되지 않으면 피부에 영양이 제대로 공급되지 않아 색소 침착이 쉽게 일어납니다.

따라서 규칙적으로 식사를 하도록 하며, 자극적이고 매운 음식 · 술 · 담배 등은 혈액을 탁하게 할 수 있으므로 피하도록 합니다.

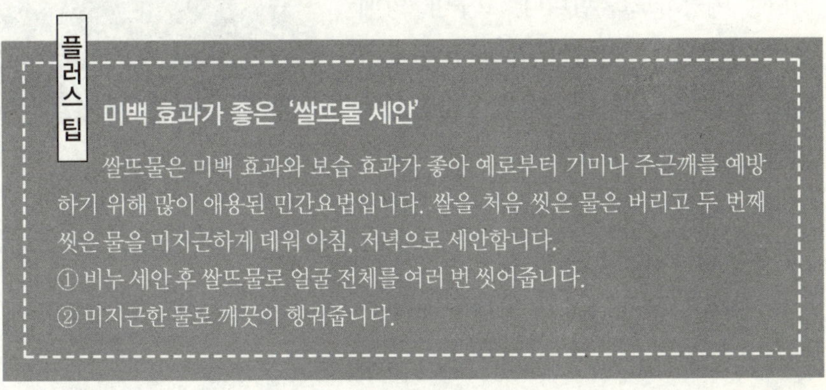

06 기미 예방에 도움이 되는 식품

1. 비타민 C 함유 식품

레몬, 오렌지, 귤, 토마토, 양배추, 녹
차, 감자 등에 많이 함유되어 있습니다.
비타민 C제제를 하루에 2~3g 정도 먹
어도 좋습니다.

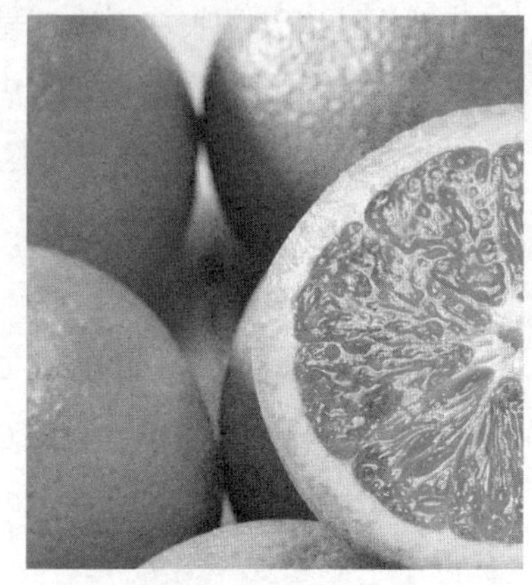

2. 비타민 A 함유식품

비타민 A는 피부의 세포 생성에 도움
이 되고 항산화 작용이 있어서 피부노
화를 방지해 줍니다. 비타민 A가 풍부하게 함유된 식품은 동물의 간, 당근,
쑥갓, 부추, 시금치, 치즈, 토마토, 호박 등입니다.

3. 섬유질 함유 식품

변비가 있으면 대장의 독소가 혈액을 따
라 피부로 가서, 피부를 칙칙하게 만들 수
있습니다. 따라서 섬유질 섭취를 많이 하여
변비를 예방하도록 합니다. 고구마, 양배
추, 사과, 시금치, 현미, 보리, 배추 등 신선
한 야채와 과일, 곡류에 섬유질이 많이 함유
되어 있습니다.

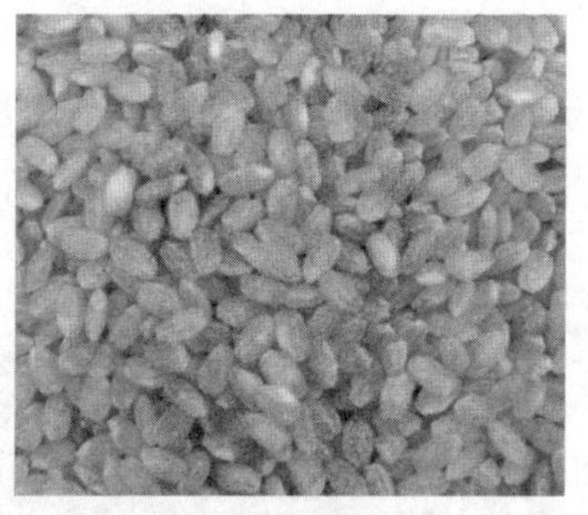

4. 물을 많이 마신다

피부에 수분을 공급하고, 노폐물 배설을 위해 물을 하루에 1.8ℓ 정도 마시
는 것이 좋습니다.

1. 간 기능 이상에 의한 기미

화를 잘 내거나 흥분을 잘 하는 사람, 스트레스를 많이 받는 사람, 피로하고 쉽게 짜증을 내는 사람은 간장 기능이 약해지고 기운이 울체(鬱滯)되기 쉽습니다. 이런 경우는 주로 눈밑과 광대뼈 주위에 기미가 잘 생기며, 기미가 오래되지 않은 경우에 많습니다. 치료는 간에 울체된 기운을 해소시켜 주는『소요산(逍遙散)』이 효과적입니다.

소요산(逍遙散)
백출 · 백작약 · 백복령 · 시호 · 당귀 · 맥문동 각 4g, 감초 · 박하 각 2g, 생강 3쪽.

2. 소화 기능 약화로 생긴 기미

평소 불규칙한 식사 습관으로 비위 기능이 약화된 사람은 영양분을 흡수하여 피부에 공급하지 못한 결과, 피부에 기미가 생길 수 있습니다.

이런 경우는 식욕이 저하되고, 소화가 잘 되지 않아 속이 더부룩하며, 트림과 방귀가 잦습니다. 치료는 비위 기능을 보하는『삼령백출산(蔘苓白朮散)』이 효과적입니다.

삼령백출산(蔘苓白朮散)
인삼 · 백출 · 백복령 · 산약 · 감초 각 12g, 의이인 · 연육 · 길경 · 백편두 · 사인 각 6g을 가루내어 1회 8g씩, 대추 달인 물로 타 먹는다.

3. 어혈에 의한 기미

우리 몸에 혈액순환이 잘 안 되면 특정 부위에 혈액이 고이게 되는데, 이를 어혈이라고 합니다. 몸에 어혈이 생기면 그것이 기미나 반점 등으로 나타납니다. 평소 생리통과 생리불순이 있거나, 손 · 발 · 아랫배가 차갑다면 어혈을 의심해 볼 수 있습니다. 치료는 혈액순환을 증진시키고 어혈을 풀어주는 『계지복령환(桂枝茯苓丸)』이 효과적입니다.

계지복령환(桂枝茯苓丸)
계지 · 적복령 · 목단피 · 적작약 · 도인 각각 같은 양으로 하여 이들 약을 가루내어 꿀로 반죽한 다음 콩알만하게 알약을 만든다. 온수로 3알씩 빈 속에 먹는다.

4. 대장에 노폐물이 쌓여 생긴 기미

대장의 활동 기능이 떨어져 대장에 변비가 생기면, 숙변에서 생긴 독소가 혈관에 흡수되어 온몸을 돌아다니다가 피부에 쌓여 기미와 여드름이 생길 수 있습니다. 치료는 대장의 숙변을 제거하고 혈액의 노폐물을 배출시켜 주는 『도인승기탕(桃仁承氣湯)』이 효과적입니다.

식이요법과 운동요법 등으로 변비를 치료하는 것이 급선무이며, 몸 속에 쌓인 독소를 해독하기 위해 물을 많이 먹는 것도 중요합니다.

도인승기탕(桃仁承氣湯)
대황 12g, 계심 · 망초 각 8g, 감초 4g, 도인 10알

플러스 팁

양귀비의 피부 비결, 『옥환도면고(玉環塗面膏)』

절세미인으로 유명한 양귀비의 옥 같은 피부의 비결은 바로 살구씨로 만든 『옥환도면고』입니다. 살구씨는 미백과 소염 · 진정 작용이 뛰어나 기미, 주근깨, 여드름에 효과적입니다.

살구씨 300g을 물 2ℓ로 1시간 30분 정도 끓인 다음 살구씨를 걸러내고, 약물만 약한 불에 주걱으로 졸여 걸쭉해지면 불을 끄고 밀폐용기에 담아둡니다. 얼굴에 거즈를 깔고 『옥환도면고』를 잘 펴바른 다음 30분이 지나면 따뜻한 물로 씻어줍니다. 팩은 1주일에 2번 정도가 적당합니다.

골다공증

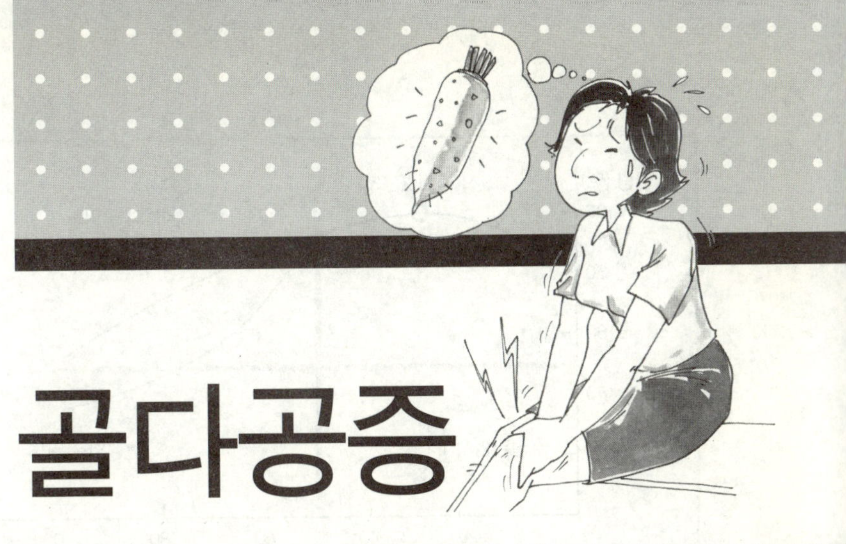

　　나이가 들면서 뼈의 주성분인 칼슘과 단백질이 점차 빠져나가, 뼈가 마치 바람든 무처럼 구멍이 숭숭 뚫리고 물렁해져서 작은 충격이나 넘어짐에도 쉽게 부러지며, 또 한번 부러지면 잘 낫지 않기도 합니다. 특히 대퇴골 골절이나 척추의 압박 골절은 생명을 위협할 정도로 심각합니다. 그것은 골절 자체보다는 치료를 위해 장기간 누워 있으면 혈전으로 인한 뇌졸중과 심장마비, 폐렴과 욕창 등 합병증이 생기기 때문입니다.

01 왜 여성에게 골다공증이 많이 생길까?

　　골다공증은 남녀 모두에게 찾아오는 불청객입니다. 그러나 골다공증 환자의 80%는 여성으로 남성에 비해 약 4배 이상 많습니다.

　　남성은 선천적으로 골격이 튼튼하고 여성보다 활동량이 많은 편이어서 뼈

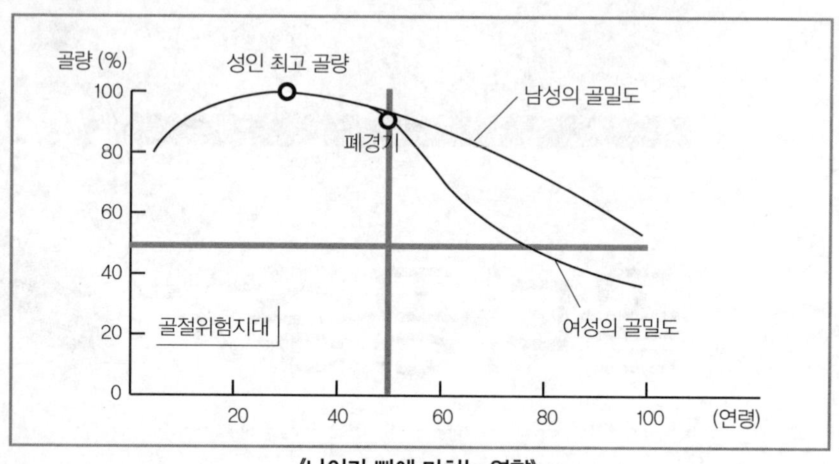

《나이가 뼈에 미치는 영향》

의 강도가 여성에 비해 10% 정도 강하며, 에스트로겐으로 변하는 남성 호르몬이 거의 평생 분비되기 때문에 골다공증이 잘 생기지 않습니다.

남성의 노화로 인한 골다공증은 70~80대나 되어야 나타나고, 그 정도 또한 경미하므로 골다공증은 여성만의 질병으로 인식되어 왔습니다. 그러나 최근에는 환경 호르몬이나 중금속에 대한 노출로 남성들 사이에서도 골다공증 수가 증가하고 있어 관심을 모으고 있습니다.

특히 과도한 음주와 흡연, 운동부족 등은 남성 호르몬인 테스토스테론의 감소를 초래하여 결국엔 '골 빈 남자'들이 늘어나는 것입니다.

반면 여성의 경우에는 뼈의 형성에 관여하는 에스트로겐이 갱년기 이후 급격히 줄어드는 데다, 노화로 인한 자연적인 골손실이 이중으로 가속화되어 남성보다도 골다공증이 더 빨리 그리고 더 많이 발생하게 되는 것입니다.

골다공증이 있을 때 나타나는 증세

골다공증의 초기에는 겉으로 볼 때나 방사선 검사를 했을 때 아무런 변화가 나타나지 않으므로 '소리 없는 도둑'으로 불립니다.

그러나 차츰 등에서 허리까지 걸쳐 쉽게 피로해지거나 은근한 통증을 느끼게 되고, 진행이 되면서 척추가 압박을 받아 뼈가 납작해지면서 심한 요통이 생기고, 결국 키가 줄어들거나 척추에 변형이 생겨서 등이 굽어 전형적인 '꼬부랑 할머니'의 모습을 보입니다.

길을 걷다가 넘어지거나 또는 목욕탕에서 주저앉는 등의 작은 충격에도 뼈가 잘 부러지는데, 특히 대퇴골 경부 · 척추 · 손목뼈가 골절의 빈도가 가장 높은 부위입니다.

알아두세요

젊은 여성의 다이어트와 골다공증

젊은 여성들의 다이어트에 대한 관심은 가히 혀를 내두를 정도로 심각한 상황입니다. 무리한 다이어트는 다이어트 약품이나 이뇨제, 사하제 등을 복용함으로써 생기는 직접적인 위험뿐만 아니라 먹는 양이 줄어드는 데 따른 건강문제를 일으킬 수 있습니다.

가장 직접적으로 관련된 질환이 바로 골다공증. 섭취하는 칼슘이 부족하여 혈중 농도가 떨어지면 뼈에 있는 칼슘을 동원하게 되는데, 이것은 뼈를 약화시키는 근본 원인이 됩니다. 또한 뼈의 형성에 영향을 미치는 여성 호르몬의 분비가 줄어들게 되어 골다공증과 생리불순을 초래하고, 조기 폐경의 위험도 높아지게 됩니다.

그러므로 마른 여성이나 다이어트를 하고 있는 여성은 적어도 1~2년에 한 번은 골밀도검사를 받고 미리 대책을 세우는 것이 바람직합니다. 그리고 다이어트를 할 때는 탄수화물과 지방의 양을 줄이는 대신 과일과 채소 등의 섭취를 늘리는 식이요법과, 먹는 것 이상의 운동으로 칼로리를 소모하는 것이 가장 효과적이라고 할 수 있습니다.

03 골다공증을 예방하는 생활요법

1. 운동요법

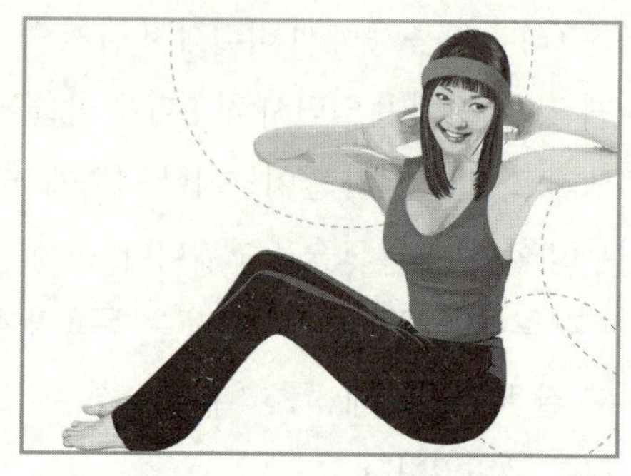

골밀도와 골량을 높이는 결정적인 요인은 물리적 하중 즉, 무게가 실린 운동입니다. 정상적인 사람도 1주일 동안 가만히 누워 있으면 골밀도가 5~8% 정도 줄어들기 때문에, 골다공증을 예방하기 위해서는 반드시 규칙적인 운동을 해야 합니다. 뼈를 튼튼하게 하는 운동으로는 에어로빅·달리기·줄넘기·조깅·등산·계단 오르기·자전거 타기 등이 좋지만, 수영과 같이 체중이 실리지 않는 운동은 거의 효과가 없습니다.

운동은 1주일에 3~5회, 최소한 20분 이상이 적당한데, 야외에서 햇볕을 쬐면서 운동을 하면 피부에서 비타민 D가 생성되어 뼈를 튼튼하게 하므로 일석이조의 효과를 볼 수 있습니다.

2. 식이요법

칼슘은 폐경 전 여성은 하루 1,000mg, 폐경 후나 골다공증 위험이 높은 경우에는 1,500mg이 필요합니다. 일반 식사에서 섭취할 수 있는 칼슘의 양은 필요량의 절반 정도에 불과하므로, 칼슘이 풍부한 음식으로 부족한 양을 보충해야 합니다.

① 우유 500cc에는 770mg의 칼슘이 들어 있으므로 하루에 두 잔 정도(500cc)가 적당하며, 우유를 발효시켜 만든 치즈는 하루 두 장 정도가 적당합니다.

② 단백질과 칼슘이 풍부한 두부, 두유 등 콩류 식품을 많이 섭취해야 합니

다. 특히 콩에는 여성 호르몬에 작용하는 이소플라본 성분이 함유되어 있어 갱년기 골다공증 여성에게는 필수적입니다.

③ 뼈째 먹는 생선인 마른 멸치는 칼슘의 보고입니다. 멸치 100g당 700mg의 칼슘이 들어 있으므로 하루에 두 끼 정도는 작은 크기로 한 접시 정도 먹는 것이 좋습니다.

④ 짠 음식, 백설탕, 탄산 음료, 카페인 음료, 술, 담배 등은 골다공증을 촉진시키므로 피해야 합니다.

골다공증을 다스리는 처방

한방에서는 골다공증을 '신허(腎虛)'로 보고 신장을 보(補)하는 처방을 쓰는데, 그 중에서 아주 효과적인 처방이 『반룡환(斑龍丸)』입니다. 반룡(斑龍)은 사슴을 가리키는 말로, 이 처방은 신장을 보하는 데 탁월한 효능이 있으며 칼슘 또한 풍부한 녹각교와 녹각상이 주요 구성 약재입니다.

주로 노인들의 정력감퇴, 이명, 청력과 시력 감퇴, 어지럼증, 기억력 감퇴, 허리와 팔 · 다리 시림 등의 증세에 쓰이며, 골다공증의 예방과 치료에도 아주 효과가 좋습니다.

반룡환(斑龍丸)

녹각교 · 녹각상 · 숙지황 · 토사자 · 백자인 각 300g, 백복령 · 파고지 각 150g을 가루내 환으로 만들어 1회 10g씩, 1일 3회 복용한다.

※ 이 처방에 뼈를 강하게 해주는 속단 · 두충 · 우슬 등을 가미하면 더욱 효과적이며, 식초가 칼슘의 흡수를 도와주므로 생수 한잔에 식초 1큰술을 타서 그 물로 복용하는 것이 효과가 훨씬 더 좋습니다.

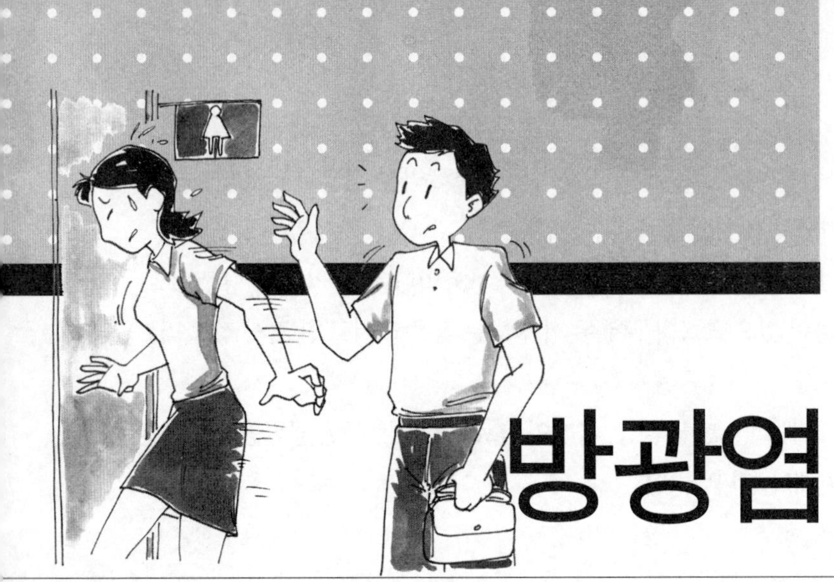

방광염은 여성이라면 한 번쯤은 경험하게 되는 흔한 질병으로 특히 결혼한 중년 부인에게 많은 것이 특징입니다. 방금 소변을 보고서도 또 소변이 마려워 화장실에 가도 시원하게 나오지 않고, 소변이 나올 때는 음부에 통증과 함께 타는 듯한 작열감이 있어서 소변보기가 무척 겁이 납니다. 심한 경우 허리까지 아프기도 합니다. 이처럼 불편함이 있어도 대부분의 여성들은 숨기고 참기만 하는데요, 신장염이 될 수도 있으므로 빨리 치료하는 것이 좋습니다.

01 방광염이란?

방광염은 세균이 요도를 통해 방광으로 침범하여 염증을 일으킨 것입니다. 방광염을 일으키는 원인균의 85~90%는 대장균입니다.

즉 항문 근처에 있던 대장균이 어떤 경로를 통해 요도로 이동해서 감염되는 경우가 가장 많습니다. 따라서 요도와 항문이 가까이 있는 여성이 남성보다 방광염에 쉽게 걸리는 것입니다.

방광염이 생기면 초기에는 방광점막이 충혈되고 부으며, 점차 진행하면 점막이 헐어 출혈이 생기며 작은 궤양들이 생기기도 하지만 방광근육까지 침범하지는 않아 방광에 구멍이 나는 일은 없습니다.

그러나 방광염을 치료하지 않고 방치하면, 방광에 있던 세균이 요관을 타고 신장으로 올라가 신장염을 일으켜 신장 기능에 장애를 일으킬 수 있습니다. 방광염 자체는 항생제를 먹으면 쉽게 치료될 수 있으나, 신장은 혈관으로 얽혀 있는 중요한 장기라서 쉽게 치료되지 않을 뿐만 아니라 고장이 나면 건강에 심각한 영향을 미칠 수 있으므로 신장염으로 진행되지 않도록 빨리 치료해야 합니다.

02 방광염의 증세

방광염의 대표 증세는 오줌소태, 즉 소변을 자주 보는 것입니다. 특히 밤에 자다가 깨어나서 소변을 자주 보게 되므로 숙면에 방해가 되며, 어린아이의 경우 성장에도 지장을 줄 수 있습니다.

그 외 방광염의 대표 증세는 다음과 같습니다.

● 소변을 볼 때 아랫배에 저리는 통증이 있다.

● 소변을 볼 때 요도가 찌릿찌릿 타는 듯한 통증이 있다.

● 소변을 보고 나도 시원치가 않다.

● 소변이 자주 마렵고, 소변이 마려워 참을 수 없다.

● 밤에 자다가 소변이 마려워 자주 일어난다.

● 소변을 본 끝 무렵 피가 한 방울 떨어지거나, 소변에 고름이 섞여 색깔이 뿌옇다.

03 방광염은 여성병?

방광염은 여성이 남성보다 10배 이상 더 잘 걸리며, 여성이라면 평생 한 번쯤은 경험하는 흔한 질병이므로 방광염은 여성병이라 할 수 있습니다. 이처럼 남성들보다 여성이 방광염에 잘 걸리는 것은 여성의 신체 구조 때문입니다.

남성의 요도는 길이가 20~25cm인데 비해 여성은 2.5~4cm로 지나치게 짧은 데다, 요도의 지름이 남성에 비해 2배나 크고 곧아서 세균이 침투하기 아주 쉽습니다.

더군다나 여성의 요도는 항문과 질의 입구 바로 옆에 있어서, 항문과 질에 있는 세균이 요도로 침범할 수 있는 최적의 입지 조건을 갖추고 있는 셈입니다.

이처럼 해부학적 구조상 여성은 방광염에 걸리기 쉬운 조건을 타고났으니, 생식기의 청결에 각별히 신경을 써야 합니다.

04 방광염 환자의 생활수칙

1. 매일 샤워를 한다

매일 샤워를 하면서 외음부도 항상 깨끗이 씻습니다. 단 욕조 목욕이나 거품 목욕은 피하고, 외음부에 향수, 파우더, 스프레이 등도 사용하지 않도록 합니다.

2. 소변을 참지 않는다

소변을 참게 되면 방광 안의 세균이 점점 번식하고, 방광 내 압력이 높아져 소변이 요관으로 역류하여 신장까지 감염될 수 있습니다. 따라서 방광염 환자는 소변을 시원하게 보아, 방광과 요도에 있는 세균을 소변과 함께 배출시키는 것이 좋습니다.

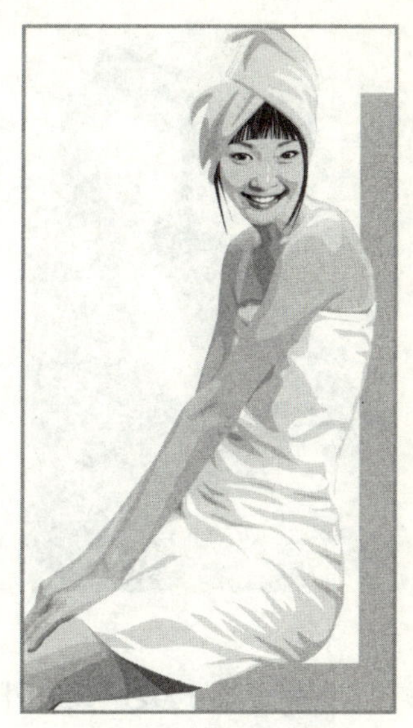

3. 소변을 볼 때는, 방광을 완전히 비운다

소변을 볼 때 방광을 완전히 비워 세균이 번식하지 못하게 하는 것이 중요합니다. 변기에 앉아 몸을 앞으로 기울이면 남아 있는 소변이 더 나오게 되므로, 소변을 다 보았다고 여겨져도 1분 정도는 더 아랫배에 힘을 주면서 남은 소변을 모두 배출시키도록 합니다.

4. 용변 후에는 앞에서 뒤로 닦는다

용변 후 뒤에서 앞으로 닦으면 항문의 대장균이 질과 요도로 옮겨와 감염시킬 위험이 높아집니다. 따라서 여성은 용변 후에는 앞에서 뒤로 닦는 습관을 들여 방광염과 질염을 예방하도록 합니다.

또한 소변을 본 후 휴지로 요도를 꼼꼼히 닦는 것은 좋지 않습니다. 휴지는 요도를 자극하고 휴지에 있는 균을 요도에 심어줄 수 있으므로, 마른 거즈 등으로 물기만 닦거나 비데를 사용하는 것이 좋습니다.

5. 1시간에 1컵, 하루 여덟 컵 이상의 물을 마신다

소변을 보면 방광과 요도에 있는 세균이 소변과 함께 배출될 수 있으므로, 물을 충분히 마셔서 소변을 많이 보게 하는 것이 방광염 예방과 치료의 기본입니다.

그러나 카페인이 많이 들어 있는 커피와 탄산 음료, 술은 방광을 자극하여 방광염 증세를 악화시킬 수 있으므로 피하는 것이 좋습니다.

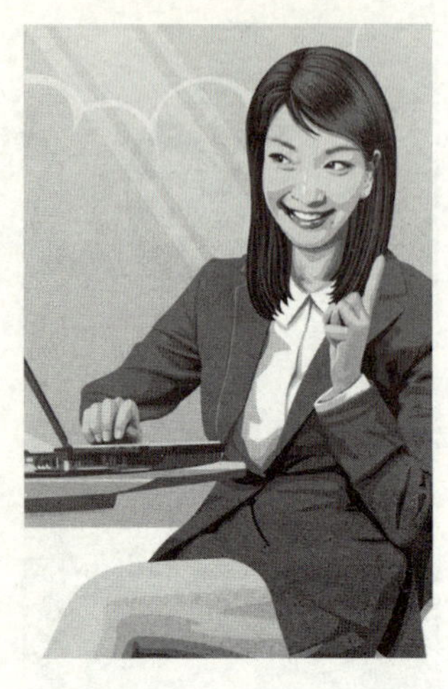

6. 순면 속옷을 입고, 다리를 꼬고 앉지 않는다

하체에 통풍이 잘 되도록 순면 속옷을 입고, 팬티 스타킹이나 몸에 꽉 끼는 바지는 입지 말도록 합니다. 다리를 꼬고 앉는 자세도 피해야 합니다.

다리를 꼬고 앉으면 하체에 습기가 차 세균이 번식하기 쉬운 환경이 됩니다. 또한 하복부가 압박되어 방광을 자극할 수 있으므로, 다리를 꼬고 앉는 습관을 고치도록 합니다.

7. 부부관계시 항상 청결하게 한다

성 관계 전에는 외음부를 깨끗이 씻어서 세균을 씻어내야 하며, 혹시 성관계 중 세균이 감염되었을지 모르므로 성 관계 후에는 반드시 소변을 누어서 세균을 배출하도록 합니다. 이것은 남편에게도 해당되는 사항입니다. 남편 또한 성 관계 전 성기를 깨끗이 씻도록 하며, 성 관계 후 배뇨를 하는 습관을 들이도록 합니다.

특히 전립선염 환자들은 배우자에게 방광염을 유발시킬 수 있으므로 콘돔을 사용하는 것이 안전합니다. 방광염에 걸리면 한 달 정도는 성 관계를 하지 않는 것이 가장 안전한 방법입니다.

8. 장시간 자전거 타기, 승마, 운전을 하지 않는다

자전거 타기 · 승마를 하면 요도가 계속 자극을 받아 세균이 요도로 감염되기 쉬우며, 오랜 시간 운전을 해도 골반에 습기가 차고 따뜻해져 방광에 세균이 번식하기 쉽게 됩니다. 따라서 자전거 타기, 승마, 운전을 하고 나서는 물을 많이 마셔서 소변을 배출시키도록 합니다. 그리고 방광염이 걸렸을 때는 자전거 타기와 승마는 당분간 피하도록 합니다.

9. 외음부를 세척할 때, 여성청결제를 사용하지 않는다

여성청결제로 매일 뒷물을 하는데도 요도염이나 질염에 걸리느냐고 물어보는 여성 환자들이 있습니다. 여성의 질과 요도 주위에는 유해한 세균이 들어오지 못하도록 방어군 역할을 하는 유익한 유산균이 있는데, 여성청결제는 나쁜 세균뿐만 아니라 유익한 유산균까지 죽여 결과적으로 나쁜 세균이 자라도록 도와주는 역효과가 생기게 할 수 있습니다. 뒷물을 할 때에는 깨끗한 미온수 1컵에 식초 1큰술을 탄 물로 세척하는 것이 훨씬 더 좋습니다.

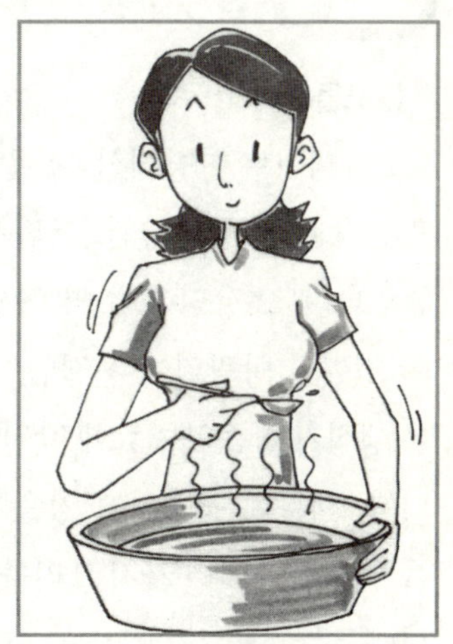

10. 충분한 수면과 휴식으로 건강을 지킨다

방광염을 한 번 앓았던 환자는 감기나 과로로 체력이 떨어지면 세균에 대한 저항력이 약해져 재발하는 경우가 많습니다. 따라서 충분한 수면과 휴식을 취하도록 하며, 충분한 영양 섭취로 체력을 보충하도록 합니다.

> **플러스 팁**
>
> **방광염이 있을 땐 식촛물로 좌욕하세요!**
>
> 방광염이 있을 땐, 외음부 청결이 무엇보다 중요합니다. 그래서 온수좌욕을 권장합니다. 매일 아침, 저녁으로 40℃의 따뜻한 물을 깨끗한 대야에 담아 10분 정도 걸터앉아 있으면 됩니다. 거기에 식초를 1큰술 정도 타면 더욱 좋습니다. 질이나 요도 주변에서 대장균의 침입을 막아주는 유산균은 산성에서 잘 살 수 있기 때문에, 산성의 식초를 타서 좌욕을 하면 저항력이 아주 강해지는 효과를 얻을 수 있는 것입니다.

방광염에 좋은 식품

1. 고들빼기

고들빼기는 한방에선 '초용담' 이라는 약재로, 방
광염의 대표 치료약인 『용담사간탕』의 주성
분입니다. 초용담은 소염 작용과 이뇨 작용
이 있어서 방광염이나 질염, 전립선염과 같
은 생식기 염증의 치료에 탁월한 효능을 보입
니다. 때문에 방광염이 있을 때는 고들빼기
를 이용해서 여러 가지 요리를 해 먹으면 좋습
니다.

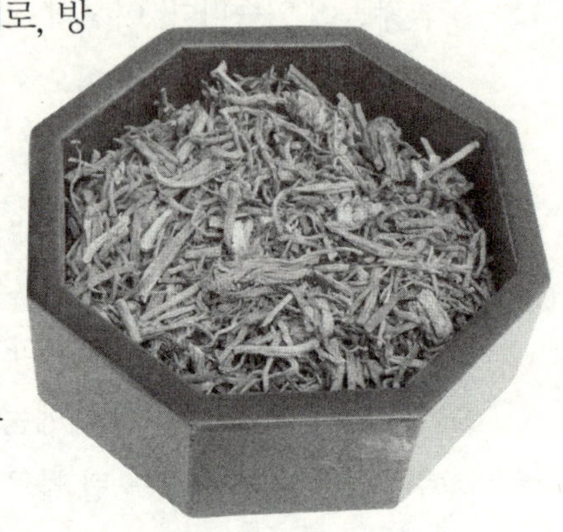

고들빼기 김치, 고들빼기 나물을 해먹어도 좋고, 고들
빼기 15g에 물1ℓ를 붓고 1시간 30분 정도 달여 하루 동안 수시로 마시는 것도
좋습니다.

2. 옥수수수염과 수박씨

방광염에는 일단 방광에 있는 세균들을 밖으로 배설시키는 것이 급선무입
니다. 그래서 보리차나 주스, 생수를 자주 많이 마시는 것이 좋습니다.

옥수수수염은 소변을 잘 나오게 하는 성분이 있으므로, 옥수수수염 30g에
물1ℓ를 넣고 푹 달인 후 하루에 물대신 여러 번 나누어 마시도록 합니다.

또한 수박에는 수분이 풍부할 뿐만 아니라 이뇨 작용이 있는 칼륨이 많아
소변을 시원하게 볼 수 있도록 도와줍니다. 여름에는 수박을 먹으면 되고, 수
박이 안 나오는 철에는 수박씨를 대용하면 됩니다.

여름철 수박 먹을 때 씨를 모아 말려두었다가 오줌소태로 소변이 시원하게
나오지 않으면 수박씨를 갈아 한 숟가락씩 온수 1컵에 타서 먹거나 수박씨 한
움큼을 물에 달여 차처럼 마시면 아주 좋습니다.

한의학적으로 방광염은 임증(淋症)이나 소변불리의 범주에 속하며, 한의학적인 원인을 살펴보면 방광에 습열(濕熱)이 침입한 경우가 대부분을 차지합니다. 방광에 습열이 침입하면 소변에 고름이 섞여 뿌옇거나 색깔이 진하며, 소변을 볼 때 아랫배가 타는 듯이 아프고, 소변이 자주 마렵게 됩니다. 또한 음부가 가렵거나, 콩비지 같은 냉·대하가 흐르기도 합니다. 남성이라면 음낭에 땀이 차고 가려우며 부어오를 수도 있고, 전립선이 붓기도 합니다.

여기에 좋은 처방이 바로 『용담사간탕(龍膽瀉肝湯)』입니다. 이 처방의 가장 주된 약재인 초용담은 생식기 염증을 치유하는 효과가 아주 강합니다. 여기에 이뇨 작용이 강한 택사, 목통, 차전자, 적복령 등이 배합되어 세균을 배출하는 효과가 큰 것입니다. 그래서 이 처방은 방광염뿐만 아니라 요도염, 대하증, 전립선염 등의 생식기 염증에 좋은 효과가 있습니다.

용담사간탕(龍膽瀉肝湯)
초용담·시호·택사 각 4g, 목통·차전자·적복령·생지황·당귀·치자·황금·감초 각 2g.

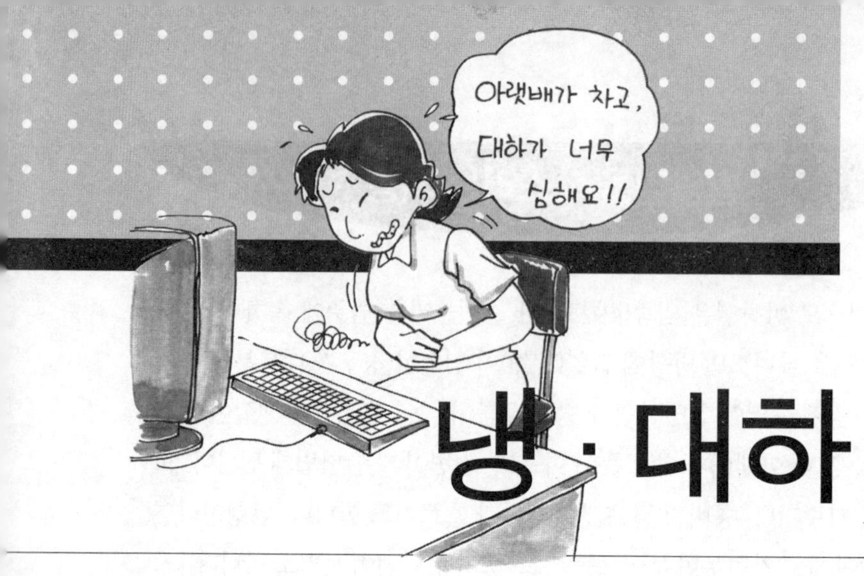

냉 · 대하

　새내기 승무원 K씨가 진료실을 찾았던 날, 상냥한 미소를 띤 '창백한 얼굴'이 참으로 인상적이었습니다. 비행을 시작하면서부터 대하가 조금씩 나왔지만 학생 때도 생리 전후로 간혹 있는 일이라 대수롭지 않게 여겼다고 합니다. 그런데 지금은 위생 패드를 하지 않으면 안 될 정도로 양이 많아 일할 때도 집중이 안 되고 혹시 자궁에 병이라도 생긴 건 아닐까 라는 걱정으로 하루하루가 편치 않다고 하였습니다. 진찰시 얼굴이 창백하고, 손 · 발이 냉하며, 소화도 잘 안 되고, 늘 아랫배가 차다고 하였으므로 비행으로 인한 불규칙적인 생활과 계속되는 긴장과 피로로 인해 생긴 허약성 대하로 판단되었고, 산부인과 검사에서도 생식기 염증이 발견되지 않아 허약성 대하로 확진할 수 있었습니다. 그래서 자궁의 기혈순환을 도와주는 침치료와 『완대탕』을 처방하고 집에서 할 수 있는 민간요법을 일러주었는데, 한달 후 '이제는 패드를 자주 갈아야 하는 불편함이 없어졌다' 며 감사의 전화를 주었습니다.

01 정상적인 대하 vs 병적인 대하

냉·대하란 간단히 말하면, 여성 생식기에서 나오는 분비물입니다. 냉·대하는 성인 여성의 1/3 이상이 경험할 정도로 가장 흔한 증세로 여성 질환 진단의 중요한 지표가 됩니다. 정상적인 여성 생식기는 점막 분비물에 의해 적셔져 있지만, 생식기 밖으로 흘러나오지는 않습니다. 그런데 이 분비물이 증가하여 외음부를 적시는 상태를 냉·대하라고 합니다.

여성의 생식기는 자궁 점막과 자궁경관, 질에서부터 분비되는 점액으로 적셔져 있습니다. 이 점액은 바깥으로부터 유해 세균이 들어오지 못하도록 방어하기 위해 분비되는 생리적 분비물로서 무색에 가까우며 냄새가 나지 않습니다. 배란기(이전 월경과 다음 월경의 중간), 임신, 성적 흥분 때에는 질에서 맑거나 우유색을 띤 분비물이 증가하여 흘러나올 수 있지만, 이는 정상적인 대하이므로 염려하지 않아도 됩니다.

알아두세요

어떤 여성이 냉·대하가 많을까?

- 손·발과 아랫배가 차다.
- 업무로 인해 피로와 스트레스가 쌓였다.
- 과식과 운동부족으로 살이 쪘다.
- 겨울철 추운 날씨에도 짧은 스커트를 즐긴다.
- 꽉 끼는 스타킹, 거들, 청바지를 즐긴다.
- 무리한 다이어트를 하였거나, 선천적으로 허약하다.
- 용변 후 뒤에서 앞으로 닦는다.
- 외음부를 청결히 하지 않는다.
- 임신중이거나 인공유산의 경험이 있다.
- 질에 이물질(피임기구, 탐폰 등)이 있다.
- 항생제, 경구 피임약을 과다 복용했다.
- 당뇨병이 있다.

그런데 이와는 달리 임신이나 배란기가 아닌데도 '분비물의 양이 갑자기 많아진다, 색깔이 평소와 다르다, 거품이 섞여 있다, 악취가 난다, 외음부가 빨갛게 부어올라 가렵거나 아프다' 고 하면 병적인 대하라고 볼 수 있습니다.

이러한 병적인 대하는 세균성 질염, 칸디다증, 트리코모나스 등 감염이 가장 흔한 원인이며 그 외 클라미디어균, 임질균, 항문의 대장균과 같은 잡균의 감염으로 유발되기도 합니다. 또는 피임기구나 탐폰, 질의 상처 등으로 인한 질염으로 발생되기도 하며, 드물게 자궁경부암과 같은 악성 종양에 의해서 발생하기도 합니다. 병적인 대하의 양과 색, 냄새의 변화는 부인과 질환 진단 시 여성 성기의 상태를 알 수 있는 가장 직접적이고 객관적인 지표가 됩니다.

02 대하의 원인에 따른 증세

1. 비특이성(세균성) 질염

심각한 염증이 없으며 가장 흔한 냉·대하의 원인입니다. 몸의 저항력이 떨어지면서 질 내의 정상 균들이 줄어들고, 나쁜 세균들이 증식하기 때문에 생깁니다. 약간 회색의 냉이 있으며, 생선 냄새가 특이한데 성교 후에 냄새가 더욱 심합니다.

2. 칸디다성 질염

칸디다라는 곰팡이균이 질에서 번식하여 염증이 생긴 것입니다. 칸디다 곰팡이는 장기간 항생제나 경구피임약을 복용하거나 임산부나 당뇨병 환자와 같이 몸의 저항력이 떨어져 있는 사람에게서 잘 번식합니다. 그리고 꽉 끼는 옷을 자주 입어 음부가 늘 습한 상태로 있어도, 칸디다가 잘 번식할 수 있습니다. 냉의 흰색의 걸쭉한 비지나 치즈 같으며 양이 상당히 많아지는데, 외음부가 몹시 가렵습니다.

남성에게도 냉 · 대하가 있을까?

여성에게 냉대하가 있다면, 남성은 그와 비슷한 의미의 '낭습(囊濕)'이 있습니다. 남성들 중 사타구니가 축축하고, 냄새가 나기도 하며, 몹시 가려워 나도 모르게 그 부분으로 손이 가서 낯뜨거운 장면을 연출하는 경우가 종종 있습니다. 낭습은 앉아서 일을 하는 직장인, 택시나 버스기사들에게 많으며 여름에는 상황이 더욱 심해집니다.

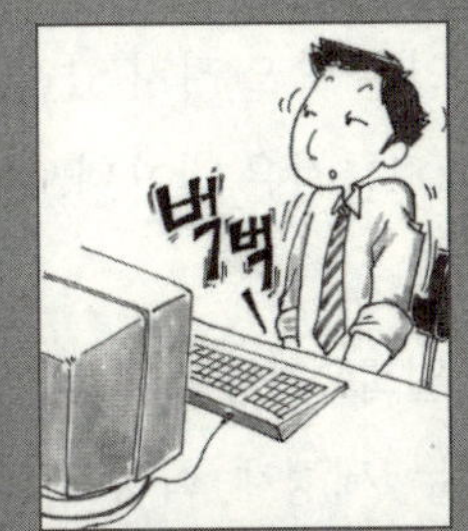

남성의 낭습도 여성의 대하와 마찬가지로 아랫도리로 습열(濕熱)이 내려가서 생기는 경우가 대부분으로, 습열(濕熱)을 없애주는 『용담사간탕(龍膽瀉肝湯)』을 복용하면 효험을 볼 수 있습니다. 낭습을 예방하기 위해서는 사각팬티나 통기성이 좋은 반바지를 입고, 잘 때에는 아예 맨몸으로 자는 것이 좋습니다. 또한 세균이나 곰팡이 번식을 막기 위해서는 용변 후 또는 습기가 찼다 싶을 때마다 뒷물처리를 하는 것이 좋으며, 뒷물 후에도 수분이 남지 않게 잘 말리도록 합니다.

3. 트리코모나스 질염

트리코모나스균이 성 관계를 통해 전염되어 발생하는 일종의 성병으로, 전염율이 높습니다. 트리코모나스 질염이 있는 여성과 성 관계를 한 남성도 감염이 되어 요도염이나 전립선염이 되기도 하지만 대부분 남성에게서는 증세가 나타나지 않고 주로 여성에게서 증세가 나타납니다.

치료는 반드시 배우자와 같이 해야 합니다. 황색 또는 회백색으로 심하면 초록색을 띠기도 하는데, 작은 거품이 섞인 물처럼 흐르는 다량의 냉으로 비린내가 나며, 질 입구가 따끔거립니다.

4. 클라미디어 감염증

성 관계로 클라미디어균이 전염되어 발생하는 일종의 성병으로 반드시 배우자와 같이 치료를 받아야 합니다. 분비물이 많거나 음부가 가렵긴 하지만 거의 자각증세가 없습니다.

5. 염증성 질염

원인은 잘 알려져 있지 않습니다. 질의 염증으로 상피세포가 떨어져 나오면서 고름같은 냉이 나오며, 또한 질과 외음부가 화끈거리고 가렵습니다.

6. 알레르기성 · 화학성 질염

비누, 세정제, 화장지, 생리대, 의복, 질좌약제, 수영장 등 알레르기나 화학물질에 의해 질염을 일으키므로 원인을 제거하는 것이 중요합니다. 냉 · 대하의 증세가 있음에도 냉검사에서는 뚜렷한 균이 발견되지 않습니다.

03 냉 · 대하를 예방 · 치료하기 위한 생활수칙

1. 외음부 세척은 하루 한 번 정도로 한다

외음부를 항상 청결하고 건조한 상태로 유지합니다. 여성 외음부 질환의 원인, 바로 '씻어서 병난다' 입니다. 특히 살균 작용이 있는 여성 청결제로 자주 세척하면 질 내에 있던 나쁜 균뿐만 아니라 자궁을 보호하는 이로운 균도 죽게 되므로 청결제를 이용한 잦은 뒷물은 오히려 몸에 해롭습니다.

뒷물은 깨끗한 미온수나 민간요법에 제시한 방법 또는 무가당 요구르트로 씻는 것이 좋습니다. 목욕은 욕조 목욕보다는 샤워를 권장하며, 특히 생리 때는 평소보다 청결에 더욱더 신경을 쓰고 패드를 자주 갈아주도록 합니다.

2. 샤워 후 물기를 완전히 닦고, 속옷은 천천히 입는다

여성의 질은 늘 습하기 때문에 곰팡이의 침범이 잦을 수밖에 없습니다. 따라서 샤워나 외음부 세척 후에는 뽀송뽀송하게 다 마를 때까지 기다리거나, 드라이기로 말린 다음 속옷을 입는 것도 한 방법입니다.

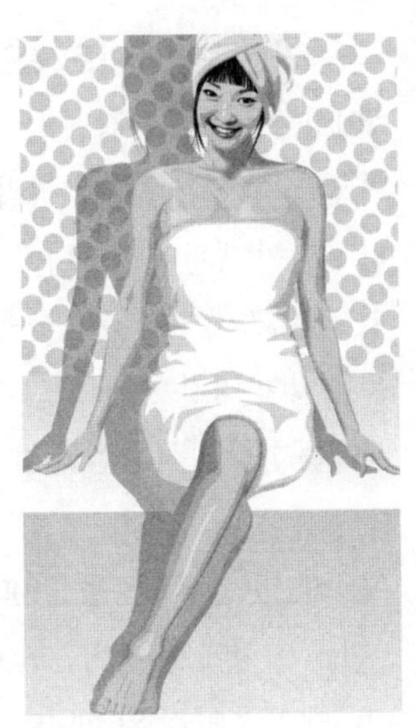

3. 성생활을 조심한다

감염에 의한 경우는 치료가 끝날 때까지 성생활은 피하도록 합니다. 그리고 감염이 자주 재발하면 콘돔을 사용하는 것이 좋으며, 성 상대자도 같이 검사하여 치료를 받도록 합니다.

4. 용변 후에는 앞에서 뒤로 닦는다

대변을 보고 나서 뒤에서 앞으로 닦으면, 대장균이 질로 침범하여 질염이 생기기 쉽습니다. 따라서 여성은 반드시 앞에서 뒤로 닦는 습관을 들이고 여건이 된다면 비데를 사용하여 깨끗이 세척하도록 합니다.

5. 겨울철에는 무조건 따뜻하게 입는다

미니스커트는 금물. 내복을 입어서 항상 하복부를 따뜻하게 합니다. 여성들이 겨울철에 미니스커트나 배꼽티를 입는 것은 대하의 중요한 원인 중 하나입니다. 따라서 겨울철에는 통풍이 잘되는 헐렁한 겉옷에 보온이 잘 되는 속옷을 든든하게 입어서 하체를 항상 따뜻하게 해주어야 합니다.

6. 면으로 된 속옷을 헐렁하게 입는다

거들, 청바지처럼 꽉 끼는 옷이나 합성섬유로 된 속옷을 입으면 하체에 습기가 차서 곰팡이로 인한 칸디다성 대하가 생기기 쉽습니다. 때문에 통기성과 흡수성이 좋은 면으로 된 헐렁한 속옷을 입도록 하고, 추울 때는 느슨한 속옷을 여러 겹 겹쳐 있도록 합니다.

7. 차가운 음식, 차가운 곳은 피한다

여성들은 몸을 차갑게 하면, 자궁의 기혈순환이 안 되어 냉·대하와 생리통 등 자궁에 관련된 질환이 생기기 쉽습니다. 그러니 냉수, 음료수, 돼지고기, 밀가루 음식 등 성질이 차가운 식품을 많이 먹지 마세요. 그리고 맨바닥에 앉을 때에는 항상 방석을 깔고 앉도록 하세요.

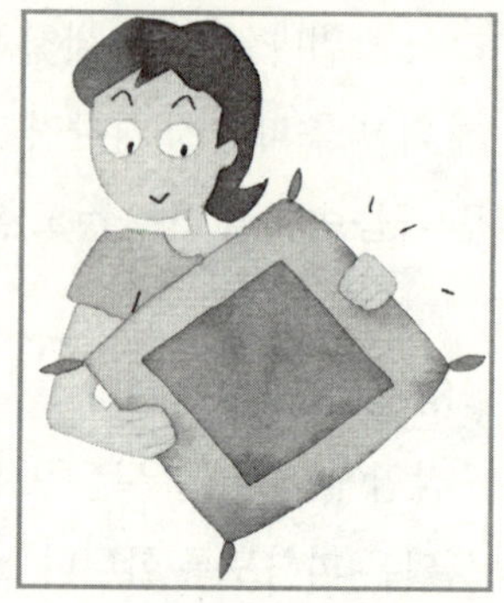

8. 비만한 경우 체중을 줄인다

마른 여성에 비해 비만한 여성이 냉이 잘 발생합니다. 비만하면 아무래도 하체에 통풍이 잘 되지 않아 음부에 습기가 차기 쉽고, 그로 인해 곰팡이가 서식하고 그 결과 냉이 잦을 수밖에 없습니다.

따라서 과체중이라면 식사조절과 운동으로 체중을 감량할 필요가 있습니

알아두세요

냉·대하를 다스리는 가시연밥은행죽

물 같은 대하가 흘러 고민스러운 여성들에게는 가시연밥(가시연꽃의 씨)과 연자육(연꽃의 씨)이 좋습니다. 가시연밥과 연자육은 수렴 작용이 강하여 대하·설사 등을 멎게 하는 효능이 있으며, 은행 또한 하초를 튼튼하게 하므로 대하나 아이들의 야뇨증에 많이 쓰입니다. 가시연밥과 연자육, 은행을 함께 죽을 쒀 먹거나, 은행을 프라이팬에 구워 하루에 20알 정도 먹는 것도 도움이 됩니다.

재료 가시연밥·연자육 각 5큰술, 은행 15알, 불린 쌀 100g.

만드는 법

① 가시연밥, 연자육, 은행, 불린 쌀을 믹서기로 간다.

② 위의 재료를 냄비에 넣고, 물을 붓고 저어가면서 죽을 쑨다.

다. 실제로 비만한 여성들이 체중을 줄였을 때 냉·대하가 저절로 줄어들고,
자궁의 질환도 많이 줄어든 경우를 볼 수 있습니다.

04 냉·대하를 개선시키는 민간요법

냉·대하가 있을 때에는 자궁의 기혈순환을 촉진시키면서 살
균·소염 효과가 있는 약재를 달여 뒷물을 하거나, 김을 쐬면 아주 좋습니다.
시중에 뒷물을 위한 여성청결제가 많이 나와 있는데, 이러한 청결제는 생식
기 주위의 나쁜 균을 죽이면서 동시에 이로운 균도 죽이기 때문에 결과적으
로는 질 건강을 더욱 약하게 만들게 됩니다.

따라서 강한 살균 효과가 있는 청결제로 뒷물을 자주 하는 것은 오히려 해로
울 수 있으며, 차라리 하루에 한 번씩 따뜻한 물이나 한약재 달인 물로 씻는
것이 좋습니다.

　①**한방 청결제** 고백반 분말 6g, 고삼·사상자 각 9g을 달여서 하루에 한번
외음부를 세척하거나 좌욕을 해도 좋습니다.

알아두세요

외음부 세척, 요구르트는 어떨까요?

건강한 여성의 질은 유산균이라는 이로운 균이 있어서 외부에서 들어오는
나쁜 균을 방어하고 있습니다. 이 유산균은 산성의 환경에서 잘 자라며, 당
분을 영양분으로 먹고 살아갑니다. 당분이 함유되었으면서 산성이며 그리
고 유산균이 함유된 식품은 바로 요구르트.

따라서 대장의 건강을 위해 유산균 요구르트를 마시는 것처럼, 질 내 유산
균의 보호를 위해 요구르트 세척을 하는 것도 좋습니다. 1주일에 두 번, 무
가당 요구르트로 외음부를 씻어주면 질내 유산균을 보호할 수 있습니다.

② **훈증법** 훈증기에 약쑥이나 오수유를 넣고 김을 쐬거나 약쑥 달인 물로 외음부 세척을 해도 좋습니다.

③ **아로마 요법** 외음부가 가렵고 누런 대하가 나오는 질염에는 항균 및 소독 작용이 있는 티트리, 라벤더 오일 3방울을 혼합하여 좌욕이나 훈증을 하는 것이 좋습니다.

냉·대하를 다스리는 처방

생식기에 염증 소견이 없는데도, 물 같은 대하가 흘러나와 속옷을 적시는 경우에는 『완대탕(完帶湯)』이 좋습니다. 이 처방은 업무에 시달려 늘 피로하며, 정신적 스트레스를 많이 받아 밥맛이 없고 소화가 잘 안 되며, 손·발이 차다고 하는 여성의 허약성 대하에 탁월한 효과가 있습니다.

반대로 생식기 감염으로 인해 외음부가 화끈거리고, 가렵고, 황색의 탁하고 냄새가 있는 대하가 나오는 경우에는 강한 살균 작용이 있는 『용담사간탕(龍膽瀉肝湯)』이 우수합니다.

이 처방은 강한 살균 작용과 함께 하체에 가득찬 습열(濕熱)을 밖으로 배설시켜 주는 역할을 하므로 대하뿐만 아니라 방광염, 남성의 전립선염, 낭습 등에도 탁월한 효능을 보입니다.

완대탕(完帶湯)
백출·산약 각 40g, 인삼 8g, 백작약 20g, 차전자·창출 각 12g, 감초 4g, 진피·시호·형개수 각 2g.

용담사간탕(龍膽瀉肝湯)
초용담·시호·택사 각 4g, 목통·차전자·적복령·생지황·당귀·치자·황금·감초 각 2g.

대하의 색깔로 알 수 있는 건강 상태!

아주 예민한 사람이 아니더라도 여성이라면 자신의 대하가 물 같을 때도 있고, 누렇게 나오는 경우도 있고, 간혹 피가 섞여 나오는 경우와 같이 대하의 성상이 건강 상태에 따라 조금씩 달라진다는 것을 느꼈을 것입니다.

이미 오래 전부터 한의학에서는 대하를 다섯 가지 색깔로 분류하여 '오색 대하'라 하였습니다. 즉 《동의보감》에서는 '오색 대하의 원인은 다음과 같다. 간이 상하면 진흙과 같이 푸르고, 심이 상하면 빨간 진액과 같고, 폐가 상하면 콧물과 같이 하얗고, 비가 상하면 뭉크러진 참외같이 누렇고, 신이 상하면 썩은 피와 같이 검다' 고 하여 대하의 색깔을 오행에 배속시켜 진단과 치료를 하였습니다.

하지만 실제로 백대하와 황대하가 가장 많고 간혹 적대하도 보이지만, 청대하와 흑대하는 보기 드물기 때문에, 임상에서는 오색으로 나누기보다는 백대하와 황대하, 적대하 위주로 동반되는 증세들을 종합하여 진단·치료하고 있습니다.

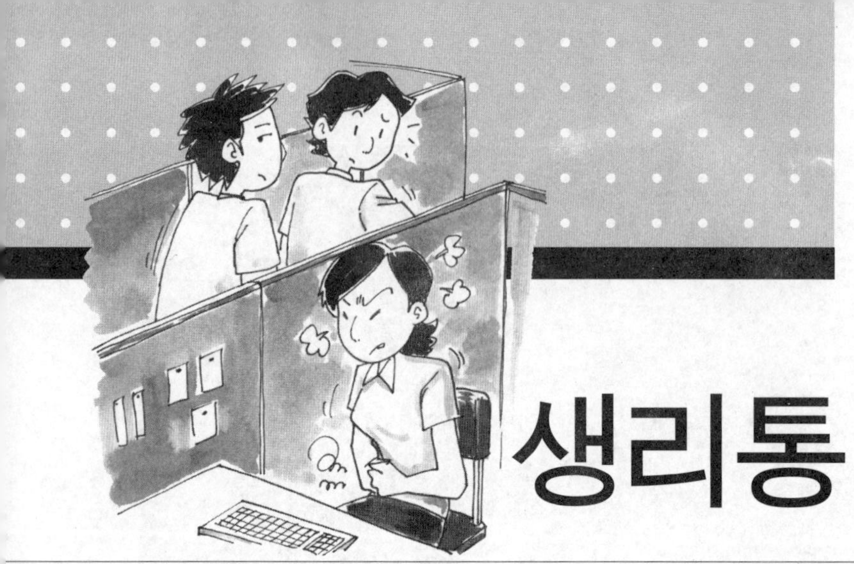

생리통

　회사에서 미모의 김 대리가 얼굴을 찡그리고 있는 날이면, 주변 사람들은 비상경계 태세에 돌입. 그녀의 생리통이 사무실에 소문나면서부터 그녀가 마법에 걸리는 날에는 알만한 사람은 알아서 피해가는 상황이 되었습니다. 생리 시작 몇 시간 전이면 허리가 끊어질 듯 아파 조금도 움직일 수가 없고, 복통·두통에 밥맛까지도 없어지면서, 신경도 예민해져서 성격까지 이상해진다고 합니다.

01 생리통이란?

　생리통은 가임기 여성의 과반수가 경험하는 증후군으로, 위의 김 대리처럼 치료를 받아야 할만큼 심한 경우는 10% 정도에 이릅니다. 생리통은 보통 월경이 시작되기 몇 시간 전에 하복부 불쾌감이나 통증으로 시작

하여 요통 · 식욕부진 · 소화불량 · 오심 · 구토 · 두통 · 유방통 · 변비 · 설
사 등이 있을 수 있고, 심하면 실신하는 경우도 있습니다.
생리 시작 전에 가볍게 오는 정도가 아니라 매우 고통스럽다면 검사를 받아
보는 것이 좋습니다.

 ## 원발성 생리통 vs 속발성 생리통

1. 원발성 생리통

생리통이 초경 때부터 계속된 경우에는 원발성이 대부분입니다. 진찰을 해
보아도 자궁이나 난소에 특별한 질병을 발견할 수 없으므로 기능성 생리통
또는 1차성 생리통이라고도 합니다.

원발성 생리통의 원인은 확실치 않으나, 배란 후 자궁내막에서 분비되는
'프로스타글란딘' 이라는 물질이 자궁을 과도하게 수축시켜서 통증이 발생
하는 것이라고 추측하고 있습니다.

원발성 생리통은 월경이 시작되기 몇 시간 전에 발생하여 생리가 시작되면
서 통증이 약해지며, 길어도 생리통이 시작된 지 2~3일 정도 지나면 통증이
없어지는 것이 특징입니다. 원발성 생리통의 두 번째 특징은 초경 이후부터
시작된 생리통이 출산을 하거나 나이가 들면 저절로 호전되는 경향을 보인다
는 점입니다. 간혹 40대까지 지속되는 경우가 있기도 하지만, 대부분이 출산
과 함께 생리통은 줄어듭니다.

2. 속발성 생리통

속발성 생리통이란 자궁근종 · 자궁내막증 · 자궁 기형 · 골반염 등 골반의
질환으로 인해 생리혈이 원활하게 배출되지 않아 통증이 생기는 것으로, 기
질성 생리통 또는 2차성 생리통이라고도 합니다. 월경이란 자궁내막이 주기

적으로 떨어져 나오는 현상인데, 자궁에 어떤 질환이 있으면 자궁내막이 떨어져 나올 때 그 질환으로 인해 통증이 심하게 발생하는 것입니다. 따라서 이전에는 생리통이 없었는데 갑자기 생리통이 시작되었거나, 그 전과는 달리 통증이 심해져 진통제를 먹어도 효과가 없고 일상생활조차 불가능하다면 골반 질환을 의심하고 검사를 받아봐야 합니다.

속발성 생리통의 특징은 생리 시작 1~2주 전부터 통증이 시작되어 생리가 끝난 후에도 수일간 지속된다는 점입니다. 상처를 계속 건드리면 상처가 나을 때까지 통증이 계속되는 것과 같은 이치로, 골반에 질병이 있는 상황에서 자궁내막이 떨어져 나오면 생리가 끝나서도 통증은 계속 지속되는 것입니다. 그러나 속발성 생리통은 원인 질환을 찾아서 치료만 하면 자연히 없어질 수 있습니다.

생리통은 무조건 참아야 한다는 생각이 보편적인데, 골반 질환을 조기 진단·치료하면 의외로 간단히 해결되는 수가 있으므로 생리통이 심하다면 골반 질환이 없는지 한 번쯤 검사를 받아보는 것이 바람직합니다.

원발성 생리통, 출산 후 90%는 없어진다

'애 낳으면 생리통은 없어진다'고 하는데, 과연 이 말을 믿어도 될까? 결론부터 말하자면, 원발성 생리통은 출산 후에 90%가 소실됩니다. 자신의 주먹만한 자궁은 임신 말기에는 부피가 평균 5ℓ로 비임신시에 비해 500~1,000배로 증가합니다. 자궁이 커짐에 따라서 자궁내막의 신경말단 부위가 파괴되는데, 그로 인해 출산 후에는 통증에 둔감해지게 됩니다.
또 생리통이란 생리 직전에 자궁의 근육이 불규칙적으로 경련을 일으켜 생기는 것으로, 이러한 불규칙적 경련이 출산을 함으로써 많이 줄어들기 때문으로 볼 수도 있습니다. 그 결과 출산 후에는 생리통의 약 90%가 소실됩니다.

 생리통을 줄이는 생활요법

1. 족탕을 한다

뜨거운 물에 다리를 담그고 있으면 혈관이 확장되면서 혈액이 다리로 이동하게 되므로, 자연히 자궁의 부담이 줄어들고 혈액순환이 개선되어 통증이 많이 줄어드는 효과를 볼 수 있습니다.

40~42℃의 뜨거운 물을 복사뼈 위 3cm 만큼 채우고 발을 20~30분 정도 담그고 있으면 됩니다. 이 때 물이 식으면 중간중간 따뜻한 물을 조금씩 부어주도록 합니다.

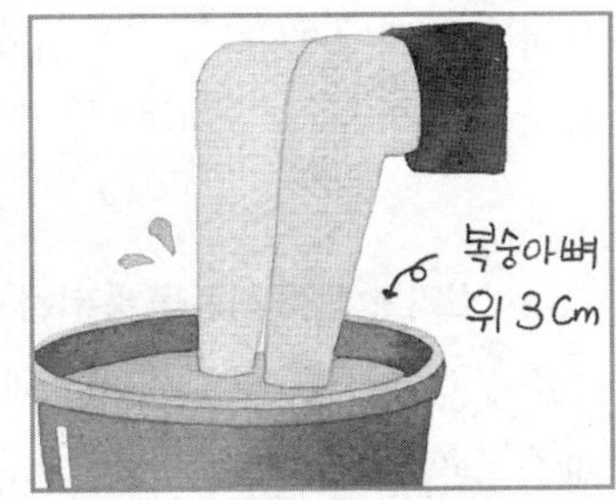

2. 아랫배와 허리에 따뜻한 찜질을 해준다

생리통에는 몸을 따뜻하게 하여 자궁의 혈액순환을 돕는 것이 가장 중요합니다. 생리통이 있을 때 가장 통증이 심한 곳은 허리와 아랫배이므로, 따뜻한 찜질팩을 허리와 아랫배에 대 주도록 합니다.

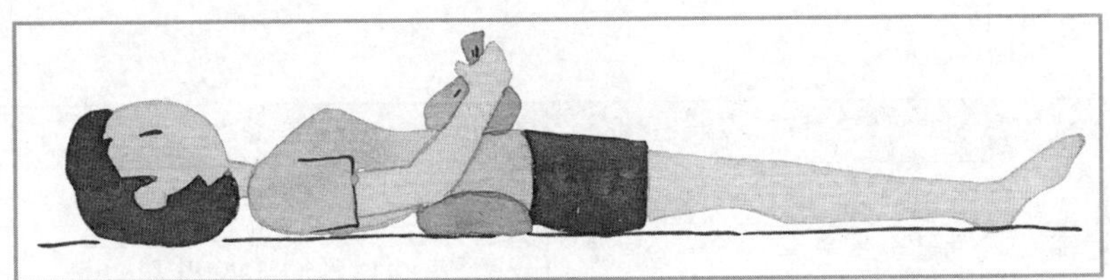

3. 하체를 따뜻하게 한다

평소에도 그렇지만 특히 생리기간에는 약간 부피가 있으면서 헐렁한 옷을 입어 몸을 따뜻하게 보호해야 합니다. 자궁에 차가운 기운이 들어가면 혈액순환 장애가 생겨 통증이 더욱 심해지기 때문입니다.

따라서 여성들은 앉을 때에도 차가운 바닥에 바로 앉지 말고 항상 방석을 이용하도록 하며, 찬물로 씻지 않도록 합니다.

4. 가벼운 운동이나 산책, 스트레칭을 한다

생리 기간이면 아예 꼼짝 않고 누워 있는 여성들도 있는데, 이는 생리통 해소에 별 도움이 안 됩니다. 누워만 있으면 골반의 혈액순환이 잘 되지 않아 통증이 더 심해질 뿐더러, 또한 아픈 데로만 신경이 쓰여 원래의 통증보다 더 과장되게 느끼게 됩니다. 따라서 생리 기간에는 가벼운 스트레칭이나 산책을 하는 것이 좋습니다.

5. 채소와 단백질 식품을 충분히 섭취한다

혈액 손실이 많은 생리 기간에는 그것을 식품으로 보충해 주어야 합니다. 채소·곡류·육류를 균형 있게 섭취하되, 특히 단백질이 풍부한 돼지고기나 쇠고기 등 육류를 충분히 먹는 것이 좋습니다. 육류에는 혈액의 구성 성분인 철분, 인, 비타민 B_{12}, 단백질 등이 풍부하기 때문입니다.

그러나 찬 음식, 카페인 음료(커피, 콜라, 홍차), 설탕, 초콜릿, 소금 등과 같은 식품들은 생리통을 악화시키므로 생리 예정일 2~3일 전부터 섭취를 줄이도록 합니다.

생리 때 먹으면 좋은 식품	생리 때 피해야 할 식품
콩, 두부, 참깨, 수정과, 쑥차, 꽁치, 참치, 돼지고기, 동물의 간, 쑥, 쑥갓, 상추, 호박, 키위, 익모초 등.	초콜릿, 설탕, 과자, 커피, 홍차, 탄산 음료, 인스턴트 식품, 짠 음식(장아찌, 젓갈) 등.

6. 몸을 옥죄는 거들이나 기능성 속옷을 입지 않는다

거들이나 체형 보정 속옷은 여성 건강의 최대의 적입니다. 꽉 조이는 옷은 혈액순환과 내장운동을 방해하여 생리통, 생리불순, 소화불량, 부종, 두통의 원인이 되기 때문입니다.

생리가 시작하기 전 아랫배가 살살 아파올 때에는 하단전 즉, 관원(關元)혈에 한 번에 5장씩 뜸을 뜨거나 지압을 해주는 것도 좋습니다. 또한 자궁과 경락으로 연결되어 있는 삼음교(三陰交)는 자궁과 관련된 여성 질환에 필수적인 지압점으로, 압봉이나 좁쌀을 생리 기간 동안 붙이고 있으면 좀더 지속적인 효과를 얻을 수 있습니다.

관원은 배꼽에서 5cm 아래 또는 손가락 네 마디 아래 지점이며, 삼음교는 안쪽 복사뼈에서 손가락 세 마디 정도 올라간 점입니다.

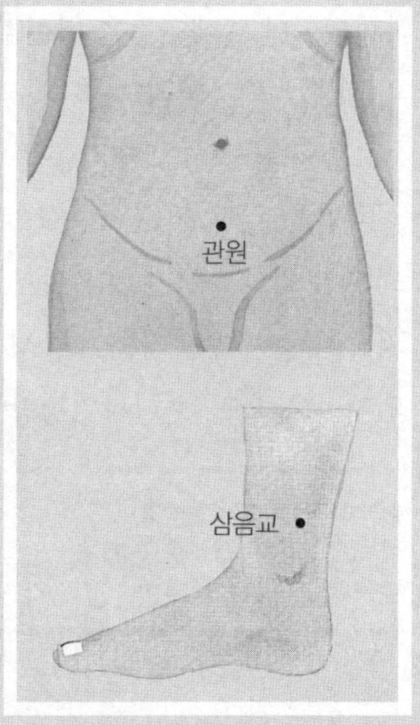

플러스 팁

생리통을 다스리는 이침(耳針)요법

귀는 마치 모체 속의 태아가 거꾸로 누워 있는 모습으로 작은 인체가 들어 있다고 할 수 있습니다. 그것을 응용하여 각각의 장기에 해당하는 부위를 자극하여 질병을 치료하는 것이 이침(耳針)입니다.

생리통에는 자궁, 신문, 신, 내분비점을 끝이 뾰족한 볼펜이나 이쑤시개로 눌러 자극을 주면 도움이 됩니다.

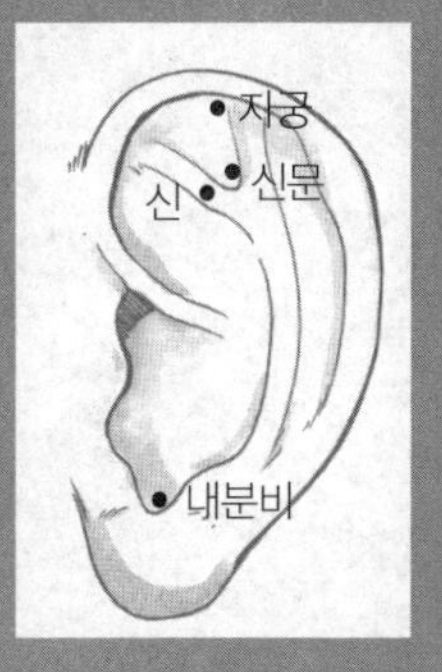

한의학에서 생리통을 허실(虛實)에 따라 불통즉통(不通則痛 ; 막히면 아프다)과 불영즉통(不榮則痛 ; 허약하면 아프다)으로 나누어 치료를 합니다.

요즘 직장 여성의 생리통은 어딘가가 막힘으로 인해 발생하는 불통즉통의 경우가 많은데, 이는 각종 스트레스와 운동부족으로 기혈(氣血)의 순환이 안 되다 보니 어혈(瘀血)이 생겨 생리통이 발생하는 기체혈어(氣滯血瘀)형과, 자궁이 냉해서 생리통이 발생하는 한습응체(寒濕凝滯)형 두 가지로 나눌 수 있지만 처방으로 『현부이경탕(玄附理經湯)』을 쓰면 효과가 좋습니다.

현부이경탕(玄附理經湯)

향부자 12g, 창출 · 오약 각 6g, 현호색 · 진피 · 당귀 · 백작약 · 천궁 · 지각 · 봉출 · 도인 각 4g, 육계 · 목향 · 홍화 각 3g, 생강 3쪽.

플러스 팁

생리통이 심하다구요? '익모초고' 를 드세요.

익모초는 혈액순환 개선과 어혈제거 기능이 탁월하여 생리통, 생리불순, 수족 냉증 등의 치료에 가장 많이 쓰이는 약재입니다.

익모초고 만드는 방법

① 잘게 썬 익모초 600g에 물 5ℓ를 넣고 끓여 반으로 줄면 약물만 걸러서 냄비에 붓는다.

② 익모초 약물을 약한 불에서 주걱으로 저어가면서 서서히 곤다. 조청처럼 걸쭉해지면 익모초고가 완성된 것이다.

③ 익모초고를 냉장보관하고 하루 2~3회 1큰술씩 온수에 타서 마신다. 입맛에 따라 꿀을 타서 마셔도 좋다.

생리통에 관한 Q&A

1. 생리통이 심한데, 혹시 아이를 낳을 수 없는 것은 아닐까요?

먼저 생리통이 원발성인지 속발성인지를 판별해야 합니다. 원발성 생리통은 특별한 질병이 있는 것이 아니므로 증세가 아무리 심하더라도 임신하는 데는 지장이 없다고 할 수 있습니다. 그러나 자궁근종 · 자궁용종 · 자궁내막증 · 난관염 등으로 인한 속발성 생리통이라면 임신에 영향을 미칠 수 있습니다.

따라서 생리통이 있다면 일단 병원에 가서 원발성인지 속발성인지를 판별할 필요가 있으며, 만약 속발성이라면 원인이 무엇인지를 찾아내 그 질환을 찾아 조기에 치료한다면 임신이 가능합니다.

2. 배란통이란?

여성들 중에는 생리기간이 아닌데도 주기적으로 아랫배가 아프다고 하는 사람들이 있습니다. 이를 '배란통'이라고 하는데, 즉 난소에서 배란이 될 때 아랫배에서 통증이 느껴지는 것으로 전체 여성의 25%가 배란통을 경험한다고 합니다.

배란통은 이전 생리와 다음 생리의 중간인 배란기에 아랫배가 몇 분간 약하게 아파오는데, 생리통처럼 심한 경우도 있고 수 시간 동안 지속되는 경우도 있습니다. 배란통은 질환에 의한 경우는 거의 없으므로, 크게 걱정할 필요는 없습니다.

3. 생리 때 음식이 자꾸 먹고 싶은 이유는?

생리 전부터 갑자기 식욕이 왕성해져 폭식을 하는 여성들이 많습니다. 이는 월경 주기를 관장하는 여성 호르몬의 농도 변화 때문이라 추측할 수 있습니다.

이와 같은 갑작스런 체내 변화에 대한 반사 작용으로 식욕중추가 흥분되어 폭식을 하는 것이라 추측할 수 있습니다. 따라서 자신도 모르게 생리 때 음식을 많이 먹는 여성이라면 과자 대신 야채나 과일을 많이 먹도록 하며, 규칙적으로 식사를 하도록 노력할 필요가 있습니다.

생리불순

생리불순을 방치하면 불임 가능성이 커진다

젊은 여성들 가운데는 생리가 심하게 불규칙하거나, 심지어는 몇 달째 생리를 거르는데도 대수롭지 않게 생각하는 경우가 많습니다. 젊은 여성의 무월경이나 생리불순의 40% 이상은 '다낭성 난소증후군' 이라는 병 때문인데, 이것을 치료하지 않으면 80% 정도에서는 불임이 될 수도 있습니다. 다낭성 난소 증후군이란 난소에 물혹이 생기면서 배란이 되지 않아 생기는 것으로, 처음에는 생리가 점차 늦어지다가 끊기게 되고 장기간의 무월경 후에는 다량의 출혈이 1~2주 정도 계속되며 이런 상태가 불규칙하게 반복됩니다. 이 경우 조기에 호르몬 치료와 한방 치료를 병행하면 불임을 막을 수 있으므로, 생리불순이 지속되는 경우에는 방치하지 말고 전문적인 치료를 받도록 합니다.

생리불순이란?

생리는 일반적으로 주기가 25~35일에 생리 기간은 5일이며, 생리혈이 선홍색이면 정상으로 봅니다. 그러나 생리는 사람에 따라 개인차가 크므로 자신의 생리주기와 생리 기간, 생리양이 매달 일정하다면 정상으로 볼 수 있습니다.

이에 반하여 생리주기, 생리 기간, 생리양 중 어느 한 가지라도 매달 규칙적이지 않으면 생리불순이라고 하는데, 다음과 같이 분류할 수 있습니다.

① 생리주기와 생리 기간, 생리양이 늘 일정치 않은 경우.

② 생리 날짜가 앞당겨지거나 늦어진 경우.

●**빈발 월경** 생리주기가 21일 미만으로 당겨짐.

●**희발 월경** 생리주기가 40일 이상으로 늦어짐.

③ 생리주기는 규칙적인데, 생리양이 많아지거나 적어지는 경우.

●**생리과다** 생리량이 80ml 이상 또는 생리기간이 8일 이상인 경우로, 패드를 20개 이상 쓰거나 나이트형을 써야 하는 경우.

●**생리과소** 패드를 10개 이하로 쓰거나, 슬림형이나 팬티라이너로도 가능한 경우.

④ 무월경 – 생리가 없는 경우.

●**원발성 무월경** 16세까지 초경이 없는 경우.

●**속발성 무월경** 생리를 하던 여성이 평소 생리주기의 3배 이상 기간 동안 생리가 없는 경우.

직장인의 생리불순 원인

직장인 생리불순의 가장 큰 원인은 '스트레스'. 여성에게 있어 생리만큼 심리적인 변화에 크게 영향을 받는 것은 없다고 할 수 있는데요, 과도하게 신경을 썼을 때 생리가 1주일쯤 당겨지거나 미뤄지는 것을 대부분의 여성은 경험해 보았을 것입니다.

그 다음이 '과로'로, 정신적인 스트레스와 과로로 인해 여성 호르몬의 분비에 변화가 오고 그 결과 생리불순이 생기는 것입니다.

다이어트로 인한 생리불순

요즘은 생리불순의 심각한 원인 중 하나로 다이어트가 대두되고 있습니다. 무리한 다이어트를 진행하다 보면 생리양이 줄다가 생리 날짜가 늦춰지고, 심한 경우 생리가 끊기는 경우가 많습니다. 무리한 다이어트는 생리불순뿐만 아니라 골다공증, 조기 폐경, 빈혈의 원인이 될 수 있습니다. 그에 반해 비만도 생리불순의 원인이 될 수 있는데, 이는 지방이 골반에 축적되면 자궁과 난소로 가는 경락과 혈액순환이 방해되기 때문입니다.

생리불순을 개선하는 한방차

1. 향부자차

향부자는 예로부터 '부인병의 선약(仙藥)' 이라는 별명이 있었습니다. 향부자에는 신경을 안정시키는 효능이 있어서 여성들의 히스테리 · 신경쇠약 등을 치료하며, 아울러 혈액순환을 촉진시켜 생리불순, 생리통, 냉 · 대하 등에도 탁월한 치료 효능을 보이기 때문입니다. 그렇다고 향부자가 부인에게만 좋은 것은 아닙니다. 스트레스가 많은 현대 직장 남성들의 불면증과 불안증, 그리고 성인병 예방에도 아주 좋습니다.

하룻밤 정도 쌀뜨물에 담갔다가 말려서 볶아둔, 향부자 40g에 물 1ℓ를 붓고 1시간 30분 동안 달여서 하루에 여러 번 나누어 마시도록 합니다.

2. 익모초차

　‘여성에게 이롭다’ 고 해서 익모초(益母草)라고 불리는 이 약재는, 여성의 병을 두루 치료하는 효과가 있습니다. 생리통, 생리 전 증후군 그리고 생리가 불규칙한 생리불순 등 모든 여성병에 익모초가 이롭습니다. 생리가 너무 일찍 오거나, 생리가 너무 늦어지거나, 또는 생리양이 줄었다 늘었다 하는 등의 생리불순의 일체 증세에 익모초차를 마시면 좋습니다.

　잘 말린 익모초 20g에 물 1ℓ를 붓고 1시간 30분 정도 달여서 하루 동안 여러 번 나누어 마시도록 합니다. 익모초의 맛이 쓰고 역겨워 먹기 힘들다면, 『익모초고』를 만들어 그것을 콩가루에 반죽해 꿀을 적당히 배합한 다음 팥알 크기로 환을 지어 먹으면 됩니다. 『익모초환』을 1일 3회, 1회에 10알씩 온수로 삼키면 먹기가 훨씬 수월해집니다. (『익모초고』 만드는 법은 p.394 참조)

생리불순을 다스리는 처방

　스트레스의 바다에 살고 있는 현대의 직장여성들에게 기막힌 처방이 『조경산(調經散)』입니다. 조경산이란 ‘월경을 조정한다’ 라는 뜻으로 생리불순을 다스리는 대표적인 처방이라고 할 수 있습니다. 특히 스트레스를 잘 받고 예민하여 유난히도 신경을 쓰기만 하면 생리가 빨라지거나 늦어지거나 아예 건너뛰기도 한다는 여성에게 그만입니다. 처방에 함유된 향부자 · 목단피 등이 스트레스로 뭉쳐진 기운을 풀어주며, 익모초 · 애엽 · 작약 · 당귀 등이 자궁을 튼튼하게 해줘 규칙적인 생리를 유도해 줍니다.

조경산(調經散)
맥문동 8g, 당귀 6g, 인삼 · 박하 · 백작약 · 천궁 · 향부자 · 목단피 각 4g, 아교 · 자감초 · 애엽 각 3g, 오수유 · 육계 각 2g, 생강 3쪽, 익모초 12g.

생리전 증후군
(PMS: Premenstrual Syndrome)

생리 전 증후군이란?

생리 전 증후군이란 생리가 시작되기 4~10일 전부터 평상시와는 다른 정신적 · 육체적 변화가 나타났다가 생리가 시작되면서 사라지는 증세들로, '생리가 다가옴을 알리는 징후' 라고 할 수 있습니다.

예를 들면, 신경이 예민해져서 주위의 사람들에게 사소한 일로 신경질이나 짜증을 부려 유난히 다툼이 잦아지고, 이유 없는 우울함과 불안감으로 인해 곧잘 울기도 하며, 육체적인 변화로 유방의 팽만감과 통증, 아랫배의 팽만감과 불쾌감, 부종, 헛배부름, 피로, 두통, 여드름 등이 나타나기도 합니다.

생리 전 증후군이 나타나는 원인

여성들이 생리 전에 나타나는 변화들로 고통을 받는 생리 전 증후군은 확실한 원인이 밝혀지지 않아 치료가 쉽지 않습니다. 현재까지 알려진 바로는, 배란 후 분비되는 황체 호르몬이 뇌와 신장 그리고 기타 장기에 영향을 미쳐서 정신적 · 육체적으로 증세가 나타났다가, 생리의 시작과 함께 황체 호르몬의 분비가 감소되면서 증세가 소실된다는 것입니다.

직장여성의 경우, 대부분이 과다한 업무와 함께 육아와 살림의 부담으로

《생리 전 증후군의 자가진단 체크리스트》

생리가 시작하기 4~10일 전 자신에게 해당하는 증세가 있으면 체크하세요.

1. 이유없이 우울하거나 미래에 대해 절망적인 생각이 든다.	
2. 불안·초조해서 일이 손에 잡히지 않는다.	
3. 조그만 일에도 슬퍼지거나 상처를 받아 눈물이 난다.	
4. 주변 사람들에게 신경질이나 짜증을 내서 다툰 적이 있다.	
5. 즐거운 일이 없이, 하루 종일 기분이 나빴다.	
6. 평소보다 집중력이나 기억력이 떨어져 일이 잘 진행되지 않았다.	
7. 기운이 없고, 피곤해서 꼼짝도 하기 싫다.	
8. 식욕이 왕성해지거나, 유난히 특정 음식이 먹고 싶어진다.	
9. 잠이 너무 많이 오거나, 또는 아예 잠이 오지 않는다.	
10. 가슴이 커지거나 아프거나 아랫배가 팽팽하다.	
11. 몸이 붓는 것 같거나, 체중이 증가한다.	
12. 두통이나 근육통, 관절통이 있다.	

평가	
1~3개	경도의 생리 전 증후군으로 일상생활에 영향을 미칠 정도는 아니다.
4~6개	중등도의 생리 전 증후군으로 생활요법과 지압요법을 통해 스스로 극복 하도록 노력해야 한다.
7개 이상	심한 생리 전 증후군으로 전문가의 치료를 받을 필요가 있다.

인한 스트레스 과부하로 호르몬 체계의 변화가 생겨 생리 전 부종, 유방 팽만, 유방통, 복부 팽만, 체중증가 등의 증세를 나타나게 하는 것입니다.

생리 전 증후군 증세에 따른 약차요법

1. 신경 흥분, 과민, 불면 – 산조인석결명차

신경의 흥분을 줄여주는 산조인과 마음을 진정시키는 석결명을 같이 달여 마시면 생리 전에 나타나는 신경과민 현상 해소에 많은 도움이 될 것입니다.

산조인 12g과 석결명(전복껍질 말린 것) 1개를 물 1ℓ로 1시간 30분간 달여서 하루에 여러 번 나누어 마십니다. 석결명의 비린맛을 줄이기 위해 대추 5~6개를 함께 끓여도 좋습니다.

2. 체중 증가, 복부 팽만, 부종 – 창출백복령천궁차

생리 전에 수분대사에 지장이 생겨 몸이 붓고 아랫배가 팽팽해질 때 창출·백복령·천궁차가 도움이 됩니다. 창출과 백복령은 수분대사를 원활하게 도와줘 몸에 고여 있는 나쁜 수분을 배출해 주고, 천궁은 자궁의 혈액순환과 여성 호르몬의 분비를 원활하게 도와주는 효과가 있습니다. 창출·백복령·천궁 각 12g을 물 1ℓ로 1시간 30분 정도 달여서 하루 동안 여러 번으로 나누어 마십니다.

3. 유방 팽만과 통증 – 유자차

한방에서는 유자껍질을 '지각(枳殼)'이라고 하는데, 기운을 소통시키는 약재로 많이 쓰입니다. 특히 유방으로 약의 기운이 흘러들어가 뭉쳐진 기운을 풀어주는 효과가 강해, 생리 전에 유방이 단단하거나 멍울이 만져질 때 차로 달여 마시면 큰 도움이 됩니다. 유자청 3큰술을 따뜻한 물 1컵에 타서 마시도록 합니다. 유자차는 유방통과 변비, 소화불량에도 좋습니다.

4. 식욕 증가 – 의이인숙지황차

여성들 중에는 생리 전에 식욕이 갑자기 좋아지는 경우가 많은데, 특히 초콜릿이나 사탕, 과자 등 단 것이 당겨 체중이 증가하는 경우가 많습니다. 이런 때에는 식욕을 억제하는 숙지황과 의이인을 달여 마시면 좋습니다.

'의이인'은 율무의 한약명으로 이뇨 작용이 있어, 부기와 살을 빼주는 효과도 있습니다. 의이인(율무)·숙지황 각 20g을 물 1ℓ로 1시간 30분 정도 달여서 수시로 마시면 식욕이 줄고 부기도 빠지게 됩니다.

그러나 의이인은 생리중에 먹으면 자궁이 약해질 수 있으므로, 생리가 시작되면 마시지 않도록 합니다.

생리 전 증후군을 다스리는 처방

생리 전에 나타나는 정신적 변화에는 허증(虛證)과 실증(實證) 두 가지 타입이 있습니다. 허증(虛證) 타입은 '생리 전에 신경이 예민하다, 불안·초조하다, 심장이 두근거린다, 잠이 오지 않는다, 입맛이 없고 기운이 없다, 우울하다' 는 등의 증세를 호소합니다. 반대로 실증(實證) 타입은 '화나는 것을 참을 수 없다, 속에서 열이 올라와서 부글부글 끓는다, 주위 사람들과 싸움이 잦다, 머리가 터질 것 같다, 입이 쓰고 입술이 마른다, 가슴이 답답하다' 는 등의 증세를 호소합니다.

허증 타입은 스트레스와 과로로 인해 심장이 약해진 경우로 마음을 안정시키며 심장을 강화하는 『가미귀비탕(加味歸脾湯)』이 좋고, 실증 타입은 누적된 스트레스가 심장의 화(火)가 된 경우로 울체된 기운을 풀어주고 심장의 열을 내리는 『단치소요산(丹梔逍遙散)』이 적격입니다.

만약 유방이 커지고 아프다는 증세가 있으면 각 처방에 천련자, 귤핵, 지각을 가미하면 더욱 좋습니다.

가미귀비탕(加味歸脾湯)
당귀 · 용안육 · 산조인 · 원지 · 인삼 · 황기 · 백출 · 백복신 각 4g, 목향 2g, 감초 1g, 생강 3쪽, 대추 2개, 치자 · 시호 각 4g.

단치소요산(丹梔逍遙散)
자감초 · 당귀 · 백작약 · 복령 · 백출 · 시호 각 4g, 목단피 · 치자 각 2g.

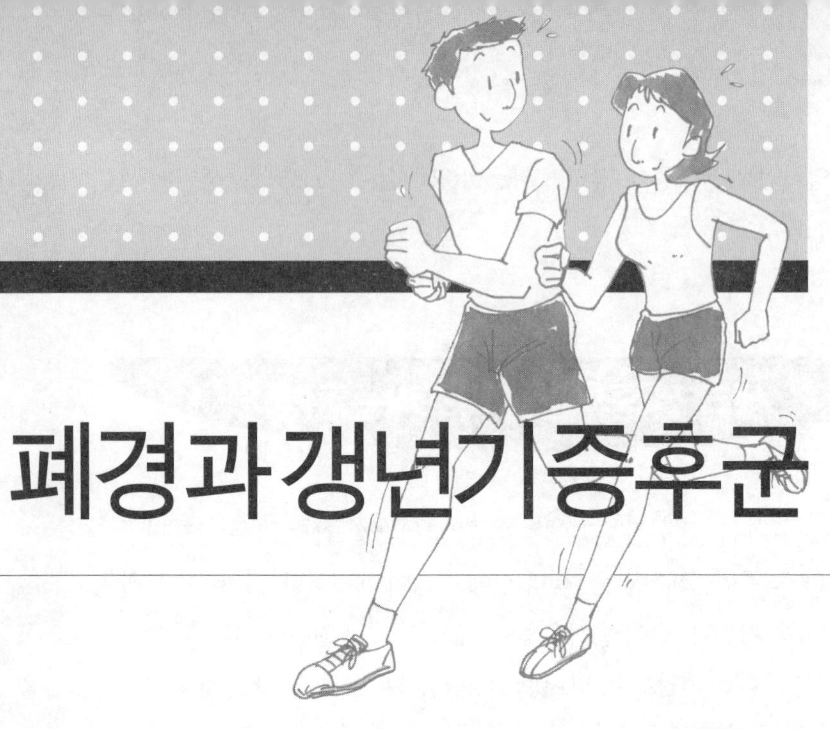

폐경과 갱년기증후군

갱년기란 성숙기에서 노년기로 접어드는 과도기로, 대부분의 여성들은 생리가 끊기면 이제 더 이상 여성으로서 가치가 없다는 생각에 서글픔을 느낍니다.

그러나 갱년기(更年期)란 '인생을 다시 시작하는 시기' 이지, 절대 인생이 끝나는 시기가 아닙니다. 물론 호르몬의 변화에 따라 신체적인 변화들이 수반되기도 하지만, 생로병사의 한 과정이므로 자연의 섭리에 순응하려는 마음을 가진다면 의외로 쉽게 극복할 수 있습니다.

01 여성의 폐경기 & 갱년기란?

폐경이란, 말 그대로 '월경의 멈춤' 으로 갱년기에 나타나는 현상 중 하나입니다. 여성들은 대략 45~55세 사이에 폐경기를 맞이합니다. 갱

<table>
<tr><td colspan="2" align="center">갱년기 증후군의 자가진단 체크리스트</td></tr>
<tr><td>1. 월경이 끝난 지 1년이 넘었다.</td><td></td></tr>
<tr><td>2. 얼굴이 갑자기 화끈거리거나 밤에 식은땀을 흘린다.</td><td></td></tr>
<tr><td>3. 밤에 숙면을 취하지 못하고, 자주 깬다.</td><td></td></tr>
<tr><td>4. 가슴이 자주 두근거린다.</td><td></td></tr>
<tr><td>5. 성교시 통증을 느낀다.</td><td></td></tr>
<tr><td>6. 성교시 쾌감을 느끼지 못하거나 오르가즘을 거의 느끼지 못한다.</td><td></td></tr>
<tr><td>7. 소변을 지린다.</td><td></td></tr>
<tr><td>8. 우울한 기분이 든다.</td><td></td></tr>
<tr><td>9. 감정의 변화가 심하다.</td><td></td></tr>
<tr><td>10. 모든 일이 귀찮고, 신경질이나 짜증이 난다.</td><td></td></tr>
<tr><td>11. 집중력 · 기억력이 떨어진다.</td><td></td></tr>
<tr><td>12. 불안 · 초조한 일이 많다.</td><td></td></tr>
<tr><td>평가</td><td>위의 증세 중 4가지 이상이면 갱년기증후군이 시작된 것이므로, 전문적인 치료를 받아보는 것이 좋습니다.</td></tr>
</table>

년기는 폐경기를 전후한 수년의 기간으로, 폐경기를 포함하는 더 광범위한 기간을 의미합니다. 즉, 갱년기란 가임기에서 노년기로 넘어가는 과도기로 흔히 '제2의 사춘기' 라고 하는데, 갱년기에 심리적 · 신체적으로 불안정한 모습이 마치 사춘기와 비슷하기 때문입니다.

나이가 들어 난소 기능이 떨어지면, 난소에서는 여성 호르몬을 충분히 분비하지 못하게 되고, 그로 인해 폐경을 비롯한 여러 가지 변화가 나타나는데, 이러한 일련의 정신적 · 신체적 증세를 '갱년기증후군' 이라고 합니다.

 갱년기증후군의 기간에 따른 증세 변화

1. 초기 증세(급성 장애)

가장 뚜렷하게 나타나는 증세로 안면 홍조가 있습니다.

얼굴이나 목의 피부가 갑자기 붉어지면서 약 3분 정도 지속되며, 불쾌한 열감과 함께 땀이 나기도 합니다. 안면 홍조는 갱년기 여성의 전체 45%에서 나타날 정도로 많습니다.

또한 불안·초조감으로 안절부절못하면서 심장이 두근거리고 숨이 차기도 하며, 심하면 불면증과 우울증을 겪기도 합니다.

더불어 목이나 가슴이 타는 듯하거나 어깨 결림, 두통, 요통, 관절통을 호소하기도 합니다.

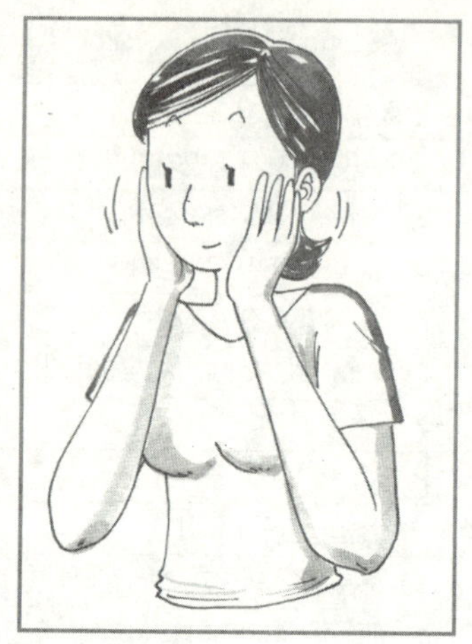

2. 중기 증세(아급성 장애 – 폐경 후 5년 전후)

피부에 탄력이 떨어져 까칠까칠해지고 가려움증이 나타나기도 합니다. 생리적인 변화로는 질의 분비물이 줄어들고 건조하여 성관계시 통증이 발생하며, 그로 인해 성욕이 줄어들게 됩니다.

그리고 소변이 자주 마렵고, 소변을 지리거나 소변보기를 힘들어 하기도 합니다. 때로 손발 저림이 나타나기도 합니다.

3. 후기 증세(만성 장애 – 폐경 후 10년 전후)

골다공증으로 인해 뼈가 잘 부러질 수 있으며, 심혈관 질환이나 고지혈증의 위험성이 차츰 증가하게 됩니다.

03 갱년기의 여성 호르몬 보충요법의 허와 실

갱년기증후군은 근본적으로 여성 호르몬의 부족으로 인해 나타나는 것이기 때문에 부족한 양을 외부에서 보충해 주는 치료법이 '여성 호르

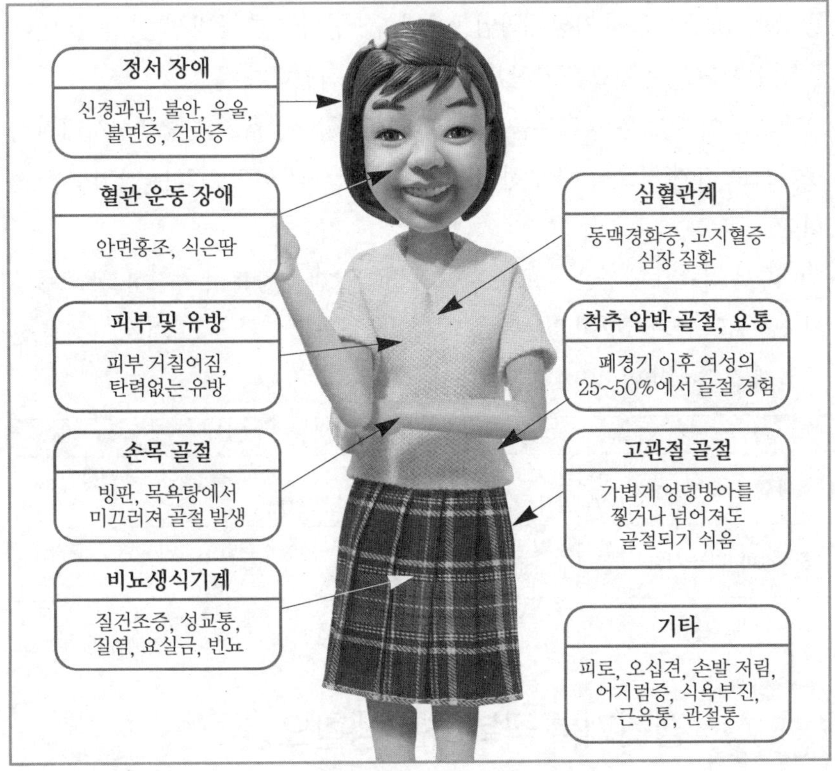

몬 보충요법' 입니다.

호르몬 대체요법은 초기 증세 특히 안면 홍조에 탁월한 치료 효과가 있어서 3개월 투여로 증세가 거의 없어지며 위에서 언급한 다른 증세들도 많이 완화되는 경향이 있습니다. 특히 호르몬 보충요법의 가장 큰 이점은 골다공증 및 골절 예방과 심혈관계 질환 예방의 효과가 있다는 점입니다. 이처럼 호르몬 대체요법이 폐경기 증세를 경감시키고 삶의 질을 향상시키는 큰 장점이 있지만, 그 이면에는 부작용의 위험 또한 도사리고 있어서 모든 사람에게 적용할 수가 없다는 단점이 있습니다.

호르몬 보충요법의 부작용으로는 오심 · 구토 · 질 분비물 증가 · 생리가 다시 나옴 · 여드름 · 유방 통증 · 복부팽만감 · 부종 · 감정의 불안정과 우울증 등이 있으며, 특히 자궁내막암 · 유방암 · 담낭 질환의 발생빈도를 높인다는 사실이 호르몬 치료를 가장 망설이게 하는 점입니다.

그리고 이 요법은 호르몬을 보충시키기만 할 뿐, 호르몬을 생성시키지는 못하므로 장기 치료를 해야 하며 정기적인 검사를 필요로 하는 단점도 있습니다.

따라서 갱년기 여성은 호르몬 투여의 장 · 단점을 충분히 숙지하고, 호르몬 보충요법의 금기사항이 없는지를 의사선생님과 상의한 후 그 치료 여부를 신중하게 결정해야 할 것입니다.

여성 호르몬 보충요법의 금기사항	
절대 쓸 수 없는 사람	유방암, 자궁내막암, 확진되지 않은 자궁 및 질 출혈, 현재 혈전성 정맥염이 있는 사람, 임신, 활동성 간 질환.
조심해야 하는 사람	담석증 및 담낭 질환, 과거에 혈전 · 색전 질환이 있었던 사람, 고혈압, 당불내성, 자궁근종, 자궁내막증 등.

 갱년기를 극복하는 생활요법

① 갱년기의 변화를 자연스럽게 받아들이도록 합니다.

② 긍정적이고 밝은 마음은 더 오랫동안 젊음을 유지시켜 줍니다.

③ 새로운 인생의 즐거움을 찾도록 노력합니다. 운동과 같은 취미활동이나 봉사활동에 적극적으로 참여한다면 매사에 자신감을 찾을 수 있고 자신의 소중함도 깨달을 수 있을 것입니다. 그리고 부부관계에도 새로운 변화를 찾아서 여행을 떠나거나 취미활동을 같이 하는 것도 갱년기를 극복하기 위한 아주 좋은 방법이 될 것입니다.

④ 규칙적인 운동을 합니다. 조깅, 에어로빅, 줄넘기, 자전거 타기 등을 하루 30분씩 1주일에 4일 이상 규칙적으로 하는 것이 좋습니다.

⑤ 성생활은 몸에 무리가 가지 않을 정도로 자연스럽게 합니다.

 갱년기를 극복하는 식생활

1. 하루 1회 이상 식물성 에스트로겐 식품을 섭취한다

식물성 에스트로겐(파이토 에스트로겐)이란 우리가 섭취했을 때 소화관 내에서 여성 호르몬인 에스트로겐으로 전환되는 호르몬입니다. 천연 에스트로겐 고함유 식품으로는 콩(콩 제품)이 가장 으뜸입니다. 그리고 해바라기씨, 참깨, 땅콩, 호밀, 호박에도 풍부하며 양배추, 브로콜리, 마늘 등에도 함유되어 있습니다.

2. 하루에 1,000~1,500mg의 칼슘을 섭취한다

우유, 탈지우유, 멸치 등 고칼슘 식품을 하루에 두 가지 이상 섭취하는 것이 좋습니다. 다음은 하루에 섭취해야 할 분량입니다.

우유 3잔(1잔 200ml에 200mg) 또는 탈지우유 1컵(300mg), 마른멸치 작은접시로 2접시(700mg), 1컵 부피의 시금치나 브로콜리와 같은 녹황색 채소(180mg), 요구르트 1컵(345mg), 치즈 2장(280mg).

3. 비타민 E가 풍부한 식품을 섭취한다

비타민 E는 항산화 효과가 있어서 노화와 치매방지의 효과가 있습니다. 장어에는 비타민 E가 가장 많이 함유되어 있으며, 생선 알과 고등어, 가다랭이,

《한국인 여성 영양소 1일 권장량》

연령 (세)	체중 (kg)	신장 (cm)	열량 (kcal)	단백질(g)	비타민 A(μg)	비타민 D(μg)	비타민 E(mg)	비타민 C(mg)	비타민 B_1(mg)	비타민 B_2(mg)	니아신 (mg)	비타민 B_6(mg)	염산 (μg)	칼슘 (mg)	인 (mg)	철분 (mg)	아연 (mg)
20~29	54	161	2,000	55	700	5	10	70	1.0	1.2	13	1.4	250	700	700	16	10
30~49	55	158	2,000	55	700	5	10	70	1.0	1.2	13	1.4	250	700	700	16	10
50~64	57	157	1,900	55	700	10	10	70	1.0	1.2	13	1.4	250	700	700	12	10
65~74	54	154	1,700	55	700	10	10	70	1.0	1.2	13	1.4	250	700	700	12	10
75이상	52	152	1,600	55	700	10	10	70	1.0	1.2	13	1.4	250	700	700	12	10

꽁치, 참치 등의 생선에도 많이 함유되어 있습니다.

그 외 현미, 쌀겨, 소맥배아, 밀씨눈, 옥수수, 콩, 우유, 달걀 노른자, 수수, 식물성 기름(참깨, 올리브유, 땅콩기름, 참기름, 들기름 등)에도 비타민 E가 풍부합니다.

4. 음식의 양을 줄이고, 특히 저녁은 많이 먹지 않는다

비만은 성인병의 근원입니다. 따라서 고칼로리 음식은 줄이고 특히 저녁 식사는 가볍게 하는 것이 좋습니다. 지방은 총열량 섭취량의 20~25%로 줄

알아두세요

폐경 후에도 지속적인 성생활로 부부 사랑을 확인하길……

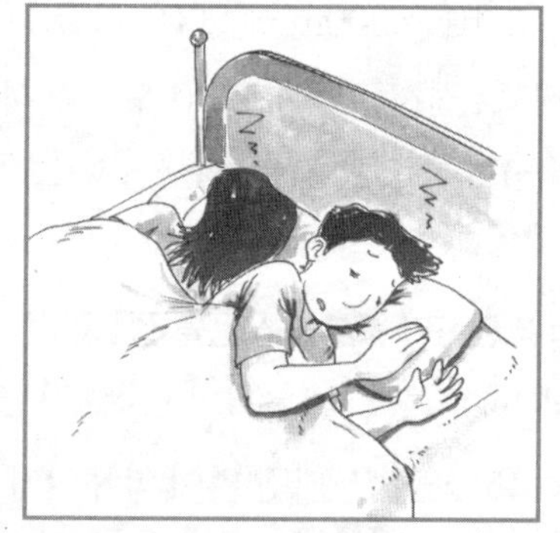

폐경을 여성으로서 매력이 없어지거나 성생활의 끝이라고 오해하면 절대 안 됩니다. 성생활에 대한 욕구는 폐경보다는 노화에 따른 심리적 원인으로 감퇴되는 경향이 있습니다.

정상 노화과정에서 남자의 성적 욕구는 35세 이후에 점점 감소하는 반면, 여자의 성적 욕구는 47세까지 계속 증가하므로, 폐경 후 성적 욕구나 흥분이 감퇴하는 것은 아닙니다. 이러한 성 생리에 대해 잘 모르는 남편은 자신의 감퇴된 욕구를 부인의 폐경탓으로 돌리려는 경향이 있습니다. 따라서 중년 이후 성생활에 문제가 있다면 대화로써 서로를 이해한 후에 성생활을 자연스럽게 즐기는 것이 좋습니다. 그리고 여성들 중 폐경 후 질점막 건조증으로 인해 성관계를 기피하는 경우가 있는데, 오히려 성생활을 계속 유지함으로써 질점막이 건조해지고 얇아지는 것을 어느 정도 막을 수도 있습니다.

여야 합니다. 그리고 카페인, 탄산 음료, 알코올 음료는 마시지 말고 물을 많이 마셔야합니다.

5. 소금·설탕의 섭취를 줄이고, 매일 섬유소를 섭취한다

소금은 우리 몸에서 칼슘이 배설되도록 하며, 설탕은 칼슘의 소화·흡수를 방해하므로 골다공증의 위험도를 높입니다. 따라서 음식은 싱겁게, 간은 식초로 하는 것이 좋습니다. 또한 현미, 콩, 녹황색 채소와 과일에 섬유소가 풍부합니다. 섬유소는 변비·대장암 등의 예방 효과가 있으며, 콜레스테롤의 흡수율을 떨어뜨려 비만을 막아줍니다.

갱년기증후군을 다스리는 처방

갱년기증후군의 대표 처방으로 『가미소요산(加味逍遙散)』과 『지백지황환(知柏地黃丸)』이 있습니다.

『가미소요산』은 정신적으로 긴장되며, 우울하고, 가슴이 답답하며, 화가 잘 나며, 잠을 잘 자지 못하고, 얼굴에 상열감이 있는 주로 갱년기 초기 증세에 적당한 처방입니다. 반면 『지백지황환』은 상열감, 가슴의 번열감, 피부가 건조하고 탄력이 없고 가려움, 음부가 건조하고 가려움, 귀울림, 요통 등을 호소하는 주로 갱년기 중기 증세에 진액(津液)을 보충시켜 주는 처방입니다.

가미소요산(加味逍遙散)
목단피·백출 각 6g, 당귀·작약·도인·패모 각 4g, 치자·황금·길경 각 3g, 청피·감초 각 2g.

지백지황환(知柏地黃丸)
숙지황 12g, 산약·산수유 각 8g, 백복령·목단피·택사·지모·황백 각 6g.

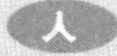